V&R

Birgit Heintz/Marika Weiger (Hg.)

Die therapeutische Kompetenz der Pferde

Eine Annäherung zwischen Forschung und Geheimnis

VANDENHOECK & RUPRECHT

Bibliografische Information der Deutschen Nationalbibliothek:
Die Deutsche Nationalbibliothek verzeichnet diese Publikation in der Deutschen Nationalbibliografie; detaillierte bibliografische Daten sind im Internet über https://dnb.de abrufbar.

Umschlagabbildung: Birgit Heintz, Clotilde Peters

Satz: SchwabScantechnik, Göttingen
Druck und Bindung: ⊕ Hubert & Co, Ergolding
Printed in the EU

Vandenhoeck & Ruprecht Verlage | www.vandenhoeck-ruprecht-verlage.com
E-Mail: info@v-r.de

ISBN 978-3-525-40833-9

Inhalt

Vorwort

Die Forschungsgruppe, die sich und ihre Arbeit in diesem Band vorstellt, zeichnet sich durch mehrere Aspekte aus, die sie von anderen Forschungsgruppen unterscheidet: Die erfahrenen Therapeutinnen und Forscher*innen, die hier miteinander gearbeitet haben, sind nicht nur bereit, miteinander auf einem sehr heiklen Terrain einen neuen Weg des Heilens und Forschens zu eröffnen und diesen mutig zu beschreiten, sondern auch ihre durchaus brisante Arbeit durch Veröffentlichungen, Vorträge und Tagungsbeiträge in den Diskurs der Psychotherapiewissenschaft einzubringen und der Scientific Community zur Diskussion und der Öffentlichkeit als Information zur Verfügung zu stellen.

Das Neue an diesem Weg deutet sich bereits im Titel des hier vorgelegten Werkes an: Wenn die Herausgeberinnen von einer »therapeutischen Kompetenz der Pferde« reden und in diesem Zusammenhang auch noch *Forschung* und *Geheimnis* miteinander verbinden, so sind für die Scientific Communities im Allgemeinen und jene der Psychotherapiewissenschaft im Besonderen gleich mehrere heiße Eisen, ja sogar Tabus ins Spiel gebracht, die das, was auf die Leser*innen in diesem Band zukommt, in mehrerlei Hinsicht brisant werden lässt.

Zum einen ist die Frage, wem therapeutische Kompetenz zugesprochen werden kann, nicht nur auf wissenschaftlicher, sondern auch auf gesellschaftlicher, politischer und juristischer Ebene klar geregelt. Therapeutische Kompetenz dürfen – zumindest in den Ländern, aus denen die Autor*innen dieses Bandes kommen – nur jene beanspruchen, die in einer dem Psychotherapiegesetz entsprechenden staatlich genehmigten universitären Institution eine diesbezügliche Ausbildung bzw. ein entsprechendes Studium erfolgreich absolviert haben, ihren Namen mit einem akademischen Grad verbinden dürfen und in die Psychotherapeut*innenliste eingetragen sind. Debby, Draupnir, Faraona, Frysa, Harkon, Kimni und Pikobella, jene Projektmitarbeiter*innen, die hier namentlich genannt werden, haben nur Vornamen (allerdings auch einen Stammbaum) und natürlich weder einen akademischen Grad noch ein Ausbildungsdiplom. All dies wäre für Pferde auch nicht vorgesehen. Trotzdem

diesem Band behauptet, dass die an den Therapie- und Forschungs-
:n beteiligten Pferde therapeutische Kompetenz besäßen. Da ich hier
ır das Vorwort schreibe, sondern Teil dieses Forschungsteams bin, in
genannten Pferde ebenfalls Mitglieder waren, und in allen Phasen und
en dieser spannenden Arbeit dabei war, darf ich mit Fug und Recht be-
ı, dass dies nicht nur als Provokation oder metaphorisch gemeint ist.
lich waren Therapeutinnen, Pferde und Klientinnen ein therapeutisches
nd Forscher*innen, Pferde und Klientinnen ein Forschungsteam. Was
ıgs durch diese Zuschreibung entsteht, ist ein Diskursraum, in dem De-
.en von »Psychotherapie« und »Psychotherapiewissenschaft« neu dis-
werden können und müssen. Dies vorzubereiten werde ich in meinem
eßenden Beitrag »Kooperatives und partizipatives Heilen und Forschen
r und Mensch: Möglichkeitsräume gemeinsamer Veränderungsprozesse«
el 18) versuchen. Zum anderen trifft das explizite Einbringen und an pro-
ter Stelle des Forschungsprozesses Positionieren des *Geheimnisses* einen
.mten Nerv der akademischen Wissenschaft.

r Menschen sind besonders stolz darauf, dass wir es in der Menschheits-
chte geschafft haben, die Eröffnung, Etablierung und Sicherung dieses
zeitig so ambivalent erlebten Bereichs menschlichen Handelns und Den-
.u erreichen: die Wissenschaft. Wie bei allen Differenzkategorien, die in
:hlichen Gesellschaften eingeführt werden, um etwas in den (Be-)Griff
kommen, wird die Unterscheidung auch gleich mit einer Hierarchisie-
verbunden – eine unheilige Allianz, die die Grundlage von Herrschafts-
:uren und Machtverhältnissen ist. Daher werden bei der Bestimmung, was
Wissenschaft sei, auch gleich Begrifflichkeiten wie »Pseudowissenschaft«
ähnliches eingeführt. Wer dann festsetzt, was der einen oder der anderen
;orie zuzurechnen ist, wird dadurch bestimmt, wer gerade in den jeweili-
Bereichen an der Macht sitzt und die Deutungshoheit besitzt.

ieses Werk erscheint 2025 im deutschsprachigen europäischen Raum. Und
ositioniert sich im Wissenschaftsbereich von Psychotherapie und Psycho-
ıpiewissenschaft, einem Revier, das gerade durch die Novelle des Psycho-
ıpiegesetzes in Österreich und seiner Umsetzung in den akademischen
tutionen einen neuen Schub an Dynamik in Sachen Wissenschaftsdiskurs
Positionierung junger Wissenschaften im Kanon der altehrwürdigen Aca-
ia bekommen hat. Gerade in der Beziehung zu und mit den medizinischen,
psychologischen, den soziologischen, den philosophischen und – ja – den
tischen Wissenschaften erzeugt ein Begriff wie jener des »Geheimnisses«
:ifische Ambivalenz. Er ist in diesen historischen und geografischen Kon-
en nicht gerne gesehen. Denn ist es nicht gerade die Wissenschaft, die den

Geheimnissen, den Rätseln und dem Unbekannten, mit dem der Mensch ununterbrochen konfrontiert ist, den Kampf angesagt hat?

Durch die hier vorgelegten Berichte wird das, was Anlass für Verstehensbemühungen gibt – das Geschehen im Rahmen der pferdegestützten Psychotherapie – nicht wie sonst einfach zu einer Ansammlung von Rätseln, die gelöst werden können, wenn die Versuche nur kompetent genug, intensiv genug, hartnäckig genug ausfallen. Diese Forschungsgruppe deklariert als ihre basisbildende Grundannahme, dass der Kern all dessen, was hier in Reflexionsgruppen, tiefenhermeneutischen Interpretationssitzungen, Theorie- und Fallarbeit beforscht wird, das Ungreifbare ist und bleibt, das Ungreifbare und damit Geheimnisvolle, das damit auch zum Unverfügbaren wird. Diesem Unverfügbaren als dem sich in jedem Moment zeigenden und zugleich sich immer schon verhüllenden Geheimnis wird hier allerdings nicht der Kampf angesagt, vielmehr wird es zum niemals sich auflösenden Anlass, Verstehensbemühungen in Gang zu setzen, und damit zum wichtigsten Motor für die Weiterentwicklung von Theorie und Empirie – hier der Psychotherapiewissenschaft. Und da keiner der möglichen Ansätze das Unverfügbare verfügbar machen kann, wird der Raum frei für ein sehr großes Spektrum an Ansätzen, weil »frei« hier den Verzicht auf Hierarchisierung und damit auf Macht und Herrschaft bedeutet. Vor dem Geheimnis des Unverfügbaren ist alle Wissenschaft gleich, und erkenntnisbezogene Hegemonialität decouvriert sich damit auch sofort als epistemische Gewalt. Daher entschied sich diese Forschungsgruppe für eine Forschung, die partizipativ, multiperspektivisch, methodenintegrativ und iterativ-rückbezüglich genannt werden kann:

- Partizipativ, weil die beteiligten Psychotherapeutinnen, Klientinnen, Forscher*innen und Pferde ein Team von gleichwertigen Partner*innen bildeten, das gemeinsam den Gegenstand ihrer Erkenntnisbemühungen er- und bearbeitet. Das galt für die Therapie, die Forschung und die Publikation gleichermaßen. In der Therapie war es immer der Trialog, der Austausch und die gegenseitige Abstimmung zwischen allen drei Partner*innen (Therapeutin, Klientin, Pferd), die den Therapieprozess leiteten und bestimmten. In der Forschung gab es einen konsequenten Austausch an Informationen über die Forschungsprozesse zwischen den drei Gruppierungen. So waren immer wieder auch die Klientinnen Autorinnen von Berichten über das Prozessgeschehen aus ihrer je eigenen Perspektive. Und die Publikation entfaltete sich sukzessive durch Diskussionen und Wachstumsprozesse, in die immer wieder auch die Pferde integriert waren.
- Multiperspektivisch, weil durch den Austausch der Beteiligten ihre Perspektiven konstitutiv für alle drei Bereiche (Therapie, Forschung, Publikation)

:n. So finden Leser*innen in der Publikation Interpretationen der art-
reifenden Prozesse und Phänomene aus historischen, biologischen,
ologischen, ethologischen, hippologischen, mythologischen, linguis-
:n und psychotraumatologischen Perspektiven, die alle als Ergänzung,
:herung und Erweiterung der genuin psychotherapeutischen und psy-
ıerapiewissenschaftlichen Perspektiven und ihrer methodologischen
kte behandelt werden.
odenintegrativ, weil Daten aus demografischen Erhebungen, aus Frage-
n, Falldarstellungen, Textanalysen, tiefenhermeneutischen Interpreta-
gruppen, Narrations-, Bild- und Videoanalysen immer wieder zuein-
r in Bezug gesetzt wurden und dadurch die Korrespondenzen der aus
rschiedlichen Perspektiven gewonnenen Erkenntnisse zu den Daten-
bungen und -auswertungen der anderen Perspektiven sichtbar wurden.
tiv-rückbezüglich, weil wir uns von Anfang an bewusst waren, dass die
:nntnisprozesse, die bei den Analysen der videoaufgezeichneten Thera-
tunden mit den Pferden stattfinden werden, über die Therapeutinnen,
:umindest teilweise auch in den Forschungsprozessen kommunizierten,
wirkungen auf die Prozesse der laufenden Therapien haben würden.
galt dann auch für den Forschungsprozess und ebenso für den Publi-
onsprozess.

ser*innen werden in diesem Band vielleicht einiges Bekanntes finden,
, worüber sie möglicherweise den Kopf schütteln werden, aber auch ei-
das mit Sicherheit neu für sie sein wird und über das sie vielleicht noch
nachdenken werden. In jedem Fall hoffe ich, hoffen wir, dass das Lesen
genden Beiträge ihr Interesse weckt, Interesse an dem Geheimnisvollen
:n vielen verschiedenen Wegen, auf denen wir versucht haben, uns dem
ifbaren zu nähern, und Interesse an dem, was in Zukunft darüber zu
ein wird.

as Stephenson

Vorwort der Herausgeberinnen

Dieses Buch basiert auf den Ergebnissen unserer zweiten Studie zur pferdegestützten Psychotherapie. Das Zustandekommen beider Studien ist gegründet in unserer fast dreißigjährigen praktischen Erfahrung in pferdegestützter Psychotherapie und dem daraus immer stärker erwachsenden Interesse, die Besonderheiten und Wirkfaktoren dieser einzigartigen Therapieform auch wissenschaftlich zu erforschen. Studien wie die vorliegende sind komplexe Projekte, die sich nur über Jahre hinweg und unter glücklichen besonderen Umständen entwickeln können. In diesen Prozess, in den sich so viele Menschen eingebracht haben, wollen wir zu Beginn einen persönlichen Einblick geben, bevor wir inhaltlich kurz in die Beiträge dieses Bandes einführen.

Zur Vorgeschichte

Wir haben uns im Jahr 1999 auf einem Kongress zur Arbeit mit dem Pferd in Psychiatrie und Psychotherapie am damaligen Bezirkskrankenhaus Haar bei München kennengelernt und sind uns im Jahr 2002 auf einer der ersten Tagungen der internationalen Fachgruppe Arbeit mit dem Pferd in der Psychotherapie (FAPP) wiederbegegnet. Neben einer großen fachlichen Übereinstimmung stellten wir erstaunliche Parallelen auch in unseren Biografien fest. Schon damals verband uns ein zugewandtes humanistisches Welt- und Menschenbild sowie eine psychotherapeutische Grundhaltung, die dem einzigartigen psychisch-seelischen Entwicklungspotenzial eines jeden Menschen allen Respekt zollt. Darüber hinaus kamen wir aus dem Vielseitigkeitssport und miteinander sehr kompatiblen reiterlichen Ausbildungen nach den Grundsätzen der klassischen Reitlehre; auch dies verbindet uns in unserer Achtung und unserem Respekt dem Wesen der Pferde gegenüber. Bald beschlossen wir, unsere Kräfte zu bündeln; Birgit gab Hof und Praxis im Südschwarzwald auf und erwarb im niederbayerischen Rottal den unmittelbaren Nachbarhof in Kroed. Zusammen verfügten wir nun über

Praxen für psychologische und ärztliche Psychotherapie mit Kassenzulassungen zur Behandlung von Kindern, Jugendlichen und Erwachsenen in tiefenpsychologisch fundierten, analytischen und verhaltenstherapeutischen Verfahren im Einzel- und Gruppensetting. Auf unseren gemeinsam bewirtschafteten Höfen hatten wir Warmblüter, Isländer und ein Shetlandpony, die bis auf Letzteres alle auch turniermäßig erfolgreich vorgestellt waren und in die Therapie einbezogen werden konnten. Neben der Tätigkeit in unseren Praxen waren wir in der Lehre sowie in der kollegialen Fort- und Weiterbildung tätig und veranstalteten Seminare für Ärzte und Psychotherapeutinnen. Nach dem gemeinsamen Bau einer Reithalle war es möglich, vor Ort auch Lehrgänge für fortgeschrittene Reiter*innen mit externen Ausbildern auszurichten. Fast unbemerkt hatten wir ein Praxis-, Seminar- und Ausbildungszentrum gegründet. Eine weitere Parallele in unseren Biografien war eine frühzeitige Beschäftigung mit wissenschaftlichen Hintergründen der praktischen Tätigkeit. Birgit hatte bereits ihre Diplomthesis am C. G. Jung-Institut Zürich mit einer Forschungsförderung durch die Susan Bach Foundation (CH) über »Das Pferd in der Kinderpsychotherapie« geschrieben (Heintz, 1996) und Marika war als Assistenzärztin Mitglied der Arbeitsgruppe Biologische Krebstherapie an der 5. Medizinischen Klinik in Nürnberg, die sich mit der wissenschaftlichen Untersuchung unkonventioneller Verfahren in der Onkologie beschäftigte. Wiederholte Nachfragen und Diskussionen um Besonderheiten und Wirkfaktoren in der Arbeit mit den Pferden mündeten neben der gemeinsamen redaktionellen Betreuung von Publikationen unserer Arbeitsgruppe (FAPP, 2005, 2009 und 2018), diversen eigenen Publikationen und der Implementierung des Bereichs *Pferd(e)gestützte Psychotherapie* in das Deutsche Kuratorium für Therapeutisches Reiten (DKThR)[1] sehr bald in verschiedene Ideen zu Praxisstudien im ambulanten Setting.

Die Entstehungsgeschichte und die Förderer

In den Jahren 2019 bis 2020 konnten wir die erste praxisbasierte Pilotstudie (Heintz u. Weiger, 2020; Heintz, 2021) zur pferdegestützten Psychotherapie realisieren – eine unglaublich bereichernde, in jeder Hinsicht spannende und aufschlussreiche Erfahrung. Für das Vorhaben, uns als niedergelassene Psychotherapeutinnen ein weiteres Mal in eine solche Unternehmung zu stürzen, ernte-

1 Das DKThR hat der eindeutigen Zuordnung halber die Schreibweise »pferdgestützt« für alle Fachbereiche eingeführt; wir verwenden die sprachlich geschmeidigere Bezeichnung »pferdegestützt«.

ten wir zunächst vielerlei Zweifel angesichts des zu erwartenden Aufwands. Aber unsere tiefgreifenden Erfahrungen aus eigenen und den untersuchten Therapien mündeten in sich oft schier überschlagende Gedanken und lebhafte Gespräche über ein mögliches neues Studienkonzept und den Wunsch, die ermutigenden Ergebnisse der retrospektiv angelegten Pilotstudie in einer prospektiven Folgestudie noch genauer zu untersuchen und zu vertiefen. Therapien von Beginn an und dauerhaft begleiten zu können, vor allem aber eine alte, jetzt dank moderner Technik wieder aufkeimende Idee möglicher Videodokumentation von pferdegestützten Therapieeinheiten ließ uns bald nicht mehr los. All das beflügelte die Energie, die es braucht, um etwa sechzig Stiftungen anzuschreiben, von denen schließlich drei ihre Unterstützung zusicherten. Die Heidehofstiftung und die Susan Bach Foundation begleiteten unsere kleineren Projekte schon seit etlichen Jahren. Dass sie nun erneut zu überzeugen waren, bewegt uns sehr, und allen Förderern sind wir zutiefst dankbar – vor allem auch dem Hauptsponsor dieser Studie, der Prof. Dr. Heicke Stiftung (Gestüt Fohlenhof). Der intensive Briefwechsel und die Telefonate mit Prof. Dr. Heicke persönlich, als Mediziner mit wissenschaftlichem Arbeiten und Forschen bestens vertraut, trugen dazu bei, die wissenschaftliche Zielorientiertheit unseres Projekts zu verdeutlichen. Auch die administrative Kooperation mit dem Deutschen Kuratorium für Therapeutisches Reiten (DKThR) spielte für die konkrete Abwicklung eine wichtige Rolle. So kam schließlich eine insgesamt ansehnliche, für den Umfang des Projekts zwar bescheidene, aber hinreichende Grundfinanzierung zustande, und unsere Projektphase begann im Januar 2021.

Die Stiftungsförderungen finanzierten Sachmittel (Kameras) sowie Transkriptionen, Reisekosten und minimale Aufwandsentschädigungen für insgesamt etwa zwanzig beteiligte Kolleg*innen und sie ermöglichten uns eine vierjährige Arbeit, die immer neben der Praxistätigkeit und den landwirtschaftlichen Aufgaben auf unseren Höfen stattfand. Besonderen Dank schulden wir darüber hinaus dem Verein für kritische Psychotherapiewissenschaft (https://vkp-online.at) mit Sitz in Linz, durch den nicht nur unser partizipativer und multiperspektivischer Forschungsansatz eine hohe ideelle Wertschätzung erfuhr, sondern von dem auch ein Teil der Publikationskosten für diese Beitragssammlung übernommen wurde. Der VKP hat sich als universitär unabhängige Institution einer kritischen und emanzipatorischen Weiterentwicklung des noch jungen Gebiets der Psychotherapiewissenschaft verschrieben und setzt sich aus Wissenschaftler*innen verschiedener Disziplinen – Psychotherapie, Psychologie, Philosophie, Pädagogik und Soziologie – zusammen.

Prof. Dr. Thomas Stephenson hatten wir zunächst als therapeutischen Leiter des Projekts *e-motion,* einem international anerkannten, pferdegestützt arbeitenden Therapiezentrum um Roswitha Zink in Wien kennengelernt, wo unter anderem auch zur Mensch-Pferd-Kommunikation geforscht wurde. Der Film »Die heilende Sprache der Pferde« (HR, 2012, Regie Dorothee Kaden) dokumentierte die dortige Forschungsarbeit eindrücklich. Thomas Stephenson war als habilitierter Pädagoge und Psychoanalytiker inzwischen Leiter des Departements Psychotherapiewissenschaft der Sigmund Freud PrivatUniversität (SFU) Linz. Er hatte bereits zur Buchpublikation der Pilotstudie das Vorwort verfasst und war mit unserer Arbeit wohlvertraut. Unser neues Studienkonzept stieß bei ihm auf so viel Interesse, dass er vorschlug, unser Forschungsvorhaben in Form eines *Research Lab* mit dem Titel »Mensch-Tier-Mensch-Beziehung« im Studiengang *Psychotherapiewissenschaft* an der SFU Linz zu implementieren. Dies freute uns ungemein, denn eine universitäre Anbindung war für uns als langjährige Praktikerinnen, die daran interessiert waren, den *Wirkfaktor Pferd* in der pferdegestützten Psychotherapie wissenschaftlich anschlussfähig zu untersuchen, ein bedeutsamer Meilenstein.

Nach der Prüfung des Studienkonzepts durch die Ethikkommission der SFU Wien begannen wir mit der Begleitung der ersten von insgesamt 13 Therapien. Neben Thomas Stephenson unterstützten Univ.-Ass. Mag.ª Agnes Stephenson und Prof. Dr. Carlos Watzka, Soziologe und Medizinhistoriker an der SFU Linz, unter anderem zuständig für Forschungsmethodik, das Projekt ab diesem Zeitpunkt. Auf diese Weise erhielten wir eine Art externe Forschungssupervision. Themen wie die mögliche Beeinflussung der Therapieprozesse durch die beabsichtigten Verlaufsinterviews mit den Therapeutinnen, das heißt die kaum zu neutralisierende, im besten Fall jedoch bereichernde therapeutische Erfahrung der Interviewerinnen, konnten in diesem Team sensibel behandelt, eingeordnet und reflektiert werden. So waren bereits die ersten Gespräche und Zoomkonferenzen Teil dieses lebendigen und sich ständig weiter differenzierenden Austauschs, in dem wir die Linzer Kolleg*innen als äußerst zugewandte, herzliche und genauso begeisterte wie begeisternde Menschen erlebten. Nach zahlreichen Onlinekonferenzen trafen wir uns im März 2022 erstmals persönlich zu einer Klausurtagung in Linz, und an zwei Forschungstagen der SFU stellten wir 2022 und 2024 jeweils die Weiterentwicklung unseres Projekts vor.

Abgesehen von der Freude, die wir daran hatten, so viel Enthusiasmus zu erleben, mündeten die intensiven Gespräche mit den an der SFU lehrenden Kolleg*innen in eine weit über das ursprüngliche Ziel hinausgehende, auch persönlich sehr bereichernde Erfahrung. Ende 2022 beschlossen wir, für die letzte Etappe unserer Studie Sequenzen aus den Videoaufnahmen der von uns begleiteten Therapien mit einer noch einmal erweiterten Forschungsgruppe tiefenhermeneutisch zu analysieren (siehe Kapitel 6, 17 u. 18). Die Arbeit in der Interpretationsgruppe war so gewinnbringend, dass wir Ende 2023 weitere Sitzungen unter etwas verändertem Blickwinkel bis zum August 2024 vereinbarten. Viele der in diesem Buch behandelten Themen wurden auch durch die mitunter kontroversen Diskussionen mit den Kolleg*innen angeregt. Es scheint, dass unser Forschungsansatz und der gemeinsam beschrittene Weg ein mögliches Modell einer dem Gegenstand gerecht werdenden, emanzipatorischen und partizipativen Psychotherapieforschung sein könnte. Wir hoffen, dass die Beiträge in diesem Buch zu konstruktiven Gesprächen führen und zu weiteren Studien im Rahmen einer beseelten Psychotherapiewissenschaft ermutigen.

Zum Aufbau der Beitragssammlung[2]

Die Buchpublikation unserer ersten Studie wurde mit einem Märchen eingeleitet; auch diesmal haben wir den dann folgenden Beiträgen eine kollektive, jetzt mythologische Geschichte vorangestellt. Die Gestalt des Chiron verkörpert nicht nur eine Symbiose von Mensch und Pferd, sondern auch eine Verbindung von Geist, Weisheit und gewissermaßen hochkultivierten animalischen Instinkten. Chiron ist Therapeut in Pferdegestalt, in ihm kondensiert sich das Urbild des verwundeten Heilers und damit assoziiert ein ganzer Kosmos von Fragen und Vorstellungen, die unsere Profession, vor allem unsere therapeutische Haltung und Identität, betreffen.

In den Kapiteln 2 und 3 beschreiben wir das noch relativ junge Fachgebiet der pferdegestützten Psychotherapie und die Ergebnisse unserer Pilotstudie.

Die Kapitel 4 und 5 sind der aktuellen Studie gewidmet. Nach der Vorstellung des Studienkonzepts werden die Auswertungsergebnisse verschiedener quantitativer Erhebungsschritte erläutert und diskutiert. Hierbei werden auch die beteiligten Therapeutinnen, Patientinnen und Pferde vorgestellt. In Kapitel 5 greifen wir wesentliche Themen auf, die sich aus der qualitativen Auswertung der Patientinnen- und Therapeutinneninterviews ergaben – auch hier, wie bereits in der Pilotstudie, nach einer Codierung und Kategorisierung in Anlehnung an die »*Grounded Theory*« (Glaser u. Strauss, 1967). Kapitel 6 ist der tiefenhermeneutischen Analyse gewidmet – insbesondere einer methodischen Modifikation, mit der wir experimentierten. Eine beispielhafte persönliche Darstellung zweier Gruppensitzungen gewährt einen Einblick in das sehr

2 Vorausgeschickt sei, dass ausschließlich weibliche Therapeutinnen und Patientinnen an unserer Studie teilnahmen, weshalb wir in den meisten Beiträgen sprachlich die weibliche Form wählten und sonst mit * gendern.

komplexe dynamische Geschehen sowie die Übertragungs- und Gegenübertragungsprozesse innerhalb der Interpretationsgruppe. Die in Kapitel 7 und 8 beleuchteten Themen – Gedanken zum Beitrag der Pferde und Dimensionen der Wirkung – stehen in einem gemeinsamen Kontext spezifischer Wirkfaktoren und Veränderungsprozesse in pferdegestützten Psychotherapien. Sie betreffen a) die Tatsache, dass wir uns mit einer Zwei-Personen-Psychologie plus Pferd(en) befassen, b) die besondere Bedeutung der Entwicklungsforschung, c) das Verständnis der Intersubjektivität und des sich neu strukturierenden impliziten Beziehungswissens in den triangulierten psychotherapeutischen Mensch-Pferd-Mensch-Interaktionen, d) die Wichtigkeit der körpersprachlichen Kommunikation und Erfahrung, e) die Frage der Intentionalität und f) das Zustandekommen von Sinn und (Be-)Deutung.

Für die Erlaubnis einiger Patientinnen, ihre Therapieverläufe in diesem Buch zu veröffentlichen, sind wir zutiefst dankbar. Die gemeinsame Besprechung der Manuskripte entpuppte sich als Gewinn und zusätzliche Ressource für den therapeutischen Prozess. Zwei der Patientinnen waren sogar bereit, ihre eigene Perspektive persönlich darzustellen und in eine Art Schreibdialog zu treten. Diese etwas anderen Falldarstellungen finden sich in den Kapiteln 9 bis 12. Ein eigenes Kapitel (13) ist im Anschluss der pferdegestützten Psychotherapie komplex traumatisierter Patientinnen gewidmet, da sich das Einbeziehen der Pferde hier als in einzigartiger Weise hilfreich erwiesen hat. Auch den inneren Bildern, Träumen und Imaginationen wollten wir im Rahmen unserer Studie und so auch in dieser Beitragssammlung (in Kapitel 14) einen eigenen Raum geben. Von zentraler Bedeutung ist schließlich auch die Frage der therapeutischen Haltung (Kapitel 15) in diesem veränderten Setting, zumal die Arbeit mit den Pferden aus unserer Sicht weder zu manualisieren noch zu standardisieren ist.

Anschließend schlägt Heike Rettig mit einer Annäherung an den Beitrag der Pferde aus interaktions- und tierlinguistischer Perspektive ein gänzlich neues Kapitel (16) auf, indem sie für uns so sehr gewohnte und *implizite* Vorgänge innerhalb unserer Kommunikation mit Menschen und Tieren anhand dreier Therapiesequenzen einer Detailbetrachtung unterzieht und diese zugleich in einen größeren philosophischen, tierethischen und spirituellen Zusammenhang stellt. In ihrem Beitrag wird deutlich, wie unmittelbar psychologisch die Linguistik als Wissenschaft der Sprache ist. In Kapitel 17 beleuchtet Agnes Stephenson die methodischen Grundlagen und Erweiterungen der tiefenhermeneutischen Interpretation ergänzend zu den vorausgegangenen Überlegungen in Kapitel 6. In ihrem sehr dichten Beitrag beschreibt sie die Modellhaftigkeit unseres Projekts auch hinsichtlich der Verwobenheit der Beziehungen aller an diesem Forschungsprozess Beteiligten im Sinne einer relationalen Hermeneutik.

Und sie betont die Notwendigkeit einer kritischen Positionierung der Psychotherapiewissenschaft in Bezug auf forschungsethische Fragestellungen. Im letzten Kapitel (18) zeichnet Thomas Stephenson die Verbindungslinien zwischen den Beiträgen dieses Bandes und unseres Forschungsprojekts insgesamt nach, indem er wesentliche Aspekte des zugrunde liegenden Wissenschaftsverständnisses ausführt. Seine Gedanken münden in die Vorstellung eines neuen Verständnisses von Heilen und Forschen als psychotherapeutische Praxis und der damit verbundenen Verantwortlichkeit. So sieht er Forschung als etwas, »das in einem ständig im Fluss befindlichen gegenseitigen Subjektivierungsprozess zwischen allen am Therapie- und am Forschungsprozess Beteiligten immer wieder entsteht und vergeht«.

In diesem Sinne wünschen wir Ihnen, den Leserinnen und Lesern dieses Buches, eine anregende, spannende und aufschlussreiche Lektüre.

Birgit Heintz und Marika Weiger

1 Der Mythos des Chiron und die Metapher des verwundeten Heilers

Birgit Heintz

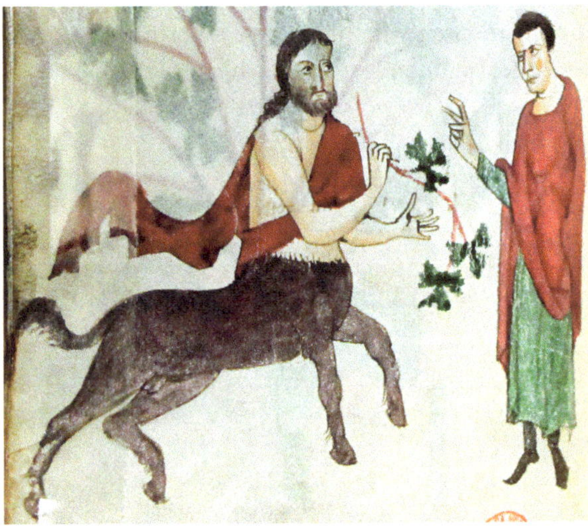

Abbildung 1: Chiron unterrichtet Asklepios in der Medizin (aus einem illustrierten byzantinischen Manuskript des Plutarch)[3]

Seit der Domestizierung der Wildpferde vor nahezu 6000 Jahren stellt die Beziehung zwischen Mensch und Pferd eine sehr enge, zuweilen sogar symbiotische Verbindung dar. Der kentaurische Mythos des Chiron versinnbildlicht eine sehr frühe archaische Stufe dieser Symbiose: Halb Mensch, halb Pferd, halb Gott und zugleich *Therapeut* ist Chiron Heiler in Pferdegestalt und Pferd mit heilenden Kräften. Der Kentauer wird in der griechischen Mythologie als weise und hochzivilisiert verehrt. Seine Heilfähigkeit erwirbt er aus seiner eigenen

3 https://theshieldofachilles.net/2018/05/16/guest-post-learning-ancient-greek-medicine-from-homer-by-rachel-hajar-md/italia_meridionale_miscellanea_medica_1250_ca-_pluteo_73-16_02_chirone_cropped-tight_white-balanced./

Leidensgeschichte heraus: Er vermag seine durch einen vergifteten Pfeil des Herkules verursachten Schmerzen nicht zu lindern, lehrt aber zahlreiche Schüler die Kunst des Heilens. Er gilt als Lehrer des Asklepios (siehe Abbildung 1) – dem Gott der Heilkunst und der Medizin – und er verkörpert das *Urbild des verwundeten Heilers* (Frick, 2021).

Sowohl der Schriftsteller und Historiker Robert Ranke-Graves (1895–1985) als auch die Dichterin Marie Luise Kaschnitz (1901–1974) befassten sich intensiv mit der griechischen Mythologie und dabei auch mit der Figur des Chiron. Beide beschreiben die mythologische Erzählung anhand frühgeschichtlicher Quellen und perspektivieren sie neu hinsichtlich ihrer aktuellen kulturhistorischen Bedeutung. Auf diese Darstellungen des Chiron-Mythos möchte ich im Folgenden zusammenfassend zurückgreifen.

Kronos, dem Gott der Titanen, wird geweissagt, dass er von einem seiner Kinder gestürzt werden würde. Aus diesem Grund verschlingt er sie alle nach ihrer Geburt. Seine Frau Rhea will ihr sechstes Kind, ihren Sohn Zeus, vor seinem Vater Kronos retten und versteckt Zeus deshalb auf der Insel Kreta. Als Kronos daraufhin Erde und Himmel nach Zeus absucht, begegnet er der Nymphe Philyra und begehrt sie. Um jedoch nicht erkannt zu werden, nimmt er die Gestalt eines Hengstes an und zeugt mit ihr ein Kind. Unter großen Schmerzen gebiert Philyra dieses Kind – den Kentauren Chiron, der den Oberkörper eines Menschen und den Rumpf eines Pferdes besitzt. Aus Scham setzt sie ihren Sohn in einer Höhle auf dem Berg Pelion in Thessalien aus. Glücklicherweise wird Chiron von Apollon – dem Gott des Lichts, der Weissagung und der schönen Künste – gefunden und aufgezogen. Apollon unterrichtet Chiron in den Heilkünsten, der Musik und der Prophetie. Dieser zeichnet sich in allen Bereichen, vor allem aber in der Heilkunst aus. Während die übrigen Kentauren für ihre ungezügelte Lust und Wildheit berüchtigt sind, ist Chiron kultiviert und zurückhaltend, er selbst wird zum Lehrer zahlreicher Götter und Halbgötter.

In der Höhle des Phylos wird Chiron während eines dionysischen Gelages versehentlich durch einen vergifteten Pfeil des Herakles getroffen. Trotz all seines Wissens und Könnens kann er seine schmerzhafte Wunde nicht heilen, und als unsterblichem Sohn des Cronos ist es ihm auch nicht möglich, sein Leid zu beenden und zu sterben. Schließlich verhandelt er mit Zeus einen Tausch: Chiron gibt seine eigene Unsterblichkeit gegen die Freiheit des Prometheus. Prometheus, der dauerhaft an einen Felsen gefesselt ist, weil er den Göttern das Feuer gestohlen und es den Menschen gebracht hat, soll nach Zeus' Willen erst wieder frei sein, wenn ein Unsterblicher sein Leben für ihn lässt. Durch den Tausch darf Chiron sterben, Prometheus wird befreit und Zeus verbindet Chiron mit dem Sternbild des Schützen.

In der Auslegung von Kaschnitz erfährt Chiron in der Person seines Schülers Asklepios eine Art Verwandlung und Erneuerung. Asklepios, der Schüler, wird mit dem von der Schlange umwundenen Stab bis in die Gegenwart zum Ursymbol ärztlicher Heilkunst. »Unter den zahlreichen Helden, die von Chiron Erziehung und Rat empfangen, werden Achilleus und Patroklos, Aktaion und Dionysos, Peleus und Jason genannt. Dem Phoinix schenkt Chiron das Augenlicht wieder, der Seher Teiresias erhält von ihm die Sehergabe zurück. Unter all seinen Schülern und Schützlingen ist jedoch nur ein einziger, der sein Nachfolger wird, der in Sinnen und Trachten so völlig dieselben Wege geht, dass er fast wie eine neue und letzte Verwandlung des alten Kentauren erscheint. Dieser Eine ist Asklepios, ein Sohn des Apollon« (Kaschnitz, 1975, S. 19).

Chiron verbindet in seiner halb animalischen, halb menschlichen Erscheinung instinkthafte, vitale Natur mit menschlicher Kultur, mit Geist, Sprache und Weisheit. Chiron ist ein Mittler – er vermittelt zwischen Leid und Genesung, der Welt der Krankheit und jener der Heilung, und er repräsentiert die Integration dieser vermeintlichen Gegensätze im Sinne eines Kontinuums möglicher individueller Zustände. In seinem Schicksal vermittelt sich ebenfalls das sehr aktuelle ärztliche Dilemma zwischen der Verpflichtung zu heilen und der Erlaubnis, sterben zu lassen. Auch der Chiron-Schüler Asklepios gerät in das Spannungsfeld zwischen Leben und Tod: In der mythologischen Erzählung muss Asklepios sterben, weil er einen toten Menschen wieder zum Leben erweckt und damit, aus Sicht der Götter, eine Grenze überschreitet.

Im Bild des verwundeten Heilers verdichtet sich die Vorstellung von Individuation als einem schöpferischen Entwicklungsweg, der durch psychische Krisen und physisches Leid hindurch hin zu einer umfassenderen seelischen Ganzheit führt. Hofmann und Roesler (2010) interpretieren den Chiron-Mythos im Sinne einer Metapher für therapeutische Beziehungen jeglicher Art: Beide Akteure, also Therapeut*in und Patient*in, tragen grundsätzlich auch beide Anteile des verwundeten Heilers in sich, das heißt sowohl den Aspekt des Heilers als auch den Aspekt des Verwundeten.

Diese Auffassung impliziert eine therapeutische Haltung, die den therapeutischen Prozess als eine gemeinsame Reise versteht, bei der sich der/die Therapeut*in – vorübergehend – vom Leiden der Patient*innen affizieren lässt. Eine solche Haltung verändert also beide Therapiepartner, sofern sie sich in der Tiefe einlassen, und wurde von C. G. Jung bereits 1929 postuliert: »Es ist mit keinem Kunstgriff zu vermeiden, dass die Behandlung das Produkt einer gegenseitigen Beeinflussung ist, an welcher das ganze Wesen des Patienten sowohl wie das des Arztes teilhat« (Jung, 1987 GW 16, § 163). Angesprochen ist hier insbesondere die Fähigkeit des/der Therapeut*in, die Grenzen zwischen dem Unbewussten des Therapeuten und dem Unbewussten des Klienten offenzuhalten (Hofmann u. Roesler, 2010, S. 82).

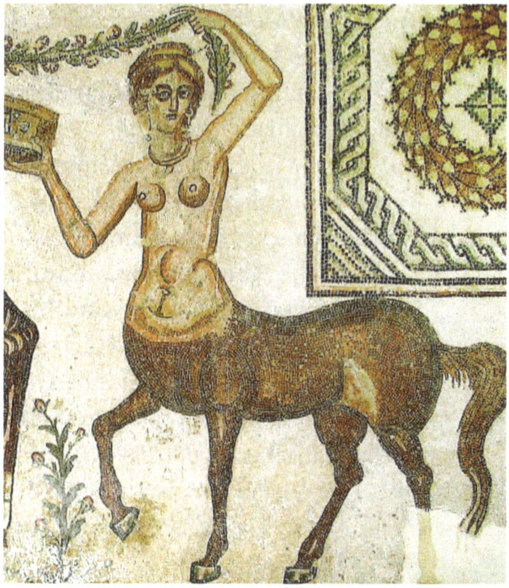

Abbildung 2: Darstellung der Hylonome auf einem Mosaik aus dem 2. Jahrhundert n. Chr. aus dem Nationalmuseum Bardo in Thunis (Foto privat)

Implizit war in den bisherigen Betrachtungen immer von Heilern als männlichen Akteuren die Rede – dies ist allerdings eine verkürzte Perspektive. Bereits für die Antike lassen entsprechende bildliche Darstellungen ahnen, dass es in der Nachfolge Chirons auch die Vorstellung heilkundiger Kentaurinnen gab (siehe Abbildung 2), in einem patriarchal geprägten Geschichtsverständnis gibt es dazu allerdings kaum Erkenntnisse.

Die sich in der mythischen Figur des Chiron so sinnlich manifestierende Verbindung von Geist und kraftvoll vitaler Körperlichkeit gemahnt auch an das notwendige Einbeziehen dieser beiden Aspekte in der Psychotherapie. Ganze Sammlungen psychotherapeutischer Fachliteratur rund um den modern gewordenen Begriff des *Embodiment* verweisen auf solche aktuellen Integrationsbemühungen. Die Praxisrelevanz dieser Erkenntnisse ist jedoch bisher begrenzt. Pointiert formuliert Dieter Rau-Lüberichs dies in seinem Beitrag zur Psychodynamik des Körperselbst: »Zwischen der Erkenntnis, dass psychodynamische Psychotherapie am Einbezug der körperlichen Interaktion nicht mehr vorbeikommt, und deren Umsetzung besteht eine breite Kluft« (Rau-Lüberichs, 2022, S. 345).

Die in Deutschland anerkannten Richtlinienverfahren sind bis heute vorwiegend von der Sprache geprägte Therapieverfahren. Exemplarisch zeigt sich dies in der traditionellen Psychoanalyse als *Redekur*, die meist im Liegen durchgeführt wird und den Körper der Patient*innen dadurch immobilisiert. Der Körper spielt hierbei keine Rolle, es wird allenfalls *über* ihn gesprochen. Mit der Konzentration auf die Mentalisierung als psychotherapeutische Kernkompetenz riskieren wir, den Leib als Ort des Seelischen, als verkörperte Psyche zu verlieren.

Der Stab des Asklepios und die ihn umwindende Äskulapnatter symbolisieren beides, Geist und Leib. Zwar ist der Asklepiosstab Teil der meisten Wappen und Signets ärztlicher Institutionen, aber Soma und Psyche werden in der modernen Medizin noch zu selten als untrennbare Ganzheit gesehen. Eine systematische Integration beider Aspekte leisten gegenwärtig vorwiegend Fachärzt*innen mit einer Spezialisierung auf Psychosomatik und Psychotherapie und die Palliativmedizin.

Gerade in der pferdegestützten Psychotherapie rückt die Wahrnehmung körperlicher Signale und Empfindungen, das Wahrnehmen von – immer auch körperlich spürbaren – Emotionen sowie eine ganzheitliche, vor allem körpersprachliche Kommunikation und Interaktion wieder ins Zentrum der Aufmerksamkeit. Das gemeinsame Bezogensein auf die als Fluchttiere äußerst verletzlichen, aber auch körperlich so kraftvoll vitalen Pferde und ihre sensitive Responsivität erweitern und bereichern den therapeutischen Erfahrungs- und Symbolraum – auch vor seinem archetypischen Hintergrund. »Die Symbole des Selbst entstehen in der Tiefe des Körpers« postulierte C. G. Jung (1987, GW 9/I, § 291) bereits in der ersten Hälfte des vergangenen Jahrhunderts.

2 Pferdegestützte Psychotherapie – ein besonderes Fachgebiet

Birgit Heintz und Marika Weiger

Die pferdegestützte Psychotherapie stellt ein sich beständig weiterentwickelndes Fachgebiet dar. Angesichts einer zunehmend normierten und digitalisierten Psychotherapielandschaft und vor dem Hintergrund eines wachsenden Bedarfs an nicht rein sprachgebundenen Therapieverfahren gewinnt die pferdegestützte Therapie vor allem für die Behandlung bindungs- und beziehungstraumatisierter Patient*innen an Bedeutung. Die Entwicklungen in der Psychotraumatologie der letzten Jahre brachte zahlreiche Behandlungskonzepte für Menschen mit Traumafolgestörung hervor, die durch eine Vielzahl randomisiert-kontrollierter Studien (RCT) gut belegt werden konnten. Je nach Metaanalyse erreicht Psychotherapie laut Pfaffmatter und Tschacher (2012) eine allgemeine Effektstärke von 60 bis70 Prozent. Dies bedeutet jedoch zugleich, dass vor allem komplex traumatisierte Patient*innen nicht vom »treatment as usual« profitieren und – in Fachkreisen häufig als »hard-to-reach« bezeichnet – ambulante Therapien abbrechen oder infolge von Angst, Misstrauen und sozialem Rückzug gar nicht erst beginnen (vgl. Egger, 2021). Da es zumeist Menschen waren, die mit erlebten sexuellen Traumatisierungen oder Erfahrungen körperlicher, emotionaler oder seelischer Gewalt assoziiert sind, können Pferde als diesbezüglich völlig unbelastet angesehen werden und so eine Brücke zur Therapie und zu tragfähigen Beziehungen zu Therapeutinnen oder Therapeuten darstellen.

Wenn Pferde als zusätzliches lebendiges Medium in der ambulanten Psychotherapie eingesetzt werden, bedeutet dies eine grundlegende Öffnung und Erweiterung des therapeutischen Settings. Der Begriff vom »Pferd als Medium« (Hanneder u. Papke, 2020) verweist dabei auf dessen Funktion als Mittler, als Drittes in der neu entstehenden triangulierten Situation. Dabei ist das Einbeziehen von Pferden als lebendigen Subjekten eine psychotherapeutische Behandlungsvariante, die die Beibehaltung aller wesentlichen Grundsätze etablierter psychotherapeutischer (Richtlinien-)Verfahren impliziert und meist in die reguläre Behandlung in der Praxis integriert ist. Art und Weise sowie Dauer und Zeitpunkt des Einbeziehens der Pferde orientieren sich vor allem an den Themen und Inhalten der individuellen Psychotherapieprozesse. Während der Begegnung mit den Pferden verlassen beide Therapiepartner, Patient*in und Therapeut*in, in der Regel in phasen- oder stundenweisem Wechsel die gewohnte Situation des *Über-etwas-meist-Vergangenes-Sprechens.* Sie begeben sich in ein gemeinsames Erleben von Gegenwart, in der sich die inneren Themen der Patient*in mit dem nun hinzukommenden hoch sensitiven und responsiven Lebewesen Pferd konstellieren und aktualisieren.

Im artübergreifenden, intersubjektiven Kontakt mit dem Pferd treten der nonverbale Bereich und das *implizite Beziehungswissen* (Streeck, 2013) in den Vordergrund. Die Begegnungen mit den Pferden ereignen sich vor allem auf der Ebene körpersprachlicher, nonverbaler Resonanzprozesse. Wir *lesen* andere Lebewesen und werden *gelesen* – und dies geschieht in Sekundenbruchteilen auf der Basis mehr oder weniger unbewusster, kumulierter Erfahrung. Zudem sind etwa das Getragenwerden, ein Sich-Aufrichten und ein Ins-Gleichgewicht-Kommen hochbedeutsame innere wie äußere, physisch und emotional miteinander verwobene Erfahrungen. Reflexion und Versprachlichung dieser gemeinsam erlebten Momente intensivieren potenziell den therapeutischen Prozess ebenso wie die therapeutische Beziehung.

Wirksamkeitsstudien zur ambulanten Psychotherapie mit dem Pferd sind angesichts des Interaktionsgeschehens zwischen drei Lebewesen und zahlreicher weiterer Variablen sehr komplex. Solche Studien sind nicht zuletzt auch aufgrund der geringen Anzahl praktizierender Fachkräfte entsprechend rar. Erst seit 2020 bietet das Deutsche Kuratorium für Therapeutisches Reiten (DKThR) eine berufsbegleitende Weiterbildung für approbierte Psychotherapeut*innen an und der Fachbereich »Pferdgestützte Psychotherapie« wurde unter dem Dach dieses größten bundesdeutschen Berufsverbands etabliert.

Die Notwendigkeit einer Dreifachqualifikation der behandelnden Psychotherapeut*innen – also medizinisches oder psychologisches Grundstudium, Psychotherapieausbildung und hippologisches Fachwissen – fordert einen hohen Ausbildungsaufwand. Artgerechte, gesunde Haltungsbedingungen für die in der Psychotherapie eingesetzten Pferde bedeuten darüber hinaus erhöhten finanziellen, materiellen und zeitlichen Einsatz. Die Anzahl von Therapeut*innen, die pferdegestützt arbeiten, ist deshalb nach wie vor relativ gering.

Bezüglich des Forschungsstandes zur pferdegestützten Therapie ist festzuhalten, dass in den vergangenen Jahren zahlreiche Praxisberichte, Einzelfall- und Prozessstudien veröffentlicht wurden. Hier sind zum Beispiel die Berichte der international besetzten »Fachgruppe Arbeit mit dem Pferd« (FAPP) zu nennen, die in den Jahren 2005 bis 2018 in Sammelbänden (vgl. FAPP, 2005–2018) veröffentlicht wurden. Bisher existieren allerdings kaum umfassendere systematische Untersuchungen, die sich explizit auf die ambulante psychotherapeutische Behandlung mit dem Pferd beziehen. Auch die wissenschaftliche Erforschung neurobiologischer Effekte pferdegestützter Interventionen steckt erst in den Anfängen. Sie erlaubt jedoch die Hypothese, dass der emotionale und körperliche Berührungskontakt bzw. *Bewegungsdialog*[4] mit einem Pferd, insbesondere das basale Erleben des Getragenseins mit physiologischen Veränderungen des Oxytocin- und Cortisolsystems einhergehen, wodurch Vertrauen und Empathie gefördert, Ängste reduziert und therapeutische Bündnisse oft erst möglich werden (vgl. Julius, Beetz u. Ragnarsson, 2017). Ermutigt durch die Resultate unserer ein Jahr zuvor abgeschlossenen Pilotstudie, wollten wir mit der hier vorgestellten Langzeitstudie einen Beitrag zur systematischen Erforschung der psychotherapeutischen Arbeit mit den Pferden auf der Basis videodokumentierter Therapieeinheiten einer umfangreichen Untersuchungsgruppe leisten. Insbesondere sollte der Fokus darauf gelegt werden, ob und wie sich der spezifische Beitrag der Pferde im therapeutischen Dreieck fassen lässt.

4 Der Begriff wurde von C. Klüwer geprägt. Er beschreibt den Bewegungsdialog als das ureigenste Moment der Arbeit auf dem Pferd. Der Bewegungsdialog ist ein sehr frühes Element der Selbsterfahrung des Kindes. Analoge Kommunikationsanteile (Mimik, Gestik, Stimme und Berührungen) werden gefordert und gefördert. Im Schritt erreichen etwa 100 Bewegungsimpulse pro Minute den reitenden Menschen. Diese Impulse fordern adaptive und balancierende Reaktionen und die Mitschwingungsfähigkeit – wobei darunter nicht nur das körperliche, sondern auch das emotionale Mitschwingen verstanden wird (Klüwer, 1989).

3 Die Pilotstudie 2019–2020

Birgit Heintz

In der retrospektiven Pilotstudie konzentrierten wir uns zunächst auf analytische bzw. tiefenpsychologisch fundierte pferdegestützte Psychotherapien (vgl. Heintz, 2021). In 22 semistrukturierten Interviews – mit sechs Therapeutinnen und 16 Patient*innen nach weitgehend abgeschlossenen Therapien – lag der Fokus der Befragung auf dem subjektiven Erleben der Arbeit mit den Pferden. Mit der Idee, unbewusste psychische Anteile miteinzubeziehen, luden wir die Patientinnen im Anschluss an die Interviews zudem zu Imaginationen[5] ein. Einige der Studienteilnehmerinnen teilten uns auch Träume mit Pferden aus der Zeit ihrer Therapien mit. Die Ergebnisse, die sich aus der Auswertung der Interviews, der Imaginationen und der Traumdarstellungen ergaben, konnten wir sechs sich inhaltlich überschneidenden Bereichen zuordnen, deren Relevanz sich in der Folgestudie bestätigte, die jedoch durch die erweiterten Erhebungsinstrumente wesentlich genauer zu beleuchten und zu differenzieren waren:

- *Beziehungstraumatisierungen als zentrale Indikation – Pferde als Brücke in die Therapie:* Eine pferdegestützte Psychotherapie erwies sich vor allem bei Menschen mit belastenden Beziehungserfahrungen in der Kindheit sowie mit Traumafolgestörungen als besonders geeignet. Mehr als zwei Drittel der Patientinnen nannten spontan Ängste, Überforderung und Widerstände, sich und ihre Situation einer Therapeutin unmittelbar verbal zu erklären, als wesentliche Motivation, Pferde in ihre Therapien einzubeziehen. Mehrheitlich wurden vorausgegangene rein sprachgebundene Therapien als nicht hilfreich empfunden. Die Therapeutinnen bestätigten, dass oftmals das Einbeziehen der Pferde überhaupt erst das Zustandekommen einer therapeuti-

5 In einer »aktiven Imagination« (C. G. Jung) wurden die Studienteilnehmer*innen angeleitet, sich einen Ort vorzustellen, an dem sie gern mit einem Pferd/ihrem Therapiepferd wären. Die Szene wurde mit allen Sinneseindrücken und den damit verbundenen Emotionen und Körperempfindungen erfahren und im Dialog mit der Interviewerin beschrieben.

schen Beziehung ermöglichte. Von den Patientinnen wurden die Pferde als Brücke in die Therapie erlebt.

- *Pferde als aktive Mittler im Beziehungsdreieck:* Als Medium steht das Pferd tatsächlich in der Mitte, im Zentrum der Kommunikation eines oszillierenden intersubjektiven Feldes der jetzt *triangulierten therapeutischen Beziehung.* Die bei den Patientinnen durch die Pferde ausgelösten Gefühle von Halt, Schutz und Geborgenheit trugen wesentlich dazu bei, auch ihr Vertrauen zu ihren Therapeutinnen zu fördern.
- *Die affektive Resonanz und das Bezogensein der Pferde auf den Menschen:* Patientinnen und Therapeutinnen beschrieben mit eindrücklichen Worten, dass sie ein tiefes Wissen der Pferde um die seelische Situation des Menschen für möglich halten. Häufig reagierten die Pferde deutlich auf ein Auseinanderdriften der emotionalen Verfasstheit und den nach außen kommunizierten Botschaften der Patientinnen. Alle Therapiepartnerinnen, jeweils auf ihre eigene Weise mit den Pferden verbunden, erlebten immer wieder mit Staunen das zugewandte Bezogensein der Pferde auf den Menschen. Die Patientinnen beschrieben Empfindungen von wortlosem Verstanden-, Geliebt-, Angenommen- und Beschütztwerden.
- *Heilsame Körpererfahrung:* Die wiegende Bewegung des Pferdes im Schritt, häufig in Verbindung mit sich synchronisierender Atmung oder Herzfrequenz, knüpft an frühe, unter Umständen auch defizitäre Erfahrungen eines umfassenden körperlich-seelischen Getragenseins einschließlich der vorgeburtlichen Situation an. In der Beziehung zum Pferd konnten die Patientinnen körperliche Nähe und Wärme im Sinne wiedergutmachender Beziehungserfahrungen nacherleben. Eine mit dem Bewegungsdialog einhergehende psychosomatische Beruhigung und Entspannung öffnete für die Patientinnen den Zugang zu verdrängten oder schwierigen, negativ konnotierten Emotionen wie Angst, Trauer oder Wut. Darüber hinaus schien die körperliche Berührung mit dem Pferd ein gewisses Vertrauen hinsichtlich der Regulierbarkeit dieser Emotionen zu generieren. Sowohl die Therapeutinnen als auch die Patientinnen sprachen von einer *erdenden Wirkung* der Pferde, die beiden Therapiepartnerinnen eine größere Sicherheit gab, sich der Bearbeitung traumatischer und bis dahin vor allem dissoziativ bewältigter Erlebnisse und Erfahrungen zuwenden zu können.
- *Arbeiten im Übergangsraum:* Patientinnen und Psychotherapeutinnen befinden sich durch das Einbeziehen der Pferde in einem Übergangsraum zwischen Praxis und Lebenswelt. Psychologisch ist dieser Übergangsraum dem »potenziellen Raum« im Winnicott'schen Sinne vergleichbar (Winnicott, 1974). Sowohl Patientinnen als auch Psychotherapeutinnen brachten

in vielfältiger Weise zum Ausdruck, dass dieser erweiterte Therapieraum eine Aktivierung von Ressourcen, eine Aktualisierung von Problemen und Konflikten und einen im konkreten Handeln verankerten Erkenntnisgewinn ermöglichte. In diesem Sinne erfüllt das um die Pferde erweiterte therapeutische Setting die von Klaus Grawe (2005) beschriebenen wesentlichen Wirkfaktoren gelingender Psychotherapien noch unmittelbarer als das konventionelle Setting (im Sitzen oder Liegen) in der Praxis. Durch den Kontakt zu den Pferden wurden alte Verhaltensmuster, negative Selbsteinschätzungen oder hinderliche Überzeugungen überraschend schnell deutlich und einer therapeutischen Bearbeitung leichter zugänglich.

- *Rückbindung an die Natur:* Häufig wurde von den Patientinnen betont, dass die Pferde sie mitnehmen in ihr Eingebundensein in die Natur und dass sie bereits die Natur an sich als heilsamen Ort ihrer Therapie erlebten. Manche der Patientinnen fühlten sich in der Nähe der Pferde in der Tiefe *eins mit sich selbst* und wieder verbunden mit der eigenen inneren Natur.

4 Die aktuelle Studie 2021–2024

Marika Weiger

Die hier beschriebene Folgestudie wurde, anders als die Pilotstudie, als prospektive *Mixed Methods Studie* angelegt und umfasst den Zeitraum von 2021 bis Frühjahr 2024 (Heintz u. Weiger, 2024). In diesen dreieinhalb Jahren begleiteten wir ambulante pferdegestützte Psychotherapien von Anfang an bzw. spätestens ab der Erstbegegnung mit den Pferden. Wir entschieden uns, alle psychotherapeutischen Richtlinienverfahren einzubeziehen, nachdem wir uns in der Pilotstudie auf psychodynamische Verfahren konzentriert hatten. Jetzt wollten wir die in der ersten Studie gewonnenen Erkenntnisse, das heißt vor allem Aspekte der erlebten Resonanzphänomene und *Gegenwartsmomente* (Stern, 2005) im Dreieck Therapeutin-Pferd-Patientin näher untersuchen und vertiefend betrachten.

4.1 Vorgehensweise und Durchführung

Anliegen der vorliegenden Studie war es, 10 bis 15 pferdegestützte Therapien über mehrere Jahre hindurch aus dem therapeutischen Praxisalltag heraus zu begleiten und deren Verlauf umfassend auf verschiedenen Ebenen zu dokumentieren, zu beschreiben und zu analysieren. Da wir uns erhofften, die intersubjektiven und für die therapeutischen Prozesse besonders förderlichen Resonanzphänomene in dem um die Pferde erweiterten therapeutischen Setting genauer nachvollziehen zu können, war das Konzept der aktuellen Studie wesentlich komplexer als das der Pilotstudie. Das Konzept der Studie umfasste zum einen – wie schon das Pilotprojekt – retrospektive Verbalisierungen der Therapieerfahrungen und -erlebnisse der Patientinnen und Therapeutinnen.

Einbezogen wurden auch wieder »innere Bilder« der Patientinnen, diesmal sowohl in Form von Imaginationen und Träumen als auch in Form von gemalten Bildern. Hier schlossen wir sowohl an die Forschungsarbeit einer der Pionierinnen der Psychotherapie mit dem Pferd, Michaela Scheidhacker (1998), als auch an das Forschungsinteresse einer der Stiftungsgründerinnen, Susan Bach (1990), an, die 1995 verstarb. Ihre systematischen Studien von spontanen Bildern und Zeichnungen, besonders derjenigen schwerkranker Kinder, führten zu wesentlichen Erkenntnissen über sich darin ausdrückendes, zum Teil *vorausweisendes Wissen* um tiefe innere psychische und psychosomatische Prozesse.

Ein gänzlich neues Kernelement der Studie bestand in äußeren Bildern in Form von Videoaufzeichnungen aller Therapiesequenzen, in denen Pferde beteiligt waren. Hinzu kamen verschiedene durch Fragebögen erhobene Daten, die in Bezug auf das Erleben der Patientinnen und den Therapieerfolg der pferdegestützten Therapien auch eine quantitative Analysedimension eröffneten. Unterer anderem aus der Pilotstudie wussten wir, wie sehr die Anwesenheit der Pferde zusätzlich haltgebend und im Fall vorliegender Traumafolgestörungen auch *antidissoziativ* wirken kann. Diesen *leib-seelischen, psychosomatischen Aspekten* sollte in der Folgestudie besondere Aufmerksamkeit gewidmet werden.

Um Kolleg*innen für die Teilnahme an unserer Studie zu gewinnen, stellten wir unser Konzept 2021 auf dem Jahrestreffen der Fachgruppe »Arbeit mit dem Pferd in der Psychotherapie (FAPP)« vor und durchforsteten das Internet nach pferdegestützt arbeitenden, approbierten psychologischen Psychotherapeut*innen, Kinder- und Jugendlichenpsychotherapeut*innen und Ärzt*innen für Psychosomatik und Psychotherapie, die wir persönlich anschrieben. Auf diesem Weg gelang es uns, 13 Therapeutinnen-Patientinnen-Paare für die Teilnahme zu gewinnen, von denen jedoch zwei nicht den gesamten Untersuchungszeitraum hindurch beteiligt waren. Vor Aufnahme in die Studie erhielten die Patientinnen eine schriftliche Studieninformation und unterschrieben Einverständniserklärung und Schweigepflichtentbindung (die in Zusammenarbeit mit der Sigmund-Freud-Universität Linz und deren Ethikkommission formuliert worden war). Die beteiligten Therapeutinnen stellten uns zu Beginn zu jeder Patientin einen Anamnesebogen, vergleichbar einem »Antrag an den Gutachter«, zur Verfügung und füllten einen Fragebogen zu ihrem eigenen beruflichen und hippologischen Hintergrund aus.

Die Stunden an und bei den Pferden wurden von den Therapeutinnen selbst mit – von uns zur Verfügung gestellten – Bodycams gefilmt. Diese Videoaufnahmen wurden uns nach jeder vierten Stunde zugeschickt. Sie bildeten auch die Grundlage für die darauffolgenden, ebenfalls videoaufgezeichneten, semistrukturierten Online-Interviews zum Therapieverlauf, die mit den behandelnden Kolleginnen durchgeführt wurden. Die mündlichen Interviewdaten wurden durch Transkription (durchgeführt von einem professionellen Transkriptionsbüro) aufbereitet.

Auszüge der Videoaufnahmen wurden zusätzlich ab dem dritten Jahr der Datenerhebung (das heißt parallel zu den noch laufenden Therapien) von einer zwölfköpfigen Forschungsgruppe tiefenhermeneutisch analysiert. Auch die Arbeit dieser Interpretationsgruppe wurde aufgezeichnet und transkribiert.

Zum Ende der Therapie bzw. des Beobachtungszeitraums führten wir sowohl mit den Therapeutinnen als auch mit den Patientinnen ein semistrukturiertes Interview zu ihrer jeweiligen Einschätzung des Therapieverlaufs. Bei den Patientinnen interessierte uns besonders das emotionale Erleben der Pferde und dessen Wirkung auf den eigenen Therapieprozess. Mit der Idee, auch hier den inneren Bildern und dem Unbewussten Raum zu geben, schlossen wir eine Imagination zu einem Pferd/Therapiepferd an. Auch diese Abschlussinterviews mit Patientinnen und Therapeutinnen wurden transkribiert.

Als weiteres Beobachtungsinstrument wurden jeweils zu Beginn und am Ende der Therapie zwei Fragebögen ausgefüllt. Der erste Fragebogen diente der Messung von Befindlichkeitswerten mithilfe der bewährten Befindlichkeitsskala nach von Zerssen. Der zweite pferdespezifische Fragebogen wurde konzipiert, um von den Patientinnen etwas darüber zu erfahren, inwiefern die Pferde die therapeutische Beziehung positiv beeinflussen können. Im Ganzen wurden im Rahmen der Studie also verschiedenartige, umfangreiche und reichhaltige Materialen und Daten zu pferdegestützten Therapien gewonnen:

- 13 Anamnesebögen zu den Patientinnen (anamnestische und familienanamnestische Angaben, Diagnosen zu Beginn des Untersuchungszeitraums und der pferdegestützten Therapie, vorausgegangener Therapieverlauf);
- 240 Stunden Filmaufnahmen von pferdegestützten Therapiesequenzen über dreieinhalb Jahre hinweg;
- 35 semistrukturierte, aufgezeichnete und transkribierte Interviews zum Therapieverlauf mit den Therapeutinnen (erhoben laufend während des Beobachtungszeitraums);
- 11 semistrukturierte und transkribierte Patientinnen-Abschluss-Interviews (geführt nach Therapieende bzw. am Ende des Beobachtungszeitraums);
- 13 semistrukturierte und transkribierte Therapeutinnen-Abschluss-Interviews (geführt nach Therapieende bzw. am Ende des Beobachtungszeitraums);
- 48 Fragebögen, mittels derer die Patientinnen zu ihrer Befindlichkeit und zum wahrgenommenen Einfluss der Pferde auf die therapeutische Beziehung und den Therapieverlauf befragt wurden;

- Befindlichkeitswerte im Prä-Post-Vergleich für 13 bzw. 11 Patientinnen (erhoben jeweils am Beginn bzw. Ende der pferdegestützten Therapie/des Beobachtungszeitraums);
- 65 Stunden Mitschnitte von Zoom-Sitzungen der Interpretationsgruppe (ebenfalls transkribiert).

Dieses Studiendesign ermöglichte uns, die psychotherapeutischen Prozesse neben der Videodokumentation der pferdebegleiteten Sitzungen auf verschiedenen methodischen Ebenen beobachten und dokumentieren zu können:
- prospektiv: Daten vor der ersten Begegnung mit den Pferden;
- quantitativ: Fragebögen zur Befindlichkeit (von Zerssen) und pferdespezifisch (selbst entwickelt);
- qualitativ: semistrukturierte Verlaufs- und Abschlussinterviews (textanalytisch ausgewertet mithilfe des Kategorisierungsverfahrens der Grounded Theory);
- imaginativ: innere Bilder, Träume, Imaginationen und deren Gestaltung;
- tiefenhermeneutisch: Videoanalyse durch Interpretationsgruppe.

In der nachfolgenden Tabelle 1 stellen wir eine Übersicht der beteiligten Personengruppen (farblich unterschieden), ihrer Aufgaben sowie der angewandten Erhebungs- und Auswertungsmethoden dar. Die blauen Pfeile markieren die jeweils relevanten Zeiträume.

Tabelle 1: Übersicht Gesamtablauf

Zeit-raum	9 Thera-peutinnen	Auswer-tungs-grundlage	13 Patien-tinnen	Auswer-tungs-grundlage	Team SFU Linz und erweiterte Forschungs-gruppe	Leitungs-team Heintz/Weiger
2021	Fragebogen zu Therapie-verfahren, hippologischer Qualifikation und Setting		Fragebogen Zerssen (24)	quantitativ standardi-siert (*1)		Suche nach und Besu-che von teilnahme-bereiten Kolleg*innen
	Anamne-sebögen Patientinnen		Fragebogen pferde-spezifisch	quantitativ und qualita-tiv (*1)		Erprobung Kameras + Technik
	Videodoku-mentation der pferde-begleiteten Therapie-stunden (ca. 240 Std.)	Zusammen-schnitt relevanter Szenen nach Rück-sprache mit Therapeutin	Maleinla-dungen optional mit vor-geschalteter Imagination	Bilder/Zeich-nungen		Sichtung Video-material, Zusammen-schnitte
2022	Verlaufs-Interviews (ca. 35 Sd.)	Videoauf-zeichnung/Transkript/F4-Analyse	Abschluss-interviews (ca. 10 Std.)	Videoauf-zeichnung/Transkript/F4-Analyse (*1)	Begleitung online und in Präsenz (*2)	Regelmäßi-ge Verlaufs-interviews
	Abschluss-interviews (ca. 7 Std.)	Videoauf-zeichnung/Transkript/F4-Analyse	Abschlie-ßende Ima-ginationen (8)	Transkript F4-Analyse (*1)	Aufbau einer Literatur-datenbank (*1 und *2)	Dokumen-tation + Transkripte aller Pro-zesse
2023					Tiefen-herme-neutische Video-analyse (ca. 65 Std.) (*3)	Täglicher inhaltlicher Informa-tions-abgleich
2024					Publikation (*1) und (*3)	

(*1) Leitungsteam; (*2) SFU Linz; (*3) erweiterte Forschungsgruppe

4.2 Aufbau einer Literaturdatenbank als »Projekt im Projekt«

Im Mai 2022 begannen wir parallel zu allen anderen Aktivitäten mit Carlos Watzka und Studierenden des Studienganges Psychotherapiewissenschaft der SFU Linz eine Literaturdatenbank zur pferdegestützten Psychotherapie aufzubauen, die wir in einem privaten Archiv fortlaufend ergänzen und mit weit über tausend Titeln ab 1975 bestückten. Die Monografien, Zeitschriftenartikel und akademischen Arbeiten stammen teilweise noch aus dem uns von Sabine Hanneder überlassenen Präsenzbestand und einer früheren Datenbank des »Pferdeprojekts« der FU Berlin[6] und sind eine wahre Fundgrube für Forschende.

4.3 Die teilnehmenden Therapeutinnen

In der Studie wurden die Therapien von dreizehn Patientinnen bei neun Therapeutinnen aus verschiedenen Bundesländern in Deutschland und Österreich begleitet. Fast alle Therapeutinnen (acht von neun) arbeiten in der eigenen Praxis, eine Therapeutin in der Tagesklinik einer psychiatrisch-psychosomatischen Fachklinik. Alle Therapeutinnen verfügen über die psychotherapeutische Approbation als Voraussetzung zur Teilnahme an der ambulanten Versorgung, auch im Rahmen der gesetzlichen Krankenkassen. Fünf der Kolleginnen sind als Psychologische Psychotherapeutinnen und zwei als Kinder- und Jugendlichentherapeutinnen niedergelassen. Eine der Therapeutinnen verfügt über eine Doppelqualifikation und eine ist Ärztin für Psychosomatik und Psychotherapie. Der Überblick über die verwendeten psychotherapeutischen Hauptverfahren zeigt, dass psychodynamische Verfahren (psychoanalytisch/tiefenpsychologisch fundiert) mit sechs Nennungen am häufigsten eingesetzt wurden. In vier Fällen wurde verhaltenstherapeutisch, in einem systemisch familientherapeutisch gearbeitet. Sechs Kolleginnen verfügen zudem über eine traumatherapeutische Zusatzqualifikation. Alle Therapeutinnen der Untersuchungsgruppe verfügen über hippologische Qualifikationen, sechs über eine Qualifikation von einer anerkannten deutschen Institution, das heißt vom Deutschen Kuratorium für Therapeutisches Reiten (DKThR) oder vom Institut für Pferdegestützte Therapie (IPTh). Vier Therapeutinnen sind zudem Mitglied in der international

6 Eine der ersten Institutionen, in der Pferde im Rahmen psychotherapeutischer Interventionen zum Einsatz kamen, war das Forschungs-, Lehr- und Praxisprojekt der Freien Universität Berlin (1985 bis 2005, Leitung: Prof. Dr. Siegfried Schubenz), das sogenannte Pferdeprojekt, dessen Vorläuferprojekte bis in die 1960er Jahre zurückreichen.

besetzten »Fachgruppe Arbeit mit dem Pferd« in der Psychotherapie (FAPP) und vier der Kolleginnen verfügen über eine pferdesportliche Trainerlizenz des Deutschen Sportbundes.

In den Therapien wurden ganz verschiedene Pferde eingesetzt. Das Spektrum reichte hierbei von Warmblutpferden über arabische Vollblüter bis hin zu Kleinpferden/Ponys. Verschiedenste Pferdrassen, wie beispielsweise Isländer, Knabstrupper, Freiberger, Dülmener oder Quarter Horse waren vertreten. In der nachfolgenden Tabelle 2 werden die von der jeweiligen Therapeutin eingesetzten Pferde jeweils zu Beginn der Auflistung genannt. Der Therapieort war bei sechs Therapeutinnen die eigene Anlage (davon zwei mit Reithalle), bei zwei Personen eine externe Reitanlage und bei einer Therapeutin das Gelände einer psychiatrischen Klinik. Die Zusammensetzung der Therapeutinnengruppe wird in der nachfolgenden Tabelle 2 im Überblick dargestellt.

Tabelle 2: Zusammensetzung und Struktur der Therapeutinnengruppe

Therapeutin, Verfahren, Ort	hippologische Qualifikation	pferdebezogenes Setting
MW, Dr. med., Praxis Psychosomatik, PT, VT, Traumatherapie Bayern	FK DKThR FAPP Trainer B	3 Isländer, 2 Warmblüter auf eigener Anlage mit Halle
CH, Dipl.-Psych., Praxis PA, PT **Baden-Württemberg**	reitet seit Kindheit	4 Araber im Offenstall
BH, Dipl. Analyt. Psych. (CH) Praxis PA, TP Erw., Ki-Ju Traumatherapie Bayern	FK DKThR FAPP Trainer B	1 Warmblüter, 1 Araber auf eigener Anlage mit Halle
IE, Dipl.-Psych., Praxis ST, VT, Traumatherapie Burgenland	FK IPTh EAGALA	3 Warmblüter, 1 Knabstrupper auf eigener Anlage
SH, Dipl.-Psych., Praxis VT, Traumatherapie Hamburg	FK DKThR FK IPTh Trainer C	4 Freiberger, 2 Warmblüter auf eigener Anlage
SG, Dipl.-Soz.päd., Praxis TP Ki-Ju Bayern	FK IPTh	1 Quarter Horse auf einer Reitanlage
ARK, Dipl.-Päd., Praxis TP, Ki-Ju Baden- Württemberg	Reittherapeutin	1 Dülmener und andere auf privater Reitanlage

Therapeutin, Verfahren, Ort	**hippologische Qualifikation**	**pferdebezogenes Setting**
IP, Dipl.-Psych., Praxis TP, Traumatherapie Rheinland-Pfalz	langjährige Reiterfahrung PPTT, EAGALA	2 Warmblüter, 1 Araber auf eigener Anlage
CF, Dipl.-Psych., Klinik VT Schleswig- Holstein	FK DKThR FAPP Trainer C	4 Isländer auf dem Gelände einer psychiatrischen Klinik

EAGALA: Equine-Assisted Growth and Learning Association; FK DKThR: Fachkraft pferdgestützte Psychotherapie im Deutsches Kuratorium für Therapeutisches Reiten; FAPP: Mitglied in der Fachgruppe Arbeit mit dem Pferd in der Psychotherapie; FK IPTh: Reittherapeutin im Institut für pferdegestützte Therapie; Ki-Ju: für Kinder und Jugendliche; PT: tiefenpsychologisch fundiert; PA: Psychoanalyse; VT: Verhaltenstherapie; ST: Systemische Therapie; PPTT: Psychodynamische pferdeunterstützte Traumatherapie (I. Parent)

4.4 Die teilnehmenden Patientinnen

Von den dreizehn Patientinnen wurden acht in psychodynamischen Verfahren (Psychoanalyse und tiefenpsychologisch fundiert), vier im verhaltenstherapeutischen Verfahren und eine Patientin im systemisch familientherapeutischen Ansatz behandelt. Neun der Therapien wurden als Langzeittherapien konzipiert. Vier waren als Kurzzeittherapien mit maximal 25 Sitzungen konzipiert, wobei die Stunden mit den Pferden jeweils im wöchentlichen oder phasenweisen Wechsel mit dem konventionellen Praxissetting stattfanden. Die Patientinnen, alle weiblich, waren zu Beginn der Therapie durchschnittlich 35,8 Jahre alt, der Median liegt bei 35 Jahren.

Als therapiebegründende Diagnosen wurden neunmal Depression, sechsmal Posttraumatische Belastungsstörung, dreimal Angst- und Panikstörung, zweimal Essstörung, je einmal emotionale Verhaltensstörung, dissoziative Störung, chronisches Schmerzsyndrom und Verdacht auf bipolare Störung genannt; Mehrfachdiagnosen waren möglich. Zehn der dreizehn Patientinnen befanden sich bereits in Therapie, bevor die Pferde einbezogen wurden, sieben bei anderen Therapeutinnen, drei bei derselben Therapeutin, die dann auch die pferdegestützte Therapie anbot. Bei drei Patientinnen erfolgte der Therapeutenwechsel im Sinne einer Überweisung ausdrücklich in die pferdegestützte Behandlung. Als Indikationen, um Pferde in die Therapie einzubeziehen, wurden unterschiedliche Gründe genannt, Mehrfachnennungen waren möglich:

- auf ausdrücklichen Wunsch der vorbehandelnden Therapeutin: 3
- als spezifisch traumatherapeutische, vertrauensbildende, antidissoziative, emotional stabilisierende Maßnahme: 8

- als Gratifikation für bisher erreichte Erfolge: 2
- auf ausdrücklichen Wunsch der Patientin: 4
- als letzte Chance, eine Motivation zu einer Psychotherapie generell zu entwickeln: 3

Bemerkenswert ist, dass bei zwei der drei Patientinnen mit mangelnder Therapiemotivation die Behandlung vorzeitig endete. Die eine Patientin brach die Behandlung nach der achten Stunde ab, eine Patientin konnte wegen Umzugs und der großen räumlichen Entfernung die Therapie nicht fortsetzen. Am Ende des Beobachtungszeitraums im Februar 2024 waren fünf Therapien erfolgreich beendet, viermal der Therapieabschnitt mit den Pferden beendet, zwei Therapien wurden planmäßig fortgeführt. Das therapeutische Setting war bezüglich der Einbeziehung der Pferde heterogen. Teils fanden nur einzelnen Sitzungen unter Beteiligung eines oder mehrerer Pferde statt und die Therapie wurde hauptsächlich in den Praxisräumen durchgeführt. In manchen Settings wurde regelmäßig zwischen Stall und Praxis gewechselt, eine der untersuchten Therapien fand fast ausschließlich bei und mit den Pferden statt. Die Sitzungsfrequenzen erstreckten sich von zweimal wöchentlich bis einmal im Monat und teils noch größeren Abständen. Die nachfolgende Tabelle 3 zeigt die Zusammensetzung der Untersuchungsgruppe und die jeweiligen Therapieansätze im Detail.

Tabelle 3: Zusammensetzung und Struktur der Patientinnengruppe

	Alter Verfahren	**Diagnose**	**Indikation für Einbeziehen der Pferde**	**Therapie(-ende)**
1	56 J. TP LZT	rezidivierende Depression, Posttraumatische Belastungsstörung	Überweisung der vorherigen Therapeutin	Therapieabschnitt erfolgreich beendet; Fortsetzung mit EMDR
2	48 J. ST LZT	Posttraumatische Belastungsstörung, mittelgradige depressive Störung, Essstörung	Vertrauensbildung, sich anvertrauen, tragen lassen; als antidissoziative Maßnahme	Therapieabschnitt erfolgreich beendet; Therapie wird ohne Pferde fortgesetzt
3	57 J. TP KZT	rezidivierende Depression, chronisches Schmerzsyndrom	psychodynamisch relevantes Kindheitstrauma mit Pferden	Therapie erfolgreich beendet; Rezidivprophylaxe
4	16 J. TP LZT	generalisierte Angststörung, dissoziative Störung, Essstörung	auf Wunsch der Patientin, als Gratifikation für Gewichtszunahme	Therapieabschnitt erfolgreich beendet; Verfahrenswechsel in VT und Gruppe

	Alter Verfahren	Diagnose	Indikation für Einbeziehen der Pferde	Therapie(-ende)
5	36 J. ST KZT	Posttraumatische, Belastungsstörung, Z. n. Mamma-karzinom	Überweisung durch Erstbehandlerin; P. ist Pferdebesitzerin	Therapie erfolgreich beendet; Rezidivprophylaxe
6	44 J. VT KZT	mittelgradige depressive Episode	besseren Zugang zu eigenen Gefühlen bekommen; Begegnung mit authentischem Gegenüber, das die Patientin mit ihren Gefühlen von Schwäche und Traurigkeit annimmt	Therapie erfolgreich beendet
7	31 J. TP LZT	mittelgradige depressive Störung, Posttraumatische Belastungsstörung	Therapeutenwechsel auf Wunsch der Patientin; strukturgebende, antidissoziative Maßnahme, spezifische Traumatherapie	Therapieabschnitt mit Pferd erfolgreich beendet
8	35 J. PA LZT	Angst und Depression	auf Wunsch der Patientin	Therapieabschnitt erfolgreich beendet; PA wird fortgesetzt
9	16 J. VT LZT	emotionale- und Verhaltensstörung	auf Überweisung der vorherigen Therapeutin wegen mangelnden Vertrauens zur Therapeutin abgebrochen; soziale Angst	Therapieabschnitt erfolgreich beendet
10	34 J. PA LZT	Posttraumatische Belastungsstörung	als antidissoziative Maßnahme P. hatte in Kindheit Kontakt zu Pferden	Therapie wird planmäßig fortgesetzt
11	57 J. VT LZT	Posttraumatische Belastungsstörung, rezidivierende Depression	in bisheriger Therapie kein Fortschritt mehr; zur weiteren Reduktion sozialer Ängste; Verbesserung der mitmenschlichen Kontaktfähigkeit	Therapie erfolgreich beendet; Rezidivprophylaxe
12	17 J. TP KZT	mittelgradige Depression	Pferde als Chance für Therapiemotivation	Therapeutenwechsel wegen Umzug der Patientin
13	20 J. TP LZT	rezidivierende Depression, Panikstörung	auf Wunsch der Patientin; keine Motivation für konventionelles Setting; Erstkontakt bei den Pferden	Therapieabbruch nach der 8. Stunde

KZT: Kurzzeittherapie mit maximal 25 Std.; LZT: Langzeittherapie; PT: tiefenpsychologisch fundiert; PA: Psychoanalyse; VT: Verhaltenstherapie; ST: Systemische Therapie; Z. n. = Zustand nach

4.5 Untersuchung von Veränderungen der Patientinnenbefindlichkeit

Der erfolgreiche Verlauf einer Therapie ist auch dadurch gekennzeichnet, dass sich bei den Patient*innen das subjektive Befinden verbessert und die Empfindung von Belastung abnimmt. Wir wollten deshalb durch eine Befindlichkeitsmessung mithilfe der Von-Zerssen-Skala (Genaueres siehe im folgenden Abschnitt »Befindlichkeitsskala nach von Zerssen – Bf-SR«) der Frage nachgehen, ob durch pferdegestütze Psychotherapie bei der untersuchten hochbelasteten Patientinnengruppe eine Verbesserung mittels quantifizierender Verfahren erfassbar ist.

Befindlichkeitsskala nach von Zerssen – Bf-SR

Die Befindlichkeitsskala nach von Zerssen (Bf-SR) ist langjährig erprobt, existiert seit 2011 in einer revidierten Fassung und hat sich in zahlreichen Studien bewährt. Sie erfasst im Rahmen einer Selbstbeurteilung das Wohlbefinden eines/einer Proband*in zu einem bestimmten Zeitpunkt. Sie deckt das ganze Spektrum normaler und pathologische Veränderungen der Befindlichkeit ab. Daraus ergibt sich ein gutes dimensionales Diagnostikum, welches die Möglichkeit bietet, die Befindlichkeit in einer großen Variationsbreite zu erfassen. Sie ist grundlegend geeignet, das Befinden in psychopathologischen Verlaufsuntersuchungen, zum Beispiel im Rahmen von Therapiestudien, bei Patient*innen mit psychischen und körperlichen Störungen abzubilden. Ziel ist hierbei die Erfassung einer Zustandsänderung der Befindlichkeit, was dann auch Rückschlüsse auf das subjektive Krankheitserleben zulässt.

Das Testinstrument besteht aus einer Skala aus insgesamt 24 Wortpaaren, welche den affektiven Zustand sowie die subjektive Befindlichkeit beschreiben, beispielsweise »guter Dinge« versus »trübsinnig« oder »ängstlich« versus »unerschrocken«. Neben der Möglichkeit, eines der gegensätzlichen Adjektive in den Wortpaaren anzukreuzen, haben die Proband*innen auch die Option, die Antwort »weder-noch« zu wählen. Den Antworten sind festgelegte Punktewerte zugeordnet. Für die Antwort »weder-noch« wird ein Punkt gegeben. Die Punkte für die anderen Antworten alternieren aufgrund unterschiedlicher Polung zwischen 0 (positiv) und 2 Punkten (negativ). Der ermittelte Gesamtsummenwert kann Rohwerte von 0 bis 48 annehmen. Zur weiteren Auswertung dient eine Tabelle, welche auf Basis der erreichten Rohwerte die entsprechenden Perzentil-Werte, T-Werte und Stanine-Werte (getrennt für Frauen und Männer) errechnet.

Grundsätzlich gilt, dass hohe Testwerte auf ein niedriges subjektives Wohlbefinden und niedrige Testwerte auf ein hohes subjektives Wohlbefinden hindeuten. Bei der Auswertung wird einerseits durch die Berechnung des Prozentranges gefragt, inwiefern ein gemessener Befindlichkeitswert eines/einer Patient*in den häufigsten in der »gesunden Durchschnittsbevölkerung« vorliegenden Befindlichkeitswerten ähnelt. Andererseits wird durch die Ermittlung des Stanine-Wertes berechnet, inwiefern ein gemessener Befindlichkeitswert von den häufigsten Werten der »gesunden Durchschnittsbevölkerung« abweicht. Die zugrunde gelegten Befindlichkeitswerte der Gesamtbevölkerung wurden durch repräsentative Stichproben ermittelt.

Gemessen an der Gesamtverteilung entspricht ein Punktewert von 19 (und weniger) dem Wert, der sich bei (mindestens) 85 Prozent der Durchschnittsbevölkerung messen lässt und damit ein normales Belastungslevel bedeutet. Ein Punktewert von 36 (und mehr) ist ein Wert, den (mindestens) 98 Prozent der »gesunden Durchschnittsbevölkerung« *nicht* aufweisen und bedeutet ein stark erhöhtes Belastungslevel (vgl. dazu genauer Tab. 4).

Mit dem *Sta*ndard-*Nine*-Wert (= Stanine) wird das Maß der Abweichung, klassifiziert in neun Stufen, bestimmt. Einem gemessenen Befindlichkeitswert wird ein Stanine-Wert zugeordnet, der Ausdruck eines Beschwerdelevels von normal bis stark erhöht ist. Ein Stanine von 4 bis 6 bedeutet dann ein normales Beschwerdelevel, ein Stanine von 9 ein stark erhöhtes Beschwerdelevel. Die nachfolgende Tabelle 4 zeigt die Zuordnung im Detail.

Tabelle 4: Beschwerdelevel bei der Befindlichkeitsmessung

Punktwert < 19 = Stanine 4–6; Prozentrang < 85 als normal
Punktwert > 19 = Stanine 7; Prozentrang > 85 als erhöht
Punktwert > 26 = Stanine 8; Prozentrang > 90 als mäßig erhöht
Punktwert > 36 = Stanine 9; Prozentrang > 98 als stark erhöht

Statistische Ergebnisse der Befindlichkeitsmessung und Diskussion

Zu Beginn der Behandlung mit den Pferden hatten 12 von 13 Patientinnen einen erhöhten Stanine-Wert, das heißt eine relevante Beeinträchtigung ihrer Befindlichkeit, eine Patientin lag im oberen Normalbereich, das heißt Stanine 6. Zwei Patientinnen hatten mit einem Wert von 7 eine erhöhte Beeinträchtigung, vier Patientinnen mit Stanine 8 eine deutliche Erhöhung. Bei sechs Patientinnen ist eine starke Erhöhung zu verzeichnen, sie erreichen mit Stanine 9 den Maximalwert. Das bedeutet, dass zu Therapiebeginn fast die Hälfte der Patientinnen den Maximalwert der Beeinträchtigung erreicht, dies spricht auch im Vergleich zu anderen, auch im stationären psychiatrischen Setting durchgeführten Studien für eine sehr starke Beeinträchtigung der Befindlichkeit (Scheidhacker, Bender u. Veitl, 1998). Dies könnte auch daran liegen, dass die meisten der in der Studie behandelten Patientinnen sich bereits vorher in Therapien ohne ausreichenden Erfolg befanden.

Eine erneute Bewertung der aktuellen Befindlichkeit am Ende der Therapie bzw. am Ende des Beobachtungszeitraums ergab eine deutliche Verbesserung bei allen Patientinnen. Bei zwei Patientinnen ergab sich eine Reduktion der Belastung um mindestens vier Level, bei vier Patientinnen um drei Level, bei einer Patientin um zwei und bei drei Patientinnen um ein Level.

Eine Patientin verblieb bei einem Stanine-Wert von 7, obwohl sich in der Analyse der Rohwerte eine Verbesserung der Befindlichkeit zeigte. Diese nur geringgradige Verbesserung der Befindlichkeit ließe sich allerdings durch die bereits vor der Einbeziehung der Pferde erfolgte Therapie bei derselben Therapeutin und einen zu diesem Zeitpunkt bereits erreichten Therapieerfolg erklären.

In der zweiten Abfrage der Befindlichkeit erreichten also sieben von elf Patientinnen einen Wert, der im Bereich der Befindlichkeitswerte der gesunden Normalbevölkerung liegt. Vier Patientinnen wiesen zwar verbesserte Befindlichkeitswerte auf, diese lagen jedoch immer noch im Bereich erhöhter Belastung. Hier ist jedoch anzumerken, dass in diesen vier Fällen der Beobachtungszeitraum unserer Untersuchung endete, die Therapien der betroffenen Patientinnen aber noch nicht abgeschlossen waren.

Da die Reduktion der Belastungswerte so einheitlich und auch so hoch ausfällt, ist das Ergebnis statistisch hochsignifikant, trotz der noch – vergleichsweise – geringen Fallzahl.

Der T-Test für gepaarte Stichproben in SPSS (Statistical Package für Social Sciences) (Murugan, 2023), ergibt für die Mittelwert-Differenz der beiden Gruppen Signifikanzen (einseitig wie zweiseitig) von p unter 0,001. Entsprechend der durchweg hohen Punkte-Reduktion fällt auch die ermittelbare Effektgröße Cohen d mit 1,70 bis 1,85 (je nachdem, ob Rohwert, T-Wert oder Stanine) sehr hoch aus (als hoch gilt standardmäßig alles über 0,8).

Die nachfolgenden Abbildungen illustrieren die signifikante Abnahme der Belastungswerte sowohl bezüglich der Rohwerte (vgl. Abbildung 3) als auch der Stanine-Werte (vgl. Abbildung 4), das heißt, bei den betroffenen Patientinnen ist eine deutliche Besserung der Befindlichkeit messbar.

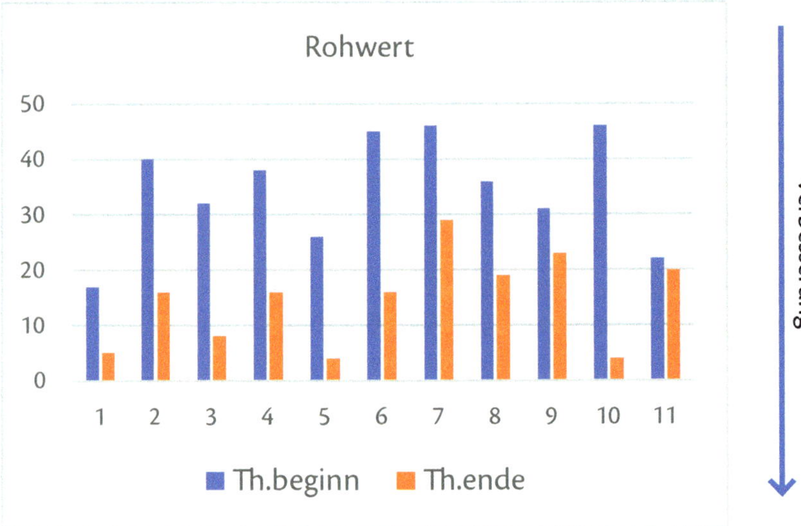

Abbildung 3: Verbesserung der Befindlichkeit 1 – Rohwerte

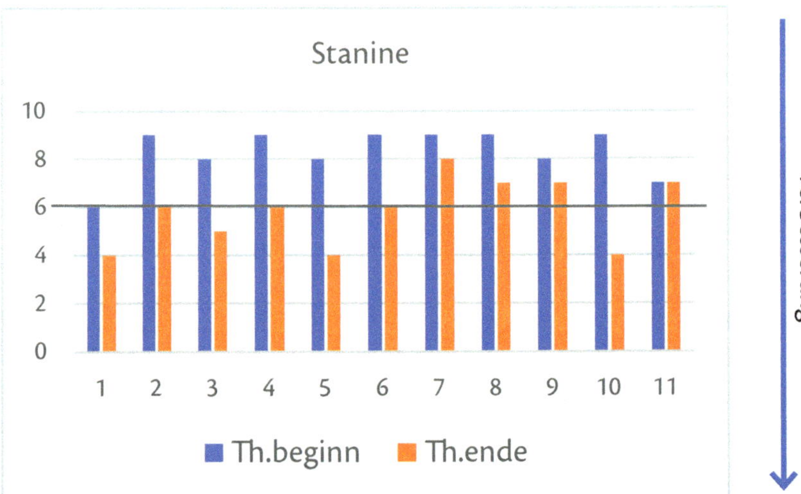

Abbildung 4: Verbesserung der Befindlichkeit 2 – Stanine-Werte

4.6 Untersuchung der Entwicklung der therapeutischen Beziehung im Rahmen eines pferdegestützten Settings

Bereits Freud erkannte die wichtige Rolle der therapeutischen Beziehung für den Therapieprozess, insbesondere wegen ihrer Bedeutung für die Bearbeitung von Übertragungsphänomenen. Aber auch in der gegenwärtigen Forschung wurde die therapeutische Beziehung generell als ein zentraler Wirkfaktor von Psychotherapie identifiziert. In einer großen Zahl empirischer Studien wurde ein Zusammenhang zwischen therapeutischer Beziehung und Therapieerfolg bestätigt, Josef Brockmann und Holger Kirsch fassen den Erkenntnisstand wie folgt zusammen:

»Die korrelativen Zusammenhänge zwischen der therapeutischen Allianz, eingeschätzt von den Patienten zu Behandlungsende, und den Symptomveränderungen während der Behandlung erwiesen sich in verschiedenen Studien als bedeutsam« (Brockmann et al., 2011, S. 208).

Wir wollten mithilfe eines speziell für die pferdegestützten Therapie von uns konzipierten Patientinnenfragebogens (siehe Anhang 1) erforschen, wie sich aus der Perspektive der Patientinnen die Einbeziehung der Pferde auf die therapeutische Allianz und den Therapieverlauf ausgewirkt hat.

Konzeption des pferdespezifischen Patientinnenfragebogens

Der pferdespezifische Fragebogen ist einerseits inspiriert durch die von Brockmann, Kirsch, Hatcher, Andreas, Benz und Sammet entwickelte »Skala Therapeutische Allianz-Revised STA-R«, die verschiedene Dimensionen der therapeutischen Allianz aus Patient*innenperspektive erfasst und uns freundlicherweise von den Autoren persönlich zur Verfügung gestellt wurde. Vor allem aber orientieren sich die Fragen an den in der Pilotstudie dokumentierten Aussagen der Patientinnen zu verschiedenen Aspekten ihres Erlebens der therapeutischen Beziehung – sowohl im Praxissetting als auch während der Sitzungen bei den Pferden.

Der Fragebogen umfasst die folgenden vier Themenbereiche mit jeweils drei bis vier Fragen:

a) Einfluss und Wirkung der Pferde auf die therapeutische Beziehung,
b) Problemaktualisierung – Ressourcenorientierung, Einfluss und Wirkung der Pferde auf positive Veränderungen,
c) Bedeutung der nonverbalen Kommunikation, Berührung und Getragensein durch die Pferde,
d) Angst vor rein verbaler Kommunikation und emotionaler Öffnung.

Die Fragen wurden im Fragebogen hinsichtlich der verschiedenen Bereiche durchmischt präsentiert. Sie wurden in Form von Aussagen vorgelegt, zu denen durch Ankreuzen der Antwortoptionen »trifft gar nicht zu«, »trifft eher nicht zu, »trifft zu« oder »trifft voll zu« Stellung genommen werden konnte.

Auswertungsergebnisse der pferdebezogenen Patientinnenbefragung

Die Auswertungsergebnisse werden im Folgenden beschrieben und in den Abbildungen 5 bis 8 grafisch dargestellt. Dabei wurden für die grafischen Darstellung die Antwortangaben dichotomisiert, indem die Angaben zu den Antworten »trifft voll zu«/«trifft zu« und die Angaben zu den Antworten »trifft gar nicht zu«/«trifft eher nicht zu« zu jeweils einer Kategorie zusammengefasst wurden.

a) Einfluss der Pferde auf die therapeutische Beziehung: Fast alle (zehn von elf) Patientinnen stimmten der Aussage zu, dass die Pferde für sie eine »Brücke« in die Therapie darstellen und dass sie zu Pferden eher Vertrauen aufbauen können als zu Menschen. Dabei wählten drei Patientinnen die Antwort »trifft voll zu« und sieben die Antwort »trifft zu«. Nur für eine Patientin trifft die Aussage nicht zu. Ebenfalls fast allen (zehn von elf) Patientinnen hilft es, der Therapeutin zu vertrauen, wenn sie diese im Umgang mit den Pferden erleben können. Hier kreuzten fünf Befragte »trifft voll zu« und fünf Befragte »trifft zu« an. Der übergroßen Mehrheit (neun Patientinnen von elf) fällt es zudem in Anwesenheit der Pferde leichter, mit ihrer Therapeutin verbal zu kommunizieren; hier

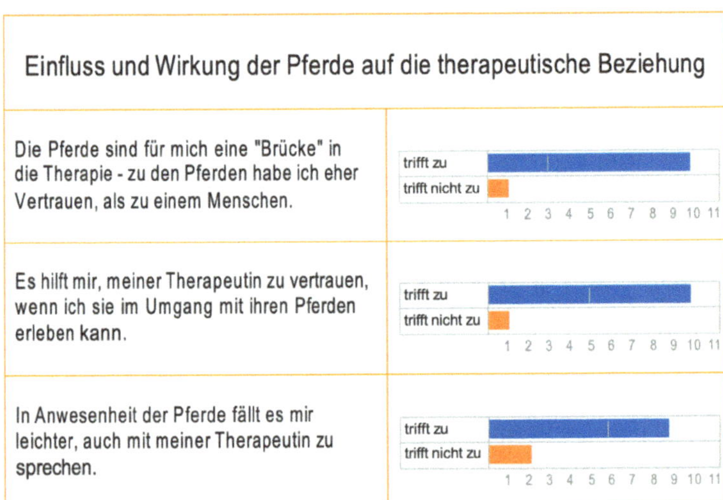

Abbildung 5: Auswertungsergebnisse im Bereich a)

wurde sechsmal die Antwort »trifft voll zu« und dreimal die Antwort »trifft zu« gewählt. Für zwei Patientinnen trifft dies nicht zu. Die Abbildung 5 zeigt die hier dargestellten Ergebnisse im Überblick.

Insgesamt kann in diesem Fragenbereich gezeigt werden, dass die Pferde für die überwiegende Mehrheit der Patientinnen einen großen Beitrag zur Intensivierung der therapeutischen Beziehung geleistet haben.

b) Problemaktualisierung – Ressourcenorientierung, Einfluss und Wirkung der Pferde auf positive Veränderungen: Bis auf eine Ausnahme gehen hier wieder zehn von elf Patientinnen fest davon aus, dass ihnen die Arbeit mit den Pferden hilft, gewünschte Veränderungen zu erreichen. Es wurde sogar in allen zehn Fällen der höchste Zustimmungsgrad »trifft voll zu« angekreuzt. Ebenfalls alle Patientinnen (elf von elf) konnten im Umgang mit den Pferden ihre eigenen Stärken neu entdecken und Schwächen leichter annehmen. Siebenmal wurde dabei »trifft voll zu«, viermal »trifft zu« angekreuzt. Alle Patientinnen (elf von elf) stimmten zudem der Aussage zu, dass sie mit den Pferden (im Beisein der Therapeutin) neue Lösungen für ihre Probleme ausprobieren konnten. Dabei wurde achtmal »trifft voll zu« und dreimal »trifft zu« gewählt. Die nachfolgende Abbildung 6 zeigt die hier geschilderten Befragungsergebnisse für den Bereich b im Überblick. Die Beobachtung, dass sich in der Psychotherapie mit den Pferden Probleme aktualisieren und bearbeiten lassen, Ressourcen aktiviert werden und die Pferde erheblichen Einfluss und erhebliche Wirkung auf positive Veränderungen haben, bestätigte sich also hier eindrucksvoll.

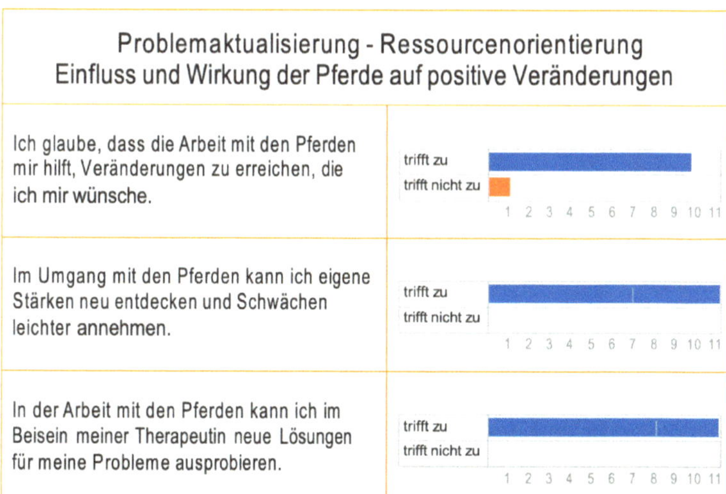

Abbildung 6: Auswertungsergebnisse im Bereich b)

c) Bedeutung der nonverbalen Kommunikation, Berührung und Getragensein durch die Pferde: Bezüglich dieses Bereichs zeigte die Patientinnengruppe eine nahezu vollständige Zustimmung zu den jeweiligen Aussagen (vgl. dazu Abbildung 7). Alle elf Patientinnen gaben an, dass ihnen die Nähe zu den Pferden hilft, über ihre Gefühle zu sprechen; siebenmal wurde hier »trifft voll zu«, viermal »trifft zu« gewählt. Allen Patientinnen (elf von elf) helfen die Pferde, auch mit schwierigen Gefühlen umzugehen. Dabei wurde neunmal »trifft voll zu« und zweimal »trifft zu« gewählt. Und wiederum alle Patientinnen fühlen sich bei den Pferden sicher und geborgen; dieser Aussage stimmten sieben Personen mit »trifft voll zu« und vier Personen mit »trifft zu« zu. Fast allen (zehn von elf) Patientinnen helfen die Pferde, bei sich, anwesend und konzentriert zu bleiben. Gewählt wurde siebenmal »trifft voll zu« und dreimal »trifft zu«. Nur bei einer Patientin trifft dies nicht zu. Die überwiegende Mehrheit (neun von elf) Patientinnen geht zudem davon aus, dass die Pferde auch ihre verborgenen Gefühle erkennen können – siebenmal »trifft voll zu« und zweimal »trifft zu« wurden gewählt. Für nur zwei Patientinnen trifft die Aussage nicht zu. Die nachfolgende Abbildung 7 zeigt die dargestellten Ergebnisse im Überblick.

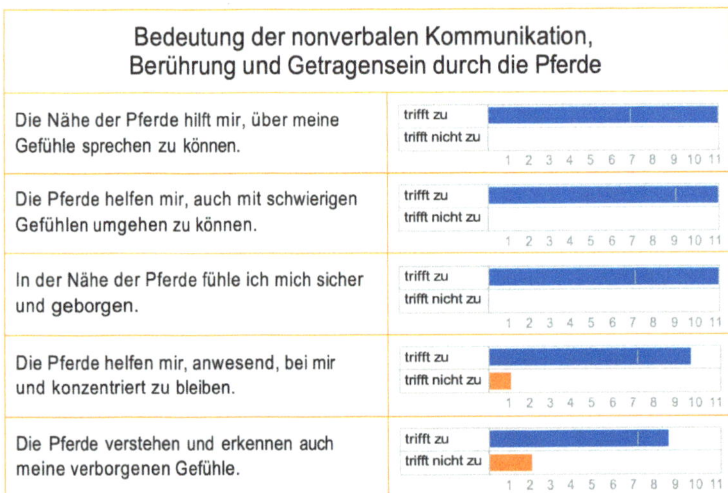

Abbildung 7: Auswertungsergebnisse im Bereich c)

Mit überwältigender – auch zahlenmäßiger – Deutlichkeit konnte hier also die Bedeutung der nonverbalen Kommunikation, der möglichen Erfahrung körperlicher Berührung und des Getragenseins durch die Pferde gezeigt werden.

d) Angst vor rein verbaler Kommunikation und emotionaler Öffnung: Die Fragen aus diesem Bereich konnten den Patientinnen bereits *vor* der ersten Begegnung mit den Pferden gestellt werden, da ihre Beantwortung (im Gegensatz zu den Fragen aus den anderen Bereichen) keinen Kontakt mit den Pferden voraussetzt. Dadurch eigneten sich die drei Fragen aus diesem Bereich für einen Vergleich der Patientinneneinschätzungen vor und nach der Therapie (bzw. am Ende des Beobachtungszeitraums). Die Fragen wurden entsprechend einmal vor dem pferdegestützten Therapiebeginn und einmal nach dem Therapieende bzw. zum Ende unserer Studie gestellt (siehe Abbildung 8).

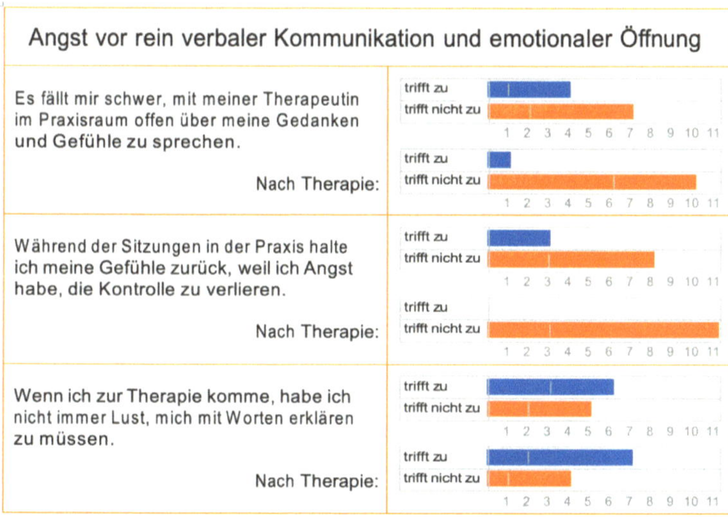

Abbildung 8: Auswertungsergebnisse im Bereich d)

Die Auswertung des Vergleichs ergab, dass die Einbeziehung der Pferde einen deutlich positiven Effekt auf die Fähigkeit der Patientinnen hat, mit ihrer Therapeutin im Praxisraum über die eigenen Gedanken und Gefühle zu sprechen. Zu Beginn der Arbeit mit den Pferden gaben vier Patientinnen an, dass ihnen dies schwerfällt (einmal »trifft voll zu« und dreimal »trifft zu« werden gewählt). *Nach* der Therapie stimmt nur noch eine einzige Patientin hier zu. Das heißt, die Angst vor verbaler Kommunikation hat sich im Laufe der Therapie in der untersuchten Patientinnengruppe erkennbar reduziert.

Das Zurückhalten von Gefühlen in der Therapie und die Angst vor Kontrollverlust werden mit der nächsten Frage thematisiert. Hier gibt *vor* der Arbeit mit den Pferden eine kleinere Gruppe von drei Patientinnen an, dass dies zutreffend für sie sei. Nach der Arbeit mit den Pferden trifft dies aber auf gar keine Patientin mehr zu. Dies bedeutet, dass sich die Angst vor emotionaler Öffnung im Laufe der Therapie in der Patientinnengruppe ausnahmslos reduziert hat.

»Wenn ich zur Therapie komme, habe ich nicht immer Lust, mich mit Worten erklären zu müssen« – so lautet die letzte der drei Aussagen im Prä-/Post-Vergleich. Zum ersten Messzeitpunkt geben circa die Hälfte (sechs von elf) Patientinnen an, dass dies auf sie zutrifft. Drei Personen wählen »trifft voll zu« und drei »trifft zu«. Auf fünf Patientinnen in der Gruppe trifft dies nicht bzw. »gar nicht« (zweimal) zu. Zum zweiten Messzeitpunkt haben mehr Patientinnen als vorher (sieben von elf) keine Lust, sich mit Worten zu erklären, zweimal wird diesmal »trifft voll zu« gewählt. Die Gruppe derjenigen, auf die dies nicht zutrifft, ist entsprechend kleiner geworden, nur noch vier Patientinnen wählen »trifft nicht zu« (dreimal) bzw. »trifft gar nicht zu« (einmal).

Obwohl es der Mehrheit der Patientinnen nach der pferdegestützten Therapie nicht schwerfällt, mit ihrer Therapeutin über Gefühle zu sprechen (vgl. oben die Auswertung der ersten Frage im Bereich d), hat eine große Gruppe trotzdem nicht immer Lust auf eine verbale Darstellung des eigenen Befindens. Eine Erklärung für dieses Ergebnis könnte sein, dass in der Arbeit mit den Pferden der nonverbalen Kommunikation eine bedeutende Rolle zukommt und es den Patientinnen leichter fällt – und vielleicht auch angemessener erscheint – auf dieser Ebene zu kommunizieren. Muss der/die Patient*in sich in einer rein sprachgestützten Therapie zwangsläufig mit Worten erklären, so erfährt er/sie in der pferdegestützten Therapie Ausdrucks- und Interaktionsmöglichkeiten jenseits der Verbalität. Dies könnte, so deutet das Befragungsergebnis an, aufseiten der Patientinnen tendenziell zu einer besonderen Wertschätzung solcher multimodaler, nonverbaler Erfahrungsmöglichkeiten – vielleicht sogar zu Lasten der Verbalität – führen. Jedenfalls verstärkt die Arbeit mit den Pferden in der hier untersuchten Patientinnengruppe offenbar nicht zwangsläufig die Neigung, sich sprachlich gegenüber der Therapeutin zu erklären.

Zusammengefasst lässt sich auf Basis der Patientinnenantworten in den vier verschiedenen Bereichen bestätigen, dass die Pferde im Rahmen der pferdegestützten Psychotherapie einen wesentlichen Anteil an der Herausbildung, Festigung und Vertiefung der therapeutischen Allianz haben bzw. dass die Pferde für die Patientinnen (und damit auch für die Therapeutinnen) sogar einen Teil dieser Allianz darstellen. Die im Rahmen der Pilotstudie anhand einer Stichprobe herausgearbeiteten Wirkungen konnten durch systematische Befragung einer größeren Gruppe quantifizierbar bestätigt und belegt werden.

4.7 Die beteiligten Pferde

Es war Thomas Stephenson, der während des Verfassens seines Vorwortes zu bedenken gab, dass es im Sinne einer partizipativen Psychotherapieforschung eigentlich angemessen sei, neben den an der Studie beteiligten Therapeutinnen und Patientinnen auch die beteiligten Pferde näher vorzustellen und er betonte, dass dies keine Spaßfrage sei. In diesem Kapitel werden wir also zumindest die Pferde, die in den ausführlicheren Falldarstellungen (Kapitel 9–12) vorkommen, aus unserer menschlichen, gewiss teilweise unausweichlich anthropomorphisierenden Perspektive beschreiben. Auch die Pferde, jedes für sich, haben Schicksale und (Vor)Geschichten, manche von ihnen waren im Turniersport erfolgreich, manche von ihnen entdeckten und entwickelten ihre therapeutische Begabung erst später.

Susanne Heering stellt ihrer siebenköpfigen Pferdegruppe – eine Eselstute eingeschlossen – etwa acht Hektar Weideland auf Sandboden in der Lüneburger Heide zur Verfügung. Im Winter stehen die Pferde nachts in Boxen, in den Sommermonaten spenden hohe, rund um das Gelände angrenzende Mischwälder Schutz und Schatten. Wir baten sie, etwas über Debby und Harkon zu erzählen:

Debby von Larimar/Lancer II, eine braune Holsteiner Stute, ist 2011 geboren und heißt eigentlich Deborah. Sie kam siebenjährig als bereits hoch platziertes Springpferd zu uns und war, wie erhofft, auch mit meinem Sohn in Springprüfungen sehr erfolgreich. In der Coronakrise kam der Turniersport zum Stillstand und wir flüchteten aus der Stadt auf das Land, um uneingeschränkt Zeit mit den Pferden verbringen zu können. Die vornehme und wunderschöne, hoch reagible und so gelegentlich auch etwas schreckhafte Debby war ihrer sportlichen Aufgaben enthoben, gewöhnte sich aber schnell an die neuen Freiheiten des Landlebens und wurde sehr bald unangefochten zur wachsamen Leitstute der kleinen Herde. Im Landschaftsschutzgebiet der Lüneburger Heide ergaben sich nun wundervolle Möglichkeiten, die pferdegestützte Psychotherapie zu intensivieren, an der ich Debby wegen ihrer hohen Sensibilität und ihres Temperaments zunächst jedoch lieber nur aus der Ferne teilnehmen ließ. Sie war es, die dann entschieden hat, doch ein Therapiepferd zu werden. Während einer Therapiestunde mit einer Patientin, die weinend auf der Koppel stand, löste sich Debby aus ihrer Herde und kam langsam von hinten zu der Patientin, berührte sie zart mit dem Kopf und stupste sie beharrlich immer wieder an. Die Patientin fühlte sich von ihr getröstet und wahrgenommen (siehe Kasuistik Frau B.). Von da an brachte Debby sich immer wieder in therapeutische Prozesse ein und ließ uns staunen, mit welcher Genauigkeit und Sensibilität sie sich meist

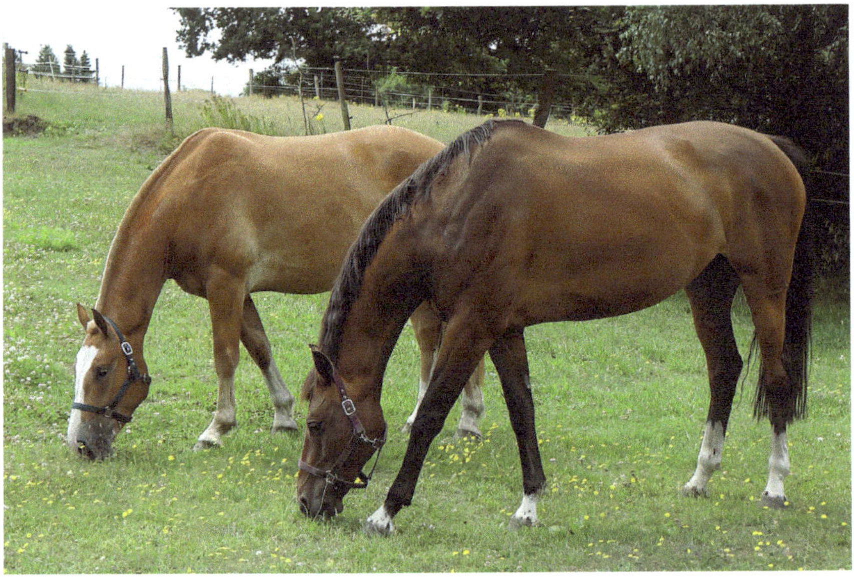

Abbildung 9: Harkon und Debby

dort zuwandte, wo am meisten Leid spürbar war. Manchmal scheint sie beinahe übersinnliche Wahrnehmungen zu haben und holte mit ihren feinen und differenzierten Reaktionen schon einige tief verzweifelte Menschen ins Leben zurück. Danke Debby!

Harkon vom Lauwilberg ist ein jetzt sechsjähriger fuchsfarbener Freiberger-Wallach von Hornet aus der Verona. Wir haben ihn dreijährig in der Schweiz erworben, angeritten und als Therapiepferd ausgebildet. Er ist ebenso geduldig wie unerschrocken und trotz seiner kräftigen Statur sehr sensibel. Er hat ein großes Interesse am Kontakt mit Menschen, ist immer fröhlich, zu einem Schabernack bereit und bringt die Menschen zum Lachen. Dabei strahlt er eine enorme Ruhe aus, trägt Last mit Leichtigkeit und vermittelt Sicherheit und Vertrauen. Nachdem er nur sechs Monate bei uns und unter dem Sattel war, begann er als Therapiepferd mit einer einsamen und traurigen jugendlichen Patientin zu arbeiten. Er hat sie getragen und begleitet, herausgefordert und getröstet. Ganz still stand er, trotz seiner Jugend und obwohl Fliegen ihn umschwirrten, als sie sich auf seinen Hals legte und ihren Tränen freien Lauf ließ. Später lief er frei mit ihr, eroberte Podest und Planen und ließ sich mit flatternden Tüchern verkleiden. Als sie während des Longierens auf ihm turnte und sich plötzlich zu meiner Überraschung stolz und kerzengerade auf seinen Rücken stellte, blieb Harkon völlig gelassen stehen und schaute nur erstaunt zu mir herüber. Ein Ausnahmepferd, das alles mitmacht. Danke Harkon!

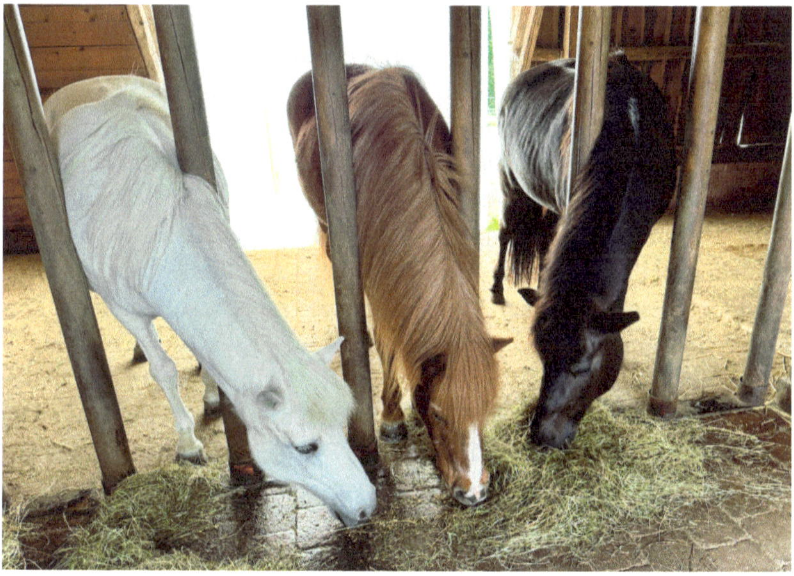

Abbildung 10: Frysa, Draupnir, Kimni

Bei Marika Weiger lebt die Isländergruppe in einem großzügigen Offenstall mit angrenzendem Paddock und weitläufigen Weiden neben einer sehr ähnlichen Situation für zwei bayerische Warmblutpferde. Vor fast dreißig Jahren entdeckte sie Draupnir(*1989) zusammen mit Yrja (1987–2017) und Stigandi (1989–2013) auf einem großen Islandpferdegestüt bei Landshut und schreibt:

Draupnir frá Sauðárkróki ist 1989 auf Island geboren, seine Mutter Snót frá Sauðárkróki und sein Vater þáttur frá Kirkjubæ stammen aus berühmten Zuchten mit den für Islandpferde typischen langen und lückenlosen Stammbäumen. Diesem und seiner eigenen überragenden Veranlagung als Fünfgänger war zu verdanken, dass er als Zuchthengst auf den Kontinent kam und für Italien an der Weltmeisterschaft teilnahm. Nach einer Lungenerkrankung war er zur Genesung auf einer Südtiroler Alm und sollte auf dem Oedhof in Landshut wieder antrainiert und in den Sport gebracht werden. Dort lernten wir uns kennen und er sollte nach meinem Umstieg von den Warmblütern mein neuer Sportpartner werden. Draupnir ist im Isländischen der Name für den goldenen Zauberring des nordischen Göttervaters Odin; und golden ist nicht nur das fuchsfarbene Fell von diesem Pferd, sondern auch sein Herz und sein Charakter. Er ist ein unerschrockener Kämpfer, immer freundlich und leistungsbereit, ein schneller Rennpasser, immer fokussiert und nicht aus der Ruhe zu bringen. Obwohl er schon seit langer Zeit Wallach und mittlerweile schon über dreißig Jahre alt ist, kann er sich als souveräner Herdenchef mit kleinsten Signalen freundlich Respekt verschaffen.

Zusammen mit Draupnir begründete auch Yrja frá Hafsteinsstödum, eine sehr scheue, von ihrer isländischen Herkunft deutlich geprägte Schimmelstute die Kroeder Therapiepferdeherde. Sie war tragend von Funi frá Skálá und so kam 1998 ein zunächst schokoladenfarbenes Schimmelstütchen in unserem Stall auf die Welt. Wir nannten die Kleine, die gern in meinem Arm lag und zu allem einen Kommentar in Form von Wiehern, Brabbeln und Schnauben abgab, Frysa (isländisch für Schnauben). Frysa war und ist heute noch sehr wissbegierig, will überall dabei sein. So wollte sie auch als kleines Fohlen schon ins Halfter schlüpfen und bald einen Sattel tragen, weil sie es bei den anderen Pferden gesehen hat. Menschen gegenüber ist sie sehr interessiert, dabei respektvoll, aber auch schnell gelangweilt. Zwei Jahre nach der Geburt von Frysa schenkte uns Yrja (isl. Nieselregen) am Sonnwendtag (21. Juni) ein weiteres Stutfohlen; diesmal war der Vater Kolbakur frá Sortehaug. Das kleine schwarze Wesen war das Gegenteil von der anschmiegsamen, zugewandten Frysa. Sie lief ihrer Mutter schon nach wenigen Tagen davon, erkundete selbständig und fröhlich die Welt. Wir nannten sie Kimni, was isländisch humorvoll, witzig bedeutet und etymologisch ein Femininum mit einer maskulinen Endung ist. Bis heute ist Kimni sprühend temperamentvoll, hält sich nicht gern an Grenzen – siehe auch die therapeutische Situation mit Frau M. – und ist immer für einen Scherz oder eine Überraschung gut. Auch äußerlich wirkt sie androgyn mit einem Hals, der eher an einen Hengst als eine Stute denken lässt. Sie ist eine kraftvolle Fünfgängerin, beherrscht also neben den Grundgangarten Schritt, Trab und Galopp auch Tölt und Rennpass. Wie alle meine Therapiepferde ist sie vielseitig ausgebildet und in Gangpferde- und Dressurprüfungen sportlich vorgestellt.

Die Pferde von Birgit Heintz bewohnen inzwischen ihren großzügigen Boxenstall im Sommer nur noch stundenweise bei großer Hitze – und im Winter nur dann, wenn die Witterung in den Nächten zu unwirtlich ist. Sie bevorzugen sonst eine durch hohe Bäume vor Wind und Sonne geschützt stehende Weidehütte am Rand eines weitläufigen befestigten Paddocks und die dahinterliegenden Koppeln.

Pikobella, eine bayerische Warmblutstute von Denaro – Piaster kam knapp sechsjährig im Frühjahr 2011 nach Kroed. Sie hatte bei der Vorbesitzerin zwei Fohlen zur Welt gebracht und war dreijährig als Reservesiegerin bei der Landesstutenschau in München mit der Staatsprämie ausgezeichnet worden. Dass sie bei der Geburt ihres zweiten, sehr großen Fohlens fast gestorben war und entsprechende Verletzungen davongetragen hatte, wurde uns zunächst verschwiegen – ebenso eine sich wenige Stunden nach ihrer Ankunft zeigende schwerwiegende Verhaltensstörung. Pikobella »webte« nicht nur (ein früher so genannter Gewährsmangel), sie schleuderte ihren Kopf vor der Boxenwand

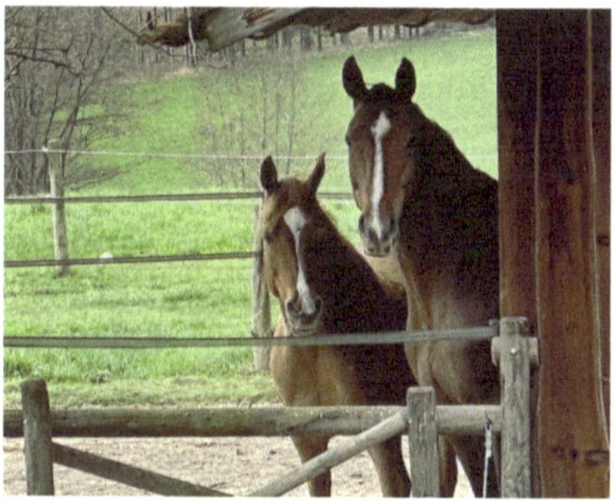
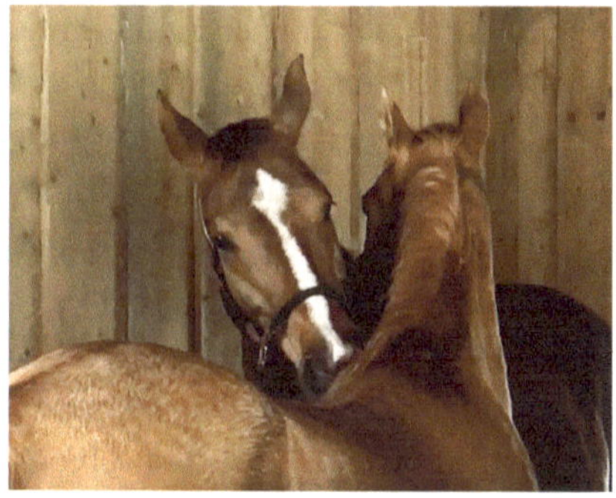

Abbildungen 11a–b: Faraona und Pikobella

von links oben über unten mit einigen Zwischenschritten nach rechts oben und wieder zurück; alte Narben in ihrem Gesicht zeugten davon, dass sie sich damit bereits die ein oder andere tiefe Schramme zugezogen hatte. Trotz ihrer Größe und stattlichen Erscheinung wirkte sie in den ersten Wochen nach ihrer Ankunft scheu und irritierbar.

Insgesamt war sie vor und nach den beiden Trächtigkeiten nur wenig geritten worden – jetzt, wieder unter dem Sattel, erlebte ich sie mit ihren großen raumgreifenden und kraftvollen Bewegungen und einer bald äußerst feinen Reagibilität absolut faszinierend; ein unglaubliches Geschenk. Nach einigen Wochen hatte sie Vertrauen gefasst – in die neue Umgebung, die neuen Menschen und Pferde, mit denen sie ab jetzt zusammenlebte. Meist waren es ein bis zwei Stuten, für eine Weile auch Aufzuchtfohlen, mit allen verhielt sie sich immer freundlich, dabei eher vorsichtig und respektvoll. Im Laufe von etwa zwei Jahren trat das sogenannte Weben nicht mehr auf, sie schien innerlich zur Ruhe gekommen und hatte sich sowohl Donna, einer zweiten Fuchsstute und besten Freundin (siehe Abb. 15 a–c), als auch mir ganz und gar angeschlossen. Während sie mit anderen Reiterinnen deutlich fremdelte, schien sie Patientinnen gegenüber völlig offen, zugewandt und unbedingt interessiert – meist sanft und behutsam in der Kontaktaufnahme. Oft wurde die Ruhe, die sie ausstrahlt, betont, aber auch ihre (innere!) Größe und die Tiefe der Verbundenheit, die sie offenbar vermittelte. Pikobella hat ein riesengroßes Herz und Faraona, die im Februar 2022 zu uns kam, erhielt darin einen Logenplatz.

Faraona, ein arabisches Vollblut – damals 17-jährig – nahmen wir quasi notfallmäßig bei uns auf, nachdem ihre zweiundneunzigjährige Züchterin angerufen und uns um Hilfe gebeten hatte. Sie hielt sie an ihrem Haus in Oberbayern zusammen mit der Mutterstute, die weit über dreißig Jahre alt nun gestorben war. Nachdem wir Donna einige Jahre zuvor durch eine Kolik verloren hatten und Pikobella mit einem jungen, wenig zuvorkommenden Wallach nicht sehr glücklich und eher häufig unterworfen war, zögerten wir keinen Augenblick; wir hofften, dass die beiden Stuten Freundinnen werden würden. Faraona war – robust gehalten und nur sporadisch ins Gelände geritten – zunächst ein wenig wild und urwüchsig im Kontakt, um nicht zu sagen »etwas ungehobelt«. Unsere naive Vorstellung, für Pikobella wieder eine Freundin gefunden zu haben, zerschlug sich sehr schnell, denn jetzt belagerte und vereinnahmte der junge Wallach das neue Stütchen auf exklusive Weise und Faraona hatte nichts dagegen. Als sich für Corbinian neue Möglichkeiten und sinnvoll erscheinende Aufgaben ergaben, entschieden wir schweren Herzens, ihn zugunsten eines guten Lebens für die beiden Stuten in befreundete Hände zu geben. Jetzt wendete sich die Situation und Faraona schloss sich Pikobella in einer Weise an, die man wortwörtlich nur als »unzertrennlich« bezeichnen kann. Nachdem sie zuvor immer nur mit ihrer Mutter zusammengelebt hatte, ertrug sie jetzt kein Entfernen – und da beide Pferde nicht mehr geritten werden, ist es ein Zugeständnis, sie nicht in Panik zu versetzen. Therapiesituationen, in denen Pikobella mitwirkt, darf Faraona einfach begleiten. Und nach gut zwei Jahren scheint auch sie selbst den Menschen gegenüber ein wenig zugewandter, feiner und deutlich interessierter. Pikobella hat in dieser Zusammensetzung ihre Souveränität zurückgewonnen und die Führungsposition eingenommen, dabei lässt sie sehr viel Nähe zu und erlaubt ihrer kleinen Freundin fast alles. Wir hoffen, dass beide miteinander so unaufgeregt und friedlich noch viele gute Jahre erleben werden.

5 Essentials der Abschlussinterviews mit Patientinnen und Therapeutinnen – theoretische und praktische Implikationen

Birgit Heintz und Marika Weiger

»Die Therapie war anstrengend, aber ein Highlight«, so fasste eine Patientin im Interview Erfahrungen aus ihrer von Pferden begleiteten Psychotherapie zusammen. Dem folgenden Kapitel legen wir Zitate aus den retrospektiven Abschlussinterviews von Patientinnen und Therapeutinnen zugrunde, versuchen sie theoretisch einzuordnen und ihre Relevanz für die praktische Arbeit darzustellen. Ziel dieser Analyse war es, die zentralen, in der Pilotstudie identifizierten Erlebensaspekte aufzugreifen und mithilfe unseres neuen Materials vertiefend zu erkunden. Dies war insbesondere vor dem Hintergrund aufschlussreich, dass die aktuelle Studie diesmal *alle* psychotherapeutischen Richtlinienverfahren bzw. integrative Verfahren umfasste. Insgesamt ging es bei diesem Auswertungsschritt um eine qualitativ begründete holistische Rekonstruktion der subjektiven Perspektiven und Erfahrungen von Therapeutinnen und Patientinnen im Kontext der pferdegestützten Therapieverläufe. In den semistrukturierten Abschlussinterviews stellten wir Patientinnen und Therapeutinnen sehr ähnliche Fragen; sie betrafen

- die Entscheidung, wann, warum und wie die Pferde einbezogen wurden (vgl. 5.1),
- die jeweilige Wahrnehmung der Beziehungen zu den Pferden (vgl. 5.2),
- die Bedeutung der nonverbalen Kommunikation und Körpererfahrung (vgl. 5.3),
- die antidissoziative Wirkung der Pferde (vgl. 5.4),
- die Bedeutung der inneren und äußeren Bilder (vgl. 5.5),
- die Pferde als innere Repräsentanz in belastenden äußeren Situationen (vgl. 5.6),
- die als besonders erlebten Momente in den Pferdebegegnungen (vgl. 5.7),

- die Wirkung der Arbeit mit den Pferden auf die therapeutische Beziehung (vgl. 5.8),
- die Bedeutung des veränderten Settings – vom Praxisraum zu den Pferden und in die Natur (vgl. 5.9 und 5.10),
- die Veränderungen der Symptomatik (vgl. 5.11).

Die Interviews wurden entweder vor Ort in den Praxisräumen der Therapeutinnen oder per Zoom geführt und in jedem Fall aufgezeichnet. Anders als in der Pilotstudie waren wir durch die Videodokumentationen aller pferdebegleiteten Therapieeinheiten und durch die regelmäßigen Verlaufsinterviews mit den Therapeutinnen detailliert vertraut mit den Therapieprozessen. Das Wissen darum schien auch bei den Patientinnen eine sehr offene, überaus vertrauensvolle Gesprächsatmosphäre zu begünstigen. Ebenso wie in der Pilotstudie kategorisierten wir im Anschluss die Transkripte der Interviews auf Basis der Grounded Theory (Glaser u. Strauss, 2005). Die Grounded Theory nutzt als Verfahren der qualitativen Datenanalyse die theoretische und praktische Erfahrung der Untersuchenden für eine differenzierte Mikroanalyse von Texten, in diesem Fall der transkribierten Interviews. Insofern ist die Grounded Theory als eine spezifische Möglichkeit hermeneutischen Verstehens und Interpretierens zu betrachten. Durch einen mehrstufigen Kodierprozess wurden das Datenmaterial und darin mehrfach auftretende Äußerungen zu essenziellen Kernthemen verdichtet – diese konnten wiederum an die konkreten Interviewaussagen rückgebunden werden. Das geschilderte Vorgehen ermöglichte uns, die Essentials der Abschlussinterviews, bezogen auf unsere spezifischen Fragestellungen, herauszuarbeiten. Zu betonen ist, dass alle hier separiert betrachteten Aspekte in der Praxis mehr oder weniger eng miteinander verflochten sind, sich gegenseitig bedingen und nur in ihrem Zusammenwirken das Wesentliche der Erfahrung ausmachen.

5.1 Zur Frage der Indikation für das Einbeziehen der Pferde

»Mit Frau D. ging ich das erste Mal zu den Pferden, als sie im Praxisraum nicht oder kaum aus ihrer Dissoziation zurückfand. Sie war ängstlich und unsicher, ob sie genug auf sich aufpassen könne. Dann hielt sie ihre Nase ganz dicht in P.s Fell und sog den Geruch förmlich ein. Als sie wieder auftauchte, lächelte sie erleichtert und gelöst, war wieder in ihrem Körper und konnte mit mir sprechen.« (Therapeutin)

»In den ersten Sitzungen war es wichtig, in Bewegung zu sein und nicht im Therapieraum zu sitzen, weil dort zu viel Intrusionserleben hervorgebracht wurde und sie mit ihren Leiderinnerungen dissoziativ abgedriftet ist.« (Therapeutin)

Grundsätzlich können alle psychischen Störungen, bei denen eine Psychotherapie indiziert ist, auch Indikation für eine pferdegestützte Psychotherapie sein. Gerade für Patientinnen mit Traumafolgestörungen und Störungen der frühkindlichen Beziehungen ist es oft schwierig, sich auf rein sprachgebundene Therapieverfahren sowie eine vertrauensvolle Beziehung zu einer Therapeutin einzulassen. So äußerten die interviewten Therapeutinnen mehrfach, dass diese Problematik – teilweise verbunden mit dem eigenen Gefühl, nur schwer in einen vertrauensvollen Kontakt mit den Patientinnen zu kommen – eine wesentliche Indikation für das Einbeziehen der Pferde darstellte. Entsprechend häufig fand auch bei den hier betrachteten Therapien die Arbeit mit und bei den Pferden als vertrauensbildende, emotional stabilisierende oder spezifisch traumatherapeutische Maßnahme statt. Wie mehrere Therapeutinnen erklärten, verhinderte während der Traumabearbeitung das Gefühl des Getragenwerdens und der haptische Kontakt zum Pferd die befürchtete Dissoziation oder unterstützte die Patientinnen in ihrer Affektregulierung.

»Heikle Themen konnten erst bei den Pferden angesprochen werden, sie haben öffnend gewirkt. Die Pferde haben ihr geholfen, dass sie sich aus der Dissoziation zurück organisieren konnte. Die Pferde haben mit ihrer antidissoziativen Wirkung sicher einen Beitrag geleistet, dafür waren sie der Hauptwirkfaktor.« (Therapeutin)

»Die meisten meiner Klienten sind hoch dissoziativ, das ist auch der Grund, warum ich so gern zu den Pferden gehe. Sie sind für mich auch diagnostisch hilfreich, zum Beispiel für ein fehlendes Körperbewusstsein. Besonders wenn die nach außen getragene Maske so perfektioniert ist und die kognitiven Fähigkeiten sehr ausgeprägt sind, dauert es Ewigkeiten, an die Emotionen zu kommen. Bei den Pferden zeigt sich das sehr schnell, beides wird sofort ersichtlich.« (Therapeutin)

In diesen Interviewausschnitten werden mehrere zentrale Aspekte genannt: Eine dissoziierende, mit Worten nicht mehr erreichbare Patientin gut zu begleiten, ist für die Therapeutin allein oft schwierig. Gefühle von eigener Hilflosigkeit, Versagen und Ohnmacht sind angesichts der emotionalen und damit einhergehenden physischen Not der Patientin oft nur schwer auszuhalten. Bei hoch dissoziativen Patientinnen genügen zudem bekannte und bewährte antidissoziative Interventionstechniken unter Umständen nicht mehr. Die Pferde stehen durch die Art ihres Sich-Zuwendens, durch ihre körperliche Berührbarkeit oder sogar durch ihre bloße Anwesenheit der Patientin immer wieder dissoziationsverhindernd zur Seite. Diese Fähigkeit bedeutet ein hohes Maß an zusätzlicher Sicherheit für die Therapeutin sowie eine Flankierung von zwei Seiten für die Patientin.

Inwieweit die Interaktion der Pferde untereinander bzw. mit der Patientin als ausschließliche Reaktion auf die Verfasstheit der Patientin zu betrachten ist, wird von den Therapeutinnen unterschiedlich eingeschätzt. Es ist jedoch davon auszugehen, dass sich die Pferde weit mehr auf die Innenwelt, das heißt auf die echte, gegebenenfalls unbewusst oder im Hintergrund gehaltene emotionale Befindlichkeit der Menschen beziehen als auf eine maskenhaft nach außen getragene, möglicherweise aufgesetzte Haltung. Viele Kolleginnen entnehmen der genauen Beobachtung der Pferde – ihrem Ohrenspiel, ihrem Blick, der Richtung ihrer Aufmerksamkeit, ihrer An- oder Entspannung oder ihrem Atem – immer auch zusätzliche diagnostische Hinweise.

»Bei dieser Klientin war die Formation der Pferde immer wieder besonders. Sie standen sich oft genau Kopf an Kopf gegenüber oder Hintern an Hintern in die entgegengesetzte Richtung schauend oder – ganz zum Schluss – genau parallel mit Blick zur Patientin, die in dem schwarzen und dem weißen Pferd einander widerstrebende innere Anteile sah.« (Therapeutin)

»Die Pferde haben sie getröstet. Sie [die Patientin] kam durch sie auch besser an ihre Gefühle. Die Pferde konnten ihr Sicherheit geben und boten ihr eine zusätzliche Co-Regulation aus ihrer Stress-Physiologie. [...] N. legte seinen Kopf an die Patientin und stellte sich als Anlehnung zur Verfügung. Er hat ihr regelrecht Erdung und Halt angeboten.« (Therapeutin)

Das Einbeziehen der Pferde in den therapeutischen Prozess ist nicht zwingend an unmittelbare Berührung oder den Bewegungsdialog mit dem Pferd gebunden, sondern kann sich auch durch einen beobachtenden Aufenthalt der Patientin bei den Pferden oder in der Nähe der Pferde ereignen. In einer Pferdeherde oder -gruppe sind verschiedenste Formen von Interaktionen und Beziehungen zu erkennen. Es gibt freundschaftliche Annäherungen, gegenseitiges Fellkraulen, Streit, Spiel, Aggressivität, Verwandtschaftsbeziehungen (Stuten und Fohlen, Geschwister), Rivalitäten, Unsicherheit und Ängstlichkeit bei rangniederen Herdenmitgliedern, beschützendes Verhalten und vieles mehr. Allein die Beobachtung der Pferde kann deshalb für eine Patientin Anstoß sein, nach neuen Lösungen für momentan aktuelle oder sich im Pferdekontakt aktualisierende innere Themen zu suchen und neue Perspektiven zu finden. Diese Inhalte können wiederum von den Therapeutinnen aufgenommen und weiterbearbeitet werden.

»Es war vor allem zu Beginn die alleinige Beobachtung wichtig, sozusagen die Pferde als Modell. Erst später kam die Berührung eines Pferdes hinzu, nachdem die Patientin durch ein kindliches Trauma sehr große Angst vor Pferden hatte.« (Therapeutin)

»K. ist mein Lieblingspferd. Zu sehen wie sie mit Grenzen umgeht, hat mir die Angst genommen, davon war ich von Beginn an fasziniert. Ich versuche inzwischen, mich mehr abzugrenzen.« (Patientin)

»Das Pferd hat sich mit seinen Bedürfnissen gezeigt, ist weggegangen, ist neugierig gewesen wie die Tochter. Einmal hat die Patientin das Pferd losgelassen und es kam von selbst zurück. Die Schafe kamen gelaufen und ich dachte, dass F. sich erschreckt. F. ist aber unerwartet ruhig geblieben, hat Schutz bei der Patientin gesucht. Dies war ein Modell für die Mutter-Tochter-Beziehung. Die Patientin war souverän wie eine gute Mutter. Dies warf die Frage auf, wie viel Schutz und wie viel Freiheit die Tochter braucht.« (Therapeutin)

Dass die gemeinsame Erfahrung von Bezogensein auf das Pferd vermag, das Vertrauen in die Therapeutin zu stärken und die therapeutische Beziehung zu beleben, wurde seitens der Patientinnen auch mit dem Erleben von Schutz und Zugehörigkeit erklärt.

5.2 Neue Beziehungserfahrungen zwischen zwei artfremden Individuen

»Die Pferde erfüllen, was meine Eltern mir nicht geben konnten. So ein Basisgefühl an Akzeptanz, etwas, worauf alles aufbaut. Urvertrauen will ich es nicht nennen. D. nimmt mich an, wie ich bin, schenkt mir Zuneigung, vorbehaltlos, ohne Bedingungen. Durch die vorbehaltlose Akzeptanz der Pferde hat sich in mir was aufgebaut, das Gefühl, eine Basis zu haben. Das hat geholfen, Kontakt zu Menschen aufzunehmen, mich zu trauen.« (Patientin)

»Das weiß ich noch – da war ich sehr traurig und geknickt und ich erinnere mich, das war noch recht zum Anfang, da kam sie so, als wenn sie gespürt hat, dass ich so traurig bin und wollte mich trösten.« (Patientin)

»Aber, dass P. mitgekommen ist, war total cool, so richtig gut. Sie vertraut mir, sie kommt mit, sie hatte da Lust drauf, irgendwie. Sie ist an meiner Seite. Das hat was gemacht zwischen uns. Das hat so eine Verbundenheit gemacht. Ich habe mich ganz verbunden gefühlt.« (Patientin)

»Die Empathie und gegenseitiger Respekt im Umgang mit dem Pferd ist so wertvoll; das Wort Menschlichkeit hab ich im Kopf.« (Patientin)

Die »Menschlichkeit« der Pferde ist eine Metapher, die den ganzen Hintergrund von innerer Not und – bestenfalls – wiedergutmachender Erfahrung verdeutlicht. Bedürfnisse nach Sicherheit, Schutz, Freundschaft, Trost und Geborgenheit verbinden wir in der Regel mit menschlichen Beziehungen. Manchmal braucht es offensichtlich die Hilfe und Unterstützung der Pferde, um nicht nur den Zugang zu den damit verbundenen Ängsten und Erinnerungen, sondern auch den Zugang zu den eigenen Sehnsüchten wiederzufinden. Oft empfinden sich Menschen, die Beziehungstraumatisierungen erlitten haben, als anders. Oft sind sie dabei sozial isoliert, fühlen sich aufgrund ihrer Probleme beschämt oder abgelehnt und entwickeln entsprechend Misstrauen anderen Menschen gegenüber. Die in den Pferdebegegnungen wieder aufkeimenden Empfindungen von Akzeptanz, Daseinsberechtigung, Zugehörigkeit und Vertrauen können – wie wir in einigen Fällen anhand der Therapieverläufe und anhand der Aussagen in den Interviews sehen durften – auf die menschliche Umgebung übertragen werden und in eine neue Beziehungsfähigkeit münden. Es ist jedoch nicht das Pferd allein, das Entwicklung und Veränderung bewirkt, sondern es ist immer ganz wesentlich die von der Therapeutin geschützte und begleitete triangulierte Interaktion, die gegebenenfalls helfen kann, frühere defizitäre Selbst- und Beziehungsrepräsentanzen neu zu strukturieren und zu überschreiben. Oft konnten wir auch in den Interviews mit den Therapeutinnen hören, wie beeindruckt und zutiefst dankbar sie ihren Pferden sind und wie sehr auch sie sich durch deren Mitwirkung unterstützt und begleitet fühlten.

»D. hat sich mit dieser Patientin zum Therapiepferd entwickelt. D. hat sich selber eingebracht, es scheint ihr zu liegen, das macht sie jetzt regelmäßig. Ich hatte zunächst Bedenken und merke jetzt, wie sehr ich ihr vertrauen kann, das ist wirklich schön.« (Therapeutin)

»Wenn ich wegging vom Stall, war ich oft so beseelt, da habe ich gedacht, wow, das ist echt so besonders, so ein Geschenk, das machen zu können und zu dürfen. Mit all den Kosten und Entbehrungen, der Verantwortung, die da dran hängt – das ist ja nicht ohne. Aber die Arbeit mit den Pferden ist sehr wertvoll, ich mache auf jeden Fall weiter.« (Therapeutin)

5.3 Nonverbale Kommunikation, Berührung und Körperwahrnehmung

»Wenn ich D. mit meinen Händen berühre, spüre ich, da ist jemand, da ist ein anderes Wesen.« (Patientin)

In der klassischen Psychoanalyse und den aktuellen Richtlinienverfahren finden – bis auf das kurze Handgeben bei der Begrüßung oder dem Abschied – kaum körperliche Berührungen statt. Für komplex traumatisierte Patientinnen ist Berührung schnell mit Sexualisierung, Übergriff, Manipulation und Ohnmacht assoziiert. Eine den Körperkontakt vermeidende Abstinenz in der Psychotherapie kann jedoch ebenso retraumatisierend wirken: »Es gibt eine verzweifelte, ja kosmische Einsamkeit bei manchen Störungen, die nicht durch die warmherzigste, wohlwollendste Empathie in der Stimme gemildert oder gar geheilt werden kann« (Moser, 2012, S. 116). Pferde kommunizieren weitgehend körpersprachlich, entsprechend nehmen wir sie auch sinnlich körperlich wahr. Ihre Berührungen sind für Menschen frei und unbelastet von traumatisierenden Berührungserfahrungen. Pferde berühren mit ihrem weichen Maul, ihren Nüstern, ihrem Kopf – nicht mit Händen. Die basale körperliche Erfahrung des Berührtwerdens ist verbunden mit Resonanz, die das Pferd offenbar auch auf der affektiven Ebene in einem neuen, »oszillierenden intersubjektiven« Feld zu geben vermag und knüpft an präverbale Entwicklungsstadien des Selbstempfindens (um den 9. Lebensmonat) an. In dieser frühen Lebensphase sind subjektive, affektive Erfahrungen zwar mitteilbar, aber diese kleinen Kinder verfügen noch nicht über die Möglichkeit der Übersetzung in Sprache. Daniel Stern geht davon aus, »dass Affekte in der frühen Kindheit sowohl das primäre Medium als auch das primäre Thema der Kommunikation darstellen« (Stern, 1992, S. 190). Diese Annahme ist auf die Mensch-Pferd-Begegnungen im psychotherapeutischen Kontext uneingeschränkt übertragbar.

»Naja, und dann, ganz, ganz heftig war's ja … diese Situation in der Halle, wo P. auf mich zugekommen ist, und das war also … man kann sagen, das ist übertrieben, aber für mich war das in dem Moment, ich werde … ich werde geliebt … ich werde gesehen, wahrgenommen, es ist jemandem wichtig, wie es mir geht – also für mich war das noch mehr. Für mich war das wirklich, ich werde geliebt, also das hat es bei mir ausgelöst. Und das ist kaum auszuhalten … aber auch sehr schön, und … das hat sich jetzt zumindest bei den Pferden so verfestigt, dass wenn ich sie sehe, ich das präsent habe.« (Patientin)

Rainer Brockmann (2002 b, S. 99) zitiert Prof. Erhard Olbrich, bekannt durch seine Forschungen zur Psychologie der Mensch-Tier-Beziehung an der Universität Erlangen-Nürnberg, der in einem seiner Vorträge 1996 »vermutet, dass die analoge Kommunikation mit Tieren Prozesse anstößt, die aus den tiefen Schichten der Persönlichkeit stammen.« Olbrich habe sich dabei auf Erich Rothacker (1938) bezogen, der in seiner Auseinandersetzung mit Freud für das Unbewusste den Begriff der Tiefenperson oder auch der beseelten Tiefenperson einführte. Und Brockmann stellt in seinem vor mehr als zwanzig Jahren verfassten Beitrag genau das fest, was den Kern unserer therapeutischen Erfahrung mit den Pferden wiedergibt: »Über den vom Tier vermittelten Anschluss an die Tiefenperson kommt es zu analog kommunizierten Emotionen und Kognitionen, die über digitale Kommunikation nicht zugänglich sind. Damit ergibt sich für den Menschen die Möglichkeit ›Unsagbares‹ zu kommunizieren, an Bereiche der inneren Realität heranzukommen, die sonst verschlossen sind. Erhebliche Ressourcen werden zurückgewonnen, Neubelebung wird möglich« (S. 99).

»Hier, in der Nähe der Pferde, ist nichts zwischen mir und meinem Sein!« (Patientin)

»Wenn ich so ganz tief mit ihr verbunden bin, dann ist da so eine Stille – aber das erlebe ich so nur mit P. und ich weiß gar nicht, wie ich es beschreiben soll – dann spüre ich so etwas wie Ewigkeit, vielleicht auch wie Musik …« (Patientin)

Auch die sich synchronisierende Atmung und Herzfrequenz berührt vermutlich Erfahrungen tiefen, möglicherweise sogar vorgeburtlichen Verbundenseins. Die Beruhigung, die vom Pferd ausgeht, scheint darüber hinaus ein gewisses Vertrauen hinsichtlich der Regulierbarkeit schwieriger, negativ konnotierter Emotionen wie Angst, Trauer oder Wut zu fördern. Sie erleichtert es den Patientinnen, sich auf die Bearbeitung hoch emotional besetzter Situationen, gegebenenfalls auch traumatischer und ursprünglich dissoziativ bewältigter Erlebnisse einzulassen. Es scheint, dass die – oft als beglückend erlebten – körperlichen Synchronisierungen nicht nur mit einer größeren Beziehungsoffenheit zur Therapeutin einhergehen, sondern dass darüber hinaus eine durchlässigere Beziehung zur eigenen Innenwelt entsteht.

»Bei den Pferden habe ich gelernt, dass ich meine Gefühle zeigen darf, Trauer zeigen und weinen. Ich lernte, was ich ausstrahle, kommt bei F. an. Ich war ruhig und sie auch. Wenn ich gesprochen habe, hat sie ein Ohr in meine Richtung gedreht. Eigentlich werde ich sonst überhört.« (Patientin)

Nicht nur harmonisches Reiten mit feinen, bestenfalls unsichtbaren Hilfen erfordert sensibles aufeinander Reagieren und Eingehen in die physische wie mentale Bewegung zwischen Mensch und Pferd. Auch wenn Patientinnen ein Pferd im Schritt führen oder mit ihm laufen bzw. traben, braucht es eine klare Fokussierung und innere Präsenz sowie eine Feinabstimmung im Bewegungsablauf und in der Intensität der wechselseitigen Bewegungsimpulse.

»Durch die Bewegung bin ich emotional nicht zu tief ins Loch gesackt und der Weg raus war leichter. Und das Pferd merkt, wenn du dich verkrampfst, H. bleibt dann stehen. In der Nähe der Pferde kann ich leichter über Gefühle reden, es ist einfacher, man holt einmal tief Luft, dann geht's weiter; man kann den Thermostat wieder auf normal stellen.« (Patientin)

Das Pferd bewegt den sich auf seinem Rücken aufrichtenden und Balance suchenden Menschen. So fordert und fördert es psychisch wie physisch Aufrichtung und Gleichgewicht, es bringt den Menschen in seine Mitte, ins Lot. Die Pferde fordern vom Menschen körperliche Präsenz und klares, kongruentes Verhalten. Diesen Aufforderungscharakter zu nutzen, wenn bei Patientinnen solche Qualitäten und Ressourcen spürbar, aber gehemmt sind, kann äußerst produktiv und gewinnbringend sein.

»Das Aufeinander-Reagieren und Aufeinander-eingestimmt-Sein beim Laufen ohne Strick und Gefordertsein, ein Ziel zu haben, das war total schön. Es ist schwer, Begriffe zu finden, ich habe Bilder.« (Patientin)

Es ist schwierig, Worte zu finden für das Erleben, sich von den Pferden im Innersten gesehen, erspürt, wahrgenommen zu fühlen – und das häufig klarer und unverstellter, als die Patientinnen dies in ihrer Selbstwahrnehmung vermögen. Den Pferden wird von den Patientinnen so etwas wie eine Deutungshoheit eingeräumt, ihre Resonanz auf die eigene Verfasstheit als aufschlussreich im Sinne erhoffter Selbsterkenntnis betrachtet, ihre »Entlarvungen« selten als kränkend erlebt. Sie vermitteln ihre Botschaft nicht mit Worten, sondern durch ihr Verhalten, ihre Berührungen, Blicke, ihr Ohrenspiel, ihre differenzierten körpersprachlichen Ausdrucksmöglichkeiten. Pferde sprechen die Menschen auf diese Weise mit ihrer Körperlichkeit in der eigenen Körperlichkeit an, holen sie in den Körper zurück, wo sie zu sehr im Kopf sind oder mit ihren Gedanken abwesend.

»An den Tagen, wo ich so viel im Kopf hatte und nicht bei der Sache war, hat F. nicht auf mich reagiert, das fand ich total beeindruckend, dass sie so ein feines Gespür hat. Dann musste ich die ganze Konzentration für sie aufbringen.« (Patientin)

»Ich habe nicht gedacht, dass ein Pferd so ultrasensibel sein kann. Das Pferd hat gemerkt, es ist etwas anders, und hat mich dann dazu gebracht nachzudenken. Es hat beim Führen plötzlich angehalten. Ich dachte, was hat er denn jetzt? Dann habe ich geguckt, was ist in mir los – und ich war in Gedanken ganz woanders. So, dass ich dachte, wow, keine Ahnung was der für Antennen hat, aber die funktionieren echt gut.« (Patientin)

Wenn der Körper der Patientin zwar *da,* aber nicht spürbar und der Kopf in Gedanken ganz woanders ist, sprechen wir von »Dissoziation« oder dissoziativem Erleben, einem Hauptsymptom von Patientinnen mit Traumafolgestörungen. Mit dem Wortstamm lateinisch »socius« (der Verbündete) bedeutet der Terminus »Dissoziation« sinngemäß die Aufhebung von Verbundenem und – in der psychologischen Bedeutung – Abspaltung (beispielsweise von Körperempfinden, Gefühl und Bewusstsein).

»Die Pferde haben mich immer beruhigt, der Körperkontakt mit dem Lebewesen. Ich war offener, was Gefühle anbelangt. Mit Pferden ist es leichter, Gefühle zu benennen.« (Patientin)

Aus vielen Aussagen der Patientinnen geht hervor, dass es ihnen in der Anwesenheit der Pferde und im Berührungskontakt mit ihnen leichter fiel, ihre Gefühle wahrzunehmen und darüber zu sprechen. Indem sie die Pferde auch körperlich als haltgebend empfanden, wurden sie zu einer Art Anker im Hier und Jetzt. Häufig nannten sie die von den Pferden ausgehende Ruhe, die erdende Wirkung und das daraus erwachsende Vertrauen, in ihrer Nähe auch schmerzliche Emotionen besser regulieren zu können, ohne – im weitesten Sinne – zu dissoziieren. Erst die *Vergegenwärtigung mit Hilfe der Sprache* ermöglicht Bewusstsein und etabliert sukzessive dieses Medium des Austauschs, durch das beide Therapiepartner gemeinsame Bedeutungen hervorbringen können (vgl. Stern, 1992, S. 231). So beschreibt Stern das Auftauchen des verbalen Selbst im zweiten Lebensjahr, das dem Kind ermöglicht, sein eigenes Leben narrativ zu konstruieren. Übersetzt in das therapeutische Einbeziehen der Pferde hieße das: Es eröffnet sich die Möglichkeit, dass wortlos, sprachlos gewordene Patientinnen nach und nach über sich sprechen, Gefühle, Empfindungen, ihre Emotionen benennen können.

5.4 Die antidissoziative Wirkung der Pferde

Die im Berührungskontakt mit dem Pferd erleichterte Emotionsregulierung ist ein sehr häufig beschriebenes Phänomen im Erleben der Patientinnen und Therapeutinnen.

Die im weitesten Sinne *antidissoziative Wirkung* der Pferde scheint, wie bereits eingangs erwähnt, beiden Therapiepartnern Sicherheit zu geben.

»Die Pferde haben mir Halt gegeben, Wahnsinn; ich war überrascht, dass das so viel ausmachen kann, mir so helfen kann, bei mir selbst zu bleiben. Ich hatte oft das Gefühl, den Boden unter den Füßen zu verlieren, die Pferde waren stark und standfest. Dann konnte ich bei mir bleiben, weil ich das Fell gefühlt habe oder mich akustisch auf die Hufe konzentrieren konnte. Das Pferd hat mir geholfen, mich zu fokussieren, mich nicht zu verlieren. Sie haben mir viel Sicherheit gegeben, mich zu überwinden dazubleiben. Es war mit dem Pferd leichter, man hat etwas an der Hand, wo man sich festhalten kann, ohne Pferde hätte ich mir das nicht zugetraut.« (Patientin)

»Also einmal waren wir in der Halle, und ich war dissoziiert, und ich hab's aber nicht geschafft – ich hab mich geschämt, dass ich dissoziiert war und hab's aber nicht geschafft, das zu sagen. Und ich brauchte eigentlich Hilfe, aber ich habe es nicht geschafft, das zu äußern, weil ich mich irgendwie geschämt hab, halt dafür. Naja, die P. hat das irgendwie gemerkt. Ja, das war irgendwie krass, dass sie das gemerkt hat. Sie hat reagiert und hat sich mir zugewandt, und dann war auch die Dissoziation wieder vorbei.« (Patientin)

Dissoziativ abgespaltene Erfahrungen – mit den dazugehörenden Emotionen von Angst, Ohnmacht, Entsetzen und Verzweiflung – werden nicht als bewusste Erinnerung abgespeichert. Sie werden quasi eingefroren; ihr plötzliches Wiederauftauchen in Form überflutender Intrusionen[7] entzieht sich so lange der bewussten Kontrolle, bis ihre einzelnen Elemente (Emotionen, Kognitionen und Körperempfindungen) über »Traumatherapietechniken« wie zum Beispiel EMDR (Eye Movement Desensitization and Reprocessing) oder IRRT (Imagery Rescripting & Reprocessing Therapy) wieder zusammengefügt, integriert werden und bestenfalls in den Hintergrund treten können. Eine der Kollegin-

7 Als Intrusion wird das Wiedererinnern und Wiedererleben von psychotraumatischen Ereignissen in Bildern, Flashbacks (bildhaften Nachhallerinnerungen) und Albträumen verstanden. Sie werden zumeist durch einen Schlüsselreiz (Trigger) ausgelöst.

nen reflektierte in der vorausgegangenen Studie sehr eindrücklich die Wirkungen des sich in der Bewegung synchronisierenden Gehens und Laufens eines Patienten mit dem Pferd:

»Wenn zwischen dem Patienten und dem Pferd Synchronisationen entstehen, meistens im gemeinsamen Laufen, wobei Körper, Haltung, Schultern – bis zum Gleichschritt – sich zwischen Pferd und Patient synchronisieren, dann sind das die Momente, wo ich weiß, dass er ganz da ist. Das sind die Momente, wo er den Zugang zu sich selbst hat.« (Therapeutin)

»Erst mit den Pferden ist eine Therapie möglich geworden. Erst jetzt wird EMDR bezüglich des Kindheitstraumas möglich. Dabei gehe ich auf jede Reaktion der Pferde ein und sie geben mir mehr Informationen als die Klienten selbst. Das ist immer wieder sehr beeindruckend.« (Therapeutin)

Einige der Therapeutinnen setzen das Getragenwerden, die auf dem Pferderücken auf das Becken wirkende Rotationsbewegung und auch die akustische bilaterale Stimulation beider Gehirnhälften durch den Klang der Hufe im Schritt während der Traumabearbeitung ein und unterstützen ihre Patientinnen auf diese Weise in ihrer Affektregulierung (siehe Kapitel 13 u. 15).

5.5 Innere und äußere Bilder als Weg zu bewusster Veränderung

»Es ist schwer, Begriffe zu finden – ich habe Bilder.« (Patientin)

Tief emotionale, oft gar nicht rational erfassbare Eindrücke, die das Resonanzerleben mit den Pferden hinterlässt, lösen innere Bilder aus. Möglicherweise ist dieses innere Bilderleben als erstes Abbild von konkret Erlebtem dem bewussten Denken immer unterlegt (Vogel, 2024, S. 107). In jedem Fall scheinen innere Bilder in anderen Tiefenschichten unseres Seelenraumes verortet, dem Fühlen und Empfinden weit näher als das gesprochene Wort. Innere Bilder als *Übersetzungen unserer Emotionen* sind in ihrer Symbolik oder ihrer Metaphorik weiter und vielschichtiger als in Worte gefasstes Denken. Bilder lassen etwas offen, einen Deutungsspielraum und einen Überhang an Bedeutung, der meist ein wenig numinos, opak und geheimnisvoll bleibt. Oft wird durch die Erlebnisse mit und bei den Pferden das Unbewusste so belebt und angeregt, dass Träume, ganze Traumserien ausgelöst werden. Mit ihren Botschaften und ihrer

Symbolik können Träume wiederum neue Perspektiven eröffnen und in der gemeinsamen Bearbeitung Bewusstseinsprozesse, Entwicklung und Veränderung fördern. Oft entfaltet sich die in diesen inneren Bildern gebundene Kraft und Energie vor allem dann, wenn sie gestaltet, gemalt oder gezeichnet werden. Auf diese Weise verweben sich die therapeutischen Prozesse bei den Pferden mit jenen in der Praxis und dem Lebensalltag der Patientinnen (siehe Kapitel 15).

Eine besondere Situation ergab sich im Kontext unserer Studie durch die Möglichkeit, Auszüge aus den Videoaufnahmen der Stunden bei den Pferden gemeinsam mit den Patientinnen zu betrachten. Oft sahen sie sich mit ungläubigem Staunen in ihrer neu gewonnenen Kompetenz im Umgang mit den Pferden. Sie konnten lachen, wenn sie – vielleicht zunächst noch unaufmerksam oder innerlich abwesend – von den Pferden vom Weg abgebracht und zu den nächsten grünen Grashalmen oder in ein Gebüsch gezogen wurden. Sie konnten ihre (Selbst-)Zweifel ausräumen, wenn ein Pferd aus weiter Entfernung unmittelbar auf sie zugegangen war und Kontakt aufgenommen hatte, sie dieses Erlebnis aber bereits auf dem Heimweg wieder als nur eingebildet infrage stellten. Hierbei halfen den Patientinnen die Betrachtung und Reflexion von Auszügen aus den in unserem Projekt erstellen Videoaufnahmen. Die nun zugängliche Außenperspektive der Therapiesequenz – aufgezeichnet durch das objektiv neutrale Auge der Kamera – ermöglichte es den Patientinnen, den oft durch Insuffizienzgefühle und negative Überzeugungen verzerrten Blick auf sich selbst zu weiten und zu differenzieren. Sonst so flüchtige Momente, wie eine spontane Umarmung eines Pferdes oder die zärtliche, tröstende Berührung einer Pferdenase im Rücken oder ein völlig synchrones, federndes Miteinander-Traben, waren in diesen Aufnahmen festgehalten. Die gemeinsame Betrachtung solch besonderer Resonanzsituationen schien die damit verbundene Erfahrung nochmals weiter zu vertiefen und zu verankern. Neue, andere Facetten als in der Situation selbst wurden erlebbar und kommunizierbar. Die im Film festgehaltenen Szenen setzten so der oft durch eine negative Selbstwahrnehmung verzerrten oder auch im Nachhinein verblassenden Erinnerung ihre eigene, mitunter verblüffende Realität entgegen.

5.6 Beziehungserfahrungen mit dem Pferd und ihre innere Repräsentanz

»Sie hat oft gesagt, dass sie H. immer bei sich hat. Ein Fotobüchlein mit H. ist ihr heilig.« (Therapeutin)

»P. habe ich innerlich oft mitgenommen. Einmal war eine schwierige Situation, ich war zwischen den Stühlen in der realen Situation, da hatte ich das Gefühl, dass P. bei mir ist. Das hat geholfen, das Projekt vorwärtszubringen und auch bei mir zu bleiben, nicht wegzugehen, den Fokus zu halten, Führung zu übernehmen. Da hat sie mir enorm geholfen, das war enorm stark. Manchmal wirkt es direkt, am selben Tag, in derselben Woche, aber auch auf längere Zeit. Ich habe es verinnerlicht, die ganzen Erfahrungen sind da, ich kann sie jederzeit abrufen. Sie tauchen in solchen Situationen auch einfach auf.« (Patientin)

Besonders eindrücklich war für uns ein weiterer Aspekt, nämlich die Beobachtung, wie präsent die Pferde für die Patientinnen in ihren realen Lebenssituationen waren und blieben, wie sehr sie sie mitnahmen in ihr Leben. Manchmal nahmen die Patientinnen ganz konkrete Übergangsobjekte mit – ein Foto oder ein ganzes Fotobüchlein mit Screenshots aus den Videoaufnahmen, manchmal ein paar (Schweif-)Haare, um auch den Geruch des Pferdes verfügbar zu haben. Oft waren es aber auch innere Bilder, die sich bei den Patientinnen aus einem spezifischen Gefühl heraus verdichtet hatten und sich in bestimmten Situationen aktivierten.

Aus den Erfahrungen des Zusammenseins mit dem »das Selbst regulierenden Anderen« (Stern, 1992, S. 148) entstehen nach und nach innere Repräsentanzen – eine Art Agglomerat generalisierter Beziehungserfahrungen. Stern (1992, S. 143) bezeichnete sie als »Representations of Interactions that have been Generalized« (RIGs). Diese generalisierten Beziehungsrepräsentanzen werden im Episodengedächtnis gespeichert und bilden die Basis der Organisations- und Orientierungsvorgänge des frühkindlichen Selbst. Spätere Beziehungserfahrungen modifizieren diese Repräsentanzen und konstituieren unser sich immer weiter wandelndes, wachsendes Selbst- und Selbstwertgefühl. Beziehungsrepräsentanzen enthalten die gesamten Vitalitätsaspekte und den emotionalen Grundton der ursprünglichen bzw. späteren Erfahrung. Diese generalisierten Interaktionserfahrungen begleiten und leiten uns, indem sie unsere mehr oder weniger unbewussten Erwartungen an spätere, neue Beziehungssituationen beeinflussen.

Aus dem Erleben von Gemeinsamkeit mit einem/einer das Selbst regulierenden anderen, also vor allem in frühen Formen der Intersubjektivität mit der

Mutter oder anderen nahen Bezugspersonen, entwickelte Stern (1992) das Konzept des »evozierten Gefährten«. Dieser ist »kein Gefährte im Sinne eines Kameraden; viel mehr meint er eine besondere Situation, in der ein Mensch einen anderen begleitet« (1992, S. 163). Nicht selten werden wir als Therapeutinnen zu evozierten Gefährtinnen, zu inneren Repräsentanzen oder Arbeitsmodellen im Sinne des Erlebens wertschätzenden Zugewandtseins, ermutigender Anteilnahme oder einer bestimmten Atmosphäre gemeinsamen Reflektierens etc. Manchmal nehmen unsere Patientinnen aber auch die Erinnerung an prototypische Erlebnisse ihres Zusammenseins mit den Pferden mit in Lebenssituationen, in denen ihnen die Aktivierung dieser Erinnerung hilft, zum Beispiel schwierige oder ängstigende Herausforderungen zu meistern. Es kann die unvermutete Erfahrung eines freundlichen Wahrgenommenwerdens sein, die mit den Pferden neu entstehen konnte und den Blick dafür öffnet, dass eine solche Erfahrung auch mit einem menschlichen Gegenüber nicht ausgeschlossen sein muss. Wie im Beispiel oben kann das Gefühl der Fähigkeit, sich klar zu fokussieren, wie es vielleicht besonders eindrücklich beim Führen des Pferdes erlebbar wurde, in einer Situation aktiviert werden, in der es darauf ankommt, Position zu beziehen und Initiative zu zeigen, vielleicht auch Führung zu übernehmen. Eine jugendliche Patientin, deren Belastbarkeit durch Dokumentarfilme aus der NS-Zeit in der Schule überfordert war, konnte dem Geschichtsunterricht nur durch die imaginäre Anwesenheit ihres Therapiepferdes folgen; zuvor war sie immer wieder weggelaufen.

5.7 Besondere Momente in den Pferdebegegnungen

»Ich weinte, G. kam um die Ecke und wollte mich trösten, das war sehr schön. Ich habe gemerkt, sie fühlt, was ich fühle, das hätte ich von Pferden nie gedacht.« (Patientin)

Unter besonders wichtigen, berührenden, bewegenden Momenten verstanden wir solche – manchmal nur sehr kurzen – Augenblicke, in denen alle Beteiligten spürten, dass etwas Wesentliches geschah. Sehr berührend waren im wahrsten Sinne des Wortes immer wieder die Szenen, in denen die Pferde von sich aus auf die Patientinnen zugingen und tröstend, scheinbar verstehend oder haltgebend (bei drohender oder akuter Dissoziation) erlebt wurden.

»Sie hat mich ja nicht wirklich geschubst, aber indem sie mir den Raum genommen hat, habe ich ihn wieder gespürt und habe ich mich wieder gespürt.« (Patientin)

Patientinnen und Therapeutinnen nannten in den Interviews weitgehend dieselben Situationen, die auch uns beim Betrachten der Videos als besonders interessante Sequenzen auffielen. Wir Interviewerinnen ebenso wie die erweiterte Forschungsgruppe erlebten diese Momente als »Gänsehautmomente«, als Gegenwartsmomente im Sinne Sterns (2005). Wir versuchten gemeinsam, ihr Zustandekommen besser zu verstehen. Manchmal waren es nur die beobachteten Situationen, in denen die Pferde mit ihrem Verhalten ein tiefes Aha-Erlebnis auslösten. Dann schien sich in den Interaktionen der Pferde für die Patientinnen etwas zu offenbaren, was gedanklich latent existierte, aber noch nicht wirklich erkannt und verankert war. Manchmal war es die in der Filmaufnahme wahrnehmbare unmittelbare Resonanz des Pferdes, die nachhaltige Einsichten vermittelte und als ganz besondere Begegnung im Gedächtnis haftete.

»Sie hat mich fast in die Hand gezwickt, ich habe die Hand lange nicht weggezogen. Es ist zum Aushalten, habe ich gedacht; bei den Pferden wurde ich mit meinem Problem erwischt. Da ist der Groschen gefallen. Das hat sich gescheit, richtig eingeprägt.« (Patientin)

Oft konnten wir beobachten, dass ein Pferd in dem Moment tief schnaubend ausatmete, als die Patientinnen über etwas sprachen, das mit Erleichterung, Entlastung oder irgendeiner Form von Entspannung zu tun hatte. Genannt wurden auch Momente tief empfundener Verbundenheit – einerseits in der Stille und andererseits in der Bewegung – etwa wenn das Pferd bereit war, ohne Führstrick und Halfter wie an einem unsichtbaren Band zu folgen. Gemeinsam mit dem Pferd so zu laufen bzw. zu traben, dass alle Beinpaare sich synchronisierten und der *Flow* einer gemeinsamen Bewegung entstand, war für die Patientinnen eine zutiefst emotionale Erfahrung. Manchmal kamen nach diesen Erlebnissen ganz real oder in den Träumen und Imaginationen die *Inneren Kinder,* also eine Atmosphäre von kindlicher Unbeschwertheit, von Fröhlichkeit und Spiel zum Vorschein.

»… und ich wollte rennen und ich musste rennen, konnte aber leider nicht so toll wie H. Irgendwann war ich auch fix und fertig und da habe ich mich dann einfach fallen gelassen. Ich glaube, so habe ich mich zuletzt als Kind ins Gras geschmissen.« (Patientin)

Immer wieder war es die nicht sexualisierte, unbelastete Berührbarkeit der Pferde sowie das Berührtwerden von den Pferden in ihrer ganzen, mal starken und kraftvollen, mal sanften und zärtlichen Erscheinung, die die Patientinnen im tiefsten Inneren bewegte. Oft schienen sich in solchen Berührungsmomenten oder im spontanen Umarmen des Pferdes zurückgehaltene Emotionen, verkörperte Verhärtungen und Verkrustungen zu lösen, oft verbunden mit Tränen, in denen Glück und Schmerz sehr nah beieinanderlagen.

»Ja, die Szene, wo ich H. das erste Mal umarme – das war ja sehr spontan. Es war ja wirklich in Bruchteilen von Sekunden. Plötzlich ein Impuls von mir, ihn in den Arm zu nehmen. Das wusste ich gar nicht mehr, bis Frau H. mir das Bild gezeigt hat. Und da musste ich heulen. Das hat mich so berührt. Ja, da war ich völlig, völlig fertig.« (Patientin)

5.8 Einflüsse auf die therapeutische Beziehung

»Die Beziehung zur Therapeutin war von Anfang an gut, dann ist sie aber noch lockerer, einfacher geworden, ich konnte besser über Probleme reden. Am Anfang habe ich nur geweint. Dann kamen Erfolgserlebnisse und ich habe gelernt, zu vertrauen, mich anzuvertrauen.« (Patientin)

Das Vas hermeticum des geschützten Praxisraumes zu öffnen und Pferde in den Therapieprozess einzubeziehen, hat erheblichen Einfluss auf die therapeutische Beziehung oder ermöglicht überhaupt erst deren Zustandekommen. J. Grieser, Psychoanalytiker in Zürich, stellt fest: »Im Kontext psychischer und sozialer Phänomene heißt ›Triangulierung‹, dass das Verhältnis zwischen zwei Elementen durch die Beziehung zu einem dritten reguliert oder definiert wird« (Grieser, 2017, S. 16).

»Für mich ist die Therapeutin ein Team mit dem Pferd, so habe ich es erfahren. Wichtig ist, die Therapeutin zu sehen, wie sie mit dem Pferd umgeht. Die Zeiten zum Reden sind auch extrem wichtig. Es gibt mir Sicherheit und nach der Begegnung mit den Pferden konnte ich sie anders wahrnehmen.« (Patientin)

In der Praxis zeigen wir uns als Therapeutinnen mit unseren empathischen, reflektierenden, emotionalen und fachlich-theoretischen Kompetenzen. Unsere Interventionsmöglichkeiten sind dabei weitgehend verbal basiert. Meist sitzen wir in einem bequemen Sessel oder am Kopfende der Couch; körperliche Erfahrung und körperliches Erleben können wir ansprechen – aber die Realisierung ist weitgehend ausgeklammert. Abgesehen von der Kindertherapie, wo wir etwa im Spiel auch handelnd sichtbar werden, sind und bleiben wir für unsere Patientinnen – den Abstinenzgeboten entsprechend – eine persönlich recht vage Erscheinung.

So wird die Art der Interaktion der Therapeutin mit ihrem Pferd von den Patientinnen mit hoher Aufmerksamkeit wahrgenommen. Im Umgang mit den Pferden werden wir sichtbar in unserer Beziehungsgestaltung mit einem Dritten und natürlich zeigen wir uns auch mit unseren Gefühlen, die wir den Pferden entgegenbringen. Ebenso wird für die Patientinnen erlebbar, wie dieses fühlende Dritte – das Pferd – auf uns reagiert. »Die Beziehung zwischen Therapeutin und Pferd bietet den Klientinnen auch Anhaltspunkte für das *Spektrum* möglicher Beziehungsformen, z. B. eine sehr innige, auch körperlich nahe oder eine eher distanzierte, stark grenzensetzende Beziehung zum Pferd bzw. die Integration dieser beiden Polaritäten in einer Beziehung« (Hanneder, 1997, S. 9). Wir werden also bei aller unbedingt zu wahrenden professionellen Distanz greifbarer als Mensch, als Person.

»Und es war gut, dass ich meiner Therapeutin eine andere Seite von mir zeigen konnte. Ich glaube, dass sie diese kraftvolle Seite von mir noch nie so deutlich gesehen hat.« (Patientin)

Pferde fördern und fordern unsere Patientinnen in anderen Bereichen als wir selbst; oft erleben wir die Patientinnen in ihrem Umgehen mit den Pferden mit Kompetenzen und Stärken, die wir vielleicht aus der Perspektive des Praxissessels so nicht sehen würden. In wechselseitiger Resonanz verändert sich gegebenenfalls auch unsere Beziehungsgestaltung – zu lange aufrechterhaltene, schonende Vorsicht weicht vielleicht einem Zuwachs an Vertrauen in die Fähigkeiten und Potenziale der Patientinnen. Das durch die Pferde angestoßene reflektierte Zutrauen und Zumuten stärkt dann wiederum Selbstbewusstsein und Selbstwertgefühl der Patientinnen. Solche sich gegenseitig bedingenden und positiv aufschaukelnden Prozesse des Miteinander-Hineinwachsens in neue Entwicklungen ereignen sich natürlich auch im konventionellen Praxissetting; im Interaktionsgeschehen mit den Pferden sind sie jedoch (auch) handlungspraktisch offensichtlicher, sie werden oft durch die Pferde provoziert und eine wiedergewonnene sichere Belastbarkeit der Patientin wird gegebenenfalls frühzeitiger erkannt.

Auch bestärken die Pferde die Therapeutin in Situationen, in denen diese sich in ihrer eigenen Wahrnehmung vielleicht irritiert oder nicht ganz sicher fühlt. Schneller und sensibler als ein Mensch nehmen die Tiere ein Auseinanderdriften von tatsächlicher emotionaler Verfasstheit und nach außen kommunizierter Botschaft nahezu seismografisch wahr. Mit der Resonanz des Pferdes erhält die Therapeutin in solchen Momenten weitere aufschlussreiche Informationen.

Im intersubjektiven Feld der drei Therapiepartner eröffnen sich demnach zusätzliche Dimensionen des Übertragungsgeschehens: Mögliche Gefühlsansteckungen werden mit dem Hinzukommen des Pferdes oder der Pferdegruppe wesentlich komplexer. Körperlichkeit, physische Resonanz und physische Reaktionen aller Beteiligten werden sichtbarer und bedeutsamer, als sie es in der Regel im Praxissetting sind.

5.9 Erkenntnisgewinn im Übergangsraum

»Ich konnte viel besser erst mal Vertrauen in die vierbeinigen Lebewesen aufbauen und dann auf zweibeinige übertragen, zum Beispiel in der Schule.« (Patientin)

»Das Ausreiten war für mein Selbstbewusstsein wichtig, es war dieses Wieder-die-Zügel-in-die-Hand-zu-Nehmen. Und ich bin bestimmter geworden, das habe ich beim Führen gelernt.« (Patientin)

»Zum Schluss sind wir mit dem Pferd im Wald spazieren gegangen. Ein Problem mit Klassenkameraden konnte sie dort ansprechen und das Problem im Wald ablegen.« (Therapeutin)

»Dass die Pferde immer ganz klare Hinweise brauchen und ich genau überlegen muss, was ich will, das war gut übertragbar auf die Schule und hat mir geholfen zu zeigen, was ich gerade brauche oder möchte.« (Patientin)

»Es ging vor allem um die Beziehungsgestaltung, die Patientin hat die Grenzen der Pferde überschritten und die Pferde haben die Grenzen der Patientin überschritten. In der Praxis hätte es Monate gebraucht, diese Dynamik zu verstehen.« (Therapeutin)

Handelndes Erleben im Übergangsraum zwischen Praxis und Lebenswelt der Patientin und die sich daraus ergebenden Problemaktualisierungen ermöglichen es, neue Ressourcen zu aktivieren. Der Begriff des *Übergangsraums* ist in diesem Kontext mit dem Konzept des »potenziellen Raums« von Donald W. Winnicott (1974), einem der wichtigsten Vertreter der britischen Objektbeziehungstheorie, verwandt. Patientin und Therapeutin verlassen gemeinsam das Praxiszimmer und begeben sich an den Ort, an dem die Pferde leben, betreten die Welt des Pferdes. Oft bilden sich in diesem Übergangsraum die intrapsychischen Themen der Patientinnen sehr schnell ab. Sie konstellieren sich gewissermaßen in der

Nähe der Pferde oder in der unmittelbaren Interaktion – bereits in einer realen, äußeren Umgebung, aber noch im Schutz der therapeutischen Beziehung, das heißt in Gegenwart der Therapeutin.

»Je mutiger ich bei den Pferden geworden bin, umso mutiger war ich bei den Menschen, umso offensiver. Das ist so, wie man einen Stein ins Wasser schmeißt. Irgendwie ist Bewegung da, auch wenn das vielleicht minimal ist. Durch den Kontakt zu den Pferden habe ich ganz viel über Beziehungen gelernt. Das lässt sich auch schon ein Stück übertragen, auch zu den Menschen. Ich habe so das Gefühl, dass ich im Kontakt zu meinen Kollegen, zu den Menschen um mich herum, durchaus wesentlich mehr sage, dass ich vielleicht auch zugänglicher geworden bin.« (Patientin)

Die Frage, wie die in diesem Übergangsraum erlebten Situationen und erfahrenen Einsichten und Erkenntnisse von der Potenzialität in die Aktualität transferiert – das heißt, in den sonstigen therapeutischen Prozess und in den Lebensalltag integriert werden können – ist essenziell bedeutsam. Sie betrifft sinngemäß zugleich die Frage nach der Veränderung und positiven Beeinflussung der Symptomatik, derentwegen die Psychotherapie begonnen wurde.

»Ich versuche inzwischen, mich mehr abzugrenzen. Ich bin stolz, wenn es mir gelingt ›Nein‹ zu sagen. Ich achte mehr auf mich.« (Patientin)

»Wenn ich hier mit den Pferden arbeite, dann komme ich innerlich in Bewegung und diese Bewegung hört nicht auf, wenn ich hier runtergehe, von diesem Grundstück.« (Patientin)

Die Beispiele belegen nachhaltige Veränderungen in vielen der oben angesprochenen Bereiche – der Fähigkeit Vertrauen aufzubauen, sich für die Wahrnehmung des eigenen Körpers zu sensibilisieren, Gefühle wahrnehmen und mitteilen zu können, Emotionen besser regulieren zu können, Nähe zu wagen, neue Ressourcen und Kompetenzen zu entdecken, eigene Interessen zu deklarieren, Position zu beziehen und vieles mehr. Ausschlaggebend erscheint neben dem Aspekt des Vertrauens in andere Menschen vor allem ein *In-Bewegung-Kommen.* Dies meint ein Bewegen konkret auf der Körperebene ebenso wie eine *Be-Wegung* im Sinne des Wege-Schaffens und der Auflösung von Stagnation und festgefahrenen Lebenssituationen.

5.10 Natur statt Praxisraum

»Bei den Pferden bin ich mit der Natur verbunden. Die Bewegung auf ihrem Rücken, der Blick in den Himmel, die Natur zu sehen und zu hören macht mich achtsam.« (Patientin)

»Es hat sich gleich so richtig angefühlt, als ich die Koppeln, den Hof, den ordentlichen Misthaufen gesehen habe und das ganze Umfeld. Es hat mich berührt, ich hatte ein Gefühl von Heimat und Sicherheit, der Geruch ist lebendig. Ich fühlte mich kindlich sicher.« (Patientin)

Viele der Patientinnen berichteten in *beiden* Studien, dass sie die Natur selbst als heilsam und als Rückbindung an das Leben an sich empfanden. Wenn die Pferde, wie in der pferdegestützten Therapie üblich, artgerecht gehalten werden, sind ihre Stallungen von Koppeln und Wiesen umgeben. Ein Naturerleben in einer weiten, kaum bebauten Landschaft – zu verschiedenen Jahreszeiten und unter unterschiedlichen Witterungsbedingungen – wird möglich und spielt offenbar eine wichtige Rolle für die Patientinnen.

»Der Wind, der Geruch, die Wiese, das ganze Drumherum macht mich ruhig. Ich merke so, das hat einen gewissen Einfluss auf mich und es öffnet auch was bei mir irgendwie. Ich werde ein bisschen zugänglicher.« (Patientin)

»Beides ist für mich wichtig. Die Pferde sind ja auch Natur, also ein Stück weit. Und ich meine, wenn man sich das so anschaut hier, das ist doch absolut friedlich. Und das überträgt sich auf mich. Es bedroht mich nicht. Hier ist Ruhe, hier sind nur die Pferde.« (Patientin)

Die nahezu philosophische Aussage von Frau B.: *»Hier, in der Nähe der Pferde, ist nichts zwischen mir und meinem Sein!«*, findet Widerhall in den Gedanken von Francisco J. Varela (1991): Er bezeichnet Naturerfahrungen als eine Poesie der Spuren, die neue Spuren hinterlassen, als eine gegenseitige Hervorbringung. »Wer im Gestöber der Glühwürmchen seine Hände durch die Kelche und Rispen gleiten lässt und sich des kommenden Sommers freut, nimmt nicht nur eine Vielzahl anderer Wesen wahr, also jene etwa hundert Pflanzenspezies und unzählige Insekten, die das Ökosystem Wiese ausmachen. Er erfährt auch sich selbst als einen Teil dieser Szenerie. Vermutlich ist überhaupt das der stärkste Effekt von Naturerfahrung. Wer in sie eintaucht, wandert immer ein bisschen durch die Landschaft seiner Seele« (Varela, zitiert nach Egger, 2021, S. 35).

5.11 Veränderung der Symptomatik

Anhand zahlreicher der zuvor zitierten Aussagen konnten wir bereits erste Eindrücke hinsichtlich positiver Veränderungen der jeweiligen Symptomatik aus Sicht der Patientinnen gewinnen. Im Folgenden werden wir beispielhaft Zitate aus der Therapeutinnenperspektive betrachten, die auf eine deutliche Reduktion psychischer und somatischer Symptome sowie diverser Traumafolgestörungen hinweisen:

»Die gesamte Symptomatik hat sich deutlich gebessert, die Angst ist weniger geworden, die Depression leichter, sie hat keine krankheitswertigen Symptome mehr. Die Belastungsgrenze ist höher einzuschätzen. Die Patientin steht wieder voll im Leben, die Krebserkrankung ist gut integriert. Sie achtet besser auf eigene Bedürfnisse und auf ebenbürtige Beziehungen.« (Therapeutin)

»Nach einem halben Jahr waren die Symptome weg. Sie ist aufgeblüht. Sie entwickelte sich in kurzer Zeit von einem ganz nach innen gekehrten, durchsichtigen, isolierten Wesen hin zu einem Mädchen, das in die Bäume klettert, auf Pferden turnt und in Kürze Abitur macht. Sie kann sich jetzt auf unerwartete Situationen besser einlassen und sie annehmen, das konnte sie vorher gar nicht. Es war ein großer Entwicklungsprozess.« (Therapeutin)

»Das Kontrollbedürfnis war hoch, fast zwanghaft; das hat sich deutlich gelockert.« (Therapeutin)

»Ihr Körpergewicht hat sich weiter stabilisiert, zu Beginn der Therapie war sie kurz vor Sondenernährung.« (Therapeutin)

»Nach den Einheiten mit den Pferden konnte sie wieder schlafen, loslassen, fand Ruhe. Das Leben ist begreifbar geworden, im wörtlichen Sinn. Sie hatte durch die Chemotherapie in Händen und Füßen eine ausgeprägte Parästhesie. Mit der Hand am Pferd konnte sie ihre Finger das erste Mal wieder spüren.« (Therapeutin)

»Die Symptomatik hat sich in allen Bereichen gebessert, die Angst hat sich reduziert, die depressive Symptomatik hat sich verbessert, die Schmerzen sind weniger geworden.« (Therapeutin)

»Den eigenen Körper zu spüren, war für sie eine überwältigende Erfahrung, die sie mit den Pferden gemacht hat.« (Therapeutin)

»Einmal, ganz am Anfang, saß sie auf dem Pferd schweigend, erstarrt, weinend, weil H. sie nicht beachtet und aus ihrer Sicht nur auf mich gehört hatte. Nur auf dem Pferd konnte sie reflektieren, was gerade in ihr passierte und darüber sprechen. Das war das erste Mal, dass sie die Identifikation mit diesem mutistischen Zustand auflösen konnte, ab da taute sie auf.« (Therapeutin)

»Sie ist von einer traumatisierten, depressiv abgeschnittenen, isolierten (auch mental-psychisch) ins Dunkel zurückgenommenen, unsichtbaren Patientin zu einer Frau geworden, die sich sehend öffnen und zeigen kann, selbstbewusst, sicher und mutig.« (Therapeutin)

Positive Entwicklungen waren, wie die oben aufgeführten Interviewauszüge zeigen, in folgenden Bereichen augenfällig:
- Verbesserung von Selbstwertgefühl und Selbstakzeptanz,
- Verbesserung der Körperwahrnehmung,
- erleichterte Emotionsregulierung und
- begonnene bzw. erfolgreiche Traumaverarbeitung.

Bereits die Auswertung der von uns eingesetzten Befindlichkeitsskala nach von Zerssen zeigte, dass über die Hälfte der Patientinnen – selbst im Vergleich mit stationär psychiatrisch behandelten Patientinnen und Patienten – zu Beginn der Therapie mit den Pferden einen sehr hohen Beeinträchtigungsgrad aufwiesen. Hochsignifikant war auch in diesem statistischen Teil unserer Untersuchung die Verbesserung der Befindlichkeit und sehr deutlich die positive Veränderung der zugrunde liegenden Symptomatik. Die Auswertung der Patientinnen- und Therapeutinneninterviews bestätigt, erklärt und differenziert dieses Ergebnis auf qualitativer Ebene.

6 Tiefenhermeneutische Videoanalyse als zusätzliches Erkenntnisinstrument und zweites Projekt im Projekt

Birgit Heintz und Marika Weiger

Im Herbst 2022 beschäftigten wir uns im Leitungsteam und an der SFU Linz unabhängig voneinander mit den Möglichkeiten tiefenhermeneutischer Analysen und ihrer Relevanz für die qualitative Forschung im Allgemeinen und für unseren Ansatz im Speziellen. Mit unseren persönlichen Hintergründen, den Erfahrungen aus der Leitung von Balintgruppen, Gruppensupervisionen im Kontext der Analytischen Psychologie und der langjährigen Zusammenarbeit in einer auch der Prozessforschung verschriebenen Arbeitsgruppe mit pferdegestützt arbeitenden Kolleginnen lag es nahe, die weitere Auswertung unseres Videomaterials im Rahmen einer tiefenhermeneutischen Interpretationsgruppe zu betreiben. Ganz ähnlich wie die Balint-Arbeit basiert die Tiefenhermeneutik auf zentralen Postulaten der Psychoanalyse. Sie wird nicht immer einheitlich, aber unter anderem als (Kunst-)Praxis des (Sinn-)Verstehens über den Zugang zum Unbewussten definiert (Dalferth, 2018).

Die Tiefenhermeneutik entstammt ursprünglich der Sozial- und Kulturforschung Alfred Lorenzers (1986) und wurde unter anderem von einer Gruppe um Hans-Dieter König (2019) auch für die psychotherapeutische Praxis weiterentwickelt. Untersucht werden manifeste und latente Inhalte in Texten, akademischen Arbeiten, Medienbeiträgen und vieles mehr. Der Begriff des Latenten ist angelehnt an die Psychoanalyse Sigmund Freuds und verweist auf latente, das heißt hinsichtlich ihrer Bedeutung dem Bewusstsein nicht unmittelbar zugängliche, verborgene Trauminhalte. Für unseren interdisziplinären psychotherapeutischen Kontext erschien es sinnvoll, diesen Latenzbegriff zu erweitern, vor allem um das Unbewusste im Sinne des Noch-nicht-Bewussten. Als latent betrachteten wir auch die zu vermutenden Motivationen hinter dem beobachtbaren Verhalten der Pferde – das, was als ihre Gegenübertragung verstanden werden könnte. Ebenso schwer zu erfassen und deshalb als latent, im Sinne von nicht direkt zugänglich, zu bezeichnen, sind die feinen, nicht-sprachlichen Resonanzprozesse mit ihrer potenziell sinnstiftenden Bedeutung für die Therapiepartner. »Die Tiefenhermeneutik ist für unseren Gegenstand insofern notwendig, als der Gegenstand aller Tiefenpsychologie das Opake ist. Wenn wir analytisch oder tiefenpsychologisch arbeiten, müssen wir uns immer mit dem Unverfügbaren beschäftigen. Das Unbewusste ist das Unwissbare, Unzugängliche, Unverfügbare« (R. T. Vogel, online Vortrag C. G. Jung Institut Küsnacht, April 2023). Uns interessierte das Unsichtbare hinter dem Sichtbaren, das weitgehend nonverbale, intersubjektive therapeutische Geschehen zwischen drei Lebewesen, die unterschiedlichen Arten angehören. Die Resonanz der Pferde auf bewusste und unbewusste Gefühle oder Gestimmtheiten der Patientinnen erscheint meist als eine aus ihrer Empathie hervorgehende Reaktion. Ihre jeweils genauen Intentionen in den oft so erstaunlichen Interaktionen mit den Menschen sind jedoch nicht eindeutig zu präzisieren, da die Pferde nicht mit Worten Auskunft geben können. Vermutlich setzt sich ihr Verhalten sehr vielschichtig aus sowohl instinkthaften als auch unter der Sozialisation mit dem Menschen entstandenen Motivationen und arteigenen Bedürfnissen zusammen. Trotz unserer Jahrtausende währenden kulturellen wie existenziellen Verbundenheit bleiben die Pferde für uns mit all ihren Fähigkeiten immer auch geheimnisvolle Vertreterinnen einer anderen Spezies. Ihre Beweggründe sind oft wie hinter einem dünnen Schleier verborgen und durch unser eigenes in mancherlei Hinsicht weniger differenziertes Sensorium bestenfalls zu erahnen.

Die Tiefenhermeneutik – als wissenschaftlich zunehmend etablierte Methode – nutzt die Subjektivität und die Intuition der Forschenden, ihre Assoziationen, Gefühle, körperlichen Empfindungen und ihre gesamte innere Resonanz auf eine methodisch reflektierte Weise als zentrales Erkenntnisinstrument. Sie widmet sich dezidiert auch dem Unsichtbaren, Unverfügbaren und Opaken. Sie erkennt an, dass neben dem Erfassen des Manifesten, tatsächlich Beobachtbaren bestenfalls eine Annäherung an ein Verständnis, an Sinn und Bedeutung, nicht aber deren Objektivierung möglich ist. Anders ausgedrückt: Wenn die reflektierte Ahnung vieler Erfahrener sich im gemeinsamen Diskurs zunehmend zu einem Konsens verdichtet, führt dies nicht zu objektiver Wahrheit, aber zu größerer Gewissheit.

Somit lag die Gründung einer tiefenhermeneutischen Interpretationsgruppe zur Aufarbeitung des vorliegenden Materials mehr als nahe. Die schließlich gemeinsam mit Agnes und Thomas Stephenson entwickelte Idee sah vor, unsere vorausgewählten Videosequenzen an zwanzig zweieinhalbstündigen Sitzungsterminen im Jahr 2023 im Online-, Hybrid- und Präsenzformat tiefenhermeneutisch auszuwerten.

6.1 Die Zusammensetzung der Interpretationsgruppe (IPG)

Im Januar 2023 fand sich eine zwölfköpfige Gruppe zusammen, für die wir neben uns als Leitungsteam und dem Team der SFU Linz um Prof. Dr. Thomas Stephenson und Agnes Stephenson (Univ. Ass.) sowie Katharina Geyer (Stud.) – zwei der an der Studie beteiligten Psychotherapeutinnen – Dipl.-Soz. päd. Sabrina Groß (Kinder- und Jugendlichenpsychotherapeutin, Miltenberg), Dipl.-Psych. Susanne Heering (Psychologische Psychotherapeutin, Hamburg) – gewinnen konnten und

- Dr. phil. Christof Ammermann (Konstanz, Psychoanalytiker, Arzt, Mitglied Vorstand Lehre C. G. Jung Institut Zürich, ehemaliger Vorsitzender der Forschungskommission),
- Dr. Angelika Papke (Berlin, Psychologische Psychotherapeutin, ehemals Pferdeprojekt der FU Berlin),
- Dr. Heike Rettig (Sprachwissenschaftlerin am Institut für Germanistik der Universität Koblenz – in der zweiten Jahreshälfte),
- Dr. med. Gerhard Vilmar (Rosenheim, Psychoanalytiker und Supervisor, in der ersten Jahreshälfte).

Einige der Gruppenmitglieder baten darum, anonym zu bleiben. Wir begannen im Januar 2023 mit einer Klausurtagung in Linz im Präsenz- bzw. Hybridformat und arbeiteten bis zum nächsten Präsenztreffen Ende Juli auf unseren Höfen in Niederbayern einmal monatlich online miteinander. Die Gruppe setzte sich aus weitgehend psychotherapeutisch erfahrenen, aber nur etwa zur Hälfte auch pferdeerfahrenen Teilnehmer*innen zusammen. Vier der insgesamt neun beteiligten Psychotherapeut*innen waren in der Analytischen Psychologie C. G. Jungs verwurzelt. Einige der Kolleg*innen waren vor allem forschungsmethodisch interessiert und erst in zweiter Linie an den besonderen, mit der Einbeziehung von Pferden in die Psychotherapie einhergehenden Implikationen. Ein verhaltensbiologisch versierter Kollege brachte häufig naturwissenschaftliche und ethologische Perspektiven ein. Die reitende Linguistin war bereit, sich auf einen Weltenwechsel einzulassen, während sie sich in ihrer sonstigen Forschungsarbeit bis dahin ausschließlich mit dem Manifesten, der Mikroanalyse körperlich, gestisch, mimisch sichtbarer und verbaler Kommunikation befasste.

6.2 Vorgehen – Szenisches Verstehen und hermeneutischer Zirkel

Die Gruppensitzungen der Interpretationsgruppe begannen jeweils mit dem Betrachten der ausgewählten Videosequenzen. Die Auswahl dieser Sequenzen bildete sowohl die von den behandelnden Psychotherapeutinnen und den Patientinnen als auch von uns selbst als besonders bedeutsam wahrgenommene Situationen ab. Dieses Auswahlkriterium erschien uns angesichts der Fülle des Materials sinnvoller als beispielsweise ein neutrales Selektions- oder Zufallsprinzip. Die Teilnehmenden wurden angehalten, beim Zuschauen die eigene affektive Resonanz und alle spontan auftauchenden Fantasien und Gedanken zu beachten. Diese wurden in einer anschließenden »Blitzlichtrunde« ausgetauscht. Im weiteren Verlauf des möglichst freien Assoziierens wurden einzelne Sequenzen genauer in den Blick genommen und oft mehrfach betrachtet, um die jeweiligen Annahmen sowie unter Umständen auch widersprüchliche Interpretationen am Material zu überprüfen. Am Ende jeder Sitzung folgte eine Zusammenfassung der wesentlichen Erkenntnisse und Themen durch die Gruppenleitung, die Agnes Stephenson übernommen hatte.

Tiefenhermeneutik untersucht, wie bereits oben dargestellt, nicht den Gegenstand – das heißt das Forschungsmaterial, in unserem Fall die Videosequenzen – selbst, sondern vor allem dessen *Wirkungen auf die einzelnen Betrachter*innen.* Im Sinne des »Szenischen Verstehens« stehen die Übertragungs- und Gegenübertragungsreaktionen der Gruppenmitglieder auf das gemeinsam betrachtete Material – ihre Gefühle, Assoziationen, Gedanken, Empfindungen – im Zentrum des Interesses. Der *hermeneutische Zirkel,* das diskursive Umkreisen der zu analysierenden Therapiesequenzen bildet die Grundlage dieses Interpretationsprozesses. Analog zur Idee der *Welt in einem Sandkorn* und dem Konzept des Gegenwartsmoments (Stern, 2007) gingen wir davon aus, dass sich in der Mikrosituation das Wesentliche der Makrosituation bereits abbildet und erkennen lässt. Das heißt, wenn wir einige kurze Handlungssequenzen der Patientin, der Therapeutin und des Pferdes sehen und wahrnehmen, können wir auf wesentliche Dynamiken dieser triadischen Situation, aber auch auf grundsätzlich bedeutsame Facetten der Erlebniswelt der einzelnen Beteiligten schließen. Ausgangspunkt ist die individuelle und dabei gemeinsame Erfahrung der Betrachter*innen in der Gruppe, ihre Wahrnehmung im Prozess, die sich in einem gemeinsamen Annäherungsprozess immer weiter verfeinert. Dies bedeutet, dass die IPG sich im Sinne des hermeneutischen Zirkels den Bedeutungen, einem Sinn und dem Verständnis im Diskurs eines kreisförmigen Denk- und Assoziationsprozess immer weiter annähert, ohne ein Ergebnis, eine Hypothese endgültig festschreiben zu wollen. Dieser Prozess fordert die Bereitschaft, nicht restlos Eindeutiges auszuhalten, zum Teil auch Widerspüchliches stehen zu lassen. Er ist auf Verstehen ausgerichtet, offen im Ergebnis. Die Mitglieder der Gruppe reagieren mit allen sinnlichen, emotionalen und körperlichen Eindrücken auf das gezeigte Material, vergleichbar dem Resonanzkörper eines Klaviers, dessen Saiten beim Ertönen eines fremden Klanges im Raum mitzuschwingen beginnen.

»Die Interpretationsgruppe (IPG) ermöglicht es somit, den sprachlosen Inszenierungen im Material durch die gruppendynamischen Reinszenierungen eine Sprache zu verleihen, indem die Dynamiken der IPG in der Gruppeninterpretation systematisch auf das Material bezogen, an diesem überprüft und daran rückgebunden werden« (Abd-Al-Majeed et al., 2020, S. 26).

Diese überprüfende Rückanbindung an das Material ist essenziell, die zunächst subjektive Wahrnehmung der Interpretierenden ist kein Freibrief für willkürliche Behauptungen oder in unserem Fall beispielsweise für gemeinschaftliche Idealisierungen der Pferde und ihrer Rolle im Therapieprozess.

»In der Triangulierung explodiert die Komplexität«, warnte Thomas Stephenson gleich zu Beginn und formulierte damit eine der größten Herausforderungen. Auch war unsere Interpretationsgruppe nicht nur heterogen zusammengesetzt, sondern auch ziemlich groß und damit die spezialisierten Blickwinkel der Betrachtung sehr vielfältig. Der Gegenstand unseres Forschungsinteresses – Wirksamkeitsaspekte der Pferde in Psychotherapien – erschließt sich nur im Gesamtkontext mit Patientin und Therapeutin. Die gesamte triadische Interaktion wirkt also auf uns als Einzelpersonen und auf die Interpretationsgruppe als Ganzes ein. Mit jeweils unterschiedlicher Gewichtung beeinflussen einerseits die drei beteiligten Protagonist*innen, andererseits die jeweiligen biografischen und professionellen Erfahrungen und Perspektiven der Betrachtenden Verlauf und Dynamik der Gruppensitzungen. Manchmal schienen sich in der Gruppendynamik vor allem die Psychodynamik der Patientinnen oder spannungsgeladene Interaktionen innerhalb der Patientin-Therapeutin-Dyade abzubilden. Zeitweise erwies sich die von uns angestrebte Fokussierung auf die Interaktion mit den Pferden in der tiefenhermeneutischen Analyse als nicht selbstverständlich. Mitunter verlor die Gruppe die Pferde gänzlich aus dem Blick, wenn kontroverse Ansichten zu methodischen Fragen oder emotional sehr bewegende Themen der Patientin die Aufmerksamkeit der Gruppenmitglieder auf sich zogen. Dann ging es darum, »die Pferde wieder einzufangen«, die Wahrnehmung auch in ihre Richtung wieder zu öffnen. Erstaunlich war, wie sehr – wenn dies gelang – die Atmosphäre und das Gespräch in der Gruppe immer lebhafter wurden, die Teilnehmenden – oft nach einem ausgefüllten Arbeitstag am Abend eher müde und erschöpft eintreffend – sich am Ende der Gruppensitzungen inspiriert, wach und lebendig fühlten; ein Phänomen, das immer wieder angesprochen wurde.

6.3 Methodische Modifikationen – von der schönen Aufgabe, »Pferde wieder einzufangen …«

Angeregt durch Gespräche mit Anne Gelhardt (2021) über die von ihr eingesetzte Prismamethode führten wir im Mai 2023 eine Variante in die Ablaufstruktur unserer Gruppensitzungen ein. In drei Kleingruppen aufgeteilt, nahmen die Teilnehmer*innen für die Mikroanalyse dieser kurzen Sequenzen stellvertretend entweder die Perspektive der Therapeutin, der Patientin oder die des Pferdes/der Pferde ein und kommunizierten ihr Erleben und ihre Fantasien anschließend in Ich-Form und im Präsens *(»Ich als Patientin denke …«, »Ich als Pferd spüre …«, Ich als Therapeutin empfinde …«).* Diese Fokussierung präzisierte und differenzierte die Wahrnehmung der Videosequenzen und intensivierte die Übertragungs-/Gegenübertragungsprozesse ebenso wie die Gruppendynamik. Auf diese Weise konnten auch Vertreter*innen der gleichen Perspektive miteinander in einen internen Dialog – also Therapeutin 1 mit Therapeutin 2 – geraten. Stellvertretend für die therapiebeteiligten Protagonistinnen konnten so unter Umständen unbewusste interpersonale und intrapersonale Konfliktanteile deutlich werden. Zugleich bekamen die Pferde als nonverbal interagierende Subjekte auf diese Weise eine Stimme, basierend auf dem gegebenenfalls erfahrenen, in jedem Fall einfühlenden Gelesenwerden durch die ihre Perspektive übernehmenden IPG-Mitglieder.

Als ein wiederkehrendes Thema erwies sich im Verlauf der tiefenhermeneutischen Analyse die Frage, inwiefern das Verhalten der Pferde den Patientinnen gegenüber als empathisch und/oder intentional verstanden werden kann. Will das Pferd durch seine körperliche Annäherung die Patientin tatsächlich trösten – oder ist es nur unspezifisch interessiert an dem Menschen, der seine Weide betreten hat? Will es mit seinen sanften Nasenstübern die Patientin aus der Dissoziation holen oder sich nur eine Fliege vom Kopf streifen? Schließt es die Augen, während die Patientin imaginiert, weil es schläfrig ist, oder verbindet es sich mit ihren inneren Bildern? Folgt es der Patientin ohne Strick und Halfter, weil es ihre Sehnsucht nach Verbindung und Verbundenheit spürt? Fast nie waren diese Fragen nach der Intention der Pferde eindeutig zu beantworten, meist kam ein Sowohl-als-auch der Wahrheit, vor allem aber der Wirklichkeit am ehesten entgegen.

Häufig beobachteten wir ein eher *nur günstiges* Verhalten der Pferde, dessen Erleben in der Patientin die Bezugnahme auf eigene innere Themen anzuregen vermochte. Als ein Pferd beispielsweise mit schräg nach vorne unter den Zaun gestecktem Kopf die Grashalme auf der anderen Seite zu erreichen versuchte, thematisierte die Patientin ihren eigenen Umgang mit Grenzen. Als ein anderes Pferd unbeirrt weiter graste, während zwei Herdengenossen stritten, konnte eine Mutter dies als eine mögliche Variante im Umgang mit Konflikten ihrer Kinder bedenken. Die Art und Weise, wie die einzelnen IPG-Mitglieder die Kontaktaufnahmen zwischen Pferd und Patientin (bzw. umgekehrt) erlebten, war – wie oben erwähnt – rückanzubinden an das Manifeste, das heißt an das in den Videoaufnahmen beobachtbare Verhalten der Pferde oder an die verbalen Mitteilungen der beiden Therapiepartner respektive -partnerinnen. Neben dem beobachtbaren Verhalten der Pferde war es unser eigenes emotionales Bewegtsein während der Betrachtung solcher Szenen, das uns Hinweise in die eine oder andere Richtung gab, wobei wir diese immer etwas numinos bleibende unsichtbare Dimension hinter dem Sichtbaren nie restlos erschließen konnten und wohl auch nie können werden. Dies zeigte sich auch in teilweise übereinstimmenden komplementären oder auch kontrovers diskutierten Beiträgen der Gruppenmitglieder, verständlich vor dem Hintergrund ihres jeweils unterschiedlichen Erfahrungshintergrunds. Die Frage der Intentionalität aufseiten der Pferde blieb zentral und prägte unsere Gruppensitzungen auch konflikthaft.

War es vertretbar, in einem wissenschaftlichen Kontext anzuerkennen, dass es einen Bedeutungsüberschuss gab, dass immer etwas Nicht-Erklärbares, Nicht-Objektivierbares, Geheimnisvolles blieb bei dem Versuch, die Beziehungsangebote der Pferde zu verstehen? Hatten wir überhaupt Begriffe für das, was wir ahnten und wahrzunehmen meinten? Oder war das, was wir da sahen, etwas, wofür wir mit unseren sensorischen Möglichkeiten und den Möglichkeiten unseres Bewusstseins keine Begriffe haben? Bei aller Assoziationsfreiheit bewahrten immer einige Gruppenmitglieder einen kritischen Blick, behielten ethologisch belegte artspezifische Wesensmerkmale der Pferde im Auge, um sie nicht zu vermenschlichen oder unqualifiziert zu idealisieren.

Insgesamt lässt sich sagen, dass sich die tiefenhermeneutische Analyse, basierend auf authentischen Videosequenzen von Therapieprozessen, für die Erforschung der pferdegestützten Therapie als geeigneter methodischer Weg herausgestellt hat (vgl. dazu auch den Beitrag von Thomas Stephenson in diesem Band). Bereits Stern (2012) revolutionierte anhand mikroanalytischer Videoanalysen der Mutter-Kind-Interaktionen zunächst die Entwicklungspsychologie, später untersuchte er mit seiner »Boston Change Process Study Group« auf ähnlichem Wege Veränderungsprozesse in Psychotherapien. In unserem Projekt erwies sich vor allem die Verbindung mikroanalytischer und tiefenhermeneutischer Betrachtungen unseres Videomaterials als besonders fruchtbar, und die Möglichkeiten einer solchen Art der Analyse sind unseres Erachtens längst noch nicht ausgeschöpft. Ob und wie unsere Ansätze auf andere Bereiche der Psychotherapieforschung sinnvoll übertragbar sind – beispielsweise auf die Untersuchung von Supervisionen als Ort der Vermittlung therapeutischer Kernkompetenzen – bleibt zukünftigen Forschungsvorhaben vorbehalten. Gute Modelle der Verzahnung von beseelter Forschung, Lehre und psychotherapeutischer Praxis bedürfen – das ist sicher – der engagierten und mutigen Weiterentwicklung.

6.4 Qualitative Textanalyse als zusätzliches Evaluationsinstrument

Von Anfang an ließen wir professionelle Transkripte der videoaufgezeichneten Gruppensitzungen erstellen, um sie mit einer auf die Grounded Theory abgestimmten Software (F4-Analyse) weiter strukturieren, codieren und kategorisieren zu können (vgl. Abbildung 12). Auf diese Weise war es möglich, Daten aus allen Bereichen, wo immer es für den weiteren Auswertungsprozess sinnvoll erschien, zusammenzuführen. Dies betraf die Transkripte der tiefenhermeneutischen Interpretationsgruppe, die Verlaufsinterviews mit den Psychotherapeutinnen, die Abschlussinterviews mit den Patientinnen sowie sämtliche Video-, Bild- und sonstigen Erhebungsinstrumente.

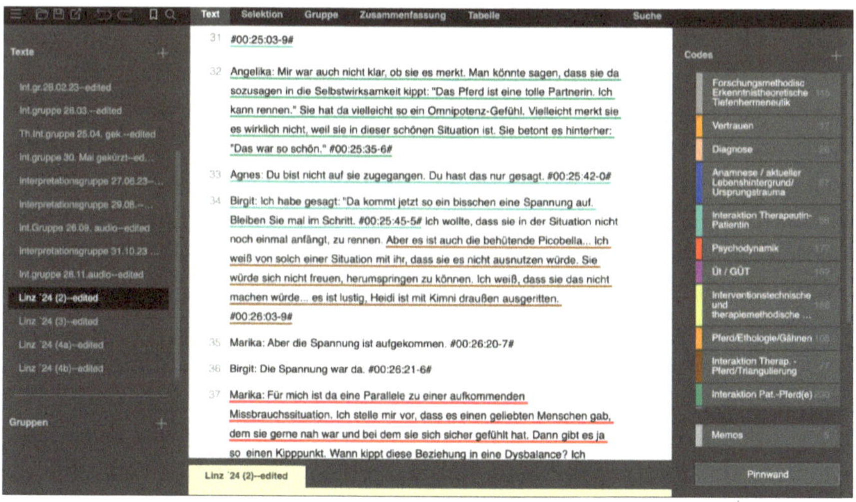

Abbildung 12: Ansicht Transkript-Codierung

6.5 Videoanalyse einer Erstbegegnung mit den Pferden – Einblicke in die Arbeit der tiefenhermeneutischen Interpretationsgruppe

Die Tiefenhermeneutik ist – wie bereits dargestellt – darauf ausgerichtet, latente Sinnebenen und Bedeutungsinhalte in einem Prozess des Szenischen Verstehens zu ermitteln; in unserem Fall anhand *subjektiver* Reaktionen der Gruppenmitglieder auf die Videosequenzen aus pferdegestützten Therapien. Der Gegenstand unseres Forschungsinteresses – Wirksamkeitsaspekte der Pferde in Psychotherapien – erschließt sich nur im Gesamtkontext mit Patientin und Therapeutin. Es sind also die intersubjektiven Interaktionen der drei Protagonisten, die auf uns als Einzelpersonen und auf die Interpretationsgruppe als Ganzes wirken. Der folgende Bericht ist der wiederum *subjektive* Versuch, einen solchen Prozess, der eine mehrfache Bearbeitung des ursprünglichen Materials erforderte, zu rekonstruieren.

Das Videodokument

Nach einigen kurzen Angaben zur Anamnese der Patientin wurde der Interpretationsgruppe (IPG) eine zwanzigminütige Sequenz aus der Erstbegegnung von Frau D. (siehe Kapitel 12), einer komplex traumatisierten Patientin, mit den Therapiepferden vorgestellt. Drei Mitglieder aus der seit sechs Monaten regelmäßig zusammenarbeitenden Gruppe waren zu diesem Zeitpunkt abwesend.

Im Film war zu sehen, wie die Patientin bereits während der Begrüßung vor Ort sagt, dass sie *»nicht ganz da«* sei und bereits den ganzen Tag unter heftigen Intrusionen – Szenen, in denen sie als Kind missbraucht wird – leide. Sie fühle sich verwirrt, auch aggressiv, in einem Chaos von Gefühlen. Sie wünscht sich *»Geborgenheit und Berühren ohne Sexualität«*. Die Therapeutin lädt sie ein hinzuspüren, mit welchem der beiden in ihren Boxen befindlichen Pferde sie Kontakt aufnehmen und arbeiten möchte. Die Patientin begibt sich gleich an eine Ecke der beiden Pferdeboxen, aus der beide Pferdeköpfe ihr sehr nah begegnen können. Als die größere, sanftere und vorsichtigere der beiden Stuten sich kurz umdreht, fürchtet die Patientin, dass diese sie *»ablehnt«* und nicht mag. Da sie sich ihr kurz darauf aber wieder zuwendet, entscheidet Frau D. sich, diese Stute auf dem Putzplatz gleich neben der kleineren Stute zu striegeln. Dies geschieht sodann ruhig und schweigend, bis die Patientin das Pferd mit ihren Händen an Hals und Rücken berührt und unter Tränen sagt, dass sie nichts spüre, ihr Gefühl an den Handgelenken quasi abbreche. Ermutigt durch eine entsprechende Aufforderung der Therapeutin, konzentriert sie sich nun auf ihre

Handflächen, ertastet Rücken, Wirbelsäule, Kruppe und Hinterbeine des Pferdes, während die Therapeutin mitunter auftauchende Fragen der Patientin zur Anatomie des Pferdes beantwortet *(»Wie nennt man diese Erhebung?« – »Das ist der Widerrist, da ist die Kruppe, hier das Sprunggelenk, ...«).*

Nachdem Frau D. wieder etwas gefasster ist, fällt die Entscheidung, mit beiden Pferden in die Reithalle zu gehen, wo sie sich frei im Raum bewegen können. Die Patientin bittet darum, das äußere Hallentor offenzulassen und nur die Bandentür zu schließen, da sie sich sonst beengt fühle. Beide Pferde wälzen sich zunächst einige Meter entfernt im Sand, dann geht die große Stute an der Therapeutin vorbei auf die Patientin zu, berührt sie behutsam mit den Nüstern und bleibt unmittelbar vor ihr stehen. Die Patientin berührt nun ihrerseits das Pferd, umfasst mit beiden Armen den Hals der Stute und legt ihre Nase vor der Schulter in das Fell, um schließlich den Geruch des Pferdes immer wieder tief einzuatmen. *»Wo kommt das an?«*, fragt die Therapeutin. *»Im Herz!«*, antwortet die Patientin und erwähnt sehr leise ihre Erinnerung an die Pferde ihrer Kindheit. *»Sie ist an mir vorbei zu Ihnen gegangen«*, sagt die Therapeutin. *»Ja, das habe ich gemerkt«*, erwidert die Patientin, die anschließend dem Vorschlag der Therapeutin folgt, ein wenig mit dem Pferd durch die Halle zu gehen, dabei die Füße und den Boden unter den Füßen zu spüren und sich mit dem Blick und der Aufmerksamkeit auf den Weg zu fokussieren.

Am Ende der Therapiesequenz traut Frau D. sich zu, das Pferd von der Halle aus wieder in den Stall zu führen. Auf die abschließende Frage der Therapeutin, was sie aus dieser ersten Begegnung für sich mitnehme, antwortet die Patientin mit Tränen in den Augen:

»Dass ich freundlich wahrgenommen werde, dass mir etwas Freundliches entgegenkommt; dass, wenn ich versuche, mich aufs Spüren zu konzentrieren, viel Traurigkeit auftaucht und dass es mich sehr bewegt. Und dass es mir, wenn ich den Zugang finde, unheimlich gut tut, eine Verbindung wahrzunehmen.« Gegen Ende der Stunde habe sie auch wieder »ein Gefühl in den Händen gehabt«.

Erste »Blitzlichtrunde« der IPG

Aus Gründen der Anonymisierung werden die Sprecher*innen in den folgenden Auszügen mit »w« (weiblich) und »m« (männlich) bezeichnet. Bevor jedoch ein erstes Wort fiel, schwieg die gesamte Gruppe ungewöhnlich lange.

W 1: »Ich habe immer noch so ein Grummeln in der Magengrube und das ging auch gar nicht weg. Dann ist es irgendwie alles viel zu viel geworden. Dann fand ich das schwierig (...) Dieses immer noch näher riechen ... Vielleicht auch, weil ich es weiß, wenn die Pferde sich da in dem nassen Sand gewälzt haben, dann riechen die eigentlich gar nicht gut.«

M 1: »Ich habe ganz viel Widerstand gespürt, mich in irgendeinen der drei hineinzuversetzen. Ich konnte nur bei mir bleiben und war die ganze Zeit eigentlich ziemlich angespannt und zum Teil unangenehm berührt. Ich habe wirklich noch nie eine Interaktion zwischen Klientin und Pferd erlebt, die mir so das Gefühl gegeben hat, ich werde Zeuge eines Übergriffs ... In anderen Szenen habe ich immer das Gefühl gehabt, sie ist angespannt, traurig-aggressiv und sie fügt sich in das, was die Therapeutin ihr sagt. Besonders unangenehm habe ich die Anweisung empfunden: ›Lege die Hände auf das Pferd!‹ Ihre Eigenaktivität war mir aber auch immer unangenehm. Ich war wirklich peinlich berührt. Ganz eigenartig für mich. Ich habe das Gefühl gehabt, was tut sie da? Man kennt vielleicht den Ausdruck »ausgreifen«, sie greift das Pferd aus, und ich habe mir gedacht, wie lässt sich das Pferd das alles gefallen? Ich war zum Teil innerlich sehr irrational. Ich habe das Gefühl gehabt: Was geschieht da? Dieses ungute Gefühl ... Man kann nicht sagen, ich hätte es schwer ausgehalten, obwohl eigentlich doch, aber ich war dauernd nervös und peinlich berührt und dachte: Oh Gott, was sehe ich da? Das war wirklich heftig.«

W 2: »Ich habe mich als Voyeurin gefühlt. Ich habe das Gefühl gehabt, ich sehe da etwas, das ich nicht sehen darf. Für mich ganz irritierend war diese Situation, wo das Pferd mit diesen beiden Leinen aufgespannt war. Ich habe das Gefühl gehabt, das Pferd ist da jetzt ausgeliefert! Dann habe ich aber schon auch wieder Momente gesehen, wo ich den Eindruck hatte, dass es passt und gut ist. Dieses Gefühl zwischen ›ich möchte alleine sein und ich will Nähe haben‹, das war für mich ganz stark spürbar bei der Patientin. Dieses: Ich will diese Nähe und dieses Riechen und ganz Nahegehen. Dann aber wieder dieses: Ich will wieder alleine sein. Für mich ist der Begriff des Aufgespanntseins ganz stark geblieben.«

W 3: »Mich hat der Anfang ganz besonders beeindruckt, als sie sagte, sie sei aggressiv. Das konnte ich nicht spüren, aber ich konnte sehr stark diese Trauer spüren und dieses total Verwirrtsein und nicht wissen, wohin mit sich. Dann, wie sie zu den Pferden ging und dieser allererste Kontakt, wie sie vor den Boxen stand und wie die Pferde sie neugierig angeschnuppert haben und wie sie immer so lachte, da musste ich auch lächeln. Ich fand das einfach berührend und schön, wie sie da sofort in so einer lockeren Weise darauf eingehen konnte. Wie dieses Traurige sich in diesen kurzen Momenten löste und sie lachte. Sie war kindlich und neugierig und hat sich auf diesen Kontakt eingelassen. Das fand ich ganz berührend.«

W 4: »Mich hat sehr beeindruckt, was von den Pferden selbst kam, dass sie so aktiv waren und sich so aktiv eingebracht haben. An der einen Stelle, als sie in der Halle standen, die Köpfe einander zugewendet und sich mit den Nüstern berührt haben. Dann hat das eine Pferd sich aber wieder der Patientin zugewendet. Da habe ich das Gefühl gehabt, das bezieht sie jetzt wieder mit ein. Dann kam es auch von ganz alleine zu ihr und es gab diesen langen Blickkontakt. Da waren ganz viele Momente, wo ich sehr beeindruckt war, wie viel von den Pferden selbst ausging. Warum auch immer sie das tun.«

W 5: (Therapeutin): »Ich switche so zwischen dem Empfinden, das ich in der Stunde hatte, und dem Empfinden, das ich jetzt gerade hier habe, während Ihr begonnen habt zu sprechen. In der Stunde war es so, dass ich zu Beginn ziemlich erschrocken bin. Ich habe mich gefragt, in welchem Zustand sich die Patientin befindet, war ziemlich besorgt, da sie auch immer eine sehr lange Anreise mit dem Auto hat. Die Art und Weise, wie sie zu den Pferden ging, gleich so sehr nahe und gar nicht irgendwie hinspürend, wie nahe sie wirklich sein möchte, war irritierend. Ich fand ihr Lachen kindlich, irgendwie unangemessen, nicht adäquat. Es war nicht wirklich heiter, sondern irgendwie irritierend, es war sie als Kind. Gleichzeitig bin ich jetzt auch etwas erschrocken über die Gegenübertragung in der Gruppe. Die trifft aber schon auch sehr auf den Zustand der Patientin zu. Es ist alles so dumpf, schwer, unheimlich, voyeuristisch, verboten und was sonst so erwähnt wurde. Es korrespondiert aber auch ein Stück weit mit dem Empfinden, das ich selbst in der Situation hatte.«

An dieser Stelle entschied sich die Gruppe, die Anfangssequenz des Zusammenschnitts ein zweites Mal – je aus der Perspektive eines/einer der Protagonist*innen – anzuschauen; die Therapeutin hatte die Aufgabe, den Prozess zu verfolgen.

Zweite Runde: aus der Perspektive des »Ich als …«

w 2: »Ich als Patientin möchte alles richtig machen. Ich möchte den Pferden etwas Gutes tun, und ich möchte, dass das, was da passiert, etwas Gutes mit mir macht.«

W 5: »Ich habe es als Patientin jetzt beim zweiten Mal anders wahrgenommen. Ich zeige engen Körperkontakt, will den aber irgendwie doch nicht und lache das dann weg. Ich habe dann das Gefühl, die Therapeutin signalisiert mir, ich soll das Pferd kraulen. Ich mache das, aber irgendwie weiß ich gar nicht, ob ich das überhaupt will.«

M 1: »Ich als Therapeutin habe durchgängig Depersonalisationserlebnisse. Ich höre mich sagen: ›Nehmen Sie sich alle Zeit der Welt.‹ Ich denke mir, warum sage ich das? Da schicke ich sie zu diesen zwei riesigen nackten Körpern. Wofür soll sie sich da alle Zeit der Welt nehmen? Dann höre ich mich sagen: ›Eine Idee, was Sie gerne möchten und mit wem Sie da etwas machen möchten?‹ Wer bin ich jetzt gerade? Warum schiebe ich sie da hinein und sage: ›Schau einmal, was du gerne möchtest und mit wem du es möchtest.‹ Ich denke mir, was tue ich da? Lade ich sie da jetzt nicht noch mehr ein, etwas zu tun, was sie eigentlich nicht tun will oder was schwierig ist für sie? Warum tue ich das? Durchgängig erlebe ich mich als Therapeutin gespalten und fast schon depersonalisiert!«

w 1: »Da möchte ich noch einmal anschließen als Therapeutin. Ich frage mich, warum ich wohl an der Stelle, wo ich erkläre, dass sich die Stute nur umdreht, weil sie vielleicht den Popo gekrault bekommen möchte, und ich der Patientin eigentlich vermitteln will, dass sie sie mag, warum ich in dieser Situation von Popo spreche – nicht Hinterteil sage oder Kruppe oder einen pferdespezifischen Ausdruck, sondern Popo.«

Was geschah in der Gruppe?

Zahlreiche Assoziationen waren offensichtlich stark beeinflusst von den zu Beginn der Sitzung mitgeteilten anamnestischen Angaben, vor allem der sexuellen Traumatisierung der Patientin. Sowohl sie selbst als auch die Therapeutin wurden *täterassoziiert* wahrgenommen. Die Berührungsmomente zwischen Patientin und Pferd wurden als übergriffig oder gar sexualisiert erlebt, die Therapeutin als nötigend und zu ungewollter Berührung drängend, das Pferd als *»ausgeliefert«* und *»aufgespannt«* wie in der Opferposition (es war aus erhöhter Position sicher, aber locker rechts und links angebunden). Ein Wort wie *»Popo«* war nicht länger harmlos, der vermutete Geruch der Pferde nach ihrem Wälzen im feuchten Sand der Reithalle erregte Ekel und Übelkeit. Der heilsame Beitrag der Pferde ging verloren, wurde nicht thematisiert oder der Austausch dazu brach ab. Ebenso, wie das Gefühl der Patientin unter ihren Händen zu Beginn der Stunde beim Berühren des Pferderückens in den Handgelenken »abbrach« und nicht wirklich in ihr ankam.

In all diesen, für einige von uns schwer erträglichen Assoziationen schienen sich Aspekte der inneren Verfassung der Patientin abzubilden. Mehr noch – sie affizierten, obwohl nur über das Medium Film wahrgenommen, einen großen Teil der Gruppe: ihr Ekel vor dem eigenen beschmutzten und schlecht riechenden Körper, ihr immer wieder aufflackerndes Misstrauen gegen die Therapeutin und andere Menschen in ihrer Nähe, die inneren Abgründe von Scham, Schuld und (Selbst-)Entwertung, die jede Beziehung verschatteten und die immer lauernde Sexualisierung kindlich naiver Nähe- und Geborgenheitswünsche. Letztlich affizierte uns ihre dissoziative und depersonalisierte Symptomatik. Ein männlicher Kollege (m 1) formulierte es so:

»Dadurch, dass wir das so gemacht haben, dass ich mich in die Position der Therapeutin begeben habe und mir gedacht habe »Was mache ich da nur?«, fühlte ich mich depersonalisiert, auf jeden Fall zumindest gespalten. Im Nachhinein konnte ich dieses Gefühl, das ich von der Patientin ganz am Anfang hatte, auf einmal körperlich spüren. Dieses Gleichzeitig-aggressiv-und-traurig-Sein und gleichzeitig nicht wollen, aber doch wollen und so weiter. Dieses Gefühl, das sie am Anfang für mich präsentiert hat, habe ich auf einmal gefühlt. Und zwar in Verbindung damit, dass ich in die Perspektive der Therapeutin hineinmusste. Dann wurde mir klar, dass die Depersonalisation eines der Symptome der Klientin ist. Aus dem Erleben meiner ambivalenten Haltung zur Therapeutinnenposition wurde mir auf einmal klar, was da in ihr passiert. Das ist für mich ein ganz neues Zusammenspiel zwischen Übertragung und Gegenübertragung.«

Ein bis dahin außergewöhnlich schweigsamer Kollege hatte während der gesamten bisherigen Sitzung eine Bleistiftzeichnung angefertigt; aus einer geschwungenen Linie war zunächst so etwas wie ein Flügel entstanden, dann aber eine Kontur, die – je nachdem, ob man die schraffierten oder weiß gelassenen Flächen fokussierte – verschiedene Assoziationen provozierte (siehe Abbildung 13).

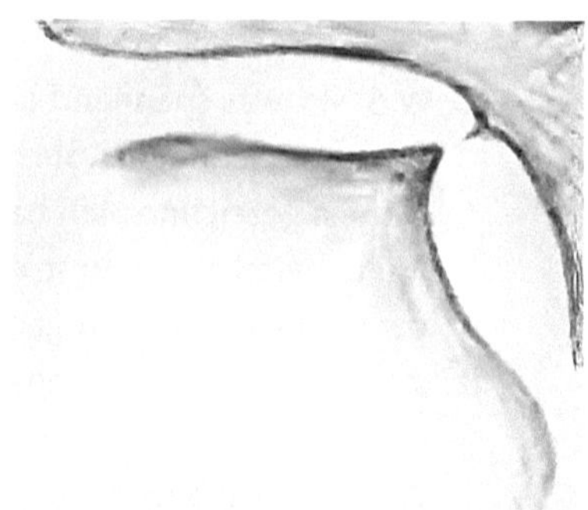

Abbildung 13: Zeichnung eines Gruppenmitglieds

Durch seine Zeichnung gelangte die Gruppe im weiteren Gespräch schließlich zu einer sehr engagierten, dichten Interpretation der Zeichnung der Patientin, die sie – der Bitte der Therapeutin folgend – im Anschluss an die Begegnung mit den Pferden in der Praxis angefertigt hatte (siehe Abbildung 14). Beide Zeichnungen verband etwas Verschleiertes, Opakes, in der Andeutung Verbleibendes, wobei Vordergrund/Gestalt und Hintergrund changieren konnten.

w 2: »In dieser Zeichnung nimmt diese Linie eine ganz prominente Stellung ein. Die Wirbelsäule, die sie da gezeichnet hat, ist ganz stark sichtbar. Sie hatte offensichtlich ganz großes Interesse an der Pferdeanatomie. Das fand ich schon auch spannend, dass sie sich da mit dieser anatomischen Seite auseinandergesetzt hat: Was ist das jetzt, und welche Wirbel sind das jetzt?«

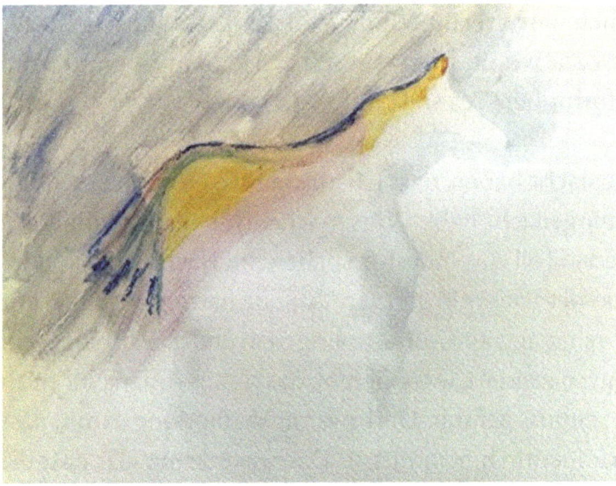

Abbildung 14: Zeichnung der Patientin

W 1: »Die Wirbelsäule und der Rücken sind eher etwas Starkes und Haltgebendes, und damit hat sie sich beschäftigt. Der Bauch, das Verletzliche, das Schützenswerte, das ist ganz durchsichtig und nicht ausgestaltet.«

W 5: »Ja, was spannend ist, ist, dass sie tatsächlich die Oberlinie vom Pferd recht genau gezeichnet hat. Sie hat ganz intensiv die ganze Wirbelsäule bis zu den Schweifwirbeln gezeichnet. Ich habe sofort dieses Abtasten der Wirbelsäule gesehen und war unheimlich erstaunt, dass aus dem Weißen heraus der Kopf, aber nur die Kontur deutlich wird. Ich bin gar nicht einmal sicher, ob das nicht unabsichtlich so entstanden ist oder ob es absichtlich entstanden ist.«

W 1: »Ich weiß es nicht. Diese Kopfkontur ist wirklich weiß geblieben, das Pferd hat keine Augen und ansonsten verschwimmt dieser Körper mit den angedeuteten Beinen oder geht über in den Hintergrund. Dieses Pferd hat durchaus etwas Körperloses.«

W 5: »Ja, aber so war sie auch wahrscheinlich nicht in ihrem Körper während dieser ganzen Stunde, ein wenig wie in einem Nebel.«

W 3: »Für mich wirkt es jetzt so: Je länger ich darauf schaue, desto mehr habe ich diese Assoziation, sie ist eigentlich dieses Blasse, Unlebendige, Nichts-spüren-Könnende. Was sie mitnimmt aus dieser Begegnung ist, dass da irgendwie ein bisschen Farbe hineingekommen ist. Das hat sie auch so ausgedrückt. Irgendetwas ist angeklungen in ihr. Sie konnte wieder etwas spüren. Ich finde, das kommt durch die Farbe schon deutlich hinein.«

M 3: »Ich sehe in diesem Bild: Da läuft ein Pferd vorbei oder da steht ein Pferd, das sehe ich von der Seite. Da ist kein Kopf gewendet, gar nicht, das ist die Distanz, die sie hat. Sie hat im Grunde genommen mit der Wesenheit oder der Persönlichkeit des Pferdes da recht wenig Kontakt aufnehmen können, höchstens nur sehr flüchtig.«

W 2: »Dieses Pferd fühlt bis in die Fingerspitzen. Das Pferd, das sie da gezeichnet hat, das sie da so abgetastet hat, diese Wirbelsäule – das Gefühl geht hinunter bis in die äußersten Spitzen des Schweifs. Man muss mit allem achtsam sein, auch wenn man da nichts mehr fühlt. Dort muss man auch noch achtsam sein.«

W 1: »Ja, der Schweif des Pferdes könnte ebenso gut eine Hand sein ...«

Augenfällig an der Zeichnung war für alle Gruppenmitglieder die Entsprechung zwischen der deutlich gezeichneten Kopf- und Rückenkontur und der anatomischen Erkundung der Wirbelsäule des Pferdes durch die Patientin. Der im Weiteren konturlose in den Hintergrund übergehende Körper des Pferdes schien dem Verlust der Wahrnehmung des eigenen Körpers der Patientin, ihrer dissoziativen inneren Situation zu entsprechen. Das Nebulöse des Bildes entsprach aber auch der zu diesem Zeitpunkt noch vagen, eben nebulösen und hinsichtlich der sexuellen Übergriffe noch nicht konkret bildhaft existierenden Erinnerung der Patientin. Dies erschwerte zudem die traumatherapeutische Bearbeitung und nährte immer wieder Zweifel, Flucht in Verleugnung, Gefühle von Kontrollverlust bis hin zu drohender Ich-Auflösung. Ihre eigenen angestrengten Versuche, konkrete Erinnerungen aufzuspüren, verschwammen so in einer bodenlos abgründigen Leere – und diffundierten in die Gegenübertragungsreaktionen der Gruppe. Es schien, als wäre fast die gesamte Gruppe von den Intrusionen und dem Hyperarousal der Patientin affiziert gewesen.

Dennoch hatte die ausführliche, auch kognitive Auseinandersetzung mit der Zeichnung die Gruppenatmosphäre ein wenig gelichtet und aus der intensiven, dabei sehr unterschiedlichen emotionalen, auch physischen Betroffenheit in einen momentan entlastenden, rationaleren Diskurs geführt. Die Beschäftigung mit der Zeichnung erlaubte einerseits etwas mehr Distanz zur Person der Patientin und half andererseits, ihren inneren Zustand besser zu verstehen. Wir erlebten eine Art Verdichtung der Assoziationen und Gedanken, die zugleich in eine neue Fragestellung mündete:

w 4: »Ich bin ein bisschen wie erschlagen, weil ich ja beim ersten Durchgang, das alles als sehr harmonisch erlebt habe. Beim zweiten Durchgang habe ich erst gemerkt, dass ihr Lachen so aufgesetzt, nicht adäquat war ... Beim ersten Mal habe ich das gar nicht so gespürt, aber im zweiten Anschauen umso intensiver, irgendwie fast ein bisschen erschreckend. Ob ich da so sehr in der Abwehr war und es nicht zulassen konnte?«

M 4: »Ich glaube nicht, dass das mit dir zusammenhängt. Nach meiner Erfahrung ist das die Patientin, die so ist. Das bist nicht du.«

W 5: »Sie hat beide Seiten. Sie hat diese ganz adäquate, total reflektierte, ganz vernünftige Seite. So kann sie auch mitten in diesem mehr oder weniger dissoziativen Zustand sagen: ›Da oben spüre ich Staub, da habe ich nicht gut geputzt!‹« Da kommt plötzlich eine ganz normale Bemerkung. So wie ich sie wahrnehme, switcht sie zwischen diesen Zuständen. In der einen Sekunde ist sie irgendwie sehr, sehr präsent, sehr da und sehr reflektiert. Aber wenn sie aus so einer Situation kommt, wo sie den ganzen Tag diese Intrusionen hatte, dann taucht sie einfach immer wieder in diesen Nebel ab. Ich glaube, du hast einfach beide Teile gespürt.«

W 1: »Deswegen sind wir ja eine Gruppe, um diese verschiedenen Anteile repräsentieren zu können.«

M 1: »Genau. Ich habe auch etwas erlebt, was ich hier sonst nicht so erlebe. Ich habe gemerkt, dass ich nach meiner Darstellung das Gefühl hatte, ich sage jetzt besser nie wieder etwas. Es war so ganz, ganz seltsam. Im Sinne von – ich hatte auf einmal das Gefühl, ich geniere mich, ich schäme mich für das, was ich gesagt habe. Weil ich eigentlich der Therapeutin unterstellt habe, dass sie fürchterliche Dinge macht. Da war ich in dem Anteil, der sich mit der Klientin identifiziert hat. Dann verschwammen meine Identifikation mit der Therapeutin und meine Identifikation mit der Klientin. Sie wollte doch nur das Beste als Therapeutin. Ich unterstellte ihr, dass sie die Klientin da hineingetrieben hat. Das ist aber genau das, wo ich mir denke, diese Spaltung ist auch in der Klientin als Missbrauchte. Dass sie dann immer wieder Situationen hat, wo sie sagt: ›Vielleicht bin ich schuld!‹ oder ›Ich muss mich schämen!‹ Ich unterstellte da etwas, als die Therapeutin gesagt hat: ›Schau, was willst du denn mit den Pferden machen?‹ Das war freundlich, aber ich empfinde das auf einmal als etwas, wo ich sie als Therapeutin in das Missbrauchtsein hineingetrieben habe. Ich habe immer wieder Anteile übernommen, dann habe ich gedacht, ich darf hier eigentlich nichts mehr sagen. Wir repräsentieren verschiedene Anteile und spüren die zum Teil auch körperlich. Dadurch, dass wir das gegenseitig kommunizieren können, profitieren wir alle miteinander von dieser Multiperspektivität oder dieser Identifikation mit den verschiedenen Anteilen.«

W 5: »Gerade, weil sie nicht integriert ist.«

W 4: »Ich bin auch ein bisschen erschlagen. Ich weiß noch gar nicht, was ich dazu denken und sagen soll!«

M 1: »Willkommen in der verrückten Welt der Psychotherapie.«

M 2: »Diese Welt ist nicht so verrückt, weil das, was wir da erlebt haben, sind nicht wir. Das ist die Patientin, die sich über uns ausgedrückt hat.«

W 5: »Das sind schon auch wir. Die Patientin drückt sich ja über das Empfinden in uns aus – und es drückt sich in dir ja etwas deutlich anderes aus als in X oder Y!«

m 2: »Es drückt sich in allen von uns etwas anderes von der Patientin aus. Wir sprechen über unsere Wahrnehmungen und das sind nicht nur Fantasien. Das sind nicht wir selbst und es ist auch nicht ein Gemisch mit unseren eigenen Neurosen, oder nur ganz wenig.«

Wir stellten fest, dass es sich hier um eine Diskussion handelte, die wir – vielleicht im Rahmen unserer nahenden Klausurtagung – noch würden vertiefen müssen.

Die Frage, welche Daten tatsächlich generiert werden, ob und wie sehr sich Anteile der Protagonistinnen im Material mit den Persönlichkeitsanteilen der Interpretierenden vermischen, scheint auch in anderen tiefenhermeneutisch arbeitenden Gruppen und Forschungswerkstätten nicht abschließend beantwortet und entzieht sich vermutlich einer Vereinheitlichung. Die Rekonstruktion und Rückbindung an das Ausgangsmaterial erlaubt zwar eine objektivierende Annäherung an diese Frage, dennoch ist auch jede vielleicht zunächst weitschweifig erscheinende oder sogar vom Ausgangsmaterial abweichende persönliche Wahrnehmung für die latenten Bedeutungsinhalte relevant.

Angesichts dieser Fragestellung bereiteten wir für die einige Wochen später folgende Klausurtagung unserer Gruppe einen Zusammenschnitt der Zoom-Aufzeichnung der letzten Sitzung vor. Sie hatte im Nachhinein bei einigen der weiblichen Teilnehmerinnen Unbehagen ausgelöst – einerseits wegen der sich wiederholenden sexualisierten Assoziationen der männlichen Kollegen, andererseits wegen des kaum berücksichtigten für die Patientin positiven und hilfreichen Beitrags der Pferde. Im Sinne einer Rekonstruktion, wie oben erwähnt, fügten wir die relevant erscheinenden Resonanzmomente mit den Pferden und einige Dialogpassagen zwischen Therapeutin und Patientin aus der ursprünglich gezeigten Videosequenz in den wiederum etwa zwanzigminütigen Zusammenschnitt der Gruppensitzung noch einmal mit ein.

Dritte Runde: Gemeinsame Betrachtung der Rekonstruktion

Während unserer Klausurtagung in Kroed Ende Juli 2023 traf sich die gesamte Gruppe in Präsenz; lediglich die Studentin und gleichzeitig jüngste Teilnehmerin konnte dieses Mal nicht dabei sein. Im Sinne der Rückanbindung an das Material zeigten wir – wie oben beschrieben – Auszüge der Videoaufzeichnung unserer vorausgegangenen Gruppensitzung. Dann baten wir zunächst die beiden damals abwesenden Kolleg*innen, ihre Eindrücke zu schildern. Die erste Kollegin (w 6) empfand aus der persönlichen Distanz *»die Art und Weise, wie diese neunköpfige Wissenschaftsrunde da arbeitet, durchaus beindruckend und die Patientin sehr berührend und nahegehend.«* Sie betonte ihr Empfinden des behutsamen und vorsichtigen Suchens und gemeinsamen Herantastens von Therapeutin und Patientin an ein stimmiges Vorgehen während der Therapiesitzung.

Der zweite Kollege (m 4) hatte aufgrund von Berichten aus der Sitzung ein noch viel weitergehendes und spannungsvolleres Auseinanderdriften der Gruppe erwartet und meinte, dass es vielleicht an dem jetzt betrachteten Zusammenschnitt liege, dass sich dieser Eindruck nicht vermittele. Auch er war sichtlich berührt von der Patientin und den Worten, mit denen sie am Ende der Sitzung unter Tränen beschrieben hatte, was sie für sich aus dieser ersten Pferdebegegnung mitnehmen konnte. Später fügte er metaphorisch hinzu: *»Die Pferde dürfen der Gruppe ruhig davongaloppieren und die Weite ihres Auslaufs nutzen, aber es kommt darauf an, sie dann auch wieder einzufangen und zusammenzubringen.«*

In der Gruppe tauchten neue Aspekte und Fragen zur Patientin auf, etwa, ob sie durch die mitlaufende Kamera beeinträchtigt war, warum ihr Lachen und ihre Art der Annäherung bei der ersten Kontaktaufnahme mit den Pferden so kindlich und eher unangemessen distanzlos erschien und was ihr häufiges Riechen an den Pferden vor dem Hintergrund ihrer traumatischen Erinnerung daran, als Kind von den Mitschülern gemobbt worden zu sein, da sie selbst *»nicht gut gerochen habe«*, bedeuten könne. Wir betrachteten diese Sequenzen nun genauer und mehrere Male im Originalmaterial. Eine Kollegin fragte sich, wie sehr die durch die Therapeutin zu Beginn mitgeteilte Information über die sexuelle Traumatisierung der Patientin den Gruppenprozess beeinflusst habe und wie er womöglich ohne diese Information verlaufen wäre – und daraus folgend, wie viel Information für eine Videoanalyse überhaupt sinnvoll erscheint.

Die Therapeutin berichtete, dass sie den Gruppenprozess in seinen Dynamiken ganz ähnlich zerrissen wie die Patientin selbst erlebte – so, dass gute, gesunde, optimistische und vertrauensvolle Persönlichkeitsanteile immer wieder in den Hintergrund gerieten und von destruktiven Befürchtungsfantasien verschattet und überlagert wurden. Sie berichtete, dass die Patientin sogar ausgesprochen hatte, die Therapeutin manchmal nach dem Verlassen der Praxis zu hassen, da sie plötzlich davon überzeugt war, dass diese ihr ihre ganze Geschichte nicht wirklich glaube. Die Therapeutin sah diese Entsprechungen zwischen Gruppenprozess und inneren Dynamiken der Patientin auch dort, wo die Patientin in nahezu jedem Gegenüber einen potenziellen Täter, eine potenzielle Täterin vermutete, wobei die (befürchtete) Täterschaft darin bestehen konnte, sexualisiert berührt zu werden, aber auch abgelehnt oder bedroht zu werden. So befand sich die Patientin immer wieder in dem sie verunsichernden Zwiespalt zwischen Vertrauen und Misstrauen bei der sie ständig begleitenden Frage: »Passiert mir hier etwas Gutes, bin ich hier sicher oder muss ich Angst haben?«

Im Prozess der Gruppe bildete sich offenbar wiederholt diese Ambivalenz, wenn nicht sogar dieser innere Kampf zwischen den guten, gesunden, positiven Anteilen und den abgründigen, traumatisch belasteten und noch sehr unintegrierten Anteilen der Patientin ab. Die intrapsychischen Ressourcen der Patientin vermochten zu diesem Zeitpunkt ebenso schwer in ihr selbst durchzudringen, wie die heilsamen Momente ihrer Pferdebegegnung in unserer Interpretationsgruppe zunächst kaum gesehen und erkannt wurden. Eine Kollegin (w 6) versuchte sich vorzustellen, wie das Gespräch zwischen der Therapeutin und der Patientin an diesem Tag ohne die Pferde – also im Praxisraum – möglicherweise verlaufen wäre. Vielleicht, so vermutet sie, hätte die Patientin ausschließlich geweint, wäre dissoziiert oder immer tiefer in ihren seelischen Schmerz geraten.

»Die Nähe des Pferdes ermöglicht aber so eine Hin-und-her-Bewegung; da fließt etwas zwischen der Patientin und dem Pferd und dann ist sie wieder bei sich und bei ihrer Geschichte. Dann gerät es ins Stocken, als ob dann der Kontakt zum Pferd nicht mehr so da sein kann und die Patientin versinkt in ihren inneren Themen. Und dann geht es wieder weiter, wird wieder harmonisch, auch im Umgang mit dem Pferd – adäquat oder locker oder irgendwie ganz normal … Und dann geschieht wieder so ein Aufblitzen der Thematik, wegen der sie in der Therapie ist. Dann wird dies vielleicht gemeinsam reflektiert, die Patientin taucht da wieder ein, dissoziiert vielleicht, wenn es zu heftig ist, aber im Kontakt mit dem Pferd geht es vorüber, kommt sie wieder ins Hier und Jetzt. Es ist wie ein Oszillieren zwischen innen und außen, wie ja in Traumatherapieansätzen etwa in der Arbeit mit EMDR auch, wo man immer in Sekunden hin und her wechselt zwischen der Konfrontation mit den belastenden, schlimmen Erinnerungen und der aktuellen sicheren, haltgebenden äußeren Situation.«

Die zugewandte Nähe und Aufmerksamkeit des Pferdes initiierte eine haltgebende Erlebensdynamik und hielt diese aufrecht. Dies ermöglichte der Patientin ein Oszillieren zwischen dissoziativer Abwehr und achtsamer Anwesenheit und verhinderte ein Stagnieren in destruktiven inneren Zuständen. Das Berühren und Spüren des Pferdes als ungefährliche körperliche Erkundung wurden zu einer potenziell korrigierenden, tiefen Erfahrung. Erst während der erneuten Betrachtung des Materials konnte auch der sehr mit den traumatisierten Anteilen der Patientin identifizierte Kollege (m1) wahrnehmen,

»dass sie eigentlich unwahrscheinlich konzentriert bei beiden ist, also beim Pferd und bei der Therapeutin, dass sie eine ganz sensible, achtsame Handlung vollführt, konzentriert ist, und wirklich ganz genau mit ihrer Hand diese Konturen nachfährt, indem sie immer wieder dort entlangfährt und spürt. Ich glaube, dass es wirklich diese korrektive Erfahrung ist, die das Pferd ihr ermöglicht und die da wirkt; dass sie da so ungefährdet diesen Körper explorieren und das erleben kann – es ist diese körperliche Erfahrung und wirklich ein Korrektiv.«

W 6: »Dass es überhaupt möglich wird, das Thema immer wieder in Sprache zu halten und etwas konkret Körperliches auszuprobieren in der Therapie, es mit der Therapeutin teilen zu können und diese große Kränkung und furchtbare Verletzung auszuhalten durch dieses sich Verbinden mit einem Tier und dem Menschen – das ist eigentlich das, was diese Arbeit mit dem Pferd ausmacht. Das ist das, was man überhaupt nur in dieser Konstellation mit dem Pferd hinbekommt. Das ist für mich die Rückbindung an das Material, auch wenn man sicherlich auf der Pferdeseite noch viel mehr und Genaueres sehen könnte. Aber dieses Angebot des Pferdes, dieses unverstellte ›Komm-her-und-probier-Aus‹, durch das wir diese therapeutische Option haben bei jemandem, der so verstört ist und sonst vielleicht nur dissoziieren würde – wir allein würden es gar nicht schaffen, ein so sehr wiedergutmachendes Erleben zu ermöglichen.«

Ein Kreis schließt sich

Während der nochmaligen und noch genaueren Beschäftigung mit dem Beitrag der Pferde hatte sich die umkreisende Suche der Gruppenmitglieder nach Sinn und Bedeutungsebenen sowohl des Gruppenprozesses als auch des Ausgangsmaterials zunehmend verdichtet. Das Gespräch war ruhiger geworden. Etwas schien sich zu integrieren, in ein gemeinsames Verständnis und ein Anerkennen eines *Sowohl-als-auch* all dieser teilweise widersprüchlich erscheinenden Facetten zu münden. In der Verfeinerung der Übertragungs- und

Gegenübertragungsprozesse und mit den sich differenzierenden Blickwinkeln aller Gruppenmitglieder auf das Geschehen erschienen die verborgenen seelischen Dimensionen der Patientin deutlicher. Es war eine Art Konsens entstanden, in dem alle Stimmen gehört, manche neu hinzugekommen waren, sich geordnet und einen gemeinsamen Klang gefunden hatten. Häufig flossen die Erkenntnisse aus unseren Interpretationsgruppensitzungen allein durch das Beteiligtsein der behandelnden Therapeutinnen zurück in den Therapieprozess. Erfahrene Therapeut*innen kennen das Phänomen aus Balintgruppen, Einzel- und Gruppensupervisionen, dass ein in der Gruppe entstandenes Verständnis sowie neue Perspektiven und Aspekte in den nächsten Therapiesitzungen plötzlich wie selbstverständlich auftauchen. Manchmal haben wir den Eindruck, die Patient*innen hätten an der Tür gelauscht.

In der nächsten Therapiesitzung erschien Frau D. deutlich stabiler und sehr präsent. In der Reithalle nahm sie vom Boden aus Kontakt auf, führte die Stute feinfühlig und gut fokussiert mit klaren körpersprachlichen Signalen durch den Raum.

Ihre Ambivalenz schien sich erstmalig zugunsten eines Vertrauens in die eigenen physischen und psychischen Ressourcen und die tragenden Kräfte des Bezogenseins aufzulösen.

7 Gedanken zum Beitrag der Pferde

Birgit Heintz und Marika Weiger

Bei dem Vorhaben, einzelne Facetten des Beitrags der Pferde in den Therapieprozessen der an unserer Studie beteiligten Menschen zu beleuchten, unternehmen wir künstliche, analytische Trennungen. Alle bisher unterschiedenen Aspekte gehören jedoch weitgehend zusammen, bedingen und durchdringen einander. In diesem Kapitel wollen wir deshalb – quer über alle Analyseebenen und Materialen hinweg – den Versuch unternehmen, unsere Erkenntnisse zum Beitrag der Pferde im Sinne einer zusammenschauenden, holistischen Betrachtung in Worte zu fassen und weiterführende, manchmal auch unbeantwortbar bleibende Fragen zu formulieren.

An dieser Stelle möchten wir auf die herausragende Forschungsarbeit der *Boston Change Process Study Group* um Daniel Stern (2012) verweisen, die sich der Aufgabe gewidmet hat, eine Theorie der Psychoanalyse und Psychotherapie zu formulieren, die neben entwicklungspsychologischen Aspekten vor allem die nonverbale implizite Dimension der Kommunikation und die therapeutischen Begegnungsmomente ins Zentrum stellt, um Veränderungsprozesse näher zu untersuchen. Diese Konzeptualisierung, vor allem die besondere Gewichtung der Bedeutung des sich mit der Psychotherapie neu strukturierenden *impliziten Beziehungswissens* untermauert unsere Erfahrungen in den ebenfalls weitgehend auf nonverbaler Kommunikation basierenden Begegnungsmomenten mit den Pferden in den von ihnen begleiteten Therapien.

7.1 Fühlende, lernende und »sprechende« Subjekte

Wir nahmen die Pferde während des Projekts nicht nur als eigenständig handelnde und fühlende Subjekte wahr, sondern hatten den Eindruck, dass manche von ihnen zu lernen schienen und sich im Laufe der Zeit therapeutisch sensibilisierten sowie immer feiner reagierten. Dies betraf vor allem Pferde in Therapieprozessen, die wir über zwei oder drei Jahre begleiten und in ihrer Entwicklung dokumentieren konnten. Die im Folgenden dargestellte filmisch festgehaltene Interaktion veranschaulicht dieses eigenständige und initiative Sich-ins-Spiel-Bringen der beteiligten Pferde:

Eine Stute (Debby) löst sich aus ihrer fünfzig Meter entfernt grasenden kleinen Pferdegruppe und geht auf eine von Trauer überwältigte, von ihrer Therapeutin (S. Heering) und den Pferden abgewandt stehende Patientin (Frau B., siehe Kapitel 9) zu. Die Stute nähert sich langsam und zunächst unbemerkt, sie berührt die Patientin mit ihren Nüstern an Schulter und Rücken, dann in den Kniekehlen. Schließlich schiebt sie ihren Kopf so unter den Arm der Patientin, dass diese sich dem Pferd zuwenden, es wahrnehmen *muss*. Sie lächelt, berührt das weiche Maul des Pferdes, dann schauen beide einander in die Augen. Schließlich schmiegt sich das Pferd mit seinem Kopf an das Gesicht der Patientin und lässt sich von ihr eine ganze Weile über die Nase streicheln. Die Patientin wendet sich nun ihrer Therapeutin mit fragendem Blick zu. *»Wie ist das so?«*, greift diese die unausgesprochene Frage auf. *»Sie sind traurig und sie kommt zu Ihnen?«*, fährt die Therapeutin fort. *»Ja«*, antwortet die Patientin, *»sie hat mich richtig angeguckt – es war fast so, als hätte sie mich trösten wollen.«* Beide schweigen. *»Und wie ist das so, getröstet zu werden?«*, fragt die Therapeutin. *»Ungewohnt«*, antwortet die Patientin, *»mich tröstet ja sonst niemand.«* Nun grast das Pferd zwischen den beiden Menschen und nimmt im Laufe des weiteren Gesprächs immer mal wieder durch Berührung und räumliche Annäherung Kontakt sowohl zur Patientin als auch zur Therapeutin auf.

Die Therapeutin erlebte in diesem Moment – wie sie es im Interview beschrieb – bei der Patientin so etwas wie ein »Abplatzen von Schalen und seelischer Verpanzerung«, eine Öffnung ins Innere, zu tiefen Emotionen. Emotionen erleben wir körperlich, sie werden aber auch durch körperliche Berührung ausgelöst und können so dem Bewusstsein zugänglich und therapeutisch bearbeitbar werden. Emotionale Öffnung, die Möglichkeit, dass in der Nähe des Pferdes das ganze Spektrum verschiedenster Gefühle gleichzeitig und im Sinne einer Aktualisierung zugänglich wird (z. B. Sehnsucht nach Nähe versus Angst sich zu verlieren), enthält die Chance, einer sonst oft drohenden emotionalen Überwältigung durch die – jetzt mögliche – kontrollierbare Dosierung von Nähe und Distanz wirksam zu begegnen.

Pferde können ihre Empfindungen nicht in Worte fassen. Dennoch *sprechen* sie – und im Fall der hier betrachteten Szene ist es die Patientin, die das Verhalten und den Ausdruck des Pferdes vor dem Hintergrund ihrer inneren Verfassung wahrnimmt und deutet, ihm damit Bedeutung verleiht. Oft ist es allerdings auch die Aufgabe der Therapeutin, das Pferd zu *lesen,* den Ausdruck des Pferdes zu verstehen und gegebenenfalls für die Patientin zu verbalisieren. Die Therapeutin kann ihrem Pferd, das sie dazu sehr gut kennen muss, also eine Stimme verleihen, ohne es dabei zu vermenschlichen.

Manchmal scheinen die Pferde jedoch sogar unmittelbar auf gesprochene Worte zu reagieren: Während zum Beispiel eine Patientin ihre Imagination beschrieb, atmete das Pferd tief und schnaubend direkt auf das Stichwort »Leichtigkeit« hin aus. In diesem Moment schauten Therapeutin und Patientin sich staunend an und hielten inne. Das zweifelsfrei mit der Patientin empathisierende Pferd wurde ein auf der affektiven Ebene validierendes, bestätigendes Gegenüber, ganz ähnlich wie die Mutter in den frühkindlichen, intersubjektiven Mutter-Kind-Beziehungen.

7.2 Berührbarkeit und Berührungen

Die Möglichkeit, Pferde jenseits jeglicher Form von Sexualisierung berühren zu können und zugleich die mal starken und kraftvollen, mal sanften und zärtlichen Berührungen seitens der Pferde zu erleben, eröffnet einen leib-seelischen Erfahrungsraum, der in keinem der therapeutischen Richtlinienverfahren in dieser Weise zu ermöglichen wäre (siehe Kapitel 5.3). Über den Abstand zum Pferd kann die Patientin selbst Nähe und Distanz dosieren, sie selbst trifft entsprechende Entscheidungen und kann die mit der Berührung auftauchenden Emotionen besser regulieren. Situationen, in denen ein Mensch ein Pferd berührt und ein Pferd sich berühren lässt, können sehr unterschiedlich in der Qualität sein. In einer solchen Begegnung ist jedes Mal die menschliche Hand am Pferd. Aber was genau sehen, was fühlen wir? Wie achtsam und vorsichtig geht die eine Patientin mit ihrer Hand auf das Pferd zu, lässt es an ihrem Handrücken riechen, sodass wir bemerken können, wie sehr die Patientin in Resonanz mit dem Pferd ist und wir den behutsamen Austausch zwischen den beiden Lebewesen realisieren können? Und umgekehrt: Wie grenzüberschreitend und unbezogen kann sich eine andere Patientin, die ihrerseits häufige Grenzverletzungen erfahren hat, demselben Pferd nähern?

Die Arten der Beziehungsaufnahme der Patientin zum Pferd, die Qualität des Berührens, ihre Fokussierung und Achtsamkeit etwa in Bezug auf den Blickkontakt zum Pferd sind oft sehr unterschiedlich und können Aufschluss über die Beziehungsgestaltung und die Beziehungserfahrungen der Patientinnen geben. Da ist vielleicht einerseits eine Durchlässigkeit, ein Hinspüren und ein Sich-Hineinversetzen als wesentliche Ressource, die jedoch andererseits auf eine möglicherweise habituell gewordene altruistische Haltung der Patientin verweist. Anderseits beobachten wir in einem anderen Fall beispielsweise eine Patientin, die sich bedenkenlos zwischen zwei sich gerade streitende Pferde begibt und das damit verbundene Risiko gar nicht realisiert, aber durch dieses Erlebnis dazu angestoßen wird, über eigene Gewalterfahrungen zu sprechen.

Wie sich auch bei der Betrachtung eines Querschnitts von zehn Berührungssequenzen im Rahmen der Interpretationsgruppe ergab, konstellieren sich ganz individuelle Erfahrungen mit menschlichen Berührungen häufig sehr eindrücklich auch in den Patientinnen-Pferd-Begegnungen. Anders ausgedrückt: Offenbar schlägt sich die individuelle Berührungsgeschichte, ob sie nun einfühlsam, sanft und zärtlich oder durch Grenzüberschreitung, Gewalt und Sexualisierung geprägt war, in den Berührungsszenen mit den Pferden nieder. Dies reicht vom Nichts-spüren-Können der gerade noch dissoziierten Patientin über die Angst vor emotionaler Überwältigung – weil das Glück der sanften Berührung so sehr mit dem Schmerz einer lange ertragenen Einsamkeit assoziiert ist – bis hin zu der innigen Umarmung des Pferdes, bei der für einen Moment alles Leid vergessen ist und ein wenig Wiedergutmachung erlebt werden kann.

7.3 Intentionalität, Koinzidenz, Synchronizität oder …?

Als Intention wird die aufmerksame Hinwendung, das Gerichtetseins auf ein Objekt, ein Ziel bezeichnet (Dorsch, 2009). Koinzidenz aus lateinisch *con* (gemeinsam) und *incidere* (vorfallen) ist ein zeitliches und/oder räumliches Zusammenfallen von Ereignissen oder Zusammentreffen von Objekten. Hier ist die Nähe zu dem Begriff des Zufalls augenfällig. Vor dem Hintergrund der Frage, ob und in welcher Weise das Verhalten der Pferde im therapeutischen Kontext *intentional* oder eher *zufällig und nur günstig* ist, werden mit diesen beiden Begrifflichkeiten weit auseinanderliegende Pole möglicher Deutungen sichtbar. Der Begriff der Synchronizität vermag diese dualistische Trennung aufzuheben.

Synchronizität im Sinne C. G. Jungs bezeichnet das als sinnvoll empfundene oder erfahrbare Zusammentreffen eines inneren psychischen Zustands mit einem äußeren physischen Vorgang oder Ereignis (Jung, 1987, GW 8, § 974 f.). In diesem Sinn geschieht häufig mit dem Pferd oder zwischen den Pferden etwas, was zu den inneren Themen, aktuellen oder zurückliegenden Konfliktsituationen der Patientinnen in Bezug gesetzt werden *kann*. Von der Patientin oder der Therapeutin wird aufgegriffen, was für den Prozess wesentlich ist. Damit entspricht *die im Außen beobachtbare Pferdesituation* einem Sichtbarwerden der inneren Themen. Projektionen, unbewusste Übertragungen und belastende (Beziehungs)Erfahrungen werden so unter Umständen durch das Pferd aktiviert und ausgelöst. Sie sind für die Therapeutin erlebbar, ohne dass sie selbst verstrickt ist. Damit verbundene Fantasien, Assoziationen und Wahrnehmungsverzerrungen erlauben Rückschlüsse auf die Wahrnehmungs- und Verarbeitungsmodalitäten der Patientin. Vergleichbare Hinweise erhalten Therapeutin und Patientin auch durch unmittelbare, *in der direkten Interaktion erlebbare* Reaktionen des Pferdes auf unbewusste oder nur halb bewusste innere Befindlichkeiten der Patientin, die das Pferd gegebenenfalls im Rahmen seiner eigenen Ausdrucksmöglichkeiten zeigt. Beispielsweise wechselte ein Therapiepferd in seiner Aufmerksamkeit und räumlichen Distanz zwischen der Patientin und einem attraktiven Büschel Gras. In seiner feinen Hin-und-her-Bewegung zwischen Nähe und Distanz gab das Pferd auf diese Weise einer ängstlichen Patientin Gelegenheit, die Situation zu erproben und gut auszuhalten. Das Pferd war interessiert, ließ aber auch Raum. »Macht das Pferd dies von Natur aus oder aus Rücksicht auf die Patientin?«, lautete hier die Frage des ethologisch versierten Kollegen in der Interpretationsgruppe. Oder anders formuliert: Ist das, was das Pferd tut, *intentional* im Sinne eines eigenständigen zweck- und zielgerichteten Handelns oder liegt eine nur günstige Koinzidenz im Sinne eines zufälligen zeitlich/räumlichen Zusammentreffens von Ereignissen vor? Patientin und Therapeutin können gemeinsam individuelle Bedeutungen und Bezüge zu dem beobachtbaren Pferdeverhalten finden. Die Deutungshoheit sollte dabei grundsätzlich bei der Patientin liegen. Häufig konnten wir beobachten, dass die Therapiepferde, wenn die Patientin in ihrer Nähe die eigene Entspannung oder Erleichterung verbal und/oder körperlich zum Ausdruck brachte, deutlich hörbar ausatmeten und somit das Erleben der Patientin quasi validierten. Die durch das Ausatmen des Pferdes evozierten Empfindungen, Fantasien und Assoziationen, also das persönliche Erleben der Patientin, existieren jedoch jenseits und unabhängig davon, ob von Koinzidenz oder Intentionalität seitens des Pferdes ausgegangen wird. Bedeutsam für die Patientin und ihren Therapieprozess ist nicht die genau einzuordnende Motivation des Pferdes, sondern die erlebte Wirkung.

In einer anderen Sequenz stand eine Stute ruhig und mit halb geschlossenen Augen neben einer jugendlichen Patientin, die sich mit Gesicht und Wange ganz hingegeben in die Mähne des Pferdes schmiegte und die Arme um seinen Hals legte. Plötzlich riss sich das Mädchen förmlich heraus aus dieser innigen Berührung und forderte sich – im ihr gewohnten Leistungsmodus – ab, nun etwas machen und lernen zu wollen. Bei dem darauffolgenden Versuch, das Pferd auf dem Reitplatz durch Pylonen zu führen, scheiterte sie allerdings; die Stute bewegte sich nicht von der Stelle. Aus diesem erkennbaren Verlauf von Resonanz-

und Dissonanzspannung zwischen Patientin und Pferd ergab sich die Frage, ob Pferde eher auf die echte, gegebenenfalls unbewusste bzw. im Hintergrund gehaltene emotionale Befindlichkeit der Menschen oder auf die äußere, möglicherweise aufgesetzte, vielleicht gar nicht authentische Haltung – also die gezeigte *Persona,* verstanden in der ursprünglichen griechischen Verwendung im Sinne von (Theater)Maske oder Rolle – reagieren. In der oben beschriebenen Situation schien das Pferd offensichtlich weit mehr mit der Innenwelt der Patientin als mit der von ihr übernommenen Rolle einer leistungswilligen Tochter verbunden zu sein.

Eine andere Stute ging in der Reithalle aus etwa dreißig Metern Entfernung direkt auf Frau M. (siehe Kapitel 10) zu und nicht, wie von dieser erwartet, auf die daneben stehende Therapeutin (M. Weiger). Es entstand ein auf beiden Seiten sehr vorsichtiger Hand-Maul-Berührungsdialog. Als die Patientin gedanklich und im Gespräch abschweifte, entfernte sich das Pferd für mehrere Minuten. Als aber Frau M. den Gedanken *»eigentlich wäre ich auch gerne ein Pferd«* äußerte, kehrte das Pferd unmittelbar und ganz offensichtlich interessiert wieder zurück. Die Frage, ob es sich hier um einen Zufall handelte oder ob etwas an der verbalen Mitteilung – der Tonfall, die Intensität – oder die damit verbundene Stimmung der Patientin das Interesse des Pferdes weckte und es auf die Patientin zugehen ließ, ist nicht abschließend zu beantworten. Wenn es ein ganz eigenes, von allen äußeren Umständen unabhängiges Interesse des Pferdes war, warum kommt es gerade jetzt, direkt im Anschluss an die Bemerkung der Patientin? Hat das Pferd auf implizite Erwartungen und unbewusste Signale wie Blickrichtung und Konzentration oder die Aufmerksamkeit der Therapeutin für die Patientin reagiert und richtet sich in gleicher Weise aus oder ist es – wie so oft – eine dynamische Mischung aus all diesen Optionen?

Mit ähnlichen Fragen konfrontierte uns auch die folgende Interaktion: Frau G. (siehe Kapitel 11) beabsichtigte, Pikobella noch einmal auf dem Paddock zu führen, nachdem ihr dies in der Stunde zuvor in der Reithalle bereits ohne Führstrick auf eindrückliche Weise gelungen war. Diesmal ist Frau G. allerdings sehr unsicher, das Pferd übernimmt die Führung oder bleibt stehen und schaut die Patientin fragend an. Der Therapiestunde unmittelbar vorausgegangen war ein Streit zwischen Frau G. und ihrer Mutter, in dem es Frau G. nicht gelang, ihr eigenes Interesse zu vertreten und Position zu beziehen. Auch jetzt, im Kontakt mit dem Pferd, schien sie von Zweifeln hin- und hergerissen, ob es für das Pferd zumutbar sei, angesichts einiger lästiger Fliegen von ihr geführt zu werden. Während sie sich voller Schuldgefühle bemühte, dem Pferd die Insekten aus dem Gesicht zu streichen, war sie immer weniger in der Lage, den Abstand zu regulieren, sich selbst genügend Raum zu nehmen und den Weg zu bestimmen. Zusehends verlor sie Richtung und Ziel und – zuletzt zunehmend dissoziiert – auch sich selbst. Der Führversuch musste abgebrochen werden. Während es der Therapeutin kaum gelang, mit Frau G. in ein Gespräch zu kommen, schob und schubste die Stute die Patientin mit Kopf und Nase immer einen Schritt weiter um die Heuraufe herum, geradezu so, als wolle sie die Patientin mit dieser fast aufdringlichen Berührung aus fortschreitender Dissoziation zurück ins Hier und Jetzt, ins Gegenwärtigsein und einen klaren Kontakt holen. *»Es war diese Präsenz von Pikobella, die mir so gutgetan hat. Und – indem sie mir den Raum genommen hat, konnte ich ihn wieder spüren und auch mich selbst wieder wahrnehmen«,* sagt die Patientin in der Nachbesprechung.

»Warum stellt sich das Pferd in einer solchen Weise zur Verfügung?«, lautete eine weitere Variante dieser zentralen Frage in unserer Interpretationsgruppe. Kooperiert es aktiv – und wenn ja, in wessen Auftrag? Oder empathisiert es mit der Patientin? Was spürt es von der Not dieser ihm offenbar sympathischen jungen Frau, die in der aktuellen Situation so sehr anders war als in der Woche zuvor? Ob und in welcher Weise die lange aufrechterhaltene Interaktion der Stute absichtsvoll, intentional hinsichtlich einer antidissoziativen Wirkung für die Patientin war oder ob das Pferd doch von der ein oder anderen Fliege gestört wurde oder womöglich ein eigenes Interesse an einem klar anwesenden und präsenten Gegenüber hatte, ist wiederum nicht eindeutig zu beantworten. Pferde suchen sowohl in ihrem Herdenverband als auch in der Begegnung mit *ihren* Menschen nach Eindeutigkeit und Klarheit. Beides bietet Sicherheit, erlaubt zu folgen, sich anzuschließen, ermöglicht Vertrauen. Warum aber blieb Pikobella überhaupt im Kontakt und ging, wenn sie die Fliegen störten, nicht zurück in den Schutz der Weidehütte und zu den anderen Pferden? Die Szene markierte jedenfalls einen Umschlagpunkt im Therapieprozess der Patientin. Die sich aus ihren so deutlich konstellierenden altruistischen Tendenzen ergebende Dynamik und die dissoziative Abwehr von daraus entstehenden inneren Konflikten konnte ganz bewusst erlebt, erkannt und in der Folge therapeutisch bearbeitet werden.

7.4 Motorische Synchronisation, Bewegungsdialog und Embodiment

An einem kühlen, etwas windigen, aber sonnigen Frühlingstag im April wünscht Frau B. sich, mit dem Therapiepferd Harkon durch den Wald und die frische Morgenluft der Heide zu laufen. Die Patientin führt das Pferd am Strick, mal gehen beide neben der Therapeutin, mal einige Schritte voraus, mal trabt Frau B.

fast etwas übermütig mit dem noch jungen Freiberger Wallach an. Als der Weg an den Sommerkoppeln vorbeiführt, öffnet die Therapeutin das Weidetor, und erneut geht Frau B. mit Harkon voraus, der nun fröhlich buckelnd in die Luft springt und ihr dabei das lange Führseil schmerzhaft durch die Hand zieht. Die Therapeutin (S. Heering) eilt Frau B. zu Hilfe und übernimmt das Pferd, das nun mit gesenktem Kopf das erste sprießende Gras entdeckt. Plötzlich hält die Therapeutin nur noch Seil und Halfter in der Hand – der Wallach ist offenbar darauf getreten, der Verschlusskarabiner des Halfters ist gerissen und das Pferd galoppiert nun einfach davon. Auf den mehrere Hektar umfassenden Sommerkoppeln verschwindet Harkon am Horizont, das Dröhnen der Hufe auf dem festen Sandboden wird leiser. *»Na, wie finden Sie das«,* fragt die Therapeutin bewundernswert ruhig. *»Jetzt hat er sich befreit«,* antwortet die Patientin mit einem Strahlen im Gesicht. Harkon dreht derweil große Runden, nähert sich und entfernt sich wieder, immer noch galoppierend. *»Ach, so würde ich auch gerne laufen«,* sagt die Patientin und – ermutigt durch die Therapeutin – entschließt sie sich, diesem Wunsch nachzugeben, nicht ohne zuvor Schuhe und Strümpfe auszuziehen. So läuft sie durch das nasse Gras, einmal vor und einmal zurück an einem vorne und hinten offenen Zwischenzaun entlang, bis der Wallach dies bemerkt, sich neben sie begibt, in Trab fällt und in der Bewegung vollkommen synchronisiert etwa einhundert Meter mit und neben ihr weiterläuft. Wer von beiden schließlich zuerst das Tempo verlangsamt, ist nicht auszumachen, es geschieht wie gleichzeitig. Frau B. geht noch einige Schritte, stützt dann ihre Hände etwas atemlos auf die Oberschenkel und in dem Moment, in dem sie sich vorbeugt, lässt auch Harkon den Hals fallen und beginnt zu grasen. Frau B. lässt sich ins feuchte Gras fallen, schaut mit ausgebreiteten Armen erschöpft und glücklich in den Himmel.

Die wechselseitig sich anstoßenden Impulse zwischen Pferd, Patientin und Therapeutin erscheinen wie ein Spiel, ein Tanz, in dem alle drei sich bewegen, mitnehmen, führen und führen lassen – und dies sowohl inhaltlich, in der gedanklichen Bewegung als auch in der Bewegung im Raum zu dritt. Die gemeinsame Bewegung setzt Energien frei, die zuvor blockiert, unterdrückt oder nach innen gewendet waren. Wer oder was diese außergewöhnliche Interaktion initiierte und auslöste – die innere und auf diese Weise ganz real sich inszenierende Aufbruchssituation der Patientin, die das sensitive Pferd wahrnimmt, oder der vielleicht im Wind entstehende Übermut des Pferdes selbst –, bleibt offen. Etwas war auch im Inneren der Patientin *in Bewegung gekommen,* nämlich die Lust, sich wie als Kind auf den Boden zu werfen, Konventionen zu sprengen, sich freizulaufen wie das Pferd. Die Therapeutin begleitete die Patientin mit großer Souveränität, ausgesprochener Ermutigung und voller Vertrauen in diesen Prozess. Handelte es sich um eine gegenseitige Gefühlsansteckung oder um eine rein motorische Mensch-Pferd-Synchronisation – das altgriechische Wort *synchron, syn* (mit) und *chronos* (*Zeit*), bedeutet im ursprünglichen Sinne zeitlich übereinstimmend –, wie sie als Pferd-Pferd-Synchronisation in den Abbildungen 15a–c erkennbar ist, oder um beides?

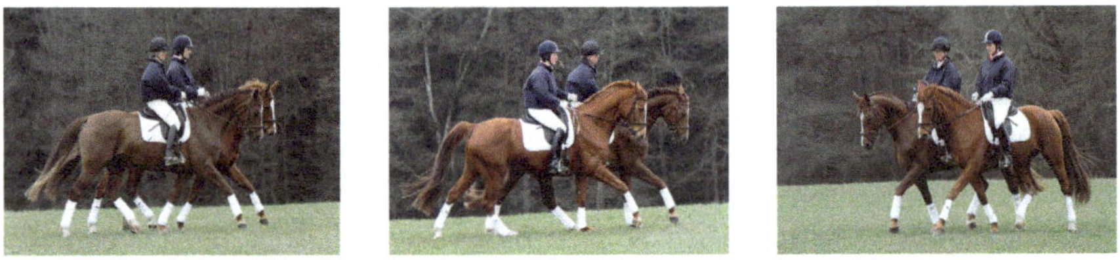

Abbildung 15a–c: M. Weiger/Donna und B. Heintz/Pikobella: Motorische Synchronisation Pferd-Pferd

Oder handelte es sich um Synchronizität im Sinne C. G. Jungs, das heißt um ein als sinnvoll empfundenes oder erfahrbares Zusammentreffen eines inneren psychischen Zustands mit einem äußeren physischen Vorgang oder Ereignis? Stern konzeptualisierte eine besondere Art von Gegenwartsmomenten als *Now Moments* »die subjektiv und affektiv als einschlagend erlebt werden und die Beteiligten verstärkt in die Gegenwart hineinziehen« (Stern et al., 2012, S. 35). Synchronizitätserlebnisse haben ebenfalls meist diese einschlagende, verblüffende und Staunen hervorrufende Wirkung; im therapeutischen Kontext verdichten sie sich wie im Beispiel oben zu intensiven *Now Moments,* in denen sich ein Fenster zu neuen Selbst- und Beziehungserfahrungen öffnet. Dass das Pferd das seine Eigenständigkeit begrenzende Halfter zerriss, entsprach der fühlbar aufkeimenden, Grenzen sprengenden Lebendigkeit der Patientin und potenzierte durch diese Verbindung ihr inneres Erleben. Mit der Suche nach kausalen Zusammenhängen scheint diese Episode nicht hinreichend erklärt, darüber war sich auch unsere Forschungsgruppe einig.

Schlegel beschreibt das Entwicklungskontinuum empathischer Fähigkeiten ausgehend von der Synchronisation von Körpern. Als motorische Nachahmung formt Synchronismus Fisch- und Vogelschwärme sowie das Herdenverhalten und ist »die ursprünglichste Form der Koordination und die tiefste Wurzel sozialen Verhaltens« (2014, S. 93). So flüchten etwa alle Pferde einer Herde gleichzeitig, wenn ein Mitglied aufgeschreckt wird, das Grasen unterbricht, den Kopf hebt und davongaloppiert. Hier handelt es sich um die Synchronisation von Flucht- und Alarmreaktionen, die entscheidend für das Überleben von Tieren sind, die in Gruppen leben. Die zentrale Rolle der Synchronisation in Mutter-Kind-Interaktionen betrifft die Bereiche der Körperbewegung, der Stimme und

Sprache sowie der Emotionen und damit die gesamte Bindungsentwicklung. Es ist davon auszugehen, dass dyadische Synchronisationen zwischen Kind und primärer Bezugsperson einen wichtigen Einfluss auf die Beziehungsqualität und den sich entwickelnden Bindungsstil ausüben und in einem positiven emotionalen Kontext Anzeichen für angenehme, erfolgreiche Interaktion sind.

Die Nähe zum Begriff des *Bewegungsdialogs* (siehe Kapitel 3) ist augenfällig, wobei sich dieser nicht zwangsläufig auf die motorisch synchrone, sondern auf eine grundsätzlich fein abgestimmte, multimodale körperliche und emotionale Interaktion zweier Lebewesen (Mutter-Kind und Pferd-Mensch) bezieht. Pferde synchronisieren sich körperlich und emotional mit dem Menschen. Anders wäre es nicht möglich, sich beim Reiten über feine, bestenfalls unsichtbare *Hilfengebung* zu verständigen oder in jenen bereits beschriebenen *Flow* gemeinsamer Bewegung beim Miteinander-Traben/-Laufen zu kommen. *Motorische Synchronisation* erscheint so als basale Form der *Resonanz, Empathie* als die differenzierteste; sie geht über die reine *Gefühlsansteckung* weit hinaus und setzt voraus, dass ein Subjekt die Empfindungen und Gefühle eines anderen – gegebenenfalls auch artübergreifend – lesen und erspüren kann.

Exkurs: Die reiterliche Partnerschaft mit dem Pferd

Wenn wir beabsichtigen, Pferde zu reiten, müssen wir nicht nur beim Anreiten junger Pferde, sondern zeitlebens bemüht sein, ihr Vertrauen zu gewinnen und möglichst zu erhalten. Darüber hinaus sind wir verpflichtet, sie so zu gymnastizieren, dass sie unser Gewicht tragen können, ohne dadurch Schaden zu nehmen bzw. sich zusammen mit dem Reitergewicht zumindest wieder so ausbalancieren und bewegen zu können, wie sie es ohne die Reiterin oder den Reiter vermochten. Die klassische Reitkunst wurde ursprünglich auch im Hinblick auf den militärischen Einsatz der Pferde seit über zweitausend Jahren systematisch kultiviert und diente jenem Zweck, wobei der Mensch mit seinem Leben von der Ausdauer, der Schnelligkeit, der Stärke – letztlich wohl oft genug auch dem Vertrauen – des Pferdes abhängig war.

Die sportliche Partnerschaft mit einem Pferd – beispielsweise in Vielseitigkeitsprüfungen, die neben einer Dressuraufgabe und einem Parcours über bunte Stangen das Absolvieren einer Geländestrecke mit festen Hindernissen vorsehen – erfordert nahezu grenzenloses gegenseitiges Vertrauen, motorische Synchronisation, Kooperation und eine gemeinsame Intention. Ein Reiter oder eine Reiterin würden beispielsweise niemals 600 Kilogramm Pferd motivieren können, über inzwischen oft sehr schmale Hindernisse oder einen so gewaltigen

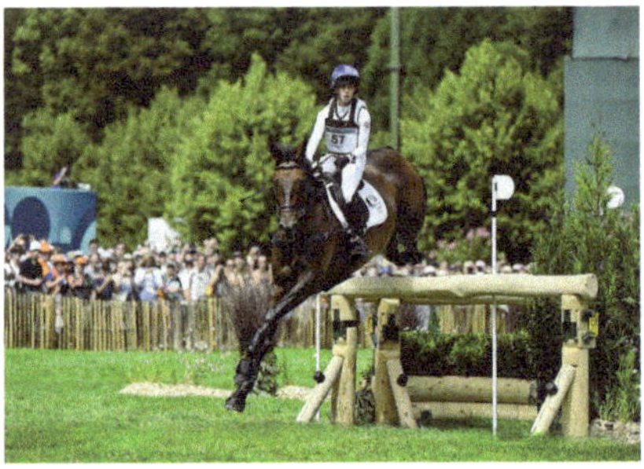

a) Rosalind Canter – Lordships Graffalo

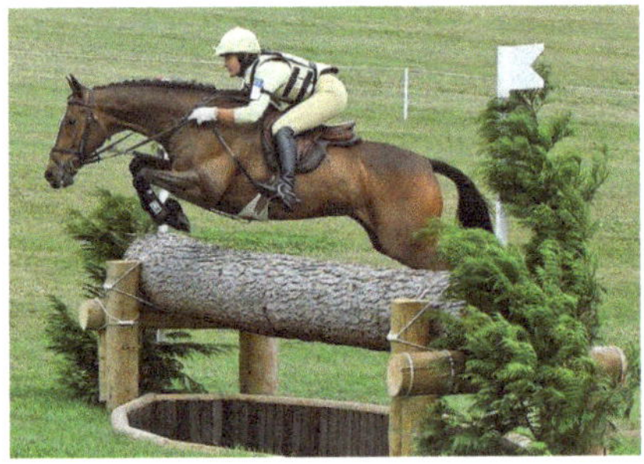

b) Lucinda Greene – Cry Freedom

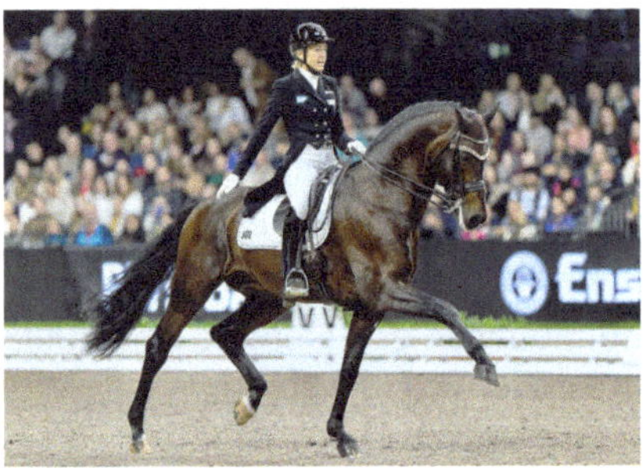

c) Ingrid Klimke – Franziskus

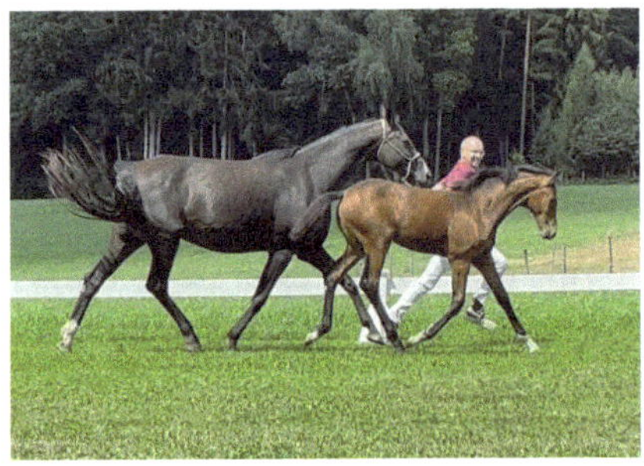

d) Stute, Fohlen und Züchter im »Flow«

Abbildungen 16a–d: Motorische und mentale Synchronisation Mensch–Pferd

überbauten Graben zu springen (Abbildung 16a und 16b), wenn das Pferd selbst nicht ebenfalls durch die beiden roten und weißen Fähnchen rechts und links am Sprung hindurch *wollen* würde. Dass beide, Reiterin und Pferd, zu einer so unmittelbaren gemeinsamen Ausrichtung der Intention und der Aufmerksamkeit sowie einer nahezu verschmelzenden gemeinsamen Bewegung (in sehr hohem Tempo!) finden, erfordert neben einer langjährigen Ausbildung beider und entsprechendem Training schnelle Reflexe – auf der Basis des impliziten Beziehungswissens und gegenseitiger empathischer Einfühlung; oft in Sekundenbruchteilen. Ein auf hohem Niveau dressurmäßig ausgebildetes Pferd (siehe Abbildung 16c), das auf feinste unsichtbare Hilfen (Signale) seiner Reiterin oder seines Reiters bereit ist, sich in maximaler Entfaltung von Ausdruck, Athletik, harmonischer Leichtigkeit und Schönheit zu präsentieren, ist nicht etwa dressiert, sondern für den Tanz mit seinem/seiner Reiter*in hoch motiviert; ein Ideal, das leider nicht durchgängig anzutreffen ist, um das sich aber viele Reiter*innen redlich bemühen. Auch hier ist die Basis Vertrauen, eine gemeinsame Intention, eine beständige psychische und physische Feinabstimmung und eine ebenfalls nahezu verschmelzende Synchronisation in der gemeinsamen Bewegung.

Reitunterricht bedeutet neben aller möglichst funktionalen Bewegungslehre die Schulung der Empathiefähigkeit der Lernenden für die mentale, psychische und physische Verfasstheit des Pferdes in jeder Sekunde der gemeinsamen Arbeit. Heike Rettig beschrieb dies in einer sehr eindrücklichen Publikation »Praktiken des Empathisierens« in Reitunterricht und Pferdeausbildung. Sie ging davon aus »dass Empathie in der Interspezies-Kommunikation eine zentrale Ressource darstellt, die wesentlich dazu beiträgt, Artgrenzen überschreitende Interaktion zu ermöglichen. Besonders aufschlussreich sind hierbei Mensch-Tier-Interaktionen, die Kooperation und Koordination auf hohem Niveau erfordern und bei denen sich Mensch und Tier schon seit vielen Jahrhunderten in einer Lebens- und Erlebensgemeinschaft befinden« (Rettig, 2020, S. 285).

*

Ramseyer (2010a, S. 7) nimmt an, dass Synchronisation der Entwicklung förderlich ist und zu einer positiven Intensivierung der Beziehung führt. Dies lässt sich auch auf die therapeutische Beziehung übertragen: Synchronisation zwischen Patient*in und Therapeut*in kann sich auf verschiedenen Ebenen der Kommunikation zeigen, etwa dem Einnehmen derselben Körperhaltung, dem Angleichen des emotionalen Ausdrucks oder der Imitation einer Bewegung. Diesbezügliche Untersuchungen kommen übereinstimmend zu dem Ergebnis, dass Synchronisation mit erhöhter Beziehungsqualität einhergeht. Ramseyer konnte zeigen, dass »im Verlauf einzelner Therapien a) nonverbale Synchronisation überzufällig in therapeutischer Interaktion gefunden werden kann, b) nonverbale Synchronisation mit unmittelbarer Beziehungsqualität zusammenhängt und c) Dyaden mit hohen Synchronisationswerten einen besseren Therapieerfolg aufweisen« (Ramseyer, 2010b, S. 15). Aber nicht nur speziell die körpergebundene Synchronisation, sondern die Konzepte des Embodiment generell erwiesen sich als relevant. So formulierte eine der Therapeutinnen in unserer Studie:

»Wichtig ist, die Erfahrung zu verankern, imaginativ und körperlich. Wie organisiert sich der Körper im Sinne von Embodiment, dazu nutze ich unter anderem hypnotherapeutische und systemische Techniken, um die Patientin von den Pferden unabhängiger zu machen, etwas Bleibendes zu schaffen.« (Therapeutin)

Zahlreiche Studien und Forschungsprojekte beschäftigten sich in den letzten Jahren mit Phänomenen, die unter dem Begriff Embodiment/Verkörperung als Zusammenspiel von Körper, Psyche und Umwelt zu verstehen sind. Sie gehen unter anderem davon aus, dass alles, was wir erleben oder erfahren, neben der

Speicherung im Gehirn auch in unserem gesamten Körper bzw. in jeder Zelle gespeichert wird. »Die grundlegende Auffassung des Embodiment-Konzepts besteht darin, dass Körper und Psyche eng miteinander verschränkt sind. Was besagt das? – Zunächst, dass die Wirkungen von Körper und Psyche aufeinander nicht einseitig, sondern reziprok und wechselseitig erfolgen. In der Literatur zum Embodiment wird daher auch von der ›Bidirektionalität‹ dieser Wirkungen geschrieben. Bidirektionalität geht jedoch weiter als nur bis zur Unterscheidung zweier Richtungen der Wirkungen zwischen Körper und Psyche. Man geht davon aus, dass es sich um eine zirkuläre Interaktion handelt, die fortwährend aktiv ist, ohne dass wir uns ihrer bewusst sein müssen« (Tschacher u. Meier, 2023, S. 5).

Tschacher und Meier (2023) erhoben Werte zu Herzrate, Herzratenvariabilität und Atmung von Patient*innen und Therapeut*innen in einer Fallreihe von Psychotherapiestunden. Sie fanden signifikante Werte hinsichtlich der Synchronisation der Atmung von Patient*innen und Therapeut*innen sowie antiphasische (negativ korrelierte) Synchronie der Herzratenvariabilität. Zudem ergaben sich Hinweise auf Zusammenhänge zwischen Synchronisation und der bei den Patientinnen erfragten Einschätzung der Qualität der therapeutischen Beziehung, der Befindlichkeit und der in der Therapiestunde erzielten Fortschritte. Folglich, so die Autoren, »muss die Fragestellung erweitert und umformuliert werden: Gibt es zusätzlich zur verkörperten Psyche eine verkörperte Interaktion und Kommunikation und was sind die daraus erwachsenden Implikationen für den Prozess der Psychotherapie?« (Tschacher u. Meier, 2023, S. 5).

Für eine große Zahl von Phänomenen, die man als soziale »Spiegelung« und »Gefühlsansteckung« bezeichnen kann, wird erklärend auf die Existenz von Spiegelneuronen verwiesen. Wenn Menschen und andere Säugetiere im sozialen Kontext auf emotionalen Ausdruck stoßen, reagieren sie – aufgrund der Spiegelneuronen – häufig unwillkürlich in analoger Weise bis hin zu einer Imitation des Ausdrucks der anderen. Wenn zum Beispiel ein Gruppenmitglied zu gähnen beginnt, tendieren die anderen Gruppenmitglieder dazu nachzufolgen. Körper und Psyche von interagierenden Individuen synchronisieren sich meist spontan und oft unbewusst.

In der neueren Psychotherapieforschung hat sich insgesamt das Konzept des Embodiment als bedeutsam erwiesen. Die therapeutische Beziehung/Allianz ist hierbei der meistuntersuchte und vermutlich wichtigste therapeutische Wirkfaktor. Die kognitiv-affektiven Qualitäten einer solchen Allianz können mit Tschacher und Meier (2023) hierbei als grundlegend verkörpert verstanden werden: »Abstrakt gesagt, bezeichnet Allianz die Koordination psychischer und affektiver Prozesse von Therapeuten und Klienten. Allianz liegt konkret in verschiedenen Komponenten wie Empathie, Zielübereinstimmung, Wertschätzung, Beziehung und Zusammenarbeit vor, also in Form vielfältiger kognitiv-affektiver Prozesse, denen aber gemeinsam ist, dass sie in Wechselwirkung mit körperlichen Prozessen stehen, also verkörpert, ›embodied‹ sind« (Tschacher u. Meier, 2023, S. 10).

Auch zum Embodiment im speziellen Setting der pferdegestützten Therapie gibt es einschlägige Forschungsergebnisse: Im Jahr 2018 fand in Wien ein größeres Forschungsprojekt des Vereins *e-motion* um Roswitha Zink statt. Es handelte sich hierbei um eine Kooperation der Universität Wien mit der Abteilung Komparative Medizin des Messerli Forschungsinstituts der Veterinärmedizinischen Universität Wien sowie der Sigmund Freud PrivatUniversität (SFU). Der Titel des Projekts lautete: »Sie spüren deinen Herzschlag! Die Herzrate, Herzratenvariabilität und Cortisolausschüttung als Indikatoren der Synchronisation in pferdegestützter Therapie«. Im Rahmen dieses Forschungsprojekts wurde jeweils bei der Therapeutin, der Klientin und dem Therapiepferd sowohl die Herzfrequenz und Herzratenvariabilität (HRV) als auch der Cortisolgehalt im Speichel gemessen. Außerdem wollte man die Synchronisation zwischen den drei Interaktionspartner*innen dokumentieren. Die Ergebnisse gaben Aufschlüsse über Synchronisationsmuster in der Herzfrequenz und unterstreichen die zentrale Rolle der Beziehungsqualität und -intensität als Modulatoren der Synchronie. Zwei wesentliche Erkenntnisse aus der Studie lassen sich festhalten: Einerseits zeigen die Messergebnisse, dass die Integration von Pferden in das therapeutische Setting nachweislich eine stressreduzierende Wirkung auf die Klientinnen hatte. Auch unter Experimentalbedingung waren nach dem Kontakt mit dem Therapiepferd bei den Patient*innen deutliche Veränderungen im Vergleich zu vorher nachweisbar: Der Cortisolgehalt und die Herzfrequenz waren niedriger und die HRV war gestiegen. Andererseits wurden die Synchronisationsprozesse bezüglich der Herzschläge, das heißt, der Herzschlagfrequenz aller Beteiligten im pferdegestützten Therapiesetting dokumentiert. Es zeigte sich, dass es tatsächlich zu Abstimmungen zwischen Therapiepferd, Klientin und Therapeutin kam. Die Herzschläge passten sich insbesondere dann einander an, wenn zwischen Mensch und Pferd schon vorher eine Beziehung bestand und das Therapiepferd bereits bekannt war (Naber, Kreuzer, Zink, Millesi, Palme, Hediger, Glenk, 2019). Die Beziehungsqualität und -intensität, so schlussfolgerten die Forschenden, beeinflussen also grundlegend die Synchronisationsmuster. Diese Ergebnisse zeigen und belegen deutlich, dass nicht nur die therapeutische Mensch-Mensch-Beziehung eine Verkörperung erfährt, sondern dass das Pferd als Partner im therapeutischen Beziehungsdreieck in das Embodiment eingebunden ist. Das Pferd erweist sich auch auf dieser Ebene als zentraler nicht-menschlicher Beteiligter in einer triadischen Mensch-Tier-Mensch-Beziehung.

7.5 Familiäre Bindungen – Stuten und Fohlen, Mütter und Töchter

Frau B. war der Freiberger Mutterstute bereits in verschiedenen Situationen begegnet. Zunächst beobachtete sie im Frühjahr die Stute mit ihrem wenige Wochen alten Fohlen Vincent auf einer separaten Koppel. Einige Monate später, im Sommer, besuchte sie Stute und Fohlen, als beide wieder in die gemischte Herde integriert waren. Schließlich traf sie die Stute im Winter wiederum in der Herde, nachdem das Fohlen bereits abgesetzt und seine Mutter in ihrer Aufmerksamkeit nicht mehr auf ihren Sohn fixiert war. Sie war nun deutlich mehr an Frau B. interessiert.

In der ersten Begegnung im Frühjahr erlebte Frau B. das so vertrauensvoll im Sichtradius der Mutter seine Welt erkundende Fohlen mit verschränkten Armen und sehr verschlossener Miene und Körperhaltung. »Das alles hatte ich nicht, diese Sicherheit und Geborgenheit habe ich nie erlebt!«, ist ihre traurig bittere Bemerkung. In der zweiten Szene im Sommer kann sie ihre das Fohlen sehr innig begrüßende und berührende Therapeutin mit einem Lächeln beobachten. In der dritten Szene im Winter scheint sie – sehr dicht zwischen mehreren Pferden stehend – die spontanen Berührungen der Mutterstute zu genießen. Die Patientin fühlte sich, wie sie später erklärt, ganz *»aufgenommen und geborgen«* in der Pferdefamilie. Wie im Zeitraffer erlebten wir in diesen drei Szenen bei der Patientin eine Entwicklung von deutlicher Ambivalenz gegenüber der Mutterstute zu einem zugewandt freundlichen, fast genussvollen Umgehen mit ihr. Erhebliche Ängstlichkeit wandelt sich zu einer erstaunlichen Souveränität im Kontakt mit den Pferden, vor allem in der großen Nähe zu mehreren Pferden. Wir erlebten, dass die Patientin von der eigenen defizitären Geschichte absehen und die aktuelle Situation in der Pferdefamilie mit ganz und gar positiven Gefühlen wahrnehmen konnte. Berührt war sie vor allem davon, dass die Mutterstute, nachdem das Fohlen abgesetzt und nicht mehr schutzbedürftig war, mehrfach zu ihr kam, freundlich und interessiert auf sie zuging. Dies war etwas, was sie mit der eigenen Mutter nie erleben durfte. So viel Wesentliches geschah gleichzeitig in diesen wenigen heilsamen Momenten: Eine tiefe Sehnsucht erfüllte sich und Frau B. konnte intensive Nähe und Berührung zulassen, ohne sich zu verlieren. Zugleich konnte sie aber auch ganz konkret und körperlich das Wahren ihrer Grenzen erproben. Unter dem sicheren Schutz der Anwesenheit der Therapeutin blieben die Berührungen der Pferde, anders als in frühen menschlichen Beziehungen, für sie kontrollierbar.

Im Kontext dieser wiedergutmachenden Beziehungserfahrungen wird hier die Pferdefamilie zum Modell. Auch die mütterliche Haltung der Therapeutin gegenüber Stute, Fohlen und der Patientin wird für Frau B. zu einer modellhaften neuen, positiven Erfahrung – unverzerrt durch alte Traumatisierungen.

7.6 Tragfähiges Bezogensein

In einer sehr bedeutsamen Szene legt Frau B. – angeregt durch die Therapeutin (S. Heering) – innere Last, ihren Schmerz symbolisch als Paket auf den Rücken des Pferdes (Debby). Sehr beeindruckt war die IPG von Blick und Auge der Stute, während sie das Paket quasi übernimmt. Auch sie scheint zwischen innen und außen zu oszillieren, in sich hineinzulauschen, sich dann wieder sowohl der (sehr sparsam intervenierenden und das Geschehen begleitenden) Therapeutin als auch der Patientin zuzuwenden. In dem Moment, wo die Patientin ihre Handlung des Paketauflegens auf den Pferderücken etwas zögerlich unterbricht, berührt die Stute sie mit Nase und Nüstern und schnaubt mit fallengelassenem Hals. Die Therapeutin spürt den unausgesprochenen Zweifel von Frau B., ob sie sich dem Pferd in dieser Weise zumuten darf. Sie fragt Frau B., was Debby, das Therapiepferd, wohl dazu sagt und ob sie wirklich schon genug abgegeben habe oder noch ein wenig mehr abgeben wolle. Die Patientin schaut etwas unschlüssig, daraufhin schubst die Stute sie nochmals nahezu auffordernd an. *»Sie ist stark genug, noch ein bisschen mehr zu tragen«,* deutet die Patientin schließlich die Geste der Stute und gibt ihr vorsichtig – immer im Berührungskontakt mit dem Pferderücken – in einer metaphorischen Handlung noch etwas mehr ab von all dem, was sie belastet. Im Blick, im Auge und in den Reaktionen der Stute bekommt das mentale Konstrukt der Metapher eine Art Realität. Und es ist die Stute, die die Dynamik dieses Prozesses verändert, eine Wendung initiiert, Bewegung in die Ausgangssituation bringt. Dies tut sie, indem sie sich nach dem Lastauflegen aus eigenem Antrieb bewegt und Patientin und Therapeutin veranlasst, sich nun ebenfalls in Bewegung zu setzen und die Last an einen neuen Ort zu tragen. Gemeinsam machen nun Therapeutin und Patientin die metaphorische emotionale Last der Patientin als Paket auf dem Rücken des Pferdes zu einer realen Last. Frau B. bringt das Paket mit der Stute durch mehrere Zauntore in den hintersten Bereich der Weiden und legt es dort unter einen Baum. Dass die psychische Last der Patientin dem Pferd in der hier betrachteten Szene auch wieder abgenommen wird, ist essenziell für die Patientin, die sich erst anschließend die Frage stellt, was sie mit sich, mit ihrem Leben anfangen möchte, wenn sie selbst diese Last tatsächlich ablegen könnte. Die Szene kann aber auch ganz grundsätzlich als Metapher für die ethische Frage der zumutbaren psychischen Belastung therapeutisch eingesetzter Pferde gesehen werden – auch hier ist es notwendig, die Beanspruchung der Pferde zu erkennen, sie immer wieder zu entlasten und ihnen Erholung, Freude, Ausgleich und Regeneration zu ermöglichen.

7.7 Positive Herausforderung und Konfrontation

Der im Folgenden geschilderten Szene zwischen Frau M. und einer Islandstute (Frysa) ging eine Imagination voraus, in der die Patientin sich auf einer Anhöhe oberhalb eines weiten Sandstrandes befindet und ein Pferd beobachtet, das weit unten mit anmutigen Bewegungen über den Sand und durch das Meer trabt. *»Und Sie?«,* fragt die Therapeutin (M. Weiger), *»bewegen Sie sich auch?« – »Nein«,* antwortet die Patientin lachend, *»ich bewege mich nicht!«*

In der nachfolgenden Therapiestunde begegnet Frau M. der Gruppe der Isländer auf dem Paddock. Die Therapeutin lässt die Patientin verschiedene Positionen – auf einem erhöhten Steinsockel, dann wieder auf dem Boden – ausprobieren und erfahren. Die Patientin bemerkt, dass sie sich von oben herab, vom Steinsockel aus, doch sehr stark herunterbeugen muss, um eine der Islandstuten zu streicheln, die sich ihr immer wieder nähert. Als Frau M. sich dann innerhalb des Paddocks weiter von der Pferdegruppe entfernt, kommen drei Isländer hinter ihr her – vermutlich in der Annahme, dass sie ihnen das Zauntor zur Weide öffnen würde. *»So ist das zu Hause auch; wenn ich mich mal zurückziehe, kommen alle hinterher und wollen etwas von mir«,* kommentiert daraufhin Frau M. das Geschehen. Frysa beschnuppert und beknabbert nun zunächst vorsichtig, dann drängender die linke Hand der Patientin, die diese jedoch unverdrossen weiter dem Pferd hinhält. Schließlich wird die Stute nachdrücklicher und zwickt Frau M. in die Hand. *»Au, au«,* sagt diese daraufhin, zieht ihre Hand aber erst zurück, nachdem die Therapeutin interveniert.

Erst im Nachgespräch realisiert Frau M., wie sehr sie sich auch in ihrem Alltag »auffressen« lässt und dabei oft weit über ihre Schmerz- und Belastungsgrenzen geht. Sehr viel früher als die Therapeutin es gewagt hätte, die Patientin mit ihrem Modus des Ich-bewege-mich-Nicht zu konfrontieren, konfrontiert sie das Pferd – dasselbe Pferd, das noch vor wenigen Monaten so sehr vorsichtig und behutsam mit dieser Patientin in Kontakt ging. Und die Stute scheint zu wissen, was die Patientin selbst so noch nicht weiß, aber später dann in Worte fassen kann: *»Ja, das ist mein zentrales Problem, dass ich immer noch viel zu spät Nein sage.«* Die Szene wird von der Patientin auch in ihrem Abschlussinterview als »faszinierend« und nachhaltig beeindruckend beschrieben.

Es scheint so, dass Pferde immer wieder nicht nur das Richtige tun, sondern auch um den richtigen Zeitpunkt wissen. Das Geschehen entsteht weder durch das Pferd allein noch durch die Therapeutin allein, sondern mit und zwischen den dreien als Team. Das intuitive Zusammenwirken aller drei Beteiligten und ihre ganz besondere Art der je individuellen Aufmerksamkeit verweben sich mit einer oft potenzierten Intensität zu solch zutiefst therapeutischen Begegnungsmomenten. Die Ingredienzien dieser Verwobenheit sind das jeweils persönliche Überzeugtsein von der Wirksamkeit des oder der Therapieverfahren, die dem eigenen Handeln zugrunde liegen und einem großen Vertrauen in die Bereitschaft der Pferde, zu einer Lösung beizutragen. Nicht zuletzt ist es die Erfahrung, dass das Unbewusste oft mehr weiß als das Bewusstsein. All dies impliziert letztlich die Sicherheit, dass sich das ereignet, abbildet und konstelliert, was in diesem Augenblick für die Patientin wesentlich ist (siehe auch Kapitel 16 zur therapeutischen Haltung).

8 Dimensionen der Wirkung

Birgit Heintz

Die vorausgegangenen Kapitel bezogen sich weitgehend auf unsere therapeutischen und mit unserer Forschungsarbeit verbundenen persönlichen Erfahrungen. Altes *kollektives* Wissen um die Fähigkeiten der Pferde und ihre Bedeutung für den Menschen kristallisieren sich in Mythen und Märchen. Was Pferde vielleicht schon seit Urzeiten fühlen und verstehen und was sie letztlich motiviert, sich auf uns Menschen einzulassen, ist uns nicht restlos zugänglich. Wir können uns annähern, herantasten, die Frage umkreisen. Suchen wir Begriffe und Umschreibungen für das, was wir zu spüren meinen, stoßen unsere Erkenntnismöglichkeiten und Begrifflichkeiten an Grenzen. Die Bildersprache der Märchen und Mythen lässt Raum für Geheimnisvolles; in ihrer Symbolik verdichtet sich Erfahrung – nicht Erklärung. Ethologie, Säuglingsforschung, Neurobiologie und psychotherapeutische Prozessforschung suchen nach Erklärungen. Natur- und geisteswissenschaftliche Erkenntnisse können unsere Sicht auf das Beziehungsgeschehen zwischen Pferden und Menschen erweitern und den Raum erhellen, in dem sich heilsame, therapeutische Wirkungen der Pferde entfalten. Im Hintergrund psychotherapeutischer Prozesse scheint darüber hinaus manchmal eine spirituelle Dimension auf, die diese vermeintlich gegensätzlichen Ebenen transzendiert. Im Folgenden möchten wir einige dieser Aspekte aufgreifen und mit weiterführender Literatur zu ihrer Vertiefung anregen.

8.1 Das Pferd als Symbol in Mythen und Märchen

In der Symbolik der Märchen und Mythen verdichten sich kollektive, menschheitsgeschichtlich relevante Themen und Konflikte, häufig verbunden mit psychologisch weisen metaphorischen Lösungen. Pferde haben in diesen Geschichten über alle Zeitalter hinweg oft eine zentrale Bedeutung als Helfertier oder Seelenführer und die persönliche Entwicklung der Protagonist*innen wird mit Hilfe des Pferdes vorangetrieben. Meist steht das Pferd wie eine steuernde Energie, eine geheimnisvolle, große Bewegkraft hinter den Geschehnissen. Die Pferde wissen, was zu tun ist und wo es hingeht. Sie führen und tragen die Märchenheld*innen an neue innere und äußere Orte, sie sind Bewegung sowie Dynamik und Richtung.

In den vorchristlichen matriarchalen Religionen erscheinen Pferde als heilige, dem Mond geweihte Tiere. Im chinesischen I Ging ist die Stute dem Urzeichen *Kun* (das Empfangende) zugeordnet. Kun ist das zweite Zeichen, das die Natur, die Erde, das Weiblich-Mütterliche repräsentiert. Schwarze Pferde – Rappen – erscheinen häufig als Vertreter der Nacht, des Dunklen und Dämonischen. Hierher gehören die *Nachtmaren,* die auch über ihre etymologische Verbindung wieder auf die Muttersymbolik des Pferdes verweisen: *nightmare* und *mare* (engl. Stute), *mère* (franz. Mutter) und *Mähre* (vernachlässigtes, geschundenes Pferd).

Auch in der antiken Mythologie steht das Pferd in enger Verbindung mit weiblichen Figuren: Sowohl die griechische Furchtbarkeitsgöttin Demeter als auch die römisch-keltische Fruchtbarkeitsgöttin Epona (vgl. Abbildung 17) werden vielfach in Begleitung von Pferden oder Fohlen dargestellt (Baum, 1991).

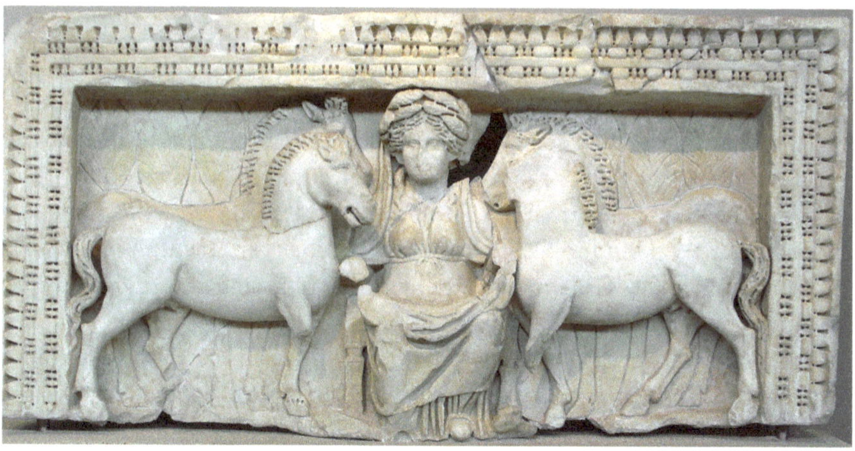

Abbildung 17: Epona, Archäologisches Museum Saloniki

Die Licht-, Sonnen- und Feuersymbolik des Pferdes steht seiner lunaren Bedeutung polar gegenüber. In der germanischen Edda lenkt Sol die Rosse Frühwach und Allbehend, die den Wagen der Sonne ziehen. Unter ihrem Bug haben sie Blasebälge, die ihnen Kühlung verschaffen. Sonnenpferde sind fast immer

Schimmel, denn der Schimmel als *der Schimmernde, Scheinende,* verkörpert das Licht. Mythische Pferde repräsentieren Objekte äußerster Vitalität und Lebenskraft. Sie sind groß, sanft und zärtlich, potenziell aber auch wild und unberechenbar. Sie können durchgehen, sich der Kontrolle entziehen und zügellos davonjagen, sie sind feurig wie der Blitz oder stürmisch und schnell wie der Wind, wie etwa in der nordischen Mythologie. Hier ist das Pferd ein numinoses Wesen mit übernatürlichen Fähigkeiten, das die Seele symbolisiert und als Geschöpf des Windes verehrt wird. Baum (1991, S. 31) beschreibt diese Vorstellung folgendermaßen: »Wie der Wind als Beweger zugleich den Atem der Seele und des Lebens bedeutet, so war ursprünglich die bewegte Luft als Gottheit aufgefasst und schließlich mit dem dahineilenden Pferd identifiziert. Das beseelende Pferd verleiht dem Menschen die Lebensenergie, die Libido, und es wird zum Symbol des erwachenden Bewusstseins.« In den mythischen Geschichten rund um die Pferde bildet sich der kulturelle Wandel und der Übergang von matriarchalen zu patriarchalen Gesellschaftsformen ab (Baum, 1991, S. 65 ff.).

In dem turkestanischen Märchen »Das Zauberroß« führt und leitet das Pferd die Heldin durch alle Gefahren und zu bewältigenden Aufgaben. Am Ende des Märchens gewinnt das Pferd einen blutigen Kampf mit dem Div, einer Art bösem Dämon, bevor es verlangt, durch die Hand der Heldin getötet und geopfert zu werden. Aus den Gebeinen des Pferdes entsteht ein neuer, blühender paradiesischer Ort.

In einem Märchen der indigenen Völker Nordamerikas mit dem Titel »Die Stute aus Lehm« formt ein kleiner einsamer und ausgegrenzter Junge eine Stute aus der Tonerde vor seinem Zelt. Die Tonfigur wird lebendig und spricht mit dem Jungen. Die Stute führt und trägt ihn durch seine ganze weitere Entwicklungsgeschichte bis ins Erwachsenwerden durch alle Nöte, Kämpfe, Gefahren und Krisen hindurch. Am Ende des Märchens erscheint ihm das Pferd im Traum und bittet, wieder in die Erde, aus der es entstanden ist, zurückkehren zu dürfen und freigegeben zu werden (Heintz, 2021).

Auch Fallada, das sprechende Pferd im Grimm'schen Märchen »Die Gänsemagd« (Brüder Grimm, 1923), verliert sein Leben: Eine verwitwete Königin schickt ihre Tochter zusammen mit dem Pferd Fallada auf die Reise zu einem jungen Königssohn. Diesen soll die Tochter heiraten. Unterwegs wird das Mädchen jedoch von ihrer Magd betrogen, die Magd schlüpft in die Rolle der Königstocher, die nun als Gänsemagd auf dem fremden Schloss arbeiten muss. Fallada wird getötet, sein Kopf jedoch auf Betreiben der echten Königstochter über dem Schlosstor aufgehängt. Der Kopf Falladas spricht nun jedes Mal zur Königstochter, wenn diese das Tor passiert: »O du Jungfer Königin, da du gangest, wenn das deine Mutter wüsste, ihr Herz tät ihr zerspringen.« Auf diese Weise begleitet Fallada die Tochter der Königin über seinen eigenen Tod hinaus und hält zugleich die Verbindung zu ihrer Mutter in der Ferne. In diesen archetypischen Bildern und Vorstellungen klingt ein tiefes Wissen über die Fähigkeit der Pferde an, Menschen empathisch zu begegnen und sie in ganz umfassendem Sinne zu tragen. Fast immer fordern die Pferde selbst ein Loslassen, einen Abschied. Dies bedeutet, dass die Kräfte und Potenziale, die sie auf symbolischer Ebene verkörpern, auf der persönlichen Ebene integriert und realisiert werden müssen.

8.2 Pferd und Baum als Symbole des Individuationsprozesses

Die Individuation, ein zentraler Begriff der Jung'schen Psychologie, bezeichnet die Entwicklung, Entfaltung, Differenzierung und Ganzwerdung der Persönlichkeit eines jeden Menschen (Jung, 1987, GW 6, § 825). In frühen Mythen und kulturgeschichtlichen Zeugnissen symbolisiert mitunter der Wachstumsprozess eines Baumes, wie etwa des Welten- oder Lebensbaumes, den Individuationsprozess. Der Baum verbindet Erde und Himmel im Bild des Werdens, Wachsens, sich Verwurzelns und Entfaltens. So verkörpert die mütterliche Weltenesche Yggdrasil die gesamte Schöpfung und sie verbindet alle Welten.

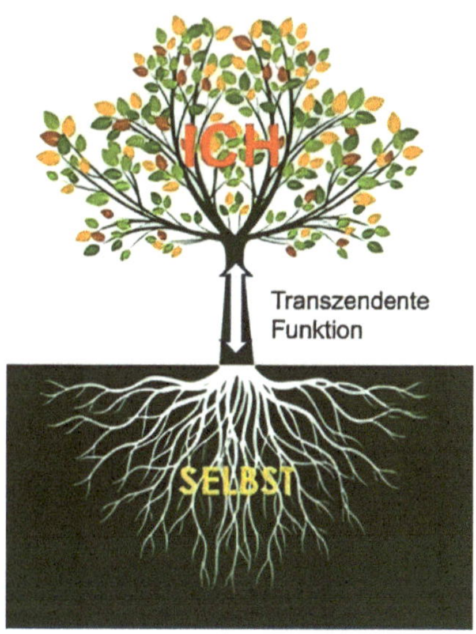

Abbildung 18: Ich-Selbst-Achse

Wie das Samenkorn eines Baumes, das alle artspezifischen Informationen des künftigen Baumes in sich trägt, birgt das Selbst – im Sinne der Analytischen Psychologie C. G. Jungs – alle Entwicklungsmöglichkeiten, die in dem betreffenden Menschen angelegt sind. »Als empirischer Begriff bezeichnet das Selbst den Gesamtumfang aller psychischen Phänomene im Menschen. Es drückt die Einheit und Ganzheit der Gesamtpersönlichkeit aus. Insofern aber letztere infolge ihres unbewussten Anteils nur zum Teil bewusst sein kann, ist der Begriff des Selbst eigentlich zum Teil potenziell empirisch und daher im selben Maße ein Postulat. Mit anderen Worten, er umfasst Erfahrbares und Unerfahrbares bzw. noch nicht Erfahrenes« (Jung, 1987, GW 6, § 891). Das Selbst ist auf Entfaltung, auf das »Werde, der/die du bist« ausgerichtet, das heißt auf das Ganzwerden der Persönlichkeit als ein das gesamte Leben umspannender Entwicklungsprozess. Die Vorstellung eines dem Selbst – als tiefstem Kern unserer Persönlichkeit – innewohnenden schöpferischen und kreativen Potenzials hat als zentraler Bestandteil des zugrunde liegenden Menschenbildes erhebliche Konsequenzen für die eigene therapeutische Haltung. Diese Vorstellung impliziert das ganz wesentliche Vertrauen in die Selbstheilungskräfte der menschlichen Psyche – vor allem jener unserer Patient*innen – und stellt die eigenen therapeutischen Interventionen sehr bewusst in deren Dienst (siehe Kapitel 16).

C. G. Jung (1987, GW 8, § 145 u.193) beschrieb mit dem Begriff der *transzendenten Funktion* jene sich in Symbolen darstellende psychische Funktion des Selbst, die bewirkt, dass dem Ich – der Summe unserer bewussten Erfahrungen, Empfindungen und Einstellungen – bisher unbewusste neue Inhalte zugänglich werden, sofern es bereit ist, die Anstrengung zu deren Integration auf sich zu nehmen (vgl. Abbildung 18).

Während der Baum ein Bild des Werdens, Wachsens, sich Verwurzelnden und Entfaltenden als Ganzes ausdrückt, scheint das Pferd – nicht nur in Mythen und Märchen, sondern auch oft ganz konkret im therapeutischen Kontext – die für seelische Entwicklungsprozesse nötige Beweglichkeit, die für diese Wachstumsprozesse notwendige Dynamik und Energie zu verkörpern.

8.3 Intersubjektivität, Empathie, Gegenwartsmomente und Resonanz

Intersubjektivität und *Empathie* sind eng miteinander verbundene Konzepte in Psychologie und Psychotherapie. Die Verbindung liegt darin, dass beide Konzepte auf Fähigkeiten und Bedürfnisse von Individuen verweisen, sich in die Erfahrungen anderer einzufühlen und diese – auch artübergreifend – zu verstehen. Das Bedürfnis, verstanden zu werden und letztlich auch, sich selbst verstehend annehmen zu können, kann als wesentliche Motivation für die Psychotherapie überhaupt betrachtet werden.

Empathie ist die individuelle Fähigkeit, Gefühle und Befindlichkeiten anderer zu lesen – wir können in unserem eigenen Körper fühlen, was der/die andere empfindet und wir können seine/ihre Gedanken, Intentionen und Perspektiven mental erfassen. Mit Intersubjektivität ist das wechselseitige Sich-ineinander-Hineinversetzen und die gegebenenfalls daraus hervorgehende Interaktion gemeint. Stern hält für die intersubjektive Bezogenheit zwischen Säuglingen (ab etwa dem neunten Monat) und Müttern/Vätern drei Merkmale für besonders bedeutsam, die kein Sprachvermögen voraussetzen:

- die gemeinsame Ausrichtung der Aufmerksamkeit,
- die intentionale Gemeinsamkeit,
- die Gemeinsamkeit affektiver Zustände (Stern, 1992, S. 184 ff.).

Der bedeutungsstiftende Affektaustausch bildet den vorherrschenden Modus und Inhalt der Kommunikation mit der Mutter, die in jeder Äußerung ihres Kindes Sinn und Bedeutungen erfasst bzw. herstellt. Stern filterte Intensität, Zeitmuster (Timing) und Gestalt als beobachtbare Verhaltensweisen heraus, die der Affektabstimmung dienen. Das Intensitäts*niveau* lässt sich anhand des Aktivitätsgrades, der damit verbundenen Ausdrucksqualität und anhand von (muskulären) Spannungs- bzw. Entspannungszuständen sowie Bewegungsrhythmen erkennen. Mit Zeitmustern sind unter anderem Rhythmus und Dauer der Interaktionsbeiträge gemeint, die sich gegebenenfalls synchronisieren. Der Gestalt der Interaktion kann amodal – auf einem anderen Sinneskanal – begegnet werden: Zum Beispiel kann die Mutter auf einen kleinen Jungen, der rhythmisch mit der Rassel spielt, stimmlich antworten. Wesentlich ist, dass im Wechselspiel der Interaktionen immer ein/e Interaktionspartner*in die Sequenz einleitet und dadurch das Verhalten des anderen mitzieht (vgl. Stern, 1992, S. 209). Beide Interaktionspartner sind beim Affektaustausch fähig, ohne Worte den Gefühlszustand des anderen zu erkennen und darauf entsprechend zu reagieren. Abstimmungsprozesse verlaufen dabei weitgehend unbewusst und gehen weit über reine Nachahmung hinaus. Sie haben vor allem die Funktion, eine Verbindung zu inneren Zuständen zu schaffen und der Gemeinsamkeit des inneren Erlebens Ausdruck zu verleihen. Stern (1992, S. 12) bezeichnete dies als »interpersonal communion«, was mit »interpersonaler Gemeinsamkeit« zu übersetzen wäre.

Durch sich wiederholende Prozesse der Affektabstimmung lernt der Säugling, die Gefühle der Mutter zu unterscheiden und einen Zugang zu seinen eigenen Gefühlen zu erlangen. Diese abgestimmten Begegnungssequenzen werden verinnerlicht und der Säugling lernt, eigene Gefühle zu differenzieren und sich selbst über die verinnerlichten Repräsentanzen zu regulieren. In diesem Sinne dienen sie der Konstituierung unseres Selbst. Stern stellte bereits 1992 fest, dass intersubjektive Bezogenheit dabei nicht auf die Mensch-Mensch-Konstellation beschränkt ist: »Es gibt gewichtige Gründe anzunehmen, dass auch sozial lebende Tiere, zum Beispiel Hunde, Intersubjektivität – so wie wir sie verstehen – herstellen können« (Stern, 1992, S. 193).

Entsprechend sind alle oben genannten Merkmale intersubjektiver Bezogenheit und des damit verbundenen bedeutungsstiftenden Austauschs auf die Interaktionen zwischen Patient*innen und Pferden im psychotherapeutischen Kontext übertragbar. In der Triade mit der Therapeutin können darüber hinaus gefühlte implizite Bedeutungen verbalisiert und dadurch sinnstiftend im Bewusstsein verankert werden.

Aus intersubjektiven Begegnungen können sogenannte »Gegenwartsmomente« im Sinne von Stern (2007) entstehen. Seine zentralen Überlegungen zu solchen Gegenwarts- oder Veränderungsmomenten formuliert er folgendermaßen:

»In diesen Momenten taucht eine wirkliche Erfahrung auf, es geschieht etwas Unerwartetes, und zwar zwischen mindestens zwei Personen. Das, was geschieht, betrifft ihre Beziehung. Es beansprucht nur eine sehr kurze Zeitdauer, die als Jetzt erlebt wird. Dieses Jetzt ist ein Gegenwartsmoment mit einer Dauer von Sekunden, in der sich ein Mikrodrama, eine emotionale Geschichte über die gemeinsame Beziehung entfaltet. Diese gemeinsam erlebte Erfahrung wird insofern mental geteilt, als beide Beteiligte intuitiv am Erleben des Anderen teilnehmen. Das intersubjektive Teilen der gemeinsamen Erfahrung wird verstanden, ohne dass sie verbalisiert werden muss, und wird Teil des *impliziten Beziehungswissens.* […] Ich vermute, dass diese neue Sichtweise, d.h. der Blick durch die Linse des Gegenwartsmoments, unsere psychotherapeutischen Überlegungen ebenso wie auch unsere Praxis in vielerlei Hinsicht verändern wird« (Stern, 2007, S. 41).

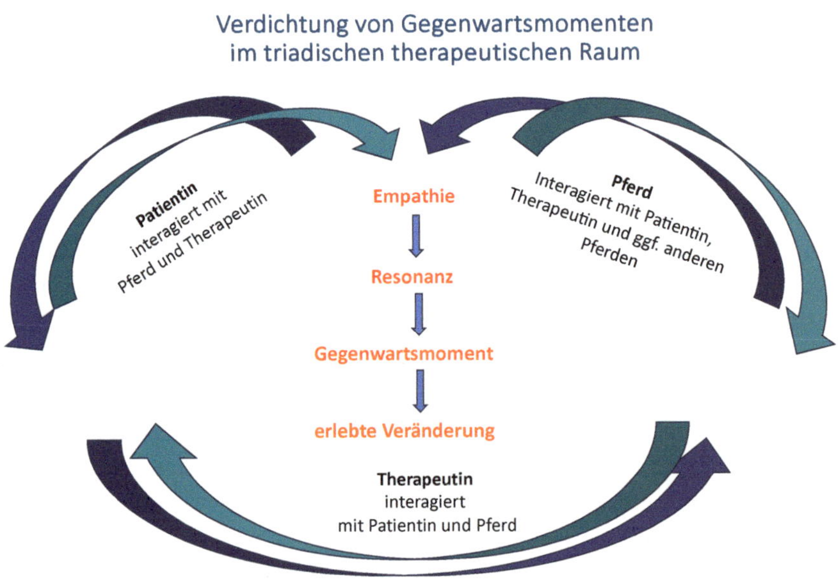

Abbildung 19: Dynamiken des Gegenwartsmoments

Speziell in der Triade der pferdegestützten Therapie erfahren alle Beteiligen – in wechselnden Konstellationen – unweigerlich Situationen intersubjektiver Bezogenheit, was Empathie- und Resonanzerleben auf allen Sinnesebenen einschließt. Dies begünstigt das Entstehen von Gegenwartsmomenten im Sinne Sterns auf beeindruckende Weise. Abbildung 19 stellt dieses Verhältnis anschaulich dar.

Im Rahmen unserer Studie konnten wir solche Gegenwartsmomente durch die Linse der Kamera fokussieren und sie auf diese Weise ihrer Flüchtigkeit entreißen; dadurch hatten wir die Möglichkeit, sie wiederholt mikroanalytisch zu betrachten.

Dabei zeigte sich, dass die pferdegestützten Therapien besondere Chancen für das Erleben von Gegenwartsmomenten bieten: Die Begegnung mit den Pferden ist immer körperlich erfahrbare, erlebbare Gegenwart. Die Pferde holen Patientinnen und Therapeutinnen in die Gegenwart, und Gegenwartsmomente ereignen sich deutlich häufiger, quasi verdichtet, wenn unsere Psychotherapiesitzungen mit und zwischen den Pferden stattfinden. Pferde haben, wie es scheint, ein sicheres Empfinden nicht nur für das, was richtig ist, sondern auch für den richtigen Zeitpunkt. Ein solcher Moment lässt sich mit dem philosophischen Begriff des *Kairos,* dem *günstigen Augenblick* bezeichnen. Es ist der Moment, in dem etwas bedeutsam Neues sich abzeichnet und eine Koinzidenz ursprünglich nicht zwingend zusammenhängender selbstständiger Elemente zu einem bestimmten Zeitpunkt auftaucht, aus dem heraus Veränderung möglich wird.

Können wir nun – auf der Basis unseres menschlichen Wahrnehmungssystems und der uns verfügbaren Sinnesmodalitäten – das beobachtbare Pferdeverhalten, das offenbar Gegenwartsmomente emergieren lässt, erklären? Eine auf Pferd-Mensch-Interaktionen übertragbare Überlegung finden wir wiederum bei Stern (2007): Er sucht nach möglichen Erklärungen für die *intersubjektive Bezogenheit* des Säuglings und stellt die Frage, ob diese Bezogenheit als autonome Ichfunktion oder im Sinne eines motivationalen Systems oder besser als *primäres psychobiologisches (Grund-)Bedürfnis* aufzufassen sei. Zwar lässt er eine Antwort offen, hegt jedoch keinen Zweifel daran, dass die Intersubjektivität mit der *Befriedigung von Sicherheitsbedürfnissen* einhergeht und dass soziale Bindungen und Gruppenzugehörigkeit (auch) dem Überleben dienen (Stern, 2007, S. 109 ff.).

Säuglinge verfügen, wie experimentell belegt, bereits wenige Wochen nach der Geburt über die angeborene Fähigkeit, einen Informationstransfer zwischen verschiedenen Wahrnehmungsmodalitäten – vor allem haptischen, visuellen und auditiven Eindrücken – vorzunehmen und Entsprechungen zu erkennen. Auf diese Weise sammeln sie Erfahrungen über die Welt und verbinden all das, was sie in und mit ihr erleben.

Eine wesentliche Rolle für die Entstehung von Synchronisierungsprozessen zwischen Säuglingen (und Kleinkindern) und nahen Bezugspersonen im vorsprachlichen Bereich spielen dabei die *Arousalsysteme* in unserem Stammhirn. Zur psychologischen Bedeutung von *Arousal* (wörtlich Erregung) führt er aus: »Wenn unser zentrales Nervensystem Reize empfängt, bedeutet dies, dass wir körperlich, mental oder emotional ›aufgerüttelt‹ oder ›in Bewegung gesetzt‹ werden, ›erregt‹ oder zur Aktivität ›angeregt‹ werden. Wissenschaftlich formuliert, ist es die Kraft, die hinter der Initiation, Stärke und Dauer nahezu all unserer Aktivitäten steht« (Stern, 2007, S. 62). Stern nimmt an, dass es diese *Vitalitätsaffekte* sind, über die Säuglinge Handlungen einordnen und zu kategorisieren beginnen. Damit gemeint sind Gefühlsqualitäten, die mit dynamischen, kinetischen Begriffen wie aufwallend, explosionsartig, flüchtig die Intensität des Erlebens kennzeichnen: »Wie der Erwachsene den Tanz, so erlebt der Säugling seine soziale Welt in erster Linie als Welt der Vitalitätsaffekte, bevor sie sich zu einer Welt formaler Handlungen entwickelt« (Stern, 1992, S. 79 ff.). Wenn wir mit Stern davon ausgehen, dass sozial lebende Säugetiere, also auch unsere Pferde, Intersubjektivität herstellen können, dann ist anzunehmen, dass auch sie über implizites Beziehungswissen verfügen. Auch sie orientieren sich in den Synchronisationsabläufen innerhalb ihrer Herde – sehr gut beobachtbar – hoch sensibel und in feinster gegenseitiger Abstimmung am Arousal der Gruppe, immer wechselnd zwischen sekundenschneller Fluchtbereitschaft und friedlicher Ruhe (vgl. Abbildung 20a–c).

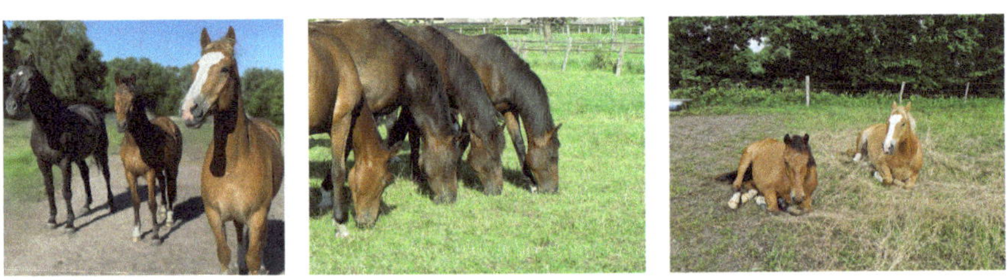

a) erhöhte Achtsamkeit b) entspanntes Grasen c) völlige Ruhe im Liegen

Abbildung 20a–c: Gemeinsame Arousal-Niveaus (Fotos: S. Heering, M. Weiger)

Auf diese Weise sind alle Herdenmitglieder untereinander in *Resonanz*. Vermutlich sind es ganz ähnliche, bisher allerdings wenig erforschte Mechanismen, mit denen sie eine affektive Bezogenheit zu den mit ihnen umgehenden Menschen und jene intersubjektive Gemeinsamkeit herstellen.

Colwyn Trevarthen (Malloch u. Trevarthen, 2010) prägte den treffenden Begriff der *kommunikativen Musikalität,* der sich auf die dynamischen Vitalitätsformen in menschlichen Interaktionen anwenden lässt – vermutlich auch auf die Mensch-Pferd-Mensch-Interaktionen in unserem Kontext. Musikalität bezieht sich bei Trevarthen aber nicht auf unser Alltagsverständnis von Musik, sondern auf »das Duett der Bewegungen und Klänge zweier Menschen, die Motive und intentionale Zustände zum Ausdruck bringen – eine Synchronisierung der Verhaltensweisen zweier Personen« (Trevarthen, zitiert nach Stern, 2019, S. 57). Trevarthen entwickelt eine Theorie, die zeigt, dass es in der Kommunikation zwischen Mutter und Kind auffällige Muster in Bezug auf Timing, Puls, Klangfarbe der Stimme und Gestik gibt, die vielen Regeln musikalischer Aufführungen einschließlich Rhythmus und Timing folgen.

»Wenn ich so ganz tief mit ihr verbunden bin, dann ist da so eine Stille – aber das erlebe ich so nur mit P. und ich weiß gar nicht, wie ich es beschreiben soll – dann spüre ich so etwas wie Ewigkeit, vielleicht auch wie Musik …« (Patientin)

Resonanz im Sinne der frühesten menschlichen Grunderfahrung erfordert eine hinreichend gelungene leiblich-affektive Abstimmung zwischen Mutter, Vater und/oder anderen nahen Bezugspersonen und dem Kind, die auf gestischem, mimischem und vokalem Ausdruck basiert, also auch einer Art Musikalität im Sinne Trevarthens. Die Art und Weise, wie wir die Welt und andere Menschen wahrnehmen, gründet in diesem seit frühester Kindheit sich entwickelnden *impliziten Beziehungswissen,* das immer ein verkörpertes ist.

Der Arzt und Jungianer Bernd Leibig sprach in seinem Vortrag »Individuation braucht Resonanz – Bilder des Selbst und der Welt« während eines Symposiums der Internationalen Gesellschaft für Tiefenpsychologie in Konstanz am 24. Februar 2024 über die *Resonanz als Archetyp:* »Das Resonanzprinzip durchwirkt die gesamte belebte und unbelebte Natur, sodass ich eben von einem Archetyp der Resonanz sprechen möchte.« Resonanz, als eine der ersten, frühesten menschlichen Grunderfahrungen konstituiert unser Selbst, zunächst unser Körperselbst. Diese Ansicht ergänzt die bei Stern offengebliebene mögliche Erklärung für das *Bedürfnis nach Intersubjektivität* als *psychobiologisches Grundbedürfnis.*

Leibig erwog in seinem Vortrag, dass im Kontext der psychosomatischen Medizin ein Großteil der Erkrankungen als *Resonanzmangelstörungen* zu verstehen sein könnte. So treten psychosomatische und psychovegetative Erkrankungen häufig erst dann in Erscheinung, wenn die dahinterstehenden seelischen/psychischen Leiden auf diese Weise körperlich erfahrbar werden können und sich damit symbolischen Ausdruck verschaffen. Wenn Menschen nach innen, mit dem eigenen Körper und den eigenen Gefühlen und Affekten nicht oder zu wenig in Resonanz sind, dann wurde, so ist zu vermuten, ihr Bedürfnis nach

Resonanz nicht oder zu wenig erfüllt. Psychosomatische Krankheitsbilder sind entsprechend als ein Hinweis auf eine Resonanzmangelstörung lesbar.

Fuchs kondensiert diese Vorstellungen in einem Bild: »Der Leib ist gewissermaßen der ›Resonanzkörper‹ für alle Gefühle« (Fuchs, 2018, S. 214). Vor diesem Hintergrund versteht er *implizites Beziehungswissen* als »ein unbewusst wirksames oder intuitives Wissen davon, wie man mit anderen umgeht – wie man mit ihnen Vergnügen hat, Freude ausdrückt, Aufmerksamkeit erregt, Ablehnung vermeidet, abgebrochenen Kontakt wiederherstellt usw. Es ist ein zeitlich organisiertes, gewissermaßen ›musikalisches‹ Gedächtnis für die Rhythmik, die Dynamik und die ›Untertöne‹, die in der Interaktion mit anderen mitschwingen. Zugleich stellt es ein interaffektives Gedächtnis für die Vitalitätskonturen und die Gefühle dar, die sie ausdrücken. Lange vor dem Spracherwerb entwickeln Kinder also ein primäres Verständnis für andere, nämlich durch den gemeinsamen Umgang, dessen wiederkehrende Formen in ihr *zwischenleibliches Gedächtnis* eingehen« (Fuchs, 2018, S. 216).

In unseren Therapien, vor allem in den Therapien komplex traumatisierter Patientinnen, begegnen wir häufig Menschen, die keine angemessene, keine hinreichende Resonanz erfahren haben. Sie speicherten Interaktionsmuster in ihrem impliziten Gedächtnis, die sich situativ als körperliche Anspannung, Hyperarousal, Angst, Dissoziation (Hypoarousal) und vor allem dem daraus resultierenden Vermeidungsverhalten ausdrücken. In therapeutischen Beziehungen bewegen wir uns immer auch in einer Sphäre zwischenleiblicher Beziehung, »deren Prozesse zugleich subtil und doch spürbar sind, wenn uns auch oft die deutliche Wahrnehmung und die Begriffe für sie fehlen. [...] Es zeigt sich immer deutlicher, dass in ihr nicht nur eine Begleitmusik zur eigentlichen, verbal-symbolischen Kommunikation abläuft, sondern dass es sich um ein eigenständiges System meist unbewusster Erfahrungen handelt, die sowohl interpersonale Beziehungen als auch therapeutische Veränderungen wesentlich mitbestimmen« (Fuchs, 2018, S. 220).

Psychische Störungen und Einschränkungen beruhen in einem hohen Maß auf meist unbewussten impliziten Wahrnehmungs- und Reaktionsbereitschaften, die durch frühe oder auch im Laufe des Lebens entstandene generalisierte Beziehungserfahrungen geprägt sind (siehe Kapitel 5.6). In der Terminologie der Analytischen Psychologie C. G. Jungs würde man von Komplexepisoden sprechen, die sich um einen emotionalen Kern herum immer weiter anreichern und komprimieren. Sie verzerren unsere Wahrnehmung und fließen in der Regel auch in die therapeutische Beziehung ein, wo sie sich konstellieren und reinszenieren.

Entsprechende komplexassoziierte Erwartungen und Befürchtungsfantasien können sich in der Interaktion mit den Pferden in Äußerungen wie *»ich habe*

Angst, dass sie mich ablehnen« oder *»ich möchte mich nicht aufdrängen«* zeigen. Aber sie konstellieren sich auch auf der Handlungsebene – etwa, wenn jemand sich keinen Raum nimmt, Schwierigkeiten hat Position zu beziehen, oder sich und das Pferd in einer selbstgewählten Aufgabenstellung vor unerfüllbare Anforderungen stellt. Auch wenn Nähe, Berührung und freundliche Resonanz durch die Pferde plötzlich Empfindungen wie *»ich werde sonst immer übersehen«* oder *»mich tröstet ja sonst niemand«* auslösen, haben wir es mit solchen Komplexepisoden zu tun. Oft werden sie sehr schnell und vor allem durch die körperlich erfahrbaren, korrektiven Begegnungssituationen mit den Pferden dem Bewusstsein und damit einem Verständnis ihrer Genese und einer empathischen Bearbeitung zugänglich.

Den Ausdrucksformen des Unbewussten, die wir in unseren psychodynamischen Psychotherapien in den Tiefen der psychischen Innenwelt, der Symbolik der Träume, den Symptomen und körperlichen Erscheinungen individueller Erkrankungen verorten, setzt Fuchs die Vorstellung eines horizontalen Unbewussten entgegen. Dieses zeige sich »vor allem im gegenwärtigen Raum der Beziehung: im szenischen Dialog, in Tonfall, Haltung und Ausdruck, in der ›Zwischenleiblichkeit‹ von Patient und Therapeut« (Fuchs, 2018, S. 221).

Die in das Leibgedächtnis eingeschriebenen unbewussten Wahrnehmungs- und Reaktionsbereitschaften können – das ist naheliegend – umso eher aufgeweitet, verändert und überschrieben werden, als sich neue Erfahrungen auf eben jener zwischenleiblichen Ebene ereignen. Stern und die Bostoner »Process of Change Study Group« erkannten, »dass sich Patienten lange nach einer Behandlung oft nicht so sehr an Deutungen oder Einsichten als vielmehr an eine Stunde besonderer Verbundenheit, ein gemeinsames Lachen, einen warmen Austausch von Blicken in einer schwierigen Situation, zum Beispiel bei einer beschämenden Erinnerung erinnerten. Sie entwarfen ein Modell von therapeutischer Wirkung, das sich auf solche ›Momente der Begegnung‹ (moments of meeting) stützt« (Stern 2012, zitiert nach Fuchs, 2018, S. 221).

Die Begegnungsmomente zwischen Pferden und Menschen im therapeutischen Kontext entfalten sich unmittelbar in diesem intersubjektiven, zwischenleiblichen Erfahrungsraum. Oft scheinen während gegenseitiger Berührungen frühe Resonanzmangelerfahrungen schmerzlich erinnert zu werden. Zugleich können diese heilsam überwachsen und überschrieben werden durch neue korrektive Erfahrungen mit dem Pferd als beseeltem, aber gänzlich unbelastetem, körpersprachlich kommunizierendem und empathischem Wesen. Immer wieder sahen wir in den Videodokumentationen der von uns begleiteten Therapien solche besonders berührenden *Momente der Begegnung,* die tiefgreifende Veränderungsprozesse einleiteten. Stern geht davon aus, dass ein Erleben transmodaler Übereinstimmung auf präverbaler Ebene das Gefühl erzeugt, »als entspräche die gegenwärtige Erfahrung einem Erleben aus früherer Zeit oder als sei sie von etwas Vertrautem durchdrungen, so dass sie auf irgendeine Weise mit einem Erlebnis aus einem anderen Zusammenhang verwandt zu sein scheint« (Stern, 1992, S. 82).

Brockmann spricht in einem sehr bemerkenswerten Beitrag vom »Schock des Vertrauten«, den der »Augenblick« mit dem Tier erzeugen kann. »Ich finde den Begriff Schock sehr passend, weil er die Intensität des Ereignisses trifft und das Überraschungsmoment. [...] Die unmittelbare Erfahrung von Vertrautheit und Intimität in der Begegnung mit einem Tier ist – wie die Liebe allgemein – letztlich ein mystischer Vorgang: das Aufbrechen und Erweitern der Ich-Grenzen über die Vereinigung mit einem Anderen. Die Einheit von Gleichheit und Andersartigkeit, die das Tier kennzeichnet, ist darüber hinaus besonders geeignet, den Menschen zu transzendieren, auf ein gemeinsames Drittes zu verweisen. Der im Prozess seiner Individuation von allem separierte, ›kosmisch unbehauste‹ aus der Evolution entlassene moderne Mensch macht eine Verschmelzungserfahrung, die geeignet ist, äußere und innere Abspaltungen aufzuheben, Getrenntes zusammenzufügen, ganz zu machen und Heilung einzuleiten. Das Aufbrechen der Ich-Grenzen kann zum Aufbruch führen!« (2002b, S. 98).

8.4 Gemeinsame Wurzeln – ethologische Aspekte

Seit ihrer Domestizierung sind wir Menschen diejenigen, die das Überleben der Pferde sichern. Wir geben ihnen Behausung, Futter und Schutz und entsprechend sind gegenseitige Bindungen naheliegend. Es ist zu vermuten, dass die emotionale Verbundenheit der Pferde mit den Menschen auch mit der Befriedigung von pferdlichen Sicherheitsbedürfnissen einhergeht und dass soziale Bindungen sowie die Zugehörigkeit zur Pferd-Mensch-Gruppe aus Pferdeperspektive dem Überleben dienen. Das Pferd spürt Atmung, Herzschlag, die Qualität der Berührungen der Menschen, ihre An- oder Entspannung und ihr emotionales Erregungsniveau. Resonanz, verstanden als *Prinzip* des intersubjektiven Verbunden- und Aufeinander-Bezogenseins, setzt dabei das Gefühl des Mitempfindens mit den Emotionen und Empfindungen eines anderen lebendigen Subjekts voraus.

In zahlreichen Therapiesequenzen erlebten wir ein Hinspüren und Wahrnehmen der Pferde sogar *über größere Distanz* hinweg, was möglicherweise durch das besondere Sensorium zu erklären ist, mit dem das Pferd als Fluchttier ausgestattet ist. Möglicherweise verfügt es über Wahrnehmungsfähigkeiten, die wir bisher nicht kennen und nicht erforscht haben.

Die beindruckenden Entwicklungen der an unserer Studie beteiligten, weitgehend im Umgang mit Pferden unerfahrenen Patientinnen, ihre größtenteils adäquate Interaktion mit den Pferden – und das ebenso zugewandte, menschenbezogene Verhalten der Pferde – deuten auf ein ursprüngliches Verstehen auf der Basis gemeinsamer kommunikativer Wurzeln und gemeinsamer emotionaler Grundausstattungen aller Säugetiere hin. Frans de Waal (2011, S. 269) stellt zu den empathischen Fähigkeiten der Tiere fest: »Ich denke, dass die Empathie zu einem Erbe gehört, das so alt wie die Abstammungslinie der Säugetiere ist. Die Empathie nutzt Hirnareale, die mehr als hundert Millionen Jahre alt sind. Die Fähigkeit entstand vor langer Zeit mit motorischer Nachahmung und Gefühlsansteckung, woraufhin die Evolution Schicht um Schicht hinzufügte, bis unsere Vorfahren nicht nur fühlten, was andere fühlten, sondern auch verstanden, was sie möglicherweise wünschten oder brauchten. Die Gesamtfähigkeit scheint wie eine russische Puppe zusammengesetzt zu sein. Im Kern befindet sich ein automatischer Prozess, den viele Arten gemeinsam haben.«

Auch Jaak Panksepp, ein estnisch-amerikanischer Psychologe und Emotionsforscher, kommt zu vergleichbaren Erkenntnissen. Ausgehend von der Fürsorglichkeit – immer wieder auch artübergreifend in der Tierwelt beobachtbar – beschreibt er sehr alte, basale Emotionssysteme, die eine neuronale Grundlage haben, über die alle Säugetiere verfügen: »Freude, Angst, Wut, Liebe oder Trauer, diese Emotionen sind wie Musik einer inneren Welt. Wie tief reichen ihre Wurzeln, verbinden sie gar Tier und Mensch? [...] Am unteren Ende der Emotionskette existieren uralte und sehr einfache Affekte, die wir wohl mit den Tieren teilen. Hier geht es ganz generell um den Drang zu überleben. Wir haben wie Tiere Angst vor einem Angreifer, unser Körper zittert, wir reißen die Augen auf und fliehen. Anders als Tiere haben wir aber auch Angst vor abstrakten Dingen wie der Klimakatastrophe. Am oberen Ende der Emotionskette existieren daher Emotionen, in denen Kognition das Fühlen stark bestimmt« (Panksepp, 2012, Interview im DLF)[8].

Als »Ausdruck eines legitimierbaren Einfühlungsvorgangs«, versteht Brockmann die *Anthropomorphisierung* des Tieres im Sinne einer Möglichkeit, die wir durchaus nutzen können, »um die Aktivitäten nichtmenschlicher Geschöpfe zu verstehen und vorherzusagen« (2002 a, S. 130). Er folgert deshalb, dass die artübergreifende Angleichung kein Privileg des Menschen sei, da Tiere dies

8 https://www.deutschlandfunk.de/psychologie-manuskript-gefuehlsverwandtschaften-100.html

auch tun. Es scheint erwiesen, dass unser Hund uns in zahlreichen Situationen konzeptualisiert – der Hund hat eine Vorstellung davon, was es bedeutet, wenn wir die Schuhe anziehen oder die Leine in die Hand nehmen und reagiert mit freudigem Schwanzwedeln auf die Erwartung eines Spaziergangs. Pferde konzeptualisieren Menschen, die im Zuge ihres Zusammenlebens zu ihrer Gruppe als Herde gehören. Je nachdem, welche Erfahrung sie mit dem einzelnen Menschen verbinden, der mit Strick und Halfter oder mit Sattel und Trense auf sie zugeht, werden sie ihm entgegenkommen, ihn vielleicht leise anblubbern oder aber das Weite suchen.

Was aber bedeutet dies generell für die Frage, wie Pferde uns Menschen wahrnehmen und lesen, für ihre Fähigkeit zur Emotionserkennung? Gibt es in diesem Punkt umgekehrt eine Verbindung zu der Frage, warum nicht nur wir als Expertinnen, sondern auch pferdeunerfahrene Menschen die Pferde lesen können? Sind die von Stern postulierten Annahmen über die präverbale Weltwahrnehmung der Säuglinge auf die nonverbalen Welt- und Beziehungserfahrungen zwischen Pferden und Menschen übertragbar? Verfügen sozial lebende Tiere über eine Art von *zwischenleiblichem Gedächtnis* und *implizitem Beziehungswissen,* wie zum Beispiel zahlreich dokumentierte freudige Wiederbegegnungen nach Trennungen vermuten lassen – sowohl innerhalb einer Spezies als auch zwischen Spezies? (vgl. dazu de Waal, 2020).

Frühere Forschungen, unter anderem an der Universität Hokkaido in Japan, konnten die Fähigkeit der Pferde belegen, zwischen verschiedenen menschlichen Gesichtsausdrücken zu unterscheiden (Nakamura, Takimoto u. Hasegawa, 2018). Die Pferde zeigten deutliche Irritationen, wenn die Mimik von Menschen, die ihnen auf großformatigen Fotos oder Videos präsentiert wurde, und eine parallel eingeblendete Stimme nicht zueinanderpassten. Nachgewiesen wurde damit ebenfalls die Fähigkeit der Pferde zu transmodaler Wahrnehmung und die Existenz entsprechender innerer Repräsentanzen. Pferde lernen im Laufe der Zeit, uns immer besser zu lesen. Dabei reagieren Sie auch auf sehr feine Signale, die wir unbewusst aussenden. Eine beeindruckende schwedische Verhaltensstudie der Arbeitsgruppe um Keeling (2009) war folgendermaßen angeordnet: Auf einer dreißig Meter langen Strecke in einer Reithalle wurden 17 Pferde – Stuten und Wallache – einzeln von einem pferdeerfahrenen Menschen in vier Durchgängen geführt bzw. an einem zweiten Testtag geritten. Die Herzfrequenz wurde (beim Pferd mit einer unter dem Sattelgurt befestigten, beim Menschen mit einer auf der Brust getragenen Elektrode) gemessen und das Verhalten beobachtet. Die Aufgabe lautete, auf der vorgegebenen Strecke in ruhigem Schritttempo miteinander zu gehen. Vor dem vierten Durchgang wurde den Probanden gesagt, dass irgendwo auf ihrem Weg ein Regenschirm geöffnet werden würde. So erzeugte man bei den Menschen die Annahme, dass etwas passieren würde, was das Pferd ängstigen könnte. Sowohl die Herzfrequenz der das Pferd führenden bzw. reitenden Personen als auch die der Pferde erhöhten sich daraufhin signifikant. Tatsächlich wurde der Regenschirm nie geöffnet. Die Pferde kannten die verbale Information natürlich nicht und obwohl die Personen ihr eigenes Verhalten nicht sichtbar veränderten, erhöhte sich auch die Herzfrequenz der Pferde in diesem vierten Durchgang. Diese Versuchsergebnisse legen nahe, dass Pferde als Fluchttiere feinste Alarmsignale beim Menschen registrieren und darauf reagieren.

Wie bereits erwähnt, hat die Domestizierung dazu geführt, dass Tiere in Bezug auf Nahrung, Sicherheit, Unterbringung, aber auch in ihren Bindungen, Freundschaften und sozialen Interaktionen auf die Menschen angewiesen sind. Als mit Pferden umgehende Menschen wissen wir, dass wir ein Pferd, das an einem ängstigenden Gegenstand nicht vorbeigehen mag, durch unsere beruhigende Stimme und unsere eigene authentisch entspannte Haltung ermutigen und ihm Sicherheit geben können. Als »social referencing« wurde dies ebenfalls in einer Studie des Max-Planck-Instituts für Kognitions- und Neurowissenschaften Leipzig (Schrimpf, Single u. Nawroth, 2020) untersucht und bestätigt.

Vorbemerkung zu den Kapiteln 9 bis 12

Mit den vorausgegangenen Beiträgen versuchten wir, uns den Wirkungsdimensionen pferdegestützter Therapie mit einem verstehenden, aber überwiegend von außen kommenden Blick zu nähern, bei dem die Therapieprozesse und die daran Beteiligten Gegenstand der Betrachtungen und theoretischen Überlegungen waren. Dagegen sollen die Kapitel 9 bis 12 einen anderen Zugang zur pferdegestützten Therapie eröffnen. Die Geschichten der individuellen Therapien werden direkt aus der Perspektive der Therapeutinnen und Patientinnen erzählt. Im Sinne des von uns verfolgten zukunftsweisenden Ansatzes »partizipativer Psychotherapieforschung« wird im Folgenden zunächst der Verlauf der pferdegestützten Therapie von Frau B. multiperspektivisch erzählt: Zum einen gibt die behandelnde Therapeutin Susanne Heering eine umfassende Fallschilderung aus ihrer Sicht (Kapitel 9.1) und zum anderen erzählt die Patientin Frau Bekker über ihre Therapie und ihre Erlebnisse mit und bei den Pferden im Rahmen eines eigenen Beitrags (Kapitel 9.2). Zudem wird erneut der Perspektive der Patientin anhand der Präsentation der therapiebegleitenden Interviews Raum gegeben (Kapitel 9.3). Die dann folgenden Falldarstellungen (Kap. 10 u. 11) wurden von den behandelnden Therapeutinnen Marika Weiger und Birgit Heintz verfasst; in Kapitel 12 folgt ein gemeinsamer Therapiebericht von Therapeutin (B. Heintz) und Patientin (Amelie D.; Name geändert); die Beiträge der Patientinnen sind wörtlich und unverändert wiedergegeben.

9 »Auf dem Pferd bin ich dem Himmel näher« – Sequenzen einer verhaltenstherapeutisch integrativen, pferdegestützten Psychotherapie

Susanne Heering

9.1 Verlauf der pferdegestützten Therapie von Frau B.

Als Frau B. das erste Mal im November 2019 in meine Praxis kommt, ist sie in einem psychisch sehr schlechten Zustand. Sie ist 55 Jahre alt. Alte Missbrauchs- und Gewalterfahrungen aus ihrer Vergangenheit haben sich in den Vordergrund geschoben, sie kann nicht genau benennen, warum. Sie hat in ihrem Leben schon einige Therapien gemacht, auch stationär ist sie mehrmals behandelt worden. Die Themen Missbrauch und Gewalt hat sie jedoch immer vermieden. In jungen Jahren half ihr der Alkohol, und später dienten die Verdrängung sowie die Isolation dafür, diese Gefühle nicht spüren zu müssen. Nun ist ihr klar geworden, dass es an der Zeit ist, sich all dem auszusetzen.

Mit großer Angst und Unbehagen berichtet sie von ihrer Kindheit, einer harten und kalten Mutter, die fordert und Grenzen permanent überschreitet. Die Patientin muss für die Mutter da sein, wird abgewertet, ihre Bedürfnisse spielen keine Rolle. Als der Stiefvater sie prügelt, wendet die Mutter sich ab. »Heul nicht!«, sagt sie, als blaue Striemen den kleinen Arm ihres Kindes zieren. Auch die Mutter selbst erhebt die Hand gegen die Tochter – sie weiß nie, was als Nächstes kommt. Später kommen sexuelle Grenzverletzungen dazu, von Mutter und Stiefvater ausgehend.

Als junge Erwachsene verlässt die Patientin das Elternhaus, nur um in der vermeintlichen Freiheit die Misshandlungen ihrer Kindheit mit Männern zu wiederholen. Der Alkohol hilft ihr, dies zu ertragen, und sie hat das Gefühl, sie habe es *»ja nicht anders verdient«*, wie sie es ausdrückt. Sie macht sich taub, sie macht sich hart, sie glaubt, *»diesen Panzer wird keiner mehr durchdringen.«* Körperliche Berührung und Nähe sind für sie immer mit Bedrohung verknüpft. Zunehmend vermeidet sie Kontakte, zieht sich immer mehr zurück. Auch als sie schon lange trocken ist und einen Beruf ausübt, betrachtet sie die Welt von hier aus wie durch eine Panzerglasscheibe. Die Einsamkeit nagt an ihr, oft fühlt sie sich dumpf und leer, sie kann sich nicht spüren. Und doch gibt die Isolation ihr Sicherheit. Verzweiflung, Angst und Depression kommen jetzt hinzu – und *»diese Bilder«.* Funktionieren kann sie, der Beruf in einer Verwaltung gibt ihr Halt und Struktur. Ablenkung hilft.

Zunächst kann Frau B. nicht über die Geschehnisse sprechen. Im Gespräch wird ihr deutlich, dass sie an einer Posttraumatischen Belastungsstörung leidet, und sie willigt in eine Traumatherapie ein. In kleinen Schritten nähern wir uns ihrer Vergangenheit an, das Narrativ breitet sich vor uns aus. Im Innen wächst das Vertrauen zu mir als Therapeutin und zur Behandlung.

In den ersten eineinhalb Jahren der Therapie bearbeiten wir traumatherapeutisch die schlimmsten Szenen ihrer Vergangenheit. Frau B. findet Worte für das Unaussprechliche. Sie entwickelt Bewältigungsbilder und kann sich zunehmend aus der Opferrolle befreien. Sie begegnet ihrem Inneren Kind und hat den Wunsch, eine dauerhafte Beziehung zu beginnen. Die »kleine Gabi« begegnet ihr mit Misstrauen, ist die Patientin doch über die Jahre der Selbstabwertung und des Alkoholmissbrauchs selbst zur Täterin sich selbst gegenüber geworden. Über die Reflexion dieser verinnerlichten Täteranteile wird Frau B. deutlich, dass es nun an ihr ist, etwas zu verändern. Eine neue Selbstwirksamkeit bahnt sich an. Im Laufe der Monate entsteht ein zartes Band zwischen ihr und ihrem Inneren Kind – ein Band, welches immer stabiler und bedeutsamer für sie wird.

Auf der äußeren Bühne, in ihrem Alltag, beginnt die Patientin, selbstfürsorglicher mit sich umzugehen und ihre Isolation aufzubrechen. Den Kontakt zu ihrer Mutter reduziert sie auf das Nötigste. Sie ist erstaunt, dass viele schlimme Erinnerungen nun, wie sie es empfindet, *»von selbst«* in den Hintergrund rutschen und irgendwie *»kleiner«* werden. Die Therapie beginnt zu tragen, die akute Symptomatik klingt ab. Frau B. hat ein positiveres Lebensgefühl entwickelt, geht fürsorglicher mit sich um und hinterfragt ihr negatives Selbstbild. Wir erarbeiten auch die Grundlagen der Verhaltenstherapie in Bezug auf Selbststeuerung, Umgang mit Suchtdruck, depressive Regulationsfähigkeit, positive Aktivierung und Alltagsmanagement. Dennoch stoßen wir auch an die Grenzen der Behandlung in der Praxis. Immer noch kann die Patientin sich selbst kaum spüren, findet schwer Zugang zu ihren Gefühlen. Nähe und Kontakt sind nach wie vor bedrohlich und werden vermieden. In dieser Phase und auf der Suche nach einem Weg, der Patientin neue Erfahrungen zu ermöglichen, fällt die Entscheidung, die Pferde in die Behandlung miteinzubeziehen. Frau B. ist begeistert von der Idee, sie liebt die Natur. Auch zu Pferden fühlt sie sich hingezogen, hat jedoch auch Respekt vor ihnen. Ein Versuch vor einigen Jahren, das Reiten zu erlernen, ist gescheitert an dem vorgegebenen, dem funktionalen Umgang mit den Tieren in einer Reitschule. *»Ich konnte den Tieren nicht begegnen, sollte sie benutzen. Das konnte ich nicht«*, beschreibt sie ihre Erfahrungen.

In der Triade zwischen Patientin, Pferd und Therapeutin öffnet sich ein neuer Raum

Es ist Sommer. Wir treffen uns bei den Weiden. Die Pferde grasen friedlich. Frau B. möchte die Pferde zunächst aus der Ferne beobachten, eine weitere Annäherung macht ihr Angst. Die Weite, die Stille, der freie Raum tun gut, wir gehen durch das hohe Gras. Als die Pferde sich neugierig annähern, empfindet die Patientin es als Bedrohung und versteckt sich hinter mir. Ich lade sie ein, damit zu experimentieren, wie viel Abstand und wie viel Nähe gut für sie sind. Sie entscheidet sich, hinter dem Zaun zu bleiben. Die Pferde entfernen sich. Die Patientin ist zunächst erleichtert. Dann wird sie nachdenklich. Der Abstand fühlt sich für sie sicher, aber auch einsam an. Die Pferde ignorieren die Patientin jetzt. *»Haben Sie denn ein Angebot gemacht?«*, frage ich. *»Nein«*, antwortet sie. *»Kennen Sie das aus ihrem Leben?«*, erkundige ich mich. *»Ja, das ist immer so.«* Frau B. schweigt.

Es ist sehr bedrohlich für sie, sich auf dieses Neue einzulassen. So wie es immer bedrohlich für sie war Kontakt aufzunehmen. Hier bildet sich zum einen die Lebenswelt der Patientin sehr deutlich ab, zum anderen wird ein Raum für eine neue Erfahrung eröffnet. Nach einer ganzen Weile in Stille wagt die Patientin einen neuen Schritt. Begleitet von mir nähert sie sich zögerlich den Pferden an. Sie pflückt Gras und hält es einem Pferd hin. Der junge Wallach nähert sich ebenso zögerlich, schnuppert mit langem Hals an den angebotenen Halmen. Sanft nimmt er sie mit seinem weichen Maul aus der weit ausgestreckten Hand.

Einige Wochen später, als Frau B. den Wallach Harkon zum ersten Mal bewusst berührt, ihre Hände auf seinen Rücken legt, ist sie sehr überrascht, dass dieser Kontakt zum Pferd einen direkten Zugang zu ihren Gefühlen bewirkt. In dem Moment, in dem sie das Pferd berührt, tauchen starke Gefühle von Traurigkeit und Angst auf – Angst vor Nähe – und viel Misstrauen. Die Patientin hat viel Gewalt erlebt und erzwungene sexualisierte Nähe. Eine liebevolle Zuwendung hat sie nie kennengelernt. Sie spürt eine sehr starke Ambivalenz zwischen Sehnsucht nach Kontakt und Angst davor. Es gibt diesen einen Moment, in dem sie wirklich im Kontakt mit dem Pferd ist, die Hände an Harkons

Körper gelegt. Es ist deutlich spürbar, auch für mich. Das Pferd ist jetzt ganz ruhig und fokussiert. Das ist wie eine Annäherung. Und dann geht die Patientin abrupt aus dem Kontakt: *»Das reicht jetzt für mich«*, entscheidet sie.

In der Nachbesprechung sagt sie, dass sie die Nähe kaum aushalten konnte. Die Gefühle, die da hochkommen, sind so stark, das kennt sie gar nicht, und sie hat Angst davor, dass sich *»der Boden auftut und sie darin versinkt.«*

»Da trifft es meine Wunde. Er wendet sich mir zu«

Die Themen Kontakt und Berührung, Nähe und Distanz ziehen sich durch die ganze Therapie. Kontakt zum Pferd heißt auch Kontakt zum Schmerz. Schmerzvolle Gefühle tauchen auf, die Jahrzehnte verdrängt wurden: der Schmerz ihrer Kindheit, die Beziehung zur Mutter. Und zwischendrin immer wieder der Gedanke, *»Ich halte das nicht aus. Ich schaffe das nicht.«* Aber durch die Pferde findet Frau B. immer wieder die Motivation zur Fortsetzung der Therapie. Die Freude an den Pferden gibt ihr die Kraft weiterzugehen auf diesem Weg. Immer an der Grenze entlang. Ich schone sie nicht. Immer wieder lade ich sie ein dazubleiben, zu erforschen, was passiert da eigentlich, wenn ich bleibe? *»Da ist ein See aus Schmerz, ich habe Angst, darin zu ertrinken.«* Mit dieser eindrucksvollen Metapher fasst Frau B. ihre Gefühle in Worte. Ein weiteres Mal spürt Frau B. diesen Schmerz, als sie Harkon mit ihren Händen berührt. Ich lade sie ein, ihre Augen zu schließen und dieses Gefühl zu visualisieren. Später berichtet sie über diese Erfahrung:

»Ein sehr wichtiges Thema ist und bleibt die ›kleine Gabi‹. Es ist für mich von großer Bedeutung, dass ich sie gefunden habe. Wir sind immer noch zwei, aber es ist immer öfter so, dass wir eng beieinander sind, dass wir eins sind. Wir sind nicht mehr getrennt, wir sind beide ein ›Ich‹. Durch den Kontakt mit ihr habe ich zum ersten Mal den Schmerz wahrgenommen. Wir beide haben in einem See aus Schmerz gestanden. Aber das Wasser war warm und es war nicht bedrohlich, denn ich halte die kleine Gabi auf dem Arm und spüre Boden unter den Füßen.«

Die Selbsterfahrungen im Kontakt mit dem Pferd fließen in die Gespräche in der Praxis mit ein. Durch das Berührtsein und Berührtwerden sowie durch die nicht sexualisierte Berührung des Pferdes spürt Frau B. die Sehnsucht und den Schmerz über das Defizit. Anders als zuvor sprechen wir jetzt nicht nur theoretisch darüber. Durch die erlebte Erfahrung wird das Thema sehr viel spürbarer. Der angestoßene Prozess setzt sich im Unbewussten fort. Frau B. beginnt sehr intensiv zu träumen.

Traum »Der Mann in der Dusche«

»Ich bin im Bad, in der Dusche. Jemand steht hinter mir. Es geht keine Bedrohung von der Person aus. Ich drehe mich hin, umfasse ihn. Ich spüre den Körper, die Muskeln, die Wärme. Es ist ein sehr schönes Gefühl.«

Hier drückt sich die Sehnsucht der Patientin nach nicht bedrohlicher Nähe und Berührung aus. Die neue Erfahrung, Nähe zu einem nicht-menschlichen Gegenüber zuzulassen, macht die Vorstellung möglich, sich auch für ein menschliches Gegenüber zu öffnen. Aus Angst vor neuen Verletzungen hat sie viele Jahre vermieden, jemanden – auch körperlich – an sich heranzulassen. Jetzt kann sie sich zumindest den Gedanken an eine Partnerschaft erlauben.

Grenzen setzen

Auf unterschiedliche Arten nimmt Frau B. nun Kontakt zu den Pferden auf und nähert sich dabei immer mehr – besonders an Harkon – an. Sie führt das Pferd und bemerkt, es braucht eine innere Verbindung, um sich zu verständigen. Harkon, der junge Wallach, spiegelt ihre innere Verfassung unmissverständlich. Er bestimmt den Weg und geht freundlich grasen, wenn die Patientin ihren Fokus verliert.

Grenzen zu setzen, fällt der Patientin schwer. Nie hat sie gelernt, ihre eigenen Grenzen wahrzunehmen. Passives Ertragen hat ihr Überleben möglich gemacht. Nun fordert Harkon, das junge Pferd, sie heraus. Auch er kennt seine Grenzen noch nicht. Er stupst und knabbert an ihr, drängelt und scharrt mit den Hufen. Die Patientin bleibt passiv. *»Wo ist ihre Grenze?«*, frage ich sie. Erstaunt schaut sie mich an.

Hier bildet sich erneut ein zentrales Thema ihrer Lebenswelt auch in der Arbeit mit den Pferden ab. In ihrer aktuellen Lebenssituation fühlt die Patientin sich sehr belastet. Ihr Stiefvater, zu dem sie ein positives Verhältnis hatte, ist kurz zuvor verstorben (hier handelt es sich um einen anderen Mann als den, der sie in der Kindheit misshandelt hatte). Sie hat keinen Raum für ihre eigene Trauer, da sie sich um ihre Mutter kümmert, die mit dem Verlust nicht zurechtkommt. Nachdem sie zuvor den Kontakt zur Mutter auf das Notwendigste reduziert hatte, lässt sie sich jetzt zunehmend wieder vereinnahmen. Die Mutter wird in den folgenden Monaten immer pflegebedürftiger. Frau B. verbringt ihre gesamte Freizeit mit ihr, pflegt und versorgt sie. Zunehmend gerät sie in eine Erschöpfung. Der innere Konflikt, eigentlich zu ihrer Mutter keinen Kontakt haben zu wollen und es dennoch zu tun, bringt sie an den Rand ihrer Belastbarkeit. Sie kann keine Grenze setzen. Sie fühlt sich verantwortlich und in der Pflicht. Der Gedanke daran, eigene Bedürfnisse in den Vordergrund zu stellen, löst starke Schuldgefühle aus. In dieser Zeit kommen auch immer wieder Gedanken an Alkohol auf. So gern möchte sie einfach vergessen und dem Druck entgehen. Doch auch hier übt sie Grenzen zu setzen sich selbst gegenüber. Sie möchte nicht gefährden, was sie erarbeitet hat.

In den Begegnungen mit Harkon übt Frau B. klar auszudrücken, was sie will und was nicht. Sie beginnt sich etwas zu trauen, Nein zu sagen und die Führung zu übernehmen. Sie macht die neue Erfahrung, dass die Beziehung zu Harkon dadurch nicht gestört, sondern gefestigt wird. Das Pferd beginnt ihr zu vertrauen und sie zu respektieren. Im Laufe der Zeit verliert sie ihre Angst und wird selbstverständlicher im Umgang mit dem Pferd. Nun werden die Bewegungen synchron, das Pferd folgt ihr. Diese Erfahrung kann die Patientin auch auf der äußeren Bühne, in ihrem Leben, umsetzen. Sie engagiert einen Pflegedienst und nimmt ihren Bruder in die Pflicht, sich an der Pflege der Mutter zu beteiligen.

Frau B. ist auch selbst sehr beeindruckt von dem Prozess, von dem, was passiert, was sie erreicht, was sie an Veränderung in sich wahrnimmt. Sie spürt, dass ihre harte Kruste, die sie sich zugelegt hat, aufweicht und sie spürt auch, dass sie plötzlich im Kontakt steht. Im Umgang mit ihren Kollegen empfindet sie sich sehr viel verbindlicher. Auch im Kontakt zu ihrer Mutter verändert sich etwas. Sie findet einen Umgang mit der Ambivalenz. Einerseits kann sie sich mehr abgrenzen, andererseits kann sie auch emotional mehr auf die Mutter zugehen. *»Ich saß an ihrem Bett, nahm ihre Hand und tröstete sie. Das kam aus meinem Innersten. Es war sehr bewegend, ich habe geweint und war berührt von mir selbst!«*

In der Begegnung mit Harkon entstehen immer wieder Situationen, in denen Frau B. ihre Hände auf das freistehende Pferd legt, es spürt und dann abrupt aus dem Kontakt geht. Sie zieht die Hände weg und wendet sich ab. Harkon ist irritiert. Zunächst bleibt er noch stehen, dann geht er weg, hat kein Interesse mehr. Die Patientin ist betroffen. Sie merkt: *»Nun bin ich wieder allein.«* In der Reflexion erkennt sie, dass es auch mit ihr zu tun hat, wie ein Gegenüber sich verhält. *»Ich dachte immer, ich werde nicht bemerkt!«* Diese Erfahrung beschreibt die Patientin als sehr eindrücklich. Ich ermutige sie nach einiger Zeit, es noch einmal zu versuchen, den Kontakt wiederherzustellen. Die Patientin kann sich nicht vorstellen, dass so etwas möglich ist. Sie ist dann sehr erstaunt, dass es ihr gelingt und Harkon noch einmal mit ihr kommt. Sie merkt, sie selbst ist in der Lage zu entscheiden, Kontakt herzustellen und zu unterbrechen. *»Ich spiele ja eine Rolle!«* Frau B. erkennt, dass sie selbst mitgestaltet und nicht nur Opfer der Handlungen anderer ist.

Getragen werden

Frau B. entwickelt den Wunsch, sich einmal tragen zu lassen. Sie trägt so viel in ihrem Alltag. Ich lade sie ein, sich zunächst einmal auf einem Hocker stehend quer über Harkon zu legen. Sie lässt sich spontan darauf ein, atmet tief aus und gibt Gewicht an das Pferd ab. Hier entsteht wieder einer der besonderen Momente, die wir *Gegenwartsmomente* nennen, Momente, wo sich plötzlich ein Fenster öffnet wie ein Stück blauer Himmel, der in der Wolkendecke sichtbar wird. In diesen Momenten wird eine besondere Erfahrung für alle möglich. Ich spüre diese besondere Energie, es ist ganz friedlich. Harkon, dieses junge Pferd, bewegt kein Haar. Eine Verbindung wird spürbar. Minutenlang lässt sich die Patientin so über den Pferderücken gelegt hängen, entspannt sich zusehends. Nach einer Weile folgt sie ihrem Impuls sich aufzurichten. Ich lade sie ein, sich nun auf Harkons Rücken zu setzen. Die Patientin schaut ängstlich und klammert sich auf dem Pferd mit den Beinen fest. Das Pferd ist ruhig, es wartet. Wir haben Zeit. Ich führe die Patientin über den Reitplatz, sie spürt die Bewegung, die Wärme, die Muskeln unter sich. Es ist eine sehr körperliche Erfahrung, bewegt zu werden. Sie spürt, wie schwer es ihr fällt, sich dem hinzugeben, Kontrolle abzugeben, zu vertrauen. Immer wieder gerät sie gegen die Bewegung, der Fluss stockt. Wir experimentieren mit Anspannung und Loslassen. Frau B. merkt, je mehr sie sich hingibt, desto leichter wird es. Die Anspannung schwindet, Harkon schreitet leicht und frei. In der Nachbesprechung kann Frau B. nicht glauben, dass sie diese Erfahrung gewagt hat. Sie hatte keinen Fuß auf der Erde. Das war ein großer Durchbruch für sie. *»Das war Wahnsinn, ich habe mir ja so viel zugetraut. Ich kann mir nicht vorstellen, dass ich das war.«*

Hier wird deutlich, wie verinnerlicht ihr Muster ist, sich ihre eigenen Stärken und Ressourcen abzusprechen. In der Nachbesprechung und in den folgenden Wochen kann sie diese Erfahrung integrieren. Sie beginnt Kompetenzen, Potenziale zu entdecken und Begrenzungen aufzuheben. Sie folgt ihrem lang gehegten Wunsch, wieder Auto zu fahren. Sie hat einen Führerschein, ist aber über viele Jahre nicht gefahren, aus Angst, die Kontrolle über das Fahrzeug zu verlieren. Nun engagiert sie sich eine Fahrlehrerin und traut sich zu, Fahrstunden zu nehmen. Sie verbindet mit dem Autofahren ein Gefühl von Freiheit.

Getröstet werden und Last abgeben – »Das hat viel mit Spüren zu tun«

Es ist Herbst geworden. Heute ist der Geburtstag des verstorbenen Stiefvaters von Frau B. Wir gehen über die Weiden. Sie spricht über ihre Einsamkeit und das Gefühl, verlassen worden zu sein. Tränen laufen ihr über das Gesicht. Eine

Stute löst sich in einiger Entfernung aus der grasenden Herde und kommt von hinten auf die Patientin zu. Ganz behutsam berührt Debby die Patientin am Rücken. Erstaunt und ein wenig erschrocken dreht sie sich zu Debby um. Die großen Pferde machen ihr immer noch Angst. Debby bleibt beharrlich in ihrem Kontaktangebot. Immer wieder stupst sie die Patientin an, sodass diese sie schließlich berührt und umfasst. Ich stehe sprachlos daneben. Ist sie doch mein Turnierpferd, das nie als Therapiepferd gedacht war oder eingesetzt worden ist. Debby trifft diese Entscheidung aus sich selbst heraus, bringt sich selbst in den Prozess ein. Ein beinahe magischer Moment. *»Wie ist es für Sie? Sie weinen und sie kommt«,* erkundige ich mich. *»Sie hat mich direkt angesehen, als wollte sie mich trösten.«* Ich frage die Patientin, wie es ist, getröstet zu werden. *»Ungewohnt, mich tröstet ja sonst keiner«,* antwortet sie. Lange stehen wir schweigend da, Debby mit uns.

Später nehmen wir die Stute mit zum Reitplatz, wo die Patientin sie berührt und streichelt. Ich lade sie ein, etwas von der Last, die sie trägt, auf Debbys Rücken abzuladen wie ein Paket. Die sensible Stute steht ganz still, in ihrem Blick lässt sich der Schmerz dieser Frau erahnen. Als es genug ist, erfolgt der Impuls zum Losgehen von der Stute. *»Wo wollen Sie das hinbringen?«,* frage ich. »Weit weg«, antwortet sie. Ich folge der Patientin, die die Stute mit dem Paket durch viele Tore hindurch an die hinterste Ecke der Weide führt. Hier lädt sie das Paket ab. Debby und ich stehen als stumme Zeugen daneben. In dieser symbolischen Handlung löst die Patientin sich innerlich von der Last ihrer Geschichte. Auf dem Rückweg wird Frau B. immer schneller, sie will weg von diesem Ort, fühlt eine neue Energie, möchte nach vorn. Leichtfüßig und kraftvoll läuft sie los, die Stute trabt mit ihr. In dieser Befreiung entsteht neuer Raum auch für ihre Wut, die sich jetzt Bahn bricht. Ich ermutige sie, auch diesem Gefühl Ausdruck zu verleihen. Die Patientin übergibt mir die Stute und rennt allein über die Koppel. Dabei stößt sie laute Schreie aus. Der weite Raum der Weide findet seine Entsprechung in der Patientin. Außer Atem hält sie lächelnd und gelöst neben mir an. *»Ich bin so glücklich, dass sie von sich aus Kontakt zu mir aufgenommen hat.«* In diesem gemeinsamen Erlebnis erfährt die Patientin, dass sie sich mit ihrem Schmerz auseinandersetzen kann, dass sie es halten kann, dass das Pferd es halten kann, dass ich es halten kann. Sie kann sich selbst aushalten, zum ersten Mal, und macht die Erfahrung, dass der Boden sie trägt.

Frau B. wird mutiger. Wenn zur Begrüßung alle Pferde ans Tor kommen, geht sie, ohne darüber nachzudenken, mitten hindurch. Wie ein Teil der Herde bewegt sie sich zwischen den Pferden. Ihr Gesicht verändert sich bei den Pferden, und es ist schön, dieses Leuchten in ihren Augen zu sehen. Sie ist immer wieder erstaunt über sich selbst. Auch nähert sie sich Debby immer mehr an, legt ihre Wange an das kalte, nasse Fell und spürt dennoch die Wärme darunter. Es scheint tröstlich für sie zu sein, diese Grenze der Distanz zu verschieben. Auch wenn diese neue Nähe den alten Schmerz anstößt, ist es doch ein Weg aus der Erstarrung.

Mutter sein

Das Mutterthema begleitet uns. Nicht nur die schwierige und belastende Beziehung zu ihrer Mutter, auch das Nicht-Mutter-Sein löst tiefen Schmerz in Frau B. aus. Keine Familie zu haben, keine Kinder, keine Enkelkinder ist für sie eine immer präsente Wunde. Sie meidet Gespräche mit Bekannten, die von ihren Familien erzählen und sie vermeidet den Kontakt mit Kindern, indem sie auf der Straße wegschaut oder das Haus an sonnigen Sonntagen nicht verlässt. Eine neue Stute ist mit einem Fohlen bei Fuß und tragend zu uns gekommen. Frau B. begrüßt sie und fühlt sich sofort zu ihr hingezogen. Die Stute präsentiert überdeutlich das Mutter-Kind-Thema. Ihr Bauch wird über die Monate runder und Frau B. zögert, mit ihr in den Kontakt zu gehen. Dann gibt es diesen Moment, wo die beiden sich gegenüberstehen und sich direkt anschauen. Es ist deutlich spürbar, dass hier eine besondere Energie entsteht. Die Stute geht nicht in Kontakt, die Patientin dann aber auch nicht. Es bleibt offen, ob es ihr vielleicht zu viel war, dieses Thema zu eröffnen, oder ob es der Stute zu viel war.

Herzenswärme

Die Themen Einsamkeit und Traurigkeit bringt Frau B. angesichts der nahenden Weihnachtsfeiertage mit zu den Pferden. In dieser Zeit, im Winter, geht es ihr meist besonders schlecht. Im trüben Winterlicht suchen wir Schutz vor der Kälte in dem kleinen Bauwagen auf der Weide, wärmen unsere Hände an dampfenden Teetassen. Der Blick geht hinaus zu den Pferden. Frau B. möchte Debby führen und berühren, der innere Schmerz ist groß. Sie weiß, nach der Zeit hier bei den Pferden wird sie wieder allein in ihrer Wohnung sitzen. Im flackernden Licht der kleinen Stalllaterne schiebt sie ihre Hände unter die Decke der Stute. Debby steht ruhig und lässt den Kopf fallen. Wir sprechen nicht, es ist ein Moment der stillen Zwiesprache zwischen den beiden. Nach einer Weile atmet sie tief durch und richtet sich auf. *»Ich nehme ihre Wärme in meinem Herzen mit«*, sagt Frau B. Später berichtet sie, sie habe an Weihnachten ein starkes Bedürfnis gespürt, sich Alkohol zu besorgen. Der Gedanke an Debby und ihre Wärme hätten sie abgehalten. »Es war wie ein Versprechen, das ich nicht brechen wollte.«

An einem anderen Tag, nach Weihnachten, wählt Frau B. zielstrebig wieder den jungen Wallach Harkon aus. Nach den intensiven Begegnungen mit Debby bin ich darüber verwundert, aber ich kommentiere es nicht. Mit ihrer neu gewonnenen Sicherheit beginnt sie, ihn aufzufordern, mit ihr zu gehen. Es hat etwas Spielerisches. Harkon folgt ihr frei und ohne Halfter wie selbstverständlich. Wieder ist sie erstaunt, dass sie selbst eine Wirkung hat, eine Bedeutung. Sie geht viele Kurven und Schnörkel, wie um zu überprüfen: Folgt er mir noch? Ist er noch da? Spontan läuft sie los, Harkon trabt hinterher. Die Patientin ist sehr berührt und einem Impuls folgend umarmt sie ihn spontan. Dies ist sicher ein ganz besonderer Moment. Ich halte mich in gebührender Entfernung und spüre diese Innigkeit bis zu mir her. Der tiefe Wunsch nach Nähe und Bindung findet in dieser Geste Ausdruck, setzt sich über die verwurzelte Angst vor Ablehnung hinweg. Als wir zwei Wochen später in der Praxis darüber sprechen, hat sie diese Situation vergessen. Es scheint, dieser Schritt war so groß, dass er noch nicht integriert werden konnte. Ich zeige ihr die Fotos. Sie beginnt zu weinen.

Hindernisse überwinden

Wieder möchte Frau B. sich tragen lassen, Gewicht abgeben. Anders als beim ersten Mal klettert sie mutig und selbstständig auf Harkons Rücken. Ich führe sie durch die Weite der Heidelandschaft. Sie sitzt auf dem Pferd, lässt die Natur an sich vorüberziehen und genießt es. Immer wieder betont sie: *»Ich habe gar keine Angst!«* Mit Erstaunen und Freude vertraut sie sich an. Sie bemerkt, dass sie von dort oben, vom Pferderücken aus viel weiter sehen kann und sich die Perspektive auf die Dinge verändert. Später sagt sie, sie konnte durch diese gespürte Erfahrung auch aus einem anderen Blickwinkel auf ihr Leben schauen. Sie erkennt, dass sie jetzt entscheiden kann, nicht mehr nur Opfer der Umstände zu sein. Die Bewegungen des Pferdes sind fließend, aufmerksam achtet es auf den Weg. Gemeinsam sind wir auf dem Lebensweg der Patientin, heraus aus der Enge. Die innere Erweiterung spiegelt sich im Außen oder umgekehrt. Ein Baumstamm liegt auf dem Weg. *»Oh, ein Hindernis!«*, rufe ich aus. »Wie gehen Sie mit Hindernissen um?« Frau B. zögert nur einem Moment, dann treibt sie ihr Pferd wie selbstverständlich an und reitet es nach vorn. Harkon macht einen großen Schritt und dann liegt das Hindernis hinter den beiden. Die Patientin wirkt wie belebt von einer neuen Energie. Pferde lösen Starre auf, bringen Dynamik in den Prozess. Das wird spürbar, als Harkon plötzlich schneller wird und antraben möchte. Ich frage die Patientin, was gerade in ihr vorgeht, da ich in dem Pferd so deutlich eine Veränderung bemerkt habe. *»Ich dachte, ich könnte auch mal schneller reiten«*, sagt die Patientin. Wir lachen und laufen los. Die Wolkendecke öffnet sich über uns, der blaue Himmel kommt zum Vorschein. Wir bleiben stehen. Frau B. hebt die Arme empor, schaut nach oben in einer Geste der vollkommenen Öffnung (vgl. Abbildung 21).

»Auf dem Pferd bin ich dem Himmel näher«

Nach einer Weile möchte sie absteigen. Voller Energie beginnt sie, mit Harkon an der Hand den Waldweg entlangzulaufen. Es ist beinahe wie ein gemeinsames Herumtollen, wie ein kindliches, unbeschwertes Spiel. Beide sind voller Kraft und Lebendigkeit, stecken sich gegenseitig an. Übermütig macht das junge Pferd ein paar Galoppsprünge. *»Ich fühle mich richtig abenteuerlustig!«,* ruft Frau B. außer Atem und strahlt. Nie zuvor habe ich sie so lebendig gesehen. Glücklich fährt sie heute nach Hause.

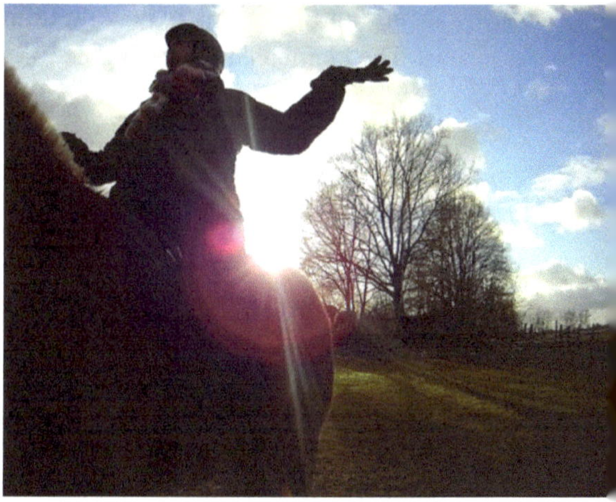

Abbildung 21: Zum Himmel geöffnet

Abschied

Ein paar Tage später erfahre ich, dass genau zu der Zeit, in der sie diese intensiven Erfahrungen mit dem Pferd hatte, dass in dem Moment, in dem sie das erste Mal diese Lebendigkeit empfunden hatte, ihre schwerkranke Mutter ins Koma gefallen war. Wenige Tage später verstarb sie. Es war sehr bewegend, und ich hatte die Assoziation, dass Frau B. sich in dem Moment, als sie frei mit Harkon lief, sich auch innerlich frei gemacht hat und sich aus diesen Fesseln, ihr ganzes Leben immer Energie für die Mutter geben zu müssen, gelöst hat. Das waren plötzlich meine Gefühle, verbunden mit dem Bild, dass die Mutter keine Energie mehr bekam und dann losließ. Nach einer kurzen Phase der Erleichterung, endlich frei zu sein, fällt Frau B. in ein tiefes emotionales Loch. Schuldgefühle quälen sie. Schuld, dass sie nicht früher da war, Schuld, weil es ihr so gut ging, als die Mutter starb. In vielen Stunden sprechen wir über das Thema Schuld. Wer hat hier die Schuld – oder besser die Verantwortung – für eine Kindheit voller Qual? Welche Anteile gehören zu ihr und welche vielmehr zu der Mutter selbst? Die Auseinandersetzung mit diesem Thema fällt der Patientin sehr schwer und es wird sie noch Monate begleiten. Die Erkenntnis, dass sie selbst doch alles gegeben hat, während die Mutter nur nahm, braucht Zeit. Die Übernahme von Schuld ist immer auch ein Schutz gegen das Gefühl der völligen Hilflosigkeit. In kleinen Schritten begreift Frau B., dass diese Schuld gar nicht zu ihr gehört, und sie möchte sich lösen, sie der Mutter zurückgeben. Sie schreibt einen langen Brief und entscheidet, ihn der Mutter mit ins Grab zu geben. *»Nein, den Bittertrank kannst du selbst austrinken!«*, schreibt sie. Das ist ein mutiger Schritt von Autonomie und Ablösung, den sie jetzt gegangen ist. Die kleine Gabi, ihr Inneres Kind, ist über den Tod der Mutter erleichtert. Es weiß, dass die Mutter eine kalte, harte Frau war, und es war gegen die aufopfernde Pflege bis zur Selbstaufgabe. Die erwachsene Gabi hat es dennoch getan. In einer Imagination bittet Frau B. nun das Kind in ihr, sie zu der Beerdigung zu begleiten.

»Das Pferd trägt mich, wie ich bin«

Nach der Beerdigung fällt Frau B. in eine schwere Krise. Erschöpfung und Trauer überkommen sie so stark, dass sie kaum weiß, wie sie weitermachen soll. Wieder trägt Harkon sie. Schweigend gehen wir langsam durch den Wald. Ganz anders als beim letzten Mal ist die Atmosphäre sehr gedrückt. Alles scheint verlangsamt, wie in Watte gepackt. Der Wallach spiegelt erneut die innere Verfassung der Patientin. Sehr langsam und getragen geht dieses junge Pferd mit gesenktem Kopf. Es ist ganz still. Nur unser Schatten folgt uns; eine Trauerprozession. Frau B. empfindet heute keine Freude und hat deswegen ein schlechtes Gewissen Harkon gegenüber. *»Nachher denkt er, ich habe ihn nicht mehr lieb«*, sagt sie. Es ist immer das Gleiche, wie mit ihrer Mutter: Sie muss lieb sein. Sie muss *»gut drauf«* sein. Sie muss immer etwas machen, damit es den anderen gut geht. *»Sonst denken die, ich habe sie nicht lieb. Oder ich werde nicht mehr liebgehabt.«* Das verinnerlichte Muster ihrer Kindheit überträgt sich hier erneut auf die Situation mit dem Pferd und wird so sichtbar und der Bearbeitung zugänglich. *»Ich möchte mich den Menschen nicht zumuten. Sie werden sich abwenden.«* Immer wieder kommt sie darauf zurück. Auch ist sie unzufrieden mit sich, sie möchte Spaß haben, mit dem Pferd etwas erleben.

Mit gespielter Entrüstung spiegele ich ihr diese Inkongruenz. Ich sage: *»Wir sind hier doch kein Ponyhof!«*, und ich erkläre ihr: *»Was ist denn pferdegestützte Psychotherapie? Sich selbst zu spüren in Resonanz mit dem Pferd. Und es spielt keine Rolle, was wir machen und wie wir das machen. Ob wir putzen, führen, reiten, es geht immer darum, sich zu spüren und das Pferd zu spüren, diese Resonanz wahrzunehmen und die Reflexion darüber. Ein authentischer Ausdruck dessen, was gerade ist.«* Da ist Frau B. beruhigt. Nun ist sie auch dankbar und getröstet. Dieses Gefühl *»Ich bin jetzt einfach, wie ich bin, und er trägt mich dennoch.«* Während sie sich zu Beginn der Stunde starr und betäubt gefühlt hat, lässt sie nun ihren Tränen freien Lauf. Der authentische Ausdruck von Trauer kommt auf dem Pferd in Bewegung. Der gleichmäßige Rhythmus der Schrittbewegung beruhigt; wie ein Wiegen schenkt er ihr ein Stück Geborgenheit. Das Pferd kann es tragen, wir tragen es gemeinsam.

Neubeginn

Als der Frühling kommt, ist die Trauer einer umfassenden inneren Leere und Orientierungslosigkeit gewichen. Es scheint, als wisse Frau B. noch nicht, wie sie den neu gewonnenen Raum füllen kann. Übermächtig drückt die Einsamkeit sie zu Boden, schon das Atmen fällt ihr schwer. Die neu gewonnene innere Freiheit, die Lebendigkeit, die Abenteuerlust sind zum Erliegen gekommen. Sie hat keinen Zugriff mehr darauf, zieht sich im Alltag wieder mehr zurück.

Das Fohlen ist geboren. Wir besuchen es auf der Weide, wo es mit der Mutterstute steht. Die Patientin bleibt in größerer Entfernung stehen, beobachtet, wie das Fohlen sich mutig entfernt, herumspringt, um dann wieder in den Schutz der Mutter zurückzukehren. Ein Bildnis für ein sicher gebundenes Kind. *»Das hatte ich nie«*, flüstert die Patientin und ihre Augen füllen sich mit Tränen. Die Möglichkeit, sich sicher ins Leben hinauszuwagen in dem Wissen um die Geborgenheit und Liebe im Hintergrund. Sie wahrt die Distanz zu den Pferden, eine Annäherung könnte wohl zu schmerzhaft sein. In der Ambivalenz zwischen Sehnsucht und Ablehnung verschränkt sie die Arme und wendet sich ab.

In den folgenden Wochen ist Frau B. weiterhin viel mit dieser inneren Leere konfrontiert. Dann kommt sie langsam *»aus dem Loch«* heraus, die Krokusse blühen. *»Mein Lebensfaden ist doch stark und klar«*, sagt sie. Sie kommt wieder an andere Themen. Wut und auch der Wunsch nach Bewegung sind stark im Vordergrund. Wut über die verlorene Lebenszeit, Wut über das, was ihr angetan wurde. Auch spürt sie einen Wunsch nach Neuorientierung. *»Wo ist mein Weg?«*, fragt sie sich. Sie hat wieder begonnen bunt zu träumen.

Traum »Fliegende Teppiche«

»Ich bin auf einer Veranstaltung, es scheint so etwas wie ein Open-Air-Kino zu sein. Meine Mutter ist dabei, meine Tante und mein Onkel. Sie sitzen aber irgendwo anders. Ich verlasse die Veranstaltung, der Himmel ist blau und leuchtend. Plötzlich sehe ich am Himmel viele fliegende bunte Teppiche. Sie fliegen umher wie Vögel. Es ist ein schönes Gefühl sie zu beobachten. Ich möchte mit einem dieser Teppiche fliegen. Ich gehe weiter und über einem Geländer hängt ein Teppich. Jemand sagt mir, ich müsse mich ihm vorsichtig nähern, denn er sei wie ein menschliches Wesen.

Ich hebe die Hand und der Teppich bewegt eine der herunterhängenden Seiten, die Fransen schwingen und es ist, als würde er mir zuwinken. Ich hebe nochmals die Hand und der Teppich erwidert meine Bewegung. Dann halte ich ihn plötzlich im Arm. Ich lege ihn auf den Boden und setzte mich auf ihn oder lege mich hin, er beginnt zu schweben und hebt sich mit mir in die Luft. Das ist wunderbar, es fühlt sich so schön an zu schweben und so leicht zu sein.«

In diesem Traum bildet sich die neu gewonnene Lebendigkeit in Form der bunten Teppiche ab. Wie eine Ermutigung winken sie der Patientin zu. Mit Vertrauen und Sensibilität lässt sie sich auf einen Kontakt ein. Hier zeigt sich eine Analogie zur Arbeit mit den Pferden, das Getragen-Werden und das Gefühl von Leichtigkeit.

Befreiung

Wieder gehen wir mit Harkon in den Wald. Der Wallach ist unruhig, es ist windig und kühl. Frau B. ist mit ihren Gedanken woanders, er findet keine Sicherheit bei ihr. Die Energie steigt in ihm, er tänzelt, er möchte los, in Bewegung kommen, sich befreien. Die Patientin bemerkt die drohende Entgleisung nicht. Sehr mit sich selbst beschäftigt, trabt sie mit ihm los. Sie kann die Signale ihres Gegenübers nicht deuten. Später sagt sie, es sei wieder *»dieses Funktionieren«* gewesen, bei dem sie sich nicht mehr fühlt, sondern nur noch funktioniert. Dann tut sie, was vermeintlich von ihr erwartet wird oder was sie selbst von sich erwartet, und ist nicht im Kontakt. Wir sind auf der Sommerweide angekommen, die noch im Winterschlaf liegt, als Harkon den Kopf senkt, auf sein Halfter tritt und es dabei zerreißt. Nun bricht sich die aufgestaute Energie ihre Bahn. Er galoppiert wild los, ein Sinnbild von Freiheit und Energie. Frau B. ist überwältigt von diesem Anblick. Der starke Wunsch kommt in ihr auf, es ihm gleichzutun. Ich ermutige sie, es sich zu erlauben, dem Impuls zu folgen. Sie zieht ihre Schuhe aus und rennt barfuß durch das kühle Gras. In der Weite dieses Raumes rennen beide, Mensch und Pferd, zunächst unabhängig voneinander umher. Die Begrenzung weicht der Entgrenzung. Plötzlich schwenkt das Pferd in Richtung der Patientin. Die beiden laufen nun nebeneinanderher, der eine links, die andere rechts vom Zaun. Sie sehen sich an, in stummer Übereinkunft. Mir stockt der Atem. Eine starke innere Verbindung wird spürbar in der vollen ungebremsten Dynamik des Augenblicks. Ihre Bewegungen synchronisieren sich. Erschöpft und außer Atem bleibt Frau B. stehen und beugt den Oberkörper nach vorn. Harkon lässt ebenfalls den Kopf fallen und beginnt zu fressen. Da lässt sich Frau B. wie ein Kind spontan ins Gras fallen und schaut in den Himmel. Das Pferd grast nun ruhig neben ihr und wacht über sie. Man könnte meinen, hier schließt sich nun der Kreis mit dem Bild der Stute, die über ihr Fohlen wacht, welches umhertollt und sich dann sicher neben der Mutter ins Gras fallen lässt. Als wir zurückgehen, ist Frau B. glücklich. Der Anblick dieser Kraft hat sie ihre eigene Kraft spüren und befreien lassen. Dieses Erlebnis markiert einen Wendepunkt in ihrem Leben und auch in unserer Therapie. Als wir kurz vor dem Stall sind, weint sie plötzlich. Ein tiefer Schmerz kommt hoch und der Gedanke: *»Das war ja auch wie Kind sein. Dieses Toben, Wildsein, irgendetwas zu machen und sich ins Gras fallen zu lassen. Und dass das erlaubt ist, dass ich das darf!«* Frau B. versteht in dem Moment gar nicht, wo das jetzt herkommt. Das war wirklich sehr berührend.

Als wir uns zum nächsten Termin in der Praxis treffen und das Video dieser Sequenz anschauen, ist Frau B. berührt und beeindruckt zugleich. Sie beschreibt, dass sie seitdem viele Wutanfälle hatte, zu Hause, wo sie Sachen an die Wand geschmissen hat, und beim Aufräumen und Ausmisten in der Wohnung der Mutter, wo sie plötzlich so eine starke Wut gespürt hat, dass sie Sachen geworfen und laut geschrien hat. Dann hat sie geweint. Da ist so viel rausgekommen, ganz starke Kraft, Temperament und auch Unbeherrschtheit. Sie hat die Power und die Kraft gespürt und sich aber auch gut gefühlt. »Das war so wie Toben, wie Wildsein, und das war erlaubt.«

Nähe und Distanz

Die ersten warmen Sonnenstrahlen treffen uns, als wir wieder bei den Pferden sind. Frau B. möchte einfach mal *»nichts«* machen, nur da sein. Das kann sie meist schlecht aushalten, immer glaubt sie, eine Aufgabe erfüllen, funktionieren zu müssen. Diesmal will sie vielleicht auch einfach einmal nicht nach Erkenntnissen suchen, nach den langen Monaten der intensiven Auseinandersetzung. Vincent, das Fohlen, ist auch in der Herde angekommen. Vorsichtig nähert die Patientin sich dem noch scheuen jungen Wesen an. Sie steht mitten zwischen den Pferden ohne Angst und genießt den Moment. Wieder ist es Debby, die sensible Stute, die von sich aus auf die Patientin zugeht. In den letzten Monaten hatte Frau B. den Kontakt zu ihr zwar nicht direkt vermieden, doch ihn auch nicht aktiv gesucht und eher oberflächlich gehalten. Debby kommt jetzt ganz klar und immer wieder zu ihr, als ob sie den Kontakt mit Frau B. suchen würde. Es ist sehr berührend und schön, wie nahe die Patientin dieser Stute wieder ist und wie stark sie das emotional bewegt. Es wiederholt sich. Seit sie zu den Pferden kommt, wiederholt es sich immer wieder, dieses Berühren der

Pferde, das sehr starke Eintauchen in das Emotionale und dann das plötzliche Herauswollen, weil es zu viel wird. Wieder ermutige ich sie, mit dieser Schwelle zu experimentieren. *»Was würde denn passieren, und wie sieht es dann aus?«* So kann sie sich ausprobieren und diese Schwelle dadurch ein bisschen verschieben.

»Eine neue Erfahrung mit Nähe«

Nach dieser intensiven Begegnung ist Frau B. emotional sehr bewegt. Die Sehnsucht nach Kontakt und Berührung ist groß und die Konfrontation mit ihrem Leben löst viel Schmerz aus. Riesig ist die Diskrepanz zwischen dem, was sie sich wünscht und dem, was ist. Immer wieder stürzt sie in diese Leere. Seit dem Tod der Mutter hat sie viel Freiraum, den sie noch nicht füllen und für sich nutzen kann. Oft sitzt sie am Wochenende wie gelähmt in ihrer Wohnung und kann nichts mit sich anfangen. Diese Leere bringt sie mit zu den Pferden. Wieder kommt Debby direkt auf Frau B. zu, als wir die Weide betreten. Frau B. lächelt. Auf dem Reitplatz kommt sie mit der Stute in Bewegung. Sie führt sie und braucht erst einmal wieder ein paar Runden, um den Rhythmus zu fühlen, um sich zu fühlen und um mit dem Pferd in Verbindung zu kommen. *»Wo könnte hier die innere Leere sein?«,* frage ich sie und weise auf den Reitplatz. Zunächst ist Frau B. verwirrt. Beim Hinspüren kann sie jedoch bestimmte Bereiche des Platzes benennen. Ich lade sie ein zu erfühlen, wie es ist, in der Leere oder außerhalb der Leere zu sein und darauf zu achten, wie das Pferd reagiert. Sie spürt, wie sehr die Leere sie anzieht und vereinnahmen will, aber auch, dass diese Leere Schutz bietet. *»Wie fühlt sich das an, diese Leere?«,* frage ich sie. *»Traurig«,* antwortet die Patientin. Die Stute steht dicht neben ihr und ihr Gesichtsausdruck spiegelt das Gefühl der Patientin deutlich. Frau B. wird nachdenklich. Ihr wird bewusst, dass die Leere auch ein Raum ist, der ihr Möglichkeiten eröffnet, ein Raum, den sie gestalten kann. Plötzlich kann sie die Leere umbewerten. »Was brauchen Sie denn, um den Raum gestalten zu können?«, frage ich und lasse Frau B. in einen Rucksack mit bunten Seidentüchern greifen. Erstaunt zieht sie ein türkisgrünes Seidentuch hervor. Sie beginnt mit dem Tuch und dem Raum zu spielen, von der Stute dicht an ihrer Seite begleitet. In dieser versinnbildlichten Erfahrung kann Frau B. sich ausprobieren und bewusst aus der Leere heraustreten oder sie füllen. Wie in einem Tanz wiegt sie sich mit dem Tuch, probiert sich aus. Immer mehr kommt sie aus ihrer Verzweiflung und aus diesem Darin-Versinken heraus, weil sie diesen Raum plötzlich für sich als kreativen Raum mit neuen Möglichkeiten nutzen kann – und als einen Raum, den sie mit dem füllen darf, was sie sich wünscht und was sie möchte. Debby ist vollkommen ruhig und aufmerksam. Sie zeigt keine Angst vor dieser neuen

Erfahrung, auch nicht, als Frau B. in Wellen mit dem Tuch herumschwenkt. *»Was ist denn das?«*, frage ich sie. *»Etwas, was ich mir wünsche und gut brauchen kann. Eine neue Erfahrung mit Nähe«*, antwortet sie.

Der Transfer in den Alltag gelingt. Nach dieser Erfahrung empfindet die Patientin die Leere nicht mehr als bedrohlich, sondern als einen Raum, der ihr neue Möglichkeiten eröffnet. Sie probiert sich auch hier aus, fragt sich, was ihr eigentlich gut tut. In der nächsten Stunde in der Praxis sagt sie, dass sie jetzt merke, dass sie keine Angst mehr habe, in der Leere unterzugehen, und dass sie diese Gefühle auch zulassen könne. Wenn sie traurig sei, könne sie das auch so empfinden und so lassen, denn dann verändere es sich wieder. Frau B. beginnt wieder zu malen und zu schreiben. Sie beginnt ihre neue Freiheit zu gestalten und zu genießen. Sie macht einen Wanderurlaub mit Bekannten an der See und sie kauft sich ihr erstes eigenes Auto. Aufgeregt, aber mächtig stolz kommt sie damit zu unserem nächsten Treffen bei den Pferden.

Imagination Begegnung mit einem Pferd

Im Rahmen eines ersten Interviews mit der Studienleitung wird eine angeleitete Imagination mit Frau B. durchgeführt. Sie wird eingeladen, sich einen Ort vorzustellen, an dem sie sich wohlfühlt und an dem sie mit ihrem Pferd sein möchte. Sie begegnet Debby:

»Ja, und wir standen dann am Wasser, wir stehen nebeneinander und schauen beide aufs Wasser raus. Und der Wind fährt uns so in die Haare und durch die Mähne und einmal habe ich kurz die Hand auf dem Pferd, hinten auf der Kruppe, vielleicht um mich zu vergewissern, dass es wirklich da ist. Und es ist auch wirklich da. Ja, und ich hatte ein gutes Gefühl. Ich fühlte mich fest, stark, stabil. Trotzdem jetzt nicht irgendwie hart oder so, gar nicht, sondern präsent, sehr präsent und offen und frei, richtig frei. Heil eigentlich, soweit es möglich ist.«

Anschließend gestaltet die Patientin diese Szene in einem beeindruckenden Bild.

In der symbolischen Verbildlichung des momentanen inneren Zustands der Patientin zeigt sich die gewachsene psychische Stabilität in dem Gefühl der Stärke und des Heilseins. Der weite Raum von Himmel und Meer entspricht der neu gewonnenen inneren Weite (Abbildung 22). Das Vertrauen und die Verbindung zu dem Pferd bilden die Erfahrung der Patientin in der pferdegestützten Psychotherapie ab, weisen darüber hinaus auch auf eine gefestigtere Verbindung zu sich selbst hin. Frau B. selbst empfindet dieses Bild als stärkend und als einen Hinweis darauf, dass sie sich auf dem richtigen Weg befindet.

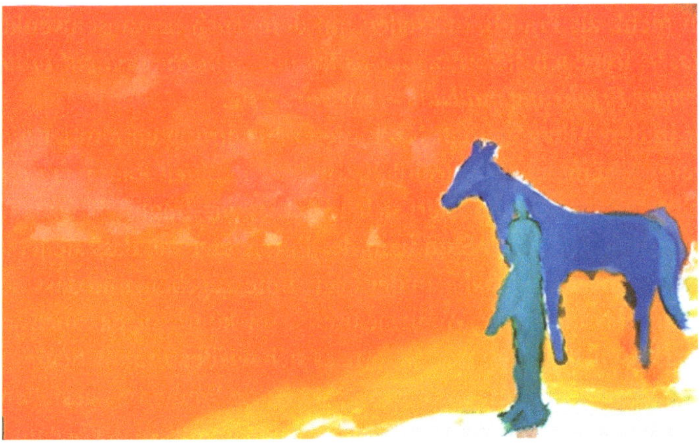

Abbildung 22: Mit Debby am Meer

Traum-Wohnungen

»Über viele Jahre hatte ich immer wieder Träume von Wohnungen. Meist war es die gleiche oder ähnliche Wohnung. Ich fühlte mich unwohl. Es waren düstere, dunkle Räume, viele Zimmer und das Grundgefühl, dass ich nicht hierhergehöre. Ich fühlte mich fremd. Türen schlossen nicht richtig oder fremde Menschen kamen in die Wohnung und machten mir Angst. Oft gab es einen Balkon, auf dem die Pflanzen vertrocknet waren. Manchmal hatte ich irgendwie zwei Wohnungen und wusste nicht, wohin ich gehöre. Letzte Nacht träumte ich, dass ich zu einer Wohnung gelangte, die mir das erste Mal das Gefühl vermittelte, hier gehöre ich hin, diese Wohnung ist mein Zuhause. In den Regalen standen nicht nur Bücher, sondern auch große Kaffeebecher, und auf dem Boden lagen selbstgemalte Bilder.«

Die Wohnungen in diesen Träumen repräsentieren das innere Zuhause der Patientin. Während sie sich früher fremd und unwohl in ihrem Leben, in ihrem Sein gefühlt hat, deutet sich nun eine Wende an. Ein Gefühl der Richtigkeit und Zugehörigkeit lässt sie sich innerlich zu Hause fühlen. Die Bilder am Boden entsprechen der wiederentdeckten Kreativität der Patientin, ein lebendiger Ausdruck ihrer selbst.

»Wenn ich das Pferd berühre, merke ich, da ist wirklich ein Wesen«

Als die Trauer um ihre Mutter und die Einsamkeit weichen, zeigt sich ein neues Thema in der Arbeit mit Frau B. Sie berichtet von einer zunehmenden Sehnsucht nach einem Partner. Dieses Gefühl hat sie seit Jahrzehnten nicht gehabt.

Sie hat sehr schwierige Beziehungen in ihrem Leben erlebt, auch mit viel Abhängigkeit und Gewalt. Sie ist sehr vorsichtig und verhalten und wollte eigentlich nie wieder einen Mann an sich heranlassen. Plötzlich kommt so etwas durch. Sie wünscht sich jemanden, sie wünscht sich Zärtlichkeit, Nähe, Geborgenheit. Durch die intensive Arbeit mit den Pferden ist ihre harte Kruste ein wenig aufgeweicht. Nähe zu spüren, ist weiter schwierig, aber die Sehnsucht danach wird stärker. Es wird vorstellbar. Auch spürt sie ein neues Gefühl für ihre Weiblichkeit in sich. Hatte sie zuvor so viele Jahre ihren Körper nicht gespürt und abgelehnt, beginnt sie nun, sich zu berühren, zu pflegen. Sie träumt von einem weißen, fließenden Sommerkleid, das ihren Körper umspielt. Es ist ein schönes und zugleich fremdes Gefühl. In ihrem Leben ist ein Mann aufgetaucht, der das wohl ein Stück mit ausgelöst hat. Sie ist fast wie pubertierend, ist aufgeregt und hat Herzrasen, wenn sie ihm begegnet – das sind ganz neue, intensive, verwirrende Gefühle für sie. Sie fragt sich, was sie aussendet. Ich frage sie: *»Was möchten Sie aussenden? Und welche Signale nehmen Sie von ihrem Gegenüber wahr?«* Das verunsichert sie. Bis vor Kurzem war ihr nicht einmal klar, dass sie überhaupt etwas aussendet.

Diese Frage nehmen wir in die Arbeit mit Debby mit; einen neuen, aufregenden Schritt machen, der etwas Unbehagen auslöst. Ich lege ein paar Planen auf den Boden und stelle Regenschirme auf. Für Debby sind das ungewohnte Dinge am Boden. Dann lade ich die Patientin ein die Stute zu führen und wieder den Fokus auf sich und auf diese klare innere Haltung und Absicht zu legen. *»Was wollen Sie ausstrahlen?«*, frage ich. *»Ich will ausstrahlen: Ja, es ist okay. Hier ist es sicher, du kannst mir folgen«*, antwortet sie. Es ist überraschend: Frau B. ist sehr sicher, vertrauensvoll folgt ihr die Stute. *»Welche Signale des Pferdes nehmen Sie wahr und wie können wir die verstehen?«*, frage ich. Das fällt der Patientin schwer. Es ist sehr ungewohnt für sie, bei ihrem Gegenüber genau hinzuspüren. Zu lange hat sie sich in der Distanz sicher gefühlt. Auch kennt sie die Signale eines Pferdes nicht so gut. Ich weise sie darauf hin, die Nüstern, das Ohrenspiel, die Anspannung der Muskulatur zu beachten. Sie begreift, dass die Stute doch dezent aufgeregt ist, ihr aber dennoch folgt. Frau B. ist sehr berührt und beglückt, dass sie Debby diese Sicherheit vermitteln kann. Dann hat sie plötzlich Lust, mit Debby einfach so loszutraben, ohne das vorzubereiten, ohne überhaupt die Energie aufzunehmen oder darauf zu achten. Debby folgt nicht. Ich melde ihr zurück, dass es wichtig ist, das Gegenüber vorher erst einmal wahrzunehmen. Wo ist Debby gerade mit sich, was ist jetzt angemessen, was ist nicht angemessen? Sie sagt dann selbst, dass das für sie auch so ein blinder Fleck ist. Sie verliert dies oft aus den Augen, weil sie immer denkt, es hat gar keine Bedeutung, was sie macht. Deswegen achtet sie vielleicht auch nicht so auf die anderen. Ich sage, sie solle doch einmal darauf achten und auch ihre eigene Entschlossenheit überprüfen. Da merkt sie, dass das jetzt gar nicht passt mit dem Laufen. Ich frage sie, ob sie es noch mal probieren möchte oder was jetzt gerade ist. Sie sagt dann, dass sie das gar nicht will. Eigentlich möchte sie lieber kuscheln oder das Pferd streicheln oder so etwas.

Hier bildet sich wieder das reale, aktualisierte Lebensthema der Patientin ab. Auch im Kontakt mit diesem Mann, den sie so sympathisch findet, muss sie versuchen zu deuten und zu lesen, was er meint, wenn er mit ihr spricht, und sie sollte sich im Klaren darüber sein, was sie ausstrahlt. Das Pferd als Spiegel ihrer inneren Verfassung macht das Thema erfahrbar, in der Resonanz im Innersten spürbar. Zum Abschluss berührt sie Debby noch einmal mit beiden Händen. Sie steht auf einem Hocker und legt sich über ihren Rücken. Der großflächige Kontakt löst eine tiefe Berührung in ihr aus.

»Die Pferde stoßen etwas an und nun kommt alles raus!«

Es ist sehr beeindruckend, wie viel Vitalität und ursprüngliche, gute Energie in dieser Patientin existiert, die lange so verpanzert und eingesperrt war und sich wenig ausdrücken konnte. Es scheint, dass das jetzt an allen Ecken und Enden aufgeht, sowohl mit den Pferden als auch mit anderen Menschen. Im nächsten Gespräch in der Praxis berichtet Frau B., es sei so interessant zu bemerken, dass die anderen ihr folgen, wenn sie einfach vorangeht. Genau das, was wir als Thema bei den Pferden hatten, begegnet ihr in ihrem Alltag, auch in ihrem Beruf. Sie erzählt von ihrer Arbeit und den Neuerungen im Team. Sie bringt dort plötzlich Ideen ein. Das hat sie sonst nicht gemacht oder nur ganz leise, sodass es nicht gehört wurde. Nun hat sie mal geradeheraus gesagt: *»Wir machen das so!«* Und plötzlich sind ihr alle Kolleg*innen in Ideen und neuen Projekten buchstäblich gefolgt. Es ist sehr eindrücklich für sie, auch im Beruf jetzt diese klare Absicht zu haben. Auch den besagten Mann spricht sie jetzt an. Sie hat seine Signale gelesen und einen angemessenen Vorschlag gemacht. Es ist offen, was daraus entstehen mag. Frau B. ergreift jetzt die Initiative und gestaltet. Sie lässt sich nicht mehr leben und in Situationen bringen, wo sie nur reagiert. Sie träumt von einer Frau mit Flügeln.

In dem Bild »Die Fliegerin« (Abbildung 23) verleiht die Patientin den Bildern ihres Traums Gestalt. Eine Frau mit Flügeln läuft über eine Wiese, bereit sich in den Himmel emporzuheben. Hier drückt sich erneut die Sehnsucht nach Freiheit und Leichtigkeit aus. Die Sehnsucht, die Begrenzungen ihrer Geschichte hinter sich zu lassen, die Vorstellung und der Mut, Neues zu wagen und eine erweiterte Perspektive einzunehmen. Im Nachhinein stellt die Patientin fest, dass

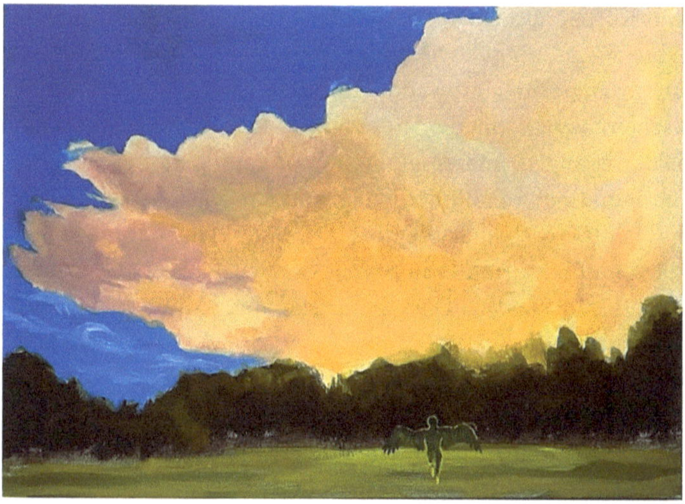

Abbildung 23: Die Fliegerin

die Wiese in dem Bild genauso aussieht wie die Weide, wo die Begegnungen mit den Pferden stattfinden.

»Die Pferde holen mich in das Jetzt«

Es ist heiß. Wir nehmen Debby mit in den schattigen Wald und lassen sie grasen. Frau B. fühlt sich dumpf, betäubt und wenig mit sich im Kontakt. Diesen Zustand kennt sie. Meist ausgelöst, wenn sie sich im Alltag wieder von ihren Gefühlen distanziert, insbesondere schwierige Gefühle wegschiebt und sie nicht zulassen kann. Hier im Kontakt mit den Pferden findet sie meist schnell wieder Zugang. Sie legt eine Hand an Debbys Rücken. Eine starke Trauer steigt in ihr auf. Am kommenden Wochenende wäre der Geburtstag ihrer Mutter und sie weiß nicht, wie sie damit umgehen soll. Die Intensität der Traurigkeit macht ihr immer noch Angst. Tränen laufen ihr über das Gesicht. *»Gefühle kommen und gehen«*, validiere ich. Wenn man ihnen Raum gibt, kommen sie raus und ebben dann ab. Der Druck wird stärker, wenn man versucht, sie nicht zu spüren. Ich frage sie, wie sie denn diesen Tag gestalten möchte. So weit hatte sie noch gar nicht gedacht. Jetzt wird sie konkreter und macht einen Plan für den Tag. Mit Zeit für die Trauer und Zeit für sich. Auch mit Kontakt zu einer inzwischen guten Freundin zur Unterstützung. Wir wollen das in Bewegung bringen und gehen mit Debby los: das Führen und Leiten, der Atem und die klare Absicht. Das Pferd und ich. Jetzt ist Frau B. ganz präsent im Hier und Jetzt. Heute liegt unser Fokus auf Körperwahrnehmung und Energie. Wie kann ich mich über meinen Körper ausdrücken, dem Pferd meine Absicht vermitteln? Wie viel Energie braucht es, um schneller oder langsamer nach vorn zu gehen? Wie viel Anspannung ist positiv und wann wird sie zu einer Blockade? Ein unsichtbares Band scheint Frau B. mit der Stute zu verbinden, so mühelos und fließend werden die Bewegungen, immer feiner die Kommunikation. Sie begreift, dass ein Zuviel an Funktionieren hinderlich ist und dass das Loslassen an der langen Leine ein Dahinschweben ermöglicht. Die Stute schwingt im Rücken, lässt den Hals fallen und schnaubt. Frau B. geht ganz vital aus der Begegnung heraus, mit viel Kraft und Präsenz. Den Geburtstag ihrer Mutter einige Tage später bewältigt sie ebenso.

»Hier bei den Pferden ist nichts zwischen mir und dem Sein«

Ein schöner heller Herbsttag. Frau B. kommt aufgeheitert und innerlich aufgeräumt mit ihrem eigenen Auto angereist: richtig positiv mit guter Energie, direkt von einem Frühstück in einem Café in der Nähe. Wieder ist viel Wut in ihr, Wut auf ihre Eltern, die ihr so viel angetan haben in ihrem Leben. Sie will noch einmal zu dem begrabenen Paket in der hintersten Weideecke. Noch etwas abladen, noch mehr loslassen. Trauer wird spürbar. *»Warum hast du mich nicht lieb gehabt?«*, fragt sie mit Tränen im Gesicht. Da kommt wieder Debby ganz von sich aus und steht der Patientin zur Seite. Die Stute stupst sie an und geht mit ihr in den Kontakt. Frau B. streichelt sie und lässt ihren Tränen freien Lauf. Abrupt bricht sie kurz darauf den Kontakt ab und tritt zurück. *»Ich muss mal raus, das wird mir zu viel«*, sagt sie. Debby steht da und schaut sie an. Sie wirkt irritiert ob der plötzlichen Distanz. Ich übersetze absichtlich ein wenig provokativ: *»Jetzt denkt sie, sie hat etwas falsch gemacht!«* Erschrocken läuft die Patientin auf die Stute zu und umarmt sie. *»Nein, nein, das hast du nicht!«*, ruft sie aus. Erneut versteht sie, dass ihr Verhalten etwas beim Gegenüber auslöst, dass es auch verletzend sein kann. In der Aufarbeitung der Szene wird ihr auch verständlich, dass sie nicht schuld ist, dass die Mutter sich so bösartig verhalten hat. Immer zeigt sich das Thema Nähe und Distanz in all seinen Facetten und Abstufungen. Frau B. schaut die Stute an und flüstert: *»Du hast kein Problem mit Nähe.« »Sie hat auch keine schlechten Erfahrungen damit gemacht«*, sage ich. *»Genau das bietet sie Ihnen an«*, ergänze ich, *»als ob eine neue Erfahrung mit Nähe möglich wäre.«* Eine Zeitlang steht die Patientin still mit der Stute da. Kurz darauf kommt die Wut wieder hoch, Frau B. muss rennen, rennen und schreien. Hinaus mit diesem alten Schmerz. Debby steht da und schaut ihr nach. Als Frau B. langsam zurückkommt, löst Debby sich von den anderen Pferden und geht ihr entgegen. Sie holt sie ab.

Traum »Mutter«

»Auf einer Veranstaltung sitzt meine Mutter einige Reihen hinter mir. Sie ist sehr unruhig und will gehen. Sie sagt, sie könne nichts verstehen. Irgendwann ist sie weg und ich beginne sie zu suchen. Ich habe Angst, dass ihr etwas passieren könnte. Ich komme durch Straßen mit Cafés und Restaurants. Auf einem Platz stehen Wegweiser mit vielen bunten Schildern. Ich fühle mich hier sehr wohl und würde mich gerne in ein Café setzen. Meine Mutter finde ich nicht. Erst später sehe ich sie wieder, wir begegnen uns in der alten Wohnung. Sie kann laufen und bewegt sich ohne Gehhilfen. Ich bin sehr überrascht.«

In diesem Traum bildet sich die immer noch von Frau B. empfundene Verantwortlichkeit für ihre Mutter ab. Die Patientin fürchtet, schuld zu sein, wenn ihr etwas zustößt, weil sie sich nicht genug gekümmert hat. Aber auch der Wunsch nach Freiheit, dem Loslassen dieser aufgetragenen Überverantwortung drückt sich hier aus. Die bunten Wegweiser führen sie an einen Platz zum Wohlfühlen, wo es um ihre Bedürfnisse geht. Der Mutter geht es dennoch gut. Die Patientin interpretiert diese Tatsache als Hinweis, dass sie jetzt die Erlaubnis hat sich abzulösen. Es ist nicht mehr notwendig, die Bedürfnisse anderer vor die eigenen zu stellen. Ein starkes Gefühl der Entlastung breitet sich in ihr aus.

»Zu Debby habe ich großes Vertrauen. Sie passt auf«

Der große Wunsch, sich von Debby tragen lassen zu dürfen, wird heute erfüllt. Die Stute, die es nicht gewohnt ist, fremde Personen auf ihrem Rücken zu haben und eigentlich ein Sportpferd ist, steht ganz still. Aufmerksam richtet sie ihre Ohren auf Frau B., die mit Hilfe einer großen Aufstiegshilfe hinaufklettert; behutsam, langsam. Sie will die Stute nicht erschrecken. Es ist ein überwältigendes Gefühl für die Patientin. Obwohl sie schon auf Harkon gesessen hat, fühlt es sich sehr neu an. Eine ganz andere Bewegung auf diesem großen Pferd. Ehrfürchtig versucht die Patientin, sich mitnehmen zu lassen. Gibt die Kontrolle mehr und mehr ab. Debby geht vorsichtig, als ob sie auf die Patientin aufpassen würde. Beseelt bedankt sich Frau B. bei der Stute. Sie fühlt sich unmittelbar verbunden mit sich, mit ihren Gefühlen und auch mit ihrem Inneren Kind.

Die Tage werden kürzer. Die neu gewonnene Sicherheit wird erschüttert, als Frau B. einige Wochen später einen Autounfall hat. Zum Glück hat sie nur eine Platzwunde, aber ihr Auto hat einen Totalschaden. Sie weint bitterlich ob des Verlusts der neu gewonnenen Freiheit. Ein neues Auto kann sie sich nicht leisten. Trauer, Wut auf sich selbst und Verzweiflung erfassen sie. Dennoch bleibt sie stabil. Die erarbeitete Basis trägt sie, aber sie ist unkonzentriert und will wieder »funktionieren«, als sie wieder zu den Pferden kommt. Auch Debby ist unruhig und abgelenkt. Zunächst kommt keine Verbindung zustande, beide scheinen zu stark mit sich selbst beschäftigt. Wir machen unterschiedliche kleine Übungen, zurück zur Basis und erst einmal sich selbst wieder finden. Dann lade ich sie ein, Debby noch einmal zu berühren. In der letzten Stunde in der Praxis ging es erneut um das Thema Nähe. Sehnsucht nach einer Partnerschaft und nicht mehr allein sein, das ist sehr im Vordergrund. Ich finde das positiv. Wie die verschiedenen Schalen einer Zwiebel gehören die Themen zusammen, die wir abgearbeitet haben. Und jetzt nähern wir uns diesem innersten Kern, dem Wunsch nach Nähe, aber gleichzeitig dieser Angst vor Nähe. Als Frau B. die Hände auf das Pferd legt, entsteht von selbst die Verbindung, die sie zuvor mit Anstrengung zu erreichen versuchte. Die Energie der Begegnung verändert sich. Debby wird ganz ruhig, als ob sie sagen würde: Ah, da bist du ja, jetzt kann ich dich spüren! Die Innigkeit wird spürbar, als Frau B. die Stute umarmt.

Schicksalsschlag und starke Wurzeln

Es wird Winter. Ein Schicksalsschlag. Frau B. erhält eine Krebsdiagnose. Es ist ein Schock für sie. Sie beginnt, sich mit der Erkrankung auseinanderzusetzen, und kann einen Bezug zu ihrer Persönlichkeitsstruktur herstellen. Der Arzt sagt ihr, der Krebs sei vor etwa einem Jahr entstanden. Das war genau die Zeit, als sie sich aufopferte in der Pflege ihrer Mutter und über Monate über ihre Grenzen gegangen ist, immer für andere da sein musste. Sie nimmt die Erkrankung als Aufforderung, wieder für sich zu sorgen, Grenzen zu setzen und fürsorglich mit sich selbst umzugehen. In der letzten Psychotherapieeinheit vor der geplanten Operation ist das Wetter stürmisch, kalt und regnerisch. Wir holen Debby in den Schutz der Stallungen. Hier am Putzplatz berührt Frau B. sie. Sie freut sich, dass sie jetzt mehr Nähe zulassen kann. Sie kuschelt sich an, empfindet Geborgenheit in der Nähe dieses Pferdes. In einer Imagination sieht sie sich als starken, weit verzweigten Baum (vgl. Abbildung 24). Tief in das Erdreich graben sich seine Wurzeln, fest verankert steht er da. *»Der hält dem Sturm stand, der lässt sich nicht umwerfen«,* sagt sie, als sie später in der Wärme des Bauwagens diesen Baum malt.

Er gibt ihr Kraft und Zuversicht in Anbetracht der anstehenden Operation. Debby berührt sie zum Abschied sanft im Gesicht. Es ist ein Gefühl der Zärtlichkeit und löst eine tiefe Berührtheit in der Patientin aus. Später schicke ich ihr ein Foto dieser Szene. Sie trägt es immer bei sich, es begleitet sie durch die Zeit in der Klinik.

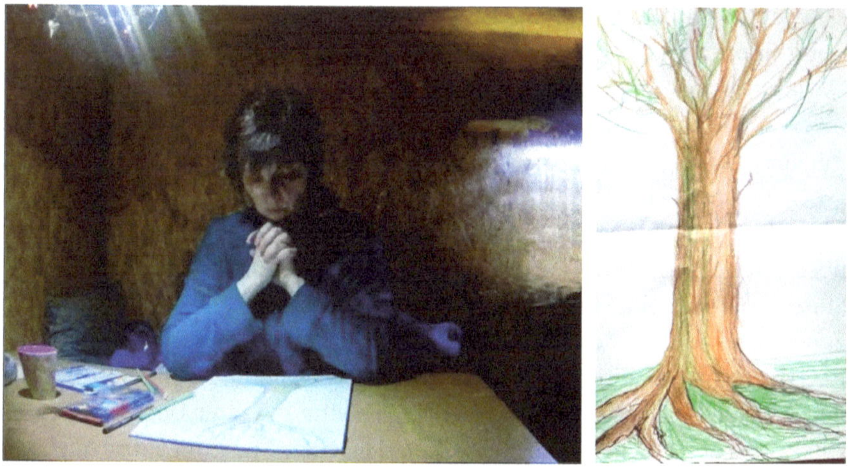

Abbildung 24: Baum im Sturm

Teil der Familie

Nach der Operation sehen wir uns online. Frau B. ist noch sehr erschöpft, aber alles ist gut verlaufen. Sie spürt, dass es ein Eingriff war, auch in ihre Intimsphäre. Es war ein Eingriff in ihren Körper. Wenn etwas eindringt, wird auch das Missbrauchsthema wieder präsenter. Sich immer wieder ausziehen müssen, ungeschützte Haut, die Männer, die Visiten: Für sie ist das schwer zu ertragen. Wir reden darüber und ich validiere sie in diesem Unbehagen. *»Dennoch ist es eine andere Situation«,* vermittle ich. *»Die Ärzte machen ihren Job und geben ihr Bestes. Die Intention ist eine andere. Der Eingriff, das Eindringen soll Heilung bringen und nicht Zerstörung.«* Die Differenzierung zwischen dem Damals und dem Jetzt beruhigt, macht das Geschehen verstehbar. Trotzdem ist Frau B. verletzt, körperlich und auch seelisch.

Frau B. möchte unbedingt wieder zu den Pferden kommen. Sie ist noch schwach, hat aber das Bedürfnis nach Raum und Weite. Sie geht zu den Pferden, geht mitten hinein. Dies ist ein Ort der Heilung und der Kraft für sie geworden. Heute kommt eine andere Stute zu ihr. Daria ist jene Stute, die zwei Fohlen hatte. Das zweite Fohlen ist jetzt auch abgesetzt, nun hat sie wieder Kapazität, mit Menschen in den Kontakt zu gehen. Bisher hat sie sich ferngehalten, nun kommt sie das erste Mal zu Frau B. Das berührt und überrascht sie. Daria ist sehr nahbar, geht zu ihr hin, stupst sie an, will gestreichelt werden und ist sehr *mit* ihr. Irgendwann kommen alle anderen Pferde dazu und die Patientin ist wie in einer Familie aufgenommen. Später sagt sie, dass dieses Gefühl unglaublich gewesen sei. Sie sei so mittendrin gewesen und alle dicht um sie herum. Sie habe keine Angst empfunden. Das habe sie als sehr beglückend erlebt. Vor allem auch, dass Daria zu *ihr* gekommen sei. Diese Stute repräsentiert für Frau B. das Mutterthema in vielen Facetten. Heute konnte Frau B. eine korrigierende Erfahrung mit einer fürsorglichen und behütenden Mutter machen.

Dennoch möchte Frau B. dann mit Debby weiterarbeiten. Vielleicht sucht sie nach den Erlebnissen der letzten Wochen Trost mit einem vertrauten Gegenüber. Wir nehmen sie mit auf eine angrenzende Koppel. Es ist sehr windig. Die Stute ist unruhig ohne ihre Herde und schwierig zu führen. Die Patientin wird zunehmend verunsichert. Ich versuche, die Situation zu beruhigen. Das Pferd ist irritiert und schaut überall hin, ist völlig abgelenkt, mit sich selbst und seinen Ängsten beschäftigt genauso wie die Patientin mit ihrer Unsicherheit und Überforderung beschäftigt ist. Frau B. bezieht diese Situation auf sich, glaubt, es nicht richtig zu können. Ich erkläre ihr, dass es mindestens zu einem großen Teil an den Bedingungen liegt. Nicht alle Schwierigkeiten sind auf ihre gefühlten Defizite zurückzuführen. Es ist ein Prozess, bis sich beide wieder aufeinander beziehen können trotz dieser Umgebungseinflüsse. Ich helfe der Patientin, dass sie es durch bewusstes Atmen, Lenkung der Aufmerksamkeit, Wechsel von Richtung und Tempo schafft, diesem Pferd wieder Vertrauen und Bezug zu geben. Das gelingt ein bisschen, am Ende sind beide ruhiger. *»Ich spüre, es bewirkt etwas, wie ich bin, wie ich mich verhalte und wie ich mich einstelle.«* Frau B. ist stolz zu bemerken, dass sie erreichen konnte, diesem Pferd wieder Sicherheit und eine gewisse Ruhe zu geben und auch für sich selbst in kleinen Schritten, aber der Situation angemessen wieder Sicherheit zu finden. Letztlich ist es auch eine Entsprechung zu der existenziellen Verunsicherung, die sie durch die Krebsdiagnose erlebt. Hier geht es auch darum, die Führung wieder zu übernehmen, sich zu stabilisieren. Das Bild des Baumes und der Wurzeln helfen ihr, bei sich zu bleiben, im Umgang mit der Krebserkrankung Vertrauen in sich zu finden und sogar unter solch stürmischen Bedingungen auch einen Weg mit dem Pferd.

Die Stimme der Mutter

Frau B. spricht über die Strahlentherapie, die sie jetzt bekommt. Es gehe ihr schlecht, die Nebenwirkungen seien anstrengend. Ihr harter innerer Anteil kommt wieder durch und sie geht weiterhin zur Arbeit, obwohl sie erschöpft ist. Am Ende nimmt sie sich Urlaub für die Bestrahlung, sie hat nicht die Kraft, auch noch ihre Arbeit zu schaffen. Ich frage sie, wie es sein könne, dass sie Urlaub dafür nehme, obwohl die Behandlung der Krebserkrankung notwendig sei, und warum sie sich nicht krankschreiben ließe. Das hätten ihr auch schon einige Freundinnen gesagt. Dieser sehr harte Teil in ihr meint: *»Stell dich nicht so an, anderen geht es viel schlechter. Reiß dich zusammen. Das geht schon. Es geht dir nicht schlecht genug.«* Diese Stimme kennt sie, die kommt immer wieder. In einem spontanen Rollenspiel erkennt sie, dass es die Stimme ihrer Mutter ist. Diese ist mit sich selbst so umgegangen und auch mit ihrer Tochter. Frau B. ist sehr betroffen. Danach lässt sie sich sofort krankschreiben. Es wird ihr klar, dass sie so nicht gesund werden kann. Durch diese Erkenntnis kommt sie wieder auf einen guten Weg im Umgang mit sich selbst.

Neue Wege

Der Frühling kommt spät in diesem Jahr. Grau und kühl ist es, als wir zu den Pferden gehen. Frau B. spricht von ihrer Angst vor der anstehenden Rehabilitationsmaßnahme. Sie hat Angst vor den Gruppen, den vielen Menschen, Angst wieder ausgeschlossen zu werden, nicht dazuzugehören. Unsicherheit und Minderwertigkeitsgefühle kommen auf und der starke Impuls sich zurückzuziehen. Mit den Pferden gelingt ihr es schon recht gut, im Kontakt zu bleiben. Jetzt geht es einen Schritt weiter. Während wir mit Debby dastehen, werden die anderen Pferde sehr unruhig und laufen zum Zaun. Viel früher als wir wittern sie die Gefahr. Ein Wolf läuft an dem Feld entlang, in nächster Nähe! Frau B. bleibt gelassen, davor hat sie keine Angst. Wohl aber die Pferde, es herrscht großer Aufruhr in der Herde. Auch als wir eine ganze Zeit später Debby mit zum Reitplatz nehmen, ist sie noch angespannt und schaut besorgt in die Ferne. Frau B. führt sie um den Platz. Auch sie wirkt steif und starr in dem Bemühen, alles richtig zu machen. Etwas Neues muss passieren.

»Biegen Sie mal ab, machen Sie ein paar Kringel!«, rufe ich ihr zu. Sofort wird die Patientin aufmerksamer, sucht sich ihren Weg jenseits von den gewohnten Pfaden. Ich ermutige sie, ihrer Intuition zu folgen, ihren Körper locker zu lassen und den Bewegungen zu folgen. Immer wieder zweifelt Frau B., ob sie das richtig macht, ob sie das kann, gerät ins Stocken. Ich erinnere sie an ihren *Kraftsatz,* den wir schon früher erarbeitet haben. *»Ich kann das!«* Sie nimmt diesen Satz mit in die Biegungen und Wendungen. Nun kommt Fluss in die Bewegungen. Durch dieses Abwenden von den gewohnten Pfaden in das Kreative und Spielerische kommt sie an ihre Kraft. Auch Debby ist nun ganz bei der Sache. Beinahe wie in einem harmonischen Tanz bewegen sich beide synchron. Frau B. spricht später von einem Schlüsselmoment. Die Erlaubnis, das Gerade, das Strenge zu unterbrechen, gibt den Raum frei für neue Erfahrungen, ermöglicht ihr, intuitiv neue Wege zu entdecken und an sich selbst zu glauben. Sie kann einen direkten Bezug zu ihrem Leben herstellen. Wie so oft bemerkt sie, dass sie zweifelnd

an alten Mustern hängt und sich dadurch neue Erfahrung verunmöglicht. Motiviert und voller Zuversicht tritt sie wenig später ihre medizinische Reha an.

Als wir uns einige Wochen später online sehen, ist Frau B. begeistert. Sie habe auf der Reha sehr schnell Kontakt mit vier Frauen bekommen. Alles sei so einfach, so selbstverständlich abgelaufen. Nun machten sie vieles gemeinsam. Sie empfinde zum ersten Mal in ihrem Leben ein Gefühl von Zugehörigkeit. Die ganze Maßnahme tue ihr sehr gut und sie könne die Zeit dort für sich nutzen. Sie lese, sie male, sie setzte sich mit der Erkrankung auseinander und mit sich selbst. Die Patientin wirkt sehr fröhlich und voller Energie. Diese korrigierende Erfahrung in sozialen Kontakten nimmt sie mit in ihren Alltag zu Hause. Sie berichtet später, sie sei viel offener mit den Kolleginnen. Sie verbringe jetzt regelmäßig die Mittagspausen in Gesellschaft. Auch mit Bekannten unternehme sie mehr. Sie gehe zu einem Yoga- und zu einem Malkurs. Bewusst kümmere sie sich um ihren Körper und beginne mit einem intensiven Fitnesstraining.

Traum »Das Schiff«

»Ich bin auf einem Schiff. Es ist recht klein und schwankt ziemlich. Es liegt an der Kaimauer und ich möchte es verlassen. Das Schiff bewegt sich auf und ab. Ich schaffe es nicht aus eigener Kraft. Zwei Frauen kommen, um mir zu helfen. Sie erklären mir, wie ich von Bord kommen kann. Die eine zeichnet ein Raster auf, es scheint kompliziert zu sein. Sie erklären, ich müsste genau auf diesen Strich treten, dann würde ich es schaffen. Ich bin unsicher, wage den Schritt nicht. Da reichen sie mir ihre Hände und begleiten mich. Ich gehöre dazu.«

In diesem Traum bilden sich die Erfahrungen der Rehabilitationsmaßnahme ab, zum einen die Unsicherheit, es nicht zu schaffen auf dem schwankenden Boden die Balance zu finden (hier zeigt sich der Wunsch sich zurückzuziehen, dem Gefürchteten ausweichen zu wollen), zum anderen die unerwartet helfende Hand und die beglückende Erfahrung, dazuzugehören.

Mein Weg

Nun ist es endlich Frühling. Frau B. kommt zu den Pferden und berichtet aufgeheitert von der Reha und ihren Plänen für ihr Leben. Sie hat das Gefühl eines Neuanfangs. Noch weiß sie nicht genau, in welche Richtung es gehen wird, aber die Bereitschaft und die Energie sind da. Nach all diesen Jahren fragt sie sich: *»Was will ich eigentlich? Wo möchte ich hin?«* Ich greife das auf und wir machen uns mit Debby auf den Weg. Wieder lade ich die Patientin ein, ihrer Intuition zu folgen eigene Wege zu entdecken. Zügig und energetisch schreitet Frau B. mit der Stute voran. Debby ist sehr präsent und bereit, überall mit ihr hinzugehen. An jeder Weggabelung fragt Frau B.: *»Wo geht es jetzt lang?«* Ich antworte mit der Gegenfrage: *»Wo ist ihr Weg?«,* und sie entscheidet selbst. Sie entdeckt neue Wege, die wir noch nie gegangen sind. Alles ist im Fluss, gelassen und doch voller Energie. Mensch und Pferd richten sich aneinander aus, am durchhängenden Seil. Wir laufen auch ein Stück durch den Ort. Als Verkehrsteilnehmerin darf Frau B. sichtbar sein und ihren Platz einnehmen. Auf einem Waldweg trabt Frau B. plötzlich schnurgerade los; der Energie folgend. Debby federt mühelos an ihrer Seite, ein Band unsichtbarer Kommunikation. Ich bleibe zurück. Hier bildet sich eine neue Autonomie ab. Die Ablösung vom Alten, Gewohnten, Sicheren und damit auch die beginnende Ablösung von mir und der Therapie.

»Debby hat mich dahin gebracht. Ich fühle mich bedingungslos angenommen!«

Es ist Sommer, als Frau B. wieder zu den Pferden kommt. Wieder fällt es ihr zu Beginn schwer, sich selbst zu spüren und einen Kontakt zu Debby herzustellen. Sie braucht meist eine kleine Aufgabe, um aus diesem Zustand heraustreten zu können. Anfangs führt sie die Stute ohne Energie. Gelangweilt trotten beide dahin. Ich stoße aus einem Impuls heraus an, etwas Neues zu probieren. Ich gebe Frau B. die Aufgabe, heute eine Verbindung zu Debby herzustellen, wenn sie auf ihrem Rücken sitzt. Die Patientin ist aufgeregt. Freudig bereitet sie die Stute vor und klettert auf ihren Rücken. Es ist das erste Mal seit ihrer Krebserkrankung, dass sie wieder auf dem Pferd sitzt. Vieles ist seitdem passiert, im Innen und im Außen. Es fühlt sich für sie zunächst fremd an. Die Stute steht still. Sie wartet, bis Frau B. ihre Position gefunden hat. Ich führe die beiden ein Stück und lade die Patientin dabei ein, sich auf dem Pferd zu bewegen, heraus aus der Starre, weg vom Funktionieren und dem Es-richtig-machen-Wollen. Frau B. spürt den warmen Pferdekörper unter sich und lässt sich darauf ein. Ihr eigener Körper wird weich. Debby achtet sehr genau auf ihre Reiterin und bleibt stehen, wenn die Patientin ihr Gleichgewicht verliert. Am langen Seil führe ich Pferd mit Reiterin im Slalom durch einen Parcours aus Pylonen. *»Das ist sehr körperlich«,* sagt Frau B. und experimentiert mit Balance und Körpereinsatz, um den Bewegungen der Stute zu folgen. Sie wird mutiger. Ich drücke ihr das Führseil in die Hand und fordere sie auf, die Steuerung vom Pferderücken aus zu übernehmen. Der Ausdruck in ihrem Gesicht – zwischen Euphorie und Entsetzen – bringt mich zum Lachen. Ich gehe noch neben ihr, die Patientin lenkt das Pferd jedoch selbstständig um die Hütchen herum. Ich ermutige sie, selbst herauszufinden wie sie lenken kann und auf welche Signale das Pferd reagiert. Intuitiv setzt sie ihren Körper ein, erst stark und übertrieben, dann immer feiner. In kleinen Schritten entferne ich mich weiter von ihr. Nun reitet Frau B. allein, sie übernimmt die Führung! Diese sehr eindrückliche Erfahrung empfindet die Patientin als zutiefst beglückend. Sie ist überrascht und beeindruckt, dass sie das kann. *»Ein tolles Erlebnis, ich nehme alles wahr!«*, ruft sie aus. Debby schnaubt zufrieden und wälzt sich anschließend genüsslich im Sand. Auch in ihrem Leben setzt Frau B. nun lang gewünschte Projekte um, die sie sich bisher nie zugetraut hat. Sie tritt einem Chor bei und beginnt zu singen.

»Ich bin ganz«

Eine Verbindung zu ihrem Körper zu etablieren, ist für Frau B. immer noch nicht leicht. Sie vermeidet das Abtasten ihrer Brüste aus Angst, wieder einen Knoten zu spüren. Ihren Körper kann sie nicht akzeptieren, sie vermeidet ihn zu berühren oder zu betrachten. Heute möchte Frau B. sich bewusst Zeit für die Begrüßung der Pferde nehmen, sie gehe sonst immer viel zu schnell darüber hinweg, meint sie. Sie steht mitten in der Herde, schickt selbstbewusst und klar die Drängler weg. Sie nimmt ihre Bedürfnisse und Wünsche jetzt deutlich wahr und handelt danach. Auf dem Reitplatz führt sie Debby mit kreativen Kringeln und guter Energie. Auch das Traben funktioniert nach kurzer Zeit flüssig. Wir nehmen das Thema *Körper* mit auf das Pferd. Die rhythmische Bewegung beim Schrittreiten stößt Denkprozesse an, ermöglicht neue Betrachtungsweisen. Frau B. möchte raus, raus in den Wald. Am losen Seil führe ich Debby. Die Patientin atmet tief, lässt sich auf dem Rücken des Pferdes von den Bewegungen wiegen. Ich lade sie ein, ihren Körper mit auf diesen Spazierritt zu nehmen. Ein wenig widerwillig nimmt sie mit den Händen Kontakt auf. Sie schweigt, spürt in sich hinein. Wie von selbst formen sich Gedanken zu Worten. Ihr wird klar, wozu ihr Körper gut ist und was er alles für sie tut. Sie fühlt sich bedrückt und traurig, da sie spürt, sie kann nicht ganz sein, solange sie ihn nicht akzeptiert. Debby schreitet ruhig über den weichen Sandboden. Aufmerksam ist die Stute mit einem Ohr auf dem Weg, mit einem Ohr bei der Patientin. Frau B. spürt sehr viel Widerstand, ihren Körper weiter zu berühren. Ich lade sie ein, diesen Widerstand in Bewegung zu bringen und weiter den Kontakt zu halten. Lange Zeit gehen wir in Stille, bis Debby mehrmals laut schnaubt und den Kopf fallen lässt. *»Was ist gerade bei Ihnen?«*, frage ich und drehe mich zu ihr. Frau B. schaut mich an. *»Jetzt wird es selbstverständlicher«*, sagt sie. *»Ich kann mich mehr annehmen«. »Mein Körper ist auch ein Symbol der Weiblichkeit. Vielleicht hat meine Ablehnung auch damit zu tun«*, überlegt sie. Wir setzen unseren Weg fort. Frau B. erzählt davon, wie sie aufgrund ihrer Weiblichkeit abgewertet und missbraucht wurde. Im Rhythmus der Bewegung wird sie immer weicher, sie lässt los. *»Ich nehme meine Weiblichkeit an, ich bin ganz.«*

Sichtbar werden

Im Herbst werden die Abstände zwischen den Sitzungen noch größer. Die organische Ablösung schreitet fort, in einer guten Weise. Auch unsere Studie läuft aus, erste Daten werden ausgewertet. Ich kann Frau B. gut gehen lassen. Das sicher gebundene Fohlen zieht weitere Kreise, entdeckt die Welt um sich herum. In der Idee, in einem gemeinsamen Schreibprojekt diesen – ihren – Prozess abzubilden, begegnen wir uns auf Augenhöhe.

Noch einmal fühlt sie sich wie in einem Loch. Die intensive Auseinandersetzung mit all den Themen kostet Kraft. Sehr mutig fordert sie sich heraus, gerade in den sozialen Kontakten kommt sie immer wieder an ihre Grenzen. Die alten Muster strecken ihre Krallen nach ihr aus. *»Das ist ein ganz neues Level«*, beruhige ich sie. Früher hat sie sich in ihrer Vermeidung sicher gefühlt. In der Auseinandersetzung und dem Heraustreten fühlt sie sich oftmals bedrängt von sich selbst. Sie zwingt sich, all diesen Aktivitäten weiter nachzugehen, sich nicht wieder zu verkriechen. Sie erlaubt sich Pausen, berührt ihren Körper und hängt ihre Bilder erstmals in ihrer Wohnung auf. Bei einem Auftritt mit ihrem Chor singt sie in der ersten Reihe.

Da sein – »Ich spüre den Grund unter meinen Füßen«

In der Begegnung mit Debby begegnet Frau B. erneut dem Thema Nähe und Kontakt. Sie merkt, wie schwer es ihr doch noch fällt. Es ist zu viel, zu nah, sie erlebt fast ein Gefühl der Panik, wenn sie die Stute mit den Händen länger berührt. In dem Versuch, das weiterzudenken, was da denn passieren könnte, tut sich ein Niemandsland vor ihr auf. *»Es hat wohl mit Gefühlen zu tun«*, sagt sie. *»Die Angst vor der Leere, verletzt zu werden oder einfach nichts zu empfinden.«* Ihr wird bewusst, dass sie dem immer wieder ausweicht, einfach verschwindet, innerlich und äußerlich. Speziell der Kontakt über die Hände löst diese Angst aus. Nähe und Berührung sind immer mit Bedrohung verknüpft gewesen. Früh hat sie sich entschieden nichts zu fühlen, um zu überleben. Sie merkt, sie kann das gar nicht, hat es nie gelernt, es ist ihr völlig fremd. Sie möchte diesen Schritt gern gehen, aber es macht auch Angst, noch mehr Innerlichkeit zu spüren. *»Es hat auch mit Kontakt zu mir selbst zu tun, mit Intimität und Vertrauen.«*

Das Jahr neigt sich dem Ende zu, so wie unsere gemeinsame Arbeit. Noch einmal gehen wir zu den Pferden. Sofort nimmt Debby Kontakt auf, geht auf Frau B. zu. Diese begrüßt die Stute freudig, legt ihre Hände auf das winterlich kühle Fell. Wieder spürt sie den Impuls, sich zurückziehen zu wollen. Debby bleibt, sie kann warten. Ich lasse beiden ihren Raum, bleibe in weiterer Entfernung. Die Frau und das Pferd stehen lange dicht beieinander, ganz versunken, die Zeit steht still. Ich halte dieses Bild fest wie in einem Bilderrahmen, es ist ein Moment der tiefsten Verbindung. Schließlich wendet sie Frau B. mir zu mit einem Ausdruck des Friedens, des Einverstandenseins mit sich und allem. *»Wie geht es Ihnen?«*, frage ich sie. *»Gut, es ist schön«*, antwortet sie mit einem beinahe erstaunten Lächeln: *»Es ist nichts passiert. Ich spüre den Grund, die Angst ist weg!«*

9.2 »Kontakt und Begegnung« – ein (Selbst-)Erfahrungsbericht

Gabriele Bekker

Die erste Begegnung mit den Pferden. Sie sind sehr groß, sie wirken auf mich bedrohlich. Ich fürchte mich vor ihnen, fürchte, dass sie mich treten oder beißen. Weiß gar nicht, wie ich ihnen begegnen soll, fühle mich fremd, hilflos. Verstecke mich hinter Frau Heering und weiche ihnen aus, laufe weg.

Ich erfahre in den ersten Stunden, dass die Pferde mich nicht angreifen. Sie sind friedlich und während ich über die Weide laufe, grasen sie und beachten mich nicht. Ich halte erst mal großen Abstand. Auf Initiative von Frau Heering beginne ich mich anzunähern. Aber der Impuls wegzulaufen ist manchmal übermächtig. Das Gefühl von Bedrohung und Hilflosigkeit gewinnt die Oberhand. Ich weiß gar nicht, wie ich mich annähern soll, habe Angst, etwas falsch zu machen und fürchte mich vor der Begegnung. Schließlich nehme ich meinen Mut zusammen und verlasse meine Komfortzone. Ich halte meine Hand hin und lasse Harkon schnuppern. Ich berühre ihn und streichle über sein weiches Fell, spüre die Wärme. Das Pferd ist ganz ruhig und ich kann zum ersten Mal bewusst die Berührung wahrnehmen. Die Berührung fühlt sich sonderbar fremd an. Ich gehe Berührungen sonst aus dem Weg, vermeide sie und weiche aus. Habe mir offenbar so etwas wie eine harte Kruste zugelegt, die ich hege und pflege. Nichts kommt hinein und nichts hinaus. Durch die äußere Berührung geschieht auch in meinem Inneren etwas. Die kleine Gabi und ich werden sehr traurig, denn unter der Berührung wird uns klar, wie sehr wir Wärme, Geborgenheit und Sicherheit vermisst haben und vermissen.

Für mich ist es schwierig, den Kontakt zu dem Pferd zu gestalten. Ich weiß nicht so recht, wie ich ihn gestalten soll. Also beginne ich, mit dem Pferd zu gehen. Ich führe es und es folgt nicht. Meine Unsicherheit überträgt sich sofort auf das Pferd. Wir stolpern so vor uns hin. Auf Anregung von Frau Heering beginne ich dann, mich zu fokussieren. Wo will ich hin? Ich schaue mir die Bahn an und konzentriere mich auf den Weg. Diese Konzentration überträgt sich auf das Pferd und wir laufen ruhig und gemeinsam über den Platz.

So allmählich beginne ich zu begreifen, was es heißt, dass Pferde spiegeln. Zwischendurch werden mir der Kontakt und die Nähe zu viel. Dann gehe ich raus und mache es weg. Ich spüre ganz deutlich, wie schwer es mir fällt, den Kontakt zu halten. All diese Gefühle und Erlebnisse mit dem Pferd finden auch eine Entsprechung in meinem bisherigen Leben. Sobald ich den Kontakt abbreche, wendet sich das Pferd von mir ab. Hier ist die Herausforderung für mich, wieder in den Kontakt zu gehen, also von meiner Seite her die Initiative zu ergreifen und wieder auf das Pferd zuzugehen, um den Kontakt wieder aufzunehmen.

Auch das ist eine Erfahrung, denn ich breche Kontakte ab, ohne darüber nachzudenken, was das mit meinem Gegenüber macht. Nicht weil ich denjenigen bewusst verletzen will, sondern weil ich immer der Überzeugung war, dass der Kontakt, die Begegnung meinem Gegenüber ohnehin nichts bedeutet. Ich konnte mir einfach nicht vorstellen, dass es Menschen gibt, die die Begegnung mit mir wünschen. Kontakt und Begegnung beinhalten immer eine Verantwortung für mich und dem anderen gegenüber. Die Gestaltung liegt auch in meinen Händen, ich bin fähig, das Miteinander aktiv zu gestalten. Auch eine neue Erkenntnis.

Mittlerweile bin ich mutiger, ich überwinde meine Angst und gehe nun schon direkter in den Kontakt. Die Pferde tun mir nichts. Das ist nun bei der kleinen Gabi und mir angekommen. Die Pferdetherapie wirkt sich auch spürbar im Alltag aus. Ich werde im Kontakt mit meinen Kollegen wesentlich verbindlicher. Und zum ersten Mal in meinem Leben berühre ich meine Mutter, um sie zu trösten, das habe ich noch nie getan. Diese Art Kontakt war zwischen mir und meiner Mutter nicht möglich. Ich wollte nie, dass sie mich berührt.

In meinem Herzen tut sich etwas. Es scheint, als habe diese harte Frau dort ein wenig Platz bekommen. Die kleine Gabi hält immer noch Abstand, aber das ist auch okay. Sie hat zu sehr unter ihr gelitten. Es ist fast so, als würde die Kruste ein wenig weicher, sie ist nicht mehr so starr und sie wird etwas durchlässiger. Sobald ich auf der Weide stehe, spüre ich, wie ich ruhiger werde. Es ist so friedlich. Das stumpfe Gefühl weicht etwas Offenerem. Ich rieche den Wald und höre die Vögel.

Nun habe ich mich tragen lassen. Ich habe oben auf dem Pferd gesessen. Es ist mir schwergefallen, denn auch das ist eine Frage des Vertrauens. Es war wirklich seltsam. Die Kontrolle habe ich abgegeben und habe versucht mich zu entspannen. Es ist auch etwas sehr Körperliches. Mein Körper passt sich den Bewegungen des

Pferdes an, ich spüre die Muskeln, und Stück für Stück kann ich etwas loslassen und vertraue darauf, dass das Pferd mich trägt.

9.3 Interviews mit Frau Bekker

Birgit Heintz

Das erste Interview mit Frau Bekker wurde im Sommer 2022 von Birgit Heintz am Waldrand auf der Pferdekoppel im niedersächsischen Schneverdingen geführt. Mitunter zwitscherten die Vögel so laut, dass sie fast die Sprachaufnahme übertönten. Da die Therapie unerwartet noch über ein weiteres Jahr fortgesetzt wurde, schien es sinnvoll, im September 2023 ein zweites Interview zu führen, das in der Hamburger Praxis von Susanne Heering aufgezeichnet wurde. (Interviewleitfaden Anhang 2.)

INTERVIEWERIN: »Zunächst ganz riesigen Dank für Ihre Bereitschaft, an unserer Studie teilzunehmen und danke auch für die Möglichkeit, jetzt hier miteinander zu sprechen. Mögen Sie vielleicht ganz kurz, also zusammengefasst erzählen, was Sie damals in die Therapie geführt hat?«

FRAU B.: »Ich habe immer wieder mal im Leben Therapien gemacht, habe dann wieder ohne Therapie gelebt, um das, was ich in der Therapie gelernt habe, zu leben und umzusetzen, und habe dann aber gemerkt: Okay, die Ecke hast du jetzt bearbeitet, das ist schon mal sehr schön. Aber da sind noch ein paar Sachen, die noch zu klären sind, wo Klärungsbedarf ist, wo ich Hilfe brauche, weil allein schaffe ich das nicht. Und dann ging es mir zunehmend wieder schlechter. Und ich kam dann so ganz allmählich auch immer mehr mit meiner Missbrauchsproblematik in Berührung und auch mit meinen Gewalterfahrungen. Die ziehen sich ja auch wie ein roter Faden durch mein Leben. Und ich dachte also eigentlich, du bist noch nicht fertig, da musst du noch ran, da ist noch zu viel Unaufgeräumtes, das ist noch zu belastet. Ich habe auch immer wieder so eine Art Flashbacks und es gibt halt bestimmte Szenen, die ich immer wieder im Kopf hatte, die ich auch einfach nicht losgeworden bin. Und ich hatte schon während der Therapie, also ich hatte zwei Burnouts, und beim letzten Burnout hatte mir dann der Therapeut da in der Tagesklinik auch gesagt, dass er den Eindruck hat, dass ich traumatisiert bin, also eine – wie heißt noch mal die Diagnose …«

INTERVIEWERIN: »PTBS.«

FRAU B.: »… ja, PTBS habe. Aber im Grunde waren das alles Frauen da, die direkt, also die jetzt akut traumatisiert waren. Und ich fühlte mich da irgendwie so ein bisschen fehl am Platz, weil meine Traumatisierungen ja nun schon sehr lange zurücklagen. Und, was gut war, ich habe ganz viel, ich habe da so einiges über Traumatisierung theoretischer Art erfahren, was ich vorher nicht wusste, was sich im Gehirn abspielt, was sich im Körper abspielt, auch Traumata durch wiederholte Traumatisierung, auch auf lange Sicht, ja. Jedenfalls, irgendwann hat sich dann bei mir vor ein paar Jahren wieder der Wunsch eingestellt, da aktiv weiterzumachen. Zumal auch meine Sucht wieder so ein bisschen Raum bekam und anfing, sich wieder aktiv – also ich wurde wieder aktiver, was das Trinken angeht, und dann habe ich verzweifelt nach einer Therapeutin gesucht.«

Interviewerin: »Und wie kam das, dass sie die Pferde einbezogen haben? Das war glaube ich nicht von Anfang an, oder?«

Frau B.: »Also, sie hatte das, sie hatte das erzählt.«

Interviewerin: »Und war das dann ihr Wunsch? Oder hat Frau Heering Ihnen den Vorschlag gemacht?«

Frau B.: »Also, mir sagte das so gar nichts, aber sie hat dann immer mehr davon erzählt. Und irgendwann hatte ich dann auch mal zu ihr gesagt: ›Ja, also ich könnte mir das auch durchaus vorstellen.‹ Und also, sie brauchte noch ein bisschen Vorbereitungszeit und dann kam noch das mit der Studie dazu und dann haben wir das eigentlich gleich so gestartet, dass ich da mit in die Studie reinkomme. Und ich fand das auch gut. Und so kam es dann. Ja.«

Interviewerin: »Ja, das wollte ich eigentlich vorhin noch sagen, Ihre gemeinsame Arbeit ist sehr bewegend und sehr berührend.«

Frau B.: »Das ist es, ja.«

Interviewerin: »Können Sie denn sagen, wie Sie sich gefühlt haben, wenn Sie bei den Pferden waren? Vielleicht auch im Gegensatz zu den quasi normalen Situationen in der Praxis?«

Frau B.: »Na gut, das ist ein ganz anderes Umfeld. Wenn ich mit den Pferden bin, bin ich draußen in der Natur. Da bin ich sehr gerne. Der Wind, der Geruch, die Wiese, das ganze Drumherum. Und es macht mich auch ruhig. Ich merke so, das hat einen gewissen Einfluss auf mich und es öffnet auch was bei mir, irgendwie. Ich werde ein bisschen zugänglicher. In der Praxis war es auch gut, aber hier ist noch eine andere Arbeit möglich, finde ich. Ich finde, hier draußen komme ich eher auch an meine Gefühle ran und krieg da mehr einen Zugang als in der Praxis. In der Praxis bin ich oft ganz, ganz häufig zu bange, obwohl Frau Heering mich da auch immer wieder an meine Gefühle ranbringt. Wir sind hier anders, offener einfach. Freier. Ja.«

Interviewerin: »Und höre ich Sie richtig, dass das mit beidem zu tun hat? Also sowohl damit, in der Natur zu sein als auch damit, bei den Pferden zu sein?«

Frau B.: »Beides ist für mich wichtig. Die Pferde sind ja auch Natur, im Grunde, also ein Stück weit. Und ich meine, wenn man sich das so anschaut hier, das ist doch absolut friedlich. Und das ist sowas, das überträgt sich auch auf mich. Es bedroht mich nichts. Hier ist Ruhe, hier sind nur die Pferde. Und ich weiß jetzt mittlerweile, die tun mir nichts. Die sind lieb und zugewandt.«

Interviewerin: »Okay, also noch mal eine etwas theoretische Frage. Können Sie Worte dafür finden, was es war, was die Pferde ihnen mitgeben konnten über das hinaus, was sozusagen in der normalen therapeutischen Situation in der Praxis geschieht? Also wir als Therapeutinnen sind ja auch bemüht, zugewandt zu sein und möglichst empathisch. Aber was ist es, was die Pferde Ihnen möglicherweise zusätzlich geben konnten?«

Frau B.: »Ganz viel Körperlichkeit, also alleine schon – es kommt ja immer zu Kontakt mit den Tieren. Also, ich stehe ganz nahe bei ihnen oder sie kommen zu mir, so wie Debby, und schnuppern an mir oder stellen sich hinter mich oder so. Also allein das Erleben, dass die Tiere auch in meiner Nähe sind, also meine Nähe suchen. Und im Grunde ganz direkt auf mich reagieren.«

Interviewerin: »Und das eher auf einer körperlichen Ebene? Die Therapeutin reagiert ja auch auf sie.«

Frau B.: »Ja, aber anders.«

Interviewerin: »Sie berührt sie nicht.«

Frau B.: »Das will ich auch gar nicht.« (lacht)

Interviewerin: Ja, natürlich.

Frau B.: »Aber bei den Tieren ist das eben anders. Und das ist für mich eine … die sind ohne Arg, also die würden mir nie irgendwas tun. Und ja, die sind sozusagen in der Hinsicht ja auch frei, also ohne Hintergedanken. Und alleine die Tiere zu berühren, also die Wärme, die Muskeln, die Kraft, die sie ausstrahlen und die Ruhe … Und vor einiger Zeit sind wir so hier in der Gegend rumgegangen und sie hat mich auf dem Pferd geführt und allein das Getragenwerden war schon ein Erlebnis! Dieses Rhythmische und Ruhige und so, und das hat mich auch sehr berührt, weil bei mir sind kurz hintereinander jetzt die Eltern gestorben, und das hat mir dann noch zusätzlich irgendwie so einen gewissen Trost gegeben. Und was mich so fasziniert, ist auch so diese nonverbale Kommunikation. Also, was ich spüre, überträgt sich scheinbar aufs Pferd, das spürt das richtig. Und ich weiß noch, als wir einmal mit, also mit Harkon, als wir da … da ging es mir besser und ich war auch so ganz energetisch und so, und das hat sich so auf ihn übertragen, dass er aus dem Impuls heraus irgendwie, den ich ihm wohl gegeben haben muss, ist er losgetrabt, obwohl ich gar nicht … ich habe ihn nicht angetrieben oder so, sondern er ist plötzlich so los.«

INTERVIEWERIN: »Dann ist er ja auch nicht nur getrabt!«

FRAU B.: »Ja, das war ganz toll. Und Harkon ist dann abgehauen. Hier auf der Koppel ist er über die Wiese gerannt wie so ein Irrer und ich aber auch. Ich hab dann auch angefangen, durch die Gegend zu rennen und ich musste mich bewegen und das war wohl bei ihm so ähnlich. Und das war so, so, so, so parallel. Ja, und ich habe mir dann noch die Schuhe ausgezogen, und ich wollte rennen und ich musste rennen … leider nicht so toll wie Harkon. Aber irgendwann war ich dann auch fix und fertig und habe mich einfach fallen lassen ins Gras.«

INTERVIEWERIN: »Und da ist er auf dem letzten Stück ja ganz genau mit ihnen gerannt.«

FRAU B.: »Genau. Das war so ein Stück, wo wir hier zusammen gelaufen sind und seine Beine genau parallel zu meinen waren. Ja, das ist so das, was ich so irre finde, diese unmittelbare Übertragung. So diese Kommunikation und dieses – da muss irgendwas zwischen uns sein, so dass eine Verbindung irgendwie auf einer Ebene da ist.«

INTERVIEWERIN: »Gibt es denn noch eine Szene oder gibt es vielleicht auch mehrere Szenen, die Sie so ganz besonders in der Erinnerung haben, die Sie ganz besonders berührt haben?«

FRAU B.: »Ja, die Szene, wo ich Harkon das erste Mal, wo ich Harkon umarme. Ja, das war ja sehr spontan. Es war ja wirklich so eine Sache von Bruchteilen von Sekunden. Plötzlich ein Impuls von mir, ihn in den Arm zu nehmen. Das wusste ich gar nicht mehr, bis Frau Heering mir das Bild gezeigt hat. Und da musste ich heulen. Das hat mich so berührt. Ja, da war ich völlig, völlig fertig.«

INTERVIEWERIN: »Ich erinnere mich noch an eine Szene – also ich kenne ja nur die Filme –, wo Sie so mit dem Rücken zu den Pferden gestanden sind und sehr traurig waren?«

FRAU B.: »Ja, ja, ich erinnere mich.«

INTERVIEWERIN: »Und als Debby sich so aus der Herde herausgelöst hat und so von hinten angefangen hat Sie zu berühren, mögen Sie sich erinnern?«

FRAU B.: »Ja, ich weiß. Ich weiß, was Sie meinen. Da ging es mir schlecht. Das weiß ich noch. Ich war sehr traurig und da kam sie so, als wenn sie gespürt hätte, dass ich so traurig bin und wollte mich trösten. Ja, ich glaube, sie spürt auch, dass ich sie mag. Ich fühlte mich gleich zu ihr hingezogen. Und weil sie so eine Große und Schöne ist und kräftig – und sie ist ja auch das Leittier –, wirkt sie auf mich auch ein bisschen beschützend. Und so habe ich immer das Gefühl, dass sie dann auch ganz aufmerksam die Umgebung scannt. Ja, das stimmt. Sie ist sehr, sehr sensibel und ich fühle ich mich einfach geborgen in ihrer Nähe.«

INTERVIEWERIN: Hat denn diese gemeinsame Arbeit hier draußen und mit den Pferden etwas an Ihrer Beziehung zu Frau Heering verändert?

FRAU B.: »Na ja, gut. Ich meine, ich erlebe sie ja hier ein Stück anders als in der Praxis. Also, ich finde, sie ist hier viel lockerer. Und ich glaube, auch für sie ist das irgendwie schön, bei den Tieren zu sein. Jedenfalls hat das viel mehr Dynamik und das läuft hier ja auch auf ganz anderen Ebenen ab. Ich finde, in so einem Behandlungsraum ist das ja schon ziemlich klar und umrissen irgendwie. Aber hier finde ich, hier ist noch ein intensiveres Arbeiten möglich.«

INTERVIEWERIN: »Na ja, also ich meine, in der Praxis ist es ja so, dass man vor allem über etwas spricht.«

FRAU B.: »Ja, genau.«

INTERVIEWERIN: »Auf zwei Sesseln und oft auch über etwas, was schon vergangen ist. Und hier sind Sie mit Ihrer Therapeutin im Hier und Jetzt und erleben etwas gemeinsam. Und Sie handeln beide. Also, Sie sehen, wie Ihre Therapeutin mit den Pferden umgeht und Sie selber handeln auch. Aber was macht das so mit der Beziehung? Also die Arbeit ist intensiver und Sie sagen, es ist viel körperlicher?«

FRAU B.: »Also wir kommen hier ja gemeinsam bei mir an Geschichten, an Themen ran und werden gemeinsam Zeugen einer Entwicklung.«

INTERVIEWERIN: »… die sie in der Praxis nur erzählen könnten.«

FRAU B.: »Und hier ist es immer gegenwärtig, es passiert gerade jetzt und hier erlebt sie das ja auch, wenn ich mich verändere.«

INTERVIEWERIN: »Na ja, in der Praxis haben wir unsere eigenen Bilder von dem, was Sie uns erzählen, dann versuchen wir, uns das möglichst genau vorzustellen. Aber das ist immer noch mal etwas ganz anderes, als es in der Realität mitzuerleben.«

FRAU B.: »Also ich finde, dadurch kriegt die ganze Therapie immer noch eine ganz andere Qualität. Ich glaube zwar auch, dass ich mit Frau Heering auch in der Praxis weit gekommen wäre, aber hier ist das noch was ganz anderes.«

INTERVIEWERIN: »Haben Sie denn das Gefühl, dass sich irgendwas davon übertragen lässt in Ihr persönliches Leben jenseits der Therapie?«

FRAU B.: »Auf jeden Fall. Also, das ist wichtig. Also, manchmal, dann bin ich ein bisschen misstrauisch … ich traue mir manchmal da selber nicht so ganz. Aber ich habe schon das Gefühl, wenn ich hier mit den Tieren arbeite, dann komme ich ja in Bewegung innerlich. Und diese Bewegung hört ja nicht auf, wenn ich hier runtergehe von diesem Grundstück und nach Hause fahre, sondern die setzt sich fort. Ich habe auch so das Gefühl, dass ich im Kontakt zu meinen Kollegen, zu den Menschen, die um mich herum sind, durchaus zugänglicher geworden bin. Durch den Kontakt zu den Tieren habe ich ganz viel über Beziehungen gelernt und das, was ich da erlebe, das lässt sich auch schon ein Stück weit übertragen, auch zu den Menschen. Und ich nehme die Pferde ganz anders wahr, als Persönlichkeiten.

Ich habe auch keine Angst mehr, früher hatte ich furchtbare Angst, also, als ich mit Frau Heering die ersten Male auf die Weide gegangen bin zu den Pferden, bin ich immer hinter ihr gegangen, hab mich richtig hinter ihr versteckt, obwohl das ja kaum möglich ist. (lacht) Aber ich habe dann auch durch ihren wirklich schönen Umgang mit den Pferden allmählich so ein bisschen mehr Zutrauen bekommen und habe dann darüber auch angefangen, selbst Kontakt mit den Tieren aufzunehmen und zu erleben, dass ich keine Angst haben muss. Und das wiederum gibt es ja auch bei den Menschen. Das erlebe ich ja auch. Ich habe jetzt Menschen um mich rum, die wollen mir ja gar nichts Böses. Also ich muss keine Angst haben, weil ich denke, das Gros der Leute um mich rum ist mir durchaus wohlgesonnen. Und das ist der Teil, der sich auf jeden Fall übertragen hat. Ich bin, wie soll ich sagen, verbindlicher geworden mit den Menschen um mich rum.«

INTERVIEWERIN: »Und ein Stück vertrauensvoller, wie es scheint.«

FRAU B.: »Ja. Auf jeden Fall. Das hat sich merklich verändert.«

INTERVIEWERIN: »Ja, und dann ist es ja auch ein ziemlicher Schritt, etwas, wovor man Angst hat oder wo man sich fürchtet, dann doch zu wagen oder sich anzunähern und zu schauen, was geht denn trotz der Angst?«

FRAU B.: »Also die Erfahrung habe ich schon gemacht. Ja, im Grunde auch so, dass mein großes Problem ja auch Nähe … und körperliche Nähe ist. Und ich gestatte eigentlich nur ganz wenigen Menschen, mir wirklich richtig nahezukommen. Eigentlich halte ich sie alle auf Abstand. Im Grunde genommen so … bis zum Zaun und nicht weiter. Und durch die Tiere habe ich eigentlich zum ersten Mal ein bisschen erfahren, wie das ist, nah zu sein, also auch körperlich nah, die Wärme zu spüren, zu berühren. Wenn ich die Hände auf den Rücken von Debby lege, kann ich sie spüren und sie spürt mich und es kommt eine Verbindung zustande. Also ich spüre auch ganz deutlich, wo meine Grenzen sind. Und ich spüre auch, dass ich das manchmal nicht lange aushalten kann. Dann muss ich da rausgehen, ich gehe dann raus, weil es mir sonst unerträglich wird. Aber auch da tut sich ja was.«

INTERVIEWERIN: »Ja.« (langes Schweigen)

FRAU B.: »Aber ich habe auch schon zu Frau Heering gesagt, so nebenbei, ich möchte einfach mal einen Tag herkommen, mich hier irgendwo hinsetzen und nur bei den Tieren sein. Einfach nur da sein, sie beobachten, vielleicht ab und zu mal hingehen und sie ein bisschen streicheln und dann wieder weggehen. Einfach nur, weil ich das so schön finde hier zu sein.«

INTERVIEWERIN: »Ja, wobei ich auch denke, so ein Ort ist ja dann irgendwann auch wie imprägniert. Ich meine, hier findet ja die Arbeit mit Ihnen und mit einigen anderen Patientinnen und damit ja auch ein Stück Heilwerden statt und das macht vielleicht auch etwas mit der Atmosphäre an so einem Ort.«

Frau B.: »Und Sie sagen das genau, es geht wirklich um Heilung. Ja, wahrscheinlich liegt das auch daran. Genau das ist hier so ein Ort, wo ich mich sicher fühle. Und ja, das ist so mit dem Heilwerden. Das ist schon so, dass ich das Gefühl habe, das ist ein Heilungsprozess, mein persönlicher Heilungsprozess durch die Arbeit mit den Tieren. Also ich glaube schon, dass wir auch in der Praxis schon recht weit gekommen sind. Aber durch die Tiere wurde das noch mal auf eine andere Weise tiefer. Wie Sie schon sagen, ich kann das gar nicht beschreiben, das ist phänomenal eigentlich.«

Interviewerin: »Ja.«

Frau B.: »Das ist so ein Prozess und ich bin jemand, der sich sehr auf seinen Kopf zurückgezogen hat. Und hier bin ich das erste Mal wieder auch mit meinen Gefühlen oder mehr mit meinen Gefühlen in Berührung gekommen. Und das ist ja für eine Heilung im Grunde unerlässlich.«

Interviewerin: »Ja, das ist ja dann wirklich auch eine Aufweitung und damit verbunden dann wohl auch ganz andere Freiheitsgrade.«

Frau B.: »Ja, allerdings. Ich habe ja viele, viele Frauen kennengelernt im Laufe meines Lebens, die alle so im Prinzip wie ich und teilweise auch noch schwerer psychisch und körperlich verletzt waren. Und dann denke ich oft, wie schön wäre das, wenn sie auch den Zugang dazu gefunden hätten. Und ich weiß auch von einigen, die das nicht geschafft haben. Warum kann man so was nicht allen Menschen oder gerade Menschen mit Traumata so zugänglich machen, dass sie da auch eine Heilung erfahren können?«

Interviewerin: »Das ist doch ein gutes Schlusswort. Aber ich würde Sie sehr gerne, wenn Sie mögen, auch ruhig mit einer kleinen Pause, noch zu einer kleinen Imagination einladen.«

Imagination

Nach einer kurzen Entspannung und der Einladung, innere Bilder entstehen zu lassen, sich mit einem Pferd an einen guten Ort zu begeben und diesen mit allen Sinnen wahrzunehmen, schildert Frau B. ihre Imagination:

Frau B.: »Das war schwierig, mir kamen viele Pferde in den Sinn, auch eins mit Flügeln, aber letztlich bin ich dann wohl wieder bei Debby gelandet. Ja, da war auch so ein großes Pferd mit schwarzer Mähne, auch so einer Blesse und weißen – also ein bisschen weißen – Fesseln und wir waren am Meer. Ganz weiter Strand und kein Mensch da … nur das Wasser und der Himmel, das Pferd und ich. Und es war windig. Und es war die Nordsee. Man roch das auch, dieser Tanggeruch und das Salz und man konnte es auch schmecken. Ja, und wir standen dann am Wasser, wir stehen nebeneinander und schauen beide aufs Wasser raus. Und der Wind fährt uns so in die Haare und durch die Mähne und einmal habe ich kurz die Hand auf dem Pferd, hinten auf der Kruppe, vielleicht um mich zu vergewissern, dass es wirklich da ist. Und es ist auch wirklich da. Ja, und ich hatte ein gutes Gefühl. Ich fühlte mich fest, stark, stabil. Trotzdem jetzt nicht irgendwie hart oder so, gar nicht, sondern präsent, sehr präsent und offen und frei, richtig frei. Heil eigentlich, soweit es möglich ist.«

INTERVIEWERIN: »Toll. Vielen, vielen Dank. Sie können ja schauen – wenn Sie mögen und Lust haben, malen Sie das? Es ist so ein tolles Bild, so ein schönes inneres Bild und es wäre doch schön, das noch ein bisschen zu verankern.«

FRAU B.: »Ja, auf jeden Fall.«

Zweites Abschlussinterview

INTERVIEWERIN: »Ja, jetzt ist ja gut ein Jahr vergangen, seit wir im Juni 2022 so ein bisschen verfrüht unser erstes Abschlussinterview geführt haben. Seither ist ja viel passiert – vielleicht mögen Sie ein bisschen erzählen, was für Sie persönlich und therapeutisch wichtig war in diesem Jahr, bevor wir dann zu den Pferden kommen …?«

FRAU B.: »Ja, da muss ich überlegen …«

INTERVIEWERIN: »Na ja, Sie hatten ja auch gesundheitliche Rückschläge und eine nicht ganz undramatische Diagnose?«

FRAU B.: Ja, daran musste ich auch gerade denken, ich hatte einen Unfall mit meinem ersten eigenen Auto, das mir so wichtig war. Damit war ich so mobil und das war erst mal ein ziemlicher Tiefschlag. Dann hatte ich die Brustkrebsdiagnose – da habe ich mich dann aber relativ schnell auf das Wesentliche konzentriert. Ich hab mir ein Buch gekauft und komme mit so etwas am besten zurecht, wenn ich erst mal sachliche Informationen habe. Damit erde ich mich, bleibe auf dem Boden, gerate nicht in Panik. Im Grunde drehte sich die Therapie dann auch darum, mit dieser Diagnose klarzukommen. Dann kam die OP, anschließend Reha, zwischendurch hatte ich immer mal Therapiestunden und trotz dieser schwierigen Situation hat sich für mich innerlich ganz viel Positives bewegt. Zum Beispiel habe ich viel mehr Kontakt nach außen aufgenommen … das hat sich auch in der Arbeit mit den Pferden ausgedrückt. Je mutiger ich bei den Pferden wurde, desto mutiger und offensiver wurde ich dann auch mit den Menschen. Ich hatte solche Bedenken vor der Reha, aber dann hab' ich nach wenigen Tagen eine Gruppe von fünf Frauen kennengelernt und wir haben miteinander gefrühstückt, am Wochenende Ausflüge gemacht und das war wirklich nett.«

INTERVIEWERIN: »Ein richtig neuer Schritt, oder?«

FRAU B.: »Ja, zumindest die Erkenntnis, es geht doch und du kannst das, bist doch eigentlich recht mitteilsam und die anderen sehen dich, sehen dich, wie du bist, und akzeptieren dich. Das war für mich so ein Aha-Erlebnis!«

INTERVIEWERIN: »Ja, wie schön!«

FRAU B.: »Und ... darüber habe ich auch in der letzten Stunde mit Frau Heering gesprochen ... die Pferde erfüllen für mich im Grunde genommen das, was meine Eltern mir nie so richtig gegeben haben, so ein Basisgefühl an Akzeptanz, also ... das ist ja etwas, auf dem alles aufbaut. Urvertrauen will ich das gar nicht nennen, aber Debby nimmt mich ja so an, wie ich bin. Sie schenkt mir Zuneigung, und zwar vorbehaltlos, ohne Bedingung. Sie macht das einfach. Und ich glaube, dieses Erleben hat bei mir etwas ausgelöst; dass ich jetzt von einer sehr viel stabileren Basis aus sagen kann: Ja, hier bin ich. Das ist nicht mehr so wackelig ...«

INTERVIEWERIN: »Na, das ist ja nicht gerade etwas Geringfügiges.«

FRAU B.: »Das ist sehr viel.«

INTERVIEWERIN: »Ja, das ist wirklich etwas Großes!«

FRAU B.: »Das ist mir eigentlich erst in den letzten Monaten so klar geworden, wie viel das ausgelöst hat bei mir. Ja, es ist so das Gefühl, dass sich da wirklich durch dieses Vorbehaltlose der Pferde etwas in mir aufgebaut hat, was mir einfach gefehlt hat, und mich dann auch zu trauen, Kontakt zu Menschen aufzunehmen.«

INTERVIEWERIN: »Also das auch auf die zweibeinigen Lebewesen zu übertragen, was Sie da mit den vierbeinigen erfahren haben?«

FRAU B.: »Und ... das ist eigentlich schade ... wir sahen uns ja jetzt nicht mehr so oft bei den Pferden, vielleicht so etwa einmal im Monat, aber die Erinnerungen und die Gefühle dazu sind da, sind abgespeichert. Aber als sie mir dann mal Fotos gezeigt hat, das war wirklich sehr berührend, da musste ich fast heulen.«

INTERVIEWERIN: »Na ja, und durch die Videoaufnahmen ist ja – natürlich aus dieser anderen, der Kameraperspektive – Ihre ganze Therapie gespeichert.«

FRAU B.: »Ja, ich habe mir kürzlich unsere ersten Stunden angeschaut und dachte, zwischen der Frau, die ich da sehe und der, die ich jetzt bin, liegen aber Welten dazwischen; ich musste auch lachen. Die ganze Ausstrahlung, es ging mir da ja wirklich nicht gut, so viel Angst, so verhärmt und so angestrengt, so blass und in der ganzen Körperhaltung so angespannt.«

INTERVIEWERIN: »Und wie ist das für Sie, diese früheren Stunden anzuschauen?«

FRAU B.: »Es ist auch anstrengend, vor allem, nicht die ganze Zeit zu werten. Letztes Jahr habe ich schon mal was gesehen, da war ich entsetzt, da fand ich ganz schrecklich, wie ich aussehe, fürchterlich.«

INTERVIEWERIN: »Ehrlich?«

Frau B.: »Und es hat ganz lange gedauert, bis ich die Person, die ich da sehe, sehen konnte, ohne zu werten. Da hat sich ganz viel verändert ... jetzt sehe ich mich und kann das viel besser akzeptieren.«

Interviewerin: »Wobei es ja aus Ihrer Therapie so unglaublich schöne Bilder gibt – so im Wind zwischen drei Pferden – und mich hat sehr bewegt, wie sicher Sie kürzlich auch durchs Dorf gelaufen sind mit Debby und dann noch mal so federnd und synchron zusammen getrabt sind auf dem Waldweg.«

Frau B.: »Ja, das hat mich auch sehr berührt, wobei ... es hat sich ja eigentlich jedes Mal irgendetwas entwickelt. Oft bin ich, wenn ich dorthin komme, so im Kopf und frage mich, ob Frau Heering sich hoffentlich was überlegt hat für die Stunde, und weiß gar nicht so, was ich eigentlich will oder bin in diesem Ich-muss-was-leisten-Modus. Dabei muss ich das ja gar nicht und es ist phänomenal, jedes Mal passiert dann doch so viel, das ist sagenhaft.«

Interviewerin: »Ja, was uns ja interessiert, das sind diese besonderen Begegnungs- und Resonanzmomente, wo man das Gefühl hat, das Pferd bezieht sich wirklich auf den Menschen und da passiert was zwischen den beiden. Und das kann man nicht machen, man kann es nicht herstellen. Sie können offen sein und das Pferd spürt das und reagiert auf Sie und Sie wiederum nehmen das wahr – und da wird's intensiv. Das ist ja in fast jeder Ihrer Stunden so!«

Frau B.: »Im Grunde schon, ja.«

Interviewerin: »Also – damals waren Sie ja schon ziemlich sicher und vertraut mit den Pferden, also viel vertrauter als in diesen allerersten Stunden. Hat sich denn für Sie in Ihrer Beziehung zu den Pferden noch mal etwas verändert im letzten Jahr?«

Frau B.: »Schwer zu sagen. Vielleicht, das habe ich aber auch damals schon gespürt, aber es hat sich vielleicht noch mal intensiviert, das Gefühl, wie gut es mir tut, mit den Pferden zusammen zu sein. Gerade im Verlauf der letzten Monate, wo es mir ja teilweise wirklich nicht gut ging. Und ich glaube, was sich für mich wirklich jetzt erst so eingestellt hat, das ist ein Gefühl von Geborgenheit und dass ich die Tiere noch mehr mag. Eigentlich könnte ich sie die ganze Zeit nur knuddeln.« (Lachen)

Interviewerin: »Ja, ich meine – ich sehe sie ja vor allem in den Filmen ... aber sie sind ja alle, jedes für sich, sehr besonders, sehr bezogen, zugewandt und offen – vielleicht, weil sie einfach auch nicht instrumentalisiert werden, so sein dürfen, wie sie sind, mit ihren Eigenheiten und mit so viel Raum und Platz so gut gehalten werden.«

Frau B.: »Ja, das spiegelt eigentlich genau das, was auch ich gerne gehabt hätte, diese Zuwendung und ...«

Interviewerin: »Platz zum Laufen«. (Lachen)

Frau B.: »Aber das hab' ich mir ja jetzt selbst geschaffen im Rahmen meiner Möglichkeiten, den Freiraum, meine Interessen ... ich lebe eigentlich jetzt genau das Leben, das ich immer wollte.«

Interviewerin: »Das ist ja eine ziemliche Aussage.«

Frau B.: »Ja, und wichtig war für mich, auch im vergangenen Jahr, wo so viel Schwieriges passiert ist, dass ich immer sagen konnte: ›Und trotzdem!‹ Das Grundsätzliche ist jetzt einfach da, Geborgenheit in meiner Wohnung, ein guter und sicherer Arbeitsplatz, genug, um mich zu ernähren. Nicht dass ich deswegen keine Ansprüche hätte ... ich habe schon Ansprüche, aber da liegt es ja dann auch an mir.«

Zum Ende des Gesprächs erzählt Frau B., dass sie Bilder male, aber auch sehr gern singe und sich getraut habe, einem Chor beizutreten – selbst sichtbar, hörbar zu werden und sich mit ihrer eigenen Stimme und mit den Stimmen vieler Menschen zu verbinden. Auch dieses Gespräch beendeten wir mit einer Imagination.

Imagination

Ich war wieder auf meiner Blumenwiese; da bin ich immer; da blühen verschiedene bunte Blumen, da fliegen Bienen und Schmetterlinge, es duftet nach Blumen und Gras. Daneben ist ein kleiner Bach und ringsum sind Berge. Die Wiese ist sehr weit. Mein Pferd und ich sind drübergegangen; zum Schluss hat das Pferd gegrast und ich habe mich hingelegt. Das Pferd hat schön gefressen und ich habe die Sonne genossen. Das Geräusch vom Pferd, wenn es das Gras abreißt, und der Schweif, wenn er sich bewegt, um die Fliegen zu verscheuchen. Es war Debby; Debby ist mir gefolgt, wir sind nebeneinander gegangen. Das war schön, ich fühlte mich geborgen, ich war ja nicht alleine. Debby war dabei und es war alles gut, so wie es war. Da fehlte nichts und es war nichts zu viel. Danach bin ich an den Bach gegangen und habe mir die Hände gewaschen. Das Wasser war eiskalt und Debby hat dort getrunken. Damit endete die Sequenz.

Interviewerin: »Dann beende ich jetzt hier auch mal die Aufnahme. Vielen herzlichen Dank für das Gespräch und Ihre große Offenheit!«

10 »Wenn nicht mal der Christbaum seine Zweige hängen lassen darf« – Etappen einer tiefenpsychologisch fundierten Kurzzeittherapie

Marika Weiger

»Ich hatte große Angst und versuchte, mich völlig verkrampft auf dem Pferd zu halten, das auf dem Rummelplatz in einem Hippodrom mit anderen Pferden im Kreis lief. Mein Vater erlaubte trotz meiner Bitten nicht, dass ich absteige, weil er ja schon bezahlt hatte. Meine Mutter hätte meinem Vater sowieso nie widersprochen. Damals war ich ungefähr sieben oder acht Jahre alt, seitdem habe ich einen großen Bogen um Pferde gemacht.«

Mit dieser Erzählung begann Frau M. trotz großer Bedenken eine für sie anfangs unvorstellbare, ängstlich abgelehnte pferdegestützte Psychotherapie. Die guten Erfahrungen aus einer (einige Jahre zurückliegenden) Psychotherapie bei mir sowie die wohlwollende Empfehlung einer Kollegin und nicht zuletzt ihr eigenes grundsätzliches Interesse an Forschung und Lehre hatten dazu beigetragen, dass sie sich trotz der oben geschilderten, traumatisch erlebten Pferdebegegnung für eine Teilnahme an unserer Studie und damit für eine Therapie unter Einbeziehung der Pferde entscheiden konnte.

Der Anlass für die Patientin, die Psychotherapie wieder aufzunehmen, waren ihre zunehmenden körperlichen Schmerzen, verursacht durch ein seit Langem bekanntes chronisches Schmerzsyndrom (Fibromyalgie). Hinzu kam das Gefühl, den Anforderungen ihrer Umgebung, sowohl am Arbeitsplatz als auch seitens ihres Partners oder ihrer hochbetagten Mutter, nicht gerecht zu werden. Eine sie immer wieder überwältigende Versagens- und Zukunftsangst mündete in depressive Phasen, verbunden mit völligem sozialem Rückzug. Sie fühlte sich ausgelaugt, konnte sich nicht mehr erholen und kaum schlafen. Sogar während kurzer Pausen auf dem Sofa, zu denen sie ihre massiven Verspannungen und

Muskelschmerzen zwangen, plagte sie das schlechte Gewissen, sich nicht ausreichend um ihre Mutter und ihren Freund sowie die Kinder und Enkel gekümmert zu haben. Aus der Vorbehandlung waren Eckdaten der Biografie der zu Therapiebeginn 54-jährigen Patientin bekannt. Auffällig häufig waren in ihrem Leben persönliche Verluste von Bezugspersonen, plötzliche Todesfälle und Suizide, vorgekommen.

Der erste Besuch auf dem Hof, auf dem auch die Pferde beheimatet sind, führte uns zunächst in den Praxisraum. Dieser Raum ist gestaltet mit künstlerischen Portraits von Pferden und der Bronzeplastik einer sich genüsslich am Boden wälzenden Stute, die auf einem Tischchen zwischen den Therapiesesseln platziert ist. Über diese Bronzefigur kamen wir auf den Hund der Patientin zu sprechen, auf seine Art, sich – wie die Stute – zu wälzen und dabei sein Wohlgefühl auszudrücken, und auch darauf, wie sehr es Frau M. beruhigt, wenn ihr Hund sich neben sie auf das Sofa legt. Über ihre Erfahrung mit anderen Tieren konnten wir so eine zunächst imaginative Nähe zu den Pferden herstellen und eine für sie sehr wichtige Vereinbarung für kommende reale Pferdebegegnungen treffen. Wir sprachen ab, ich würde nichts von ihr verlangen, was sie nicht will. Wir nähern uns sehr langsam, Schritt für Schritt den Pferden, wobei sie jederzeit Stopp sagen kann und soll, wenn es ihr zu viel würde. Der erste Schritt war also mit Hilfe von Tabea, der Bronzestute, getan.

Von außen beobachten und lernen

Zum nächsten Termin trafen wir uns vor dem Praxisraum und gingen gemeinsam zu einem geschützten Sitzplatz in der Nähe des Paddocks. Zwischen uns und den Pferden lagen circa zwanzig Meter und ein Weidezaun. Beim ersten Anblick der Pferde erstarrte Frau M. Dann kommentierte sie zunächst die üppigen Mähnen der drei Islandpferde und verstand eine zwischen den dreien aufkommende Rangelei als Spiel. Nach einiger Zeit der Beobachtung war sie in der Lage, sich wieder mir zuzuwenden, und wir setzten uns an einen Tisch in gebührlichem Abstand zu den Pferden, sodass sie einen guten Blick auf die jetzt friedlich grasende Gruppe hatte. Sie erzählte von ihren aktuellen Konfliktsituationen, der Überforderung am Arbeitsplatz und in der Familie und dass sie keine Zeit habe, sich um sich selbst zu kümmern: *»Ich komme immer zuletzt.«*

Während dieser Schilderung wechselten ihr Blick und ihre Aufmerksamkeit zwischen ihr selbst, den Pferden und mir hin und her. Als eines der Pferde mehrmals schnaubte, unterbrach sie ihre Worte und fragte mich, was dies bedeute. Ich erklärte, dass es sich um ein wohliges Schnauben handle, und fragte sie, ob sie so etwas Ähnliches bei sich auch kenne. Ich lud sie ein, das Schnauben selbst zu versuchen. Erst zögerlich, dann ernsthaft bemüht, versuchte sie es zunächst allein, dann wir beide zusammen, bis wir über unsere mehr oder weniger gelungenen Schnaubversuche herzhaft lachen mussten. Im weiteren Gespräch schnaubten die Pferde noch öfter und auch Frau M. prustete erneut mehrmals kräftig. So war es ein Leichtes, das Schnauben als mögliches Experiment in den Alltag zu übertragen: Als Übung für die kommende Woche sollte Frau M. ein entspannendes Abschnauben ausprobieren. Wir vereinbarten, dass sie immer dann schnauben sollte, wenn ihr die Therapie und die Pferde in den Sinn kamen oder sie an ihre Überforderung und Erholungsbedürftigkeit denken musste oder sie eine kleine Pause hatte.

Die folgende Sitzung eröffnete Frau M. mit der begeisterten Erzählung von ihren Prust- und Schnauberfahrungen. Auch ihren Lebensgefährten, so berichtete sie, habe sie schon angesteckt und sie hatten viel Spaß mit diesem Experiment. Beiden half das jeweils kurze Innehalten zum Schnauben dabei, sich aus Anspannungssituationen zu lösen oder sich von Konflikten etwas zu distanzieren. Frau M.s sich anschließende Demonstration, teils mit lockerem Schnauben, teils mit gespanntem Prusten oder tonlosem Ausstoßen von Luft, gaben uns immer wieder Anlass zur Heiterkeit.

Dies war nun auch die Gelegenheit, ernsthaft über die Folgen von muskulärer Spannung und den Wechsel von Anspannen und Entspannen zu sprechen. Am Beispiel des Schnaubens ist die Wirkung sowohl einer zu hohen muskulären Spannung als auch einer zu geringen Spannung (Unterspannung) gut zu demonstrieren. Schnauben ist nämlich weder mit zu großer noch mit zu geringer Spannung möglich, sondern gelingt nur mit lockeren, aber dabei grundgespannten Lippen. Die Frequenz und damit die akustisch wahrnehmbare Tonhöhe sind dabei über den muskulären Tonus der Lippen und die Stärke des Atemstroms modulierbar.

Die Patientin verstand über dieses praktische Modell die Wirkung und die Folgen ihrer psychosomatischen Grundhaltung, die sie über andauernde An- und Verspannungen bei fehlenden Entspannungspausen in nicht mehr aufzulösende Schmerzzustände brachte.

Das Schnauben zog sich fortan durch die gesamte Therapie und gab unter anderem immer wieder die Möglichkeit, über verschiedene Qualitäten des Schnaubens der Pferde – von wohlig gelassenem Abschnauben bis hin zu aufgeregtem Prusten und den Äquivalenten im Verhalten der Patientin – zu sprechen.

Im weiteren Therapieverlauf blieben wir zunächst beim Setting des Pferde-Beobachtens aus der Ferne. Daraus ergaben sich weitere Anlässe, Vergleiche zu ziehen und Analogien herzustellen zwischen dem Verhalten der Pferde und den von Frau M. angesprochenen Themen. Als Frau M. zum Beispiel ausführlich über ihre Konflikte mit Kolleginnen berichtete, in die sie immer wieder verwickelt wurde, bemerkte sie, dass sich Frysa, die Schimmelstute, aus einer aufkommenden Kabbelei zwischen den Pferden auffallend zurückzog. Sehr schnell zog Frau M. selbst den Schluss, dass es von Vorteil sein könnte, nicht immer vermittelnd einzugreifen, wenn andere einen Konflikt austragen. Und während Frau M. die harschen Äußerungen ihrer Mutter zur – aus deren Sicht nicht ausreichenden – Fürsorge durch ihre Tochter schilderte, schüttelte sich der Fuchswallach Draupnir ausgiebig und sorgte so für eine eindrückliche Staubwolke. Unmittelbar auf das kräftige Schütteln Draupnirs erkannte Frau M., dass es hilfreich sein kann, unausweichliche Belastungen abzuschütteln, um sich von ihnen zu befreien. Rund um die Themen *Schnauben, Prusten, Abschnauben, Schütteln und Abschütteln* sowie *Ich-halte-mich-raus-und-stehe-nicht-zur-Verfügung* hatte die Patientin damit schon ein kleines Arsenal von Möglichkeiten zur Distanzierung von potenziellen oder bereits erfolgten Belastungen zur Verfügung. Die Pferde schienen immer wieder so etwas wie eine Antwort auf oder eine Lösung für das verbal geschilderte Problem von Frau M. anzubieten. Unsere gemeinsame Verwunderung und Begeisterung darüber intensivierte nicht nur unsere therapeutische Beziehung, sondern vertiefte ein ehrliches Interesse für das Wesen und Zusammenleben der Pferde.

Als im Lauf einer Therapiestunde die dunkelbraune Stute Kimni versuchte, mit artistischen Verrenkungen unter dem Stromzaun hindurch an ein frisches Büschel Gras zu kommen, hatte Frau M. ihr Herz vollends an Kimni verloren und damit auch ihre Angst vor den Pferden, zumindest aus der sicheren Entfernung. Meine Frage, ob sie es bei sich auch kenne, an die Grenze zu gehen, berührten einerseits ihre eigene, sehr gut verborgene Frechheit und verloren geglaubte Wildheit und andererseits ihre Furcht, getadelt oder bestraft zu werden. Als Beispiel erzählte sie, dass sie eine geheime, fast diebische Freude empfände, wenn sie sich die Zeit nähme, mit dem Fahrrad statt mit dem Auto zur Mutter zu fahren und dabei dann auch noch viel zu schnell den Berg hinabfahren würde. Ich freute mich sehr über diese entdeckte Quelle von Lebensfreude und Lebendigkeit als Gegengewicht zur Niedergeschlagenheit der Depression.

Erste Berührung

Frau M. wurde im Verlauf der Therapie zunehmend gelöster im Gespräch, beweglicher in ihrer Körperlichkeit, konnte lachen und war weniger auf ihre Symptomatik fixiert. Sie freute sich auf unsere Sitzungen, die große Angst vor den Pferden wich der Neugierde.

In der nächsten Sitzung auf der Terrasse neben den Paddocks fragte ich sie, ob sie eines der Pferde näher kennenlernen wolle und welches am liebsten. Sehr schnell deutete sie auf Kimni mit den Worten: *»Die hat durch den Zaun gefressen, die ist lustig und frech, das gefällt mir.«* Ich erzählte ihr, dass der Name »Kimni« aus dem Isländischen kommt und »lustig, humorvoll, vorwitzig« bedeutet. Ich war trotz der passenden Pferdewahl etwas erstaunt, da mit einer dunklen Fellfarbe – wie der von Kimni – oft etwas Geheimnisvolles, Dunkles, Furchteinflößendes verbunden wird. *»Jetzt?«*, fragte ich und wartete auf ein zustimmendes Signal. Frau M. nickte und wir machten uns auf den Weg zur anderen Seite des Paddocks. Ich halfterte Kimni auf und trennte sie von den beiden anderen Pferden, sodass wir zu dritt auf dem großen Sandplatz abseits und ungestört von den anderen Pferden standen. Während ich das Pferd am Strick hielt, lud ich die Patientin ein, den für sich passenden Abstand herzustellen. Aus einer Entfernung von etwa acht Metern begann sie, sich vorsichtig zu nähern. Ich bat sie, sehr genau in sich hineinzuhorchen und bei sich zu bleiben, sich Zeit zu lassen. Mit sichtbarer Anspannung und Ambivalenz näherte Frau M. sich dem Pferd in einer leichten Pendelbewegung, sie trat einige Male vor und wieder zurück. Als sie die Hand ausstrecken wollte, bat ich sie noch einmal, den für sie passenden Abstand zu wählen, und ergänzte: *»Sie dürfen sie auch berühren.«* In vorsichtig suchender Bewegung näherte sich ihre Hand dem Nasenrücken des Pferdes. Bei der ersten Berührung kam ein gehauchtes *»Oohh«* über ihre Lippen und ein ungläubiger Blick traf mein strahlendes und bestätigendes Gesicht. Sie nahm wieder etwas Abstand vom Pferd, war völlig überwältigt und brauchte eine kleine Pause. Es war für uns beide wie eine Mischung aus Freude, kleinem Wunder und Erleichterung, als hätte sich eine Verwünschung aufgelöst. Nach einigen Minuten näherte sie sich Kimni erneut, streichelte sie an der Stirn, fühlte ihre Mähne und ließ sich von dem sehr vorsichtigen Pferd an den Händen beschnuppern. Der Bann war gebrochen.

In der nächsten Sitzung, wieder auf der Terrasse, erzählte Frau M., wie sehr sie die Erfahrung mit Kimni beschäftigt habe. Da wir ja in unserer Studie alle Stunden bei den Pferden mit einer am Körper der Therapeutin angebrachten Bodycam gefilmt haben, konnte ich Frau M. mit einem Foto von der ersten Begegnung mit Kimni überraschen. Wieder ging tiefes Erstaunen und ein fast verschämtes Strahlen durch ihr Gesicht. Wir unterhielten uns über ihren Mut, sich der Angst zu stellen, das unerwartet glückliche Gefühl, als sie die weiche Pferdemähne zu berühren wagte und die aufregende Freude über das gelungene Experiment. Sie schien auch wieder mehr in Kontakt mit ihrem grundsätzlichen Interesse an der Natur und mit ihren Tieren zu kommen, zog Vergleiche im Verhalten von Kimni mit ihrem geliebten kleinen Hund aus dem Tierheim.

Zum Abschluss dieser Stunde schenkte ich ihr drei Fotografien von der ersten Berührung mit Kimni und lud sie ein, ein Bild zu ihren Gefühlen und der Begegnung zu malen (Abbildung 25).

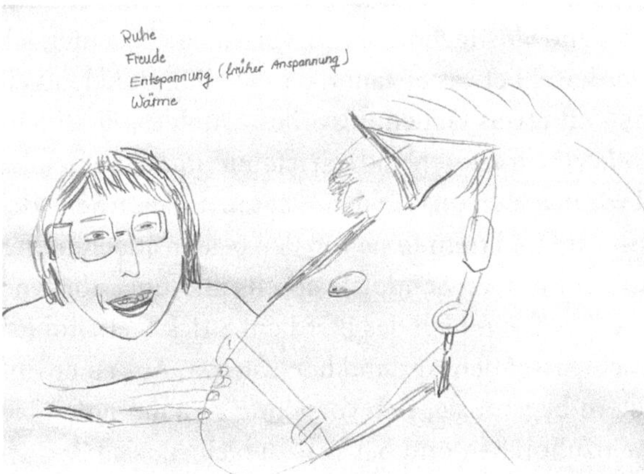

Abbildung 25: Zeichnung von der ersten Berührung

Bei der gemeinsamen Betrachtung der Zeichnung zu Beginn der nächsten Stunde fielen ihr besonders die großen Augen von Kimni und ihr eigenes offenes Lachen auf, das sie sowohl auf dem Foto als auch auf ihrer Zeichnung erkannte. Die äußere Bewegung, das körperliche Vor-und-Zurück, fand ihre intrapersonale Entsprechung im oszillierenden Wechsel zwischen Innenbild und Außenbild sowie ihre interpersonale Entsprechung in dem hin- und herwechselnden Kontakt zum Pferd und zu mir. Mit der Zeichnung, dem fotografierten Bild und vor allem den anschließend gemeinsam betrachteten Videoauszügen der letzten Stunde konnte die Erfahrung wiedererlebt, kommuniziert und verankert werden. Es fiel auf, dass Mensch und Pferd auf der Zeichnung der realen Begegnung mit Kimni mit großen Augen dargestellt wurden, wohingegen in einer früheren Zeichnung von der erinnerten Situation im Hippodrom sowohl dem Pferd als auch der Person die Augen völlig fehlten. Frau M. begann offensichtlich, die Welt mit anderen Augen zu sehen und bewusster Beziehung zum Gegenüber sowie der Umwelt aufzunehmen, in Resonanz zu gehen. Traumatologisch betrachtet wurde ein eingefrorener Kern des Traumas der Erinnerung zugänglich und damit bearbeitbar. Eine beginnende »Durchlässigkeit auf zwei Achsen« wurde sichtbar, wie es Thomas Stephenson in seinem Vortrag im Rahmen des Vereins kritischer Psychotherapiewissenschaft (VKP) im Frühjahr 2024 nannte: Auf der Vertikalen eine Durchlässigkeit zwischen Denken und Fühlen und auf der Horizontalen die Durchlässigkeit zwischen den traumaassoziierten, ängstlich-angepassten und den lebendig werdenden, mutig und offen an Neuem interessierten Persönlichkeitsanteilen.

In der Zeichnung werden die Worte Ruhe, Entspannung, Freude und Wärme genannt, die Qualitäten, die sich Frau M. am meisten wünschte; bereits die erste Begegnung mit Kimni brachte sie damit in Verbindung.

Sie wusste, dass ihre innere Anspannung ihre muskulären Schmerzen begünstigte, die sie in und nach Überforderungssituationen immer wieder quälten. Regelmäßige Termine bei einer Physiotherapeutin bestätigten ihre chronisch verkrampfte, überforderte Muskulatur, die nur kurzfristig und teilweise entspannt werden konnte. Der enge psychosomatische Zusammenhang mit den Überforderungssituationen war bereits in vorangegangenen Klinikaufenthalten und mehrfach in der ambulanten Therapie hergestellt und angesprochen worden, konnte aber bisher nicht befriedigend aufgelöst werden. In der Entstehung und Aufrechterhaltung von chronischen Schmerzen sind Wärme und Kälte von großer Bedeutung. Bei Erkrankungen des rheumatischen Formenkreises, zu dem die Fibromyalgie gezählt wird, sind Verschlechterungstendenzen bei Kälte und Feuchtigkeit bekannt, woraus sich aktuelle Therapieansätze zur Behandlung der Schmerzzustände ableiten. Über verschiedene Ansätze externer und interner Wärmezufuhr bis hin zur kontrollierten Erhöhung der Körperkerntemperatur (Hyperthermie, Fieber) soll der Organismus mit seinem zellulär physiologischen Zusammenspiel aus einer Regulationsstarre in ein dynamisches Gleichgewicht gebracht werden. Frau M. interessierte sich auch für diese theoretischen Zusammenhänge, da sie im Begriff war, eine stationäre Hyperthermiebehandlung in Anspruch zu nehmen. Unter psychosomatischer Perspektive ist aufschlussreich, dass mit dem Wort *Wärme* zwei Bedeutungen verknüpft sind: Einerseits kann damit eine bestimmter Temperaturbereich im physikalischen Sinn gemeint sein, zum anderen aber ein emotionaler Zustand, etwa im Sinne von *Herzenswärme.*

Die nächsten Stunden begannen wir – weiterhin auf der Terrasse – mit den aktuellen Themen, zu deren Bewältigung immer mehr die von den Pferden übernommenen Tools eingesetzt wurden. *Schnauben* schuf Nähe zum Lebenspartner und kurze Erholungsmomente in Zeiten nicht veränderlicher Arbeitsbelastung, ungerechtfertigt übertragene Aufgaben konnten zum Teil *abgeschüttelt* werden und für Konflikte Dritter stand Frau M. *nicht mehr zur Verfügung.* Zur Erholung konnte man sich *genüsslich im Staub wälzen* oder *dösend liegen bleiben.* Trotz des Wunsches, »die Gute« sein zu wollen, was die Patientin bisher durch nahezu uneingeschränkte Verfügbarkeit und Hilfsbereitschaft zu beweisen versuchte, gelangen Frau M. jetzt erste Ansätze von Abgrenzung und Autonomie und damit verbundener freiheitlicher Lebensfreude. Nach der jeweiligen Bestandsaufnahme und Besprechung der aktuellen Situation besuchten wir die Pferde auf dem Paddock oder im Stall, wobei Frau M. im Vertrauen auf meinen Schutz auch Kontakt zu den sich frei bewegenden Pferden aufnahm.

An der Grenze – über die Grenze

Kimnis Versuche, unter dem Stromzaun hindurch frisches Gras zu erwischen, lösten bei Frau M. immer wieder große Begeisterung aus und lenkten das Gespräch auf ihren eigenen Umgang mit Grenzen. Es zeigte sich, dass sie ihre persönlichen Belastungsgrenzen nicht ausreichend wahrnahm und erst an muskulären Verspannungen, auftretenden Schmerzen, depressiven Symptomen von Niedergeschlagenheit, Schlafstörungen, Selbstzweifeln und Insuffizienzgefühlen bemerkte, dass sie ihre Grenzen wieder überschritten hatte. Zwangsläufig musste sie sich dann zurückziehen, wurde krankgeschrieben und konnte auch an sozialen Ereignissen – selbst an erwünschten – nicht mehr teilnehmen. Sie war immer wieder hin- und hergerissen zwischen den eigenen Wünschen und Bedürfnissen – etwa dem Wunsch nach Ruhe und Erholung – und den geäußerten oder vermuteten Erwartungen ihrer Mitmenschen. Besonders gegenüber Familienmitgliedern erlebte sie ein angemessenes Sich-Abgrenzen als große Herausforderung.

Sehr plastisch konnten wir die psychosomatischen Zusammenhänge am Beispiel von Kimni erläutern: Für die Islandstute war das frische Gras verlockend, und von ihrer eigenen Geschicklichkeit und ihrem Augenmaß hing es ab, ob es bei der Überschreitung der Weidezaun-Grenze zu einer schmerzhaften Berührung mit dem Stromzaun kommen würde. Die »Verlockung« für Frau M. war, in Analogie zum frischen Gras, die (narzisstische) Gratifikation durch ihre Mitmenschen in Form von Lob und Anerkennung für erfolgte Hilfeleistungen. Allerdings drohten dann auch schmerzhafte Konsequenzen in Form von körperlichem Schmerz. Im weiteren Verlauf verstand Frau M. noch besser, dass es darum ging, die eigenen individuellen Grenzen gut kennen und beachten zu lernen, sie zu markieren und auch nach außen zu vertreten.

Der Fluch der guten Tat

In einem der nächsten Termine wollte Frau M. den Pferden »etwas Gutes« tun. Ich bot ihr an, ein Pferd zu putzen. Sie wählte Draupnir, den damals 33-jährigen Wallach, der als Herdenchef über eine ausgeprägte Souveränität und Stärke verfügt. Ich halfterte ihn auf und führte ihn an den Putzplatz, um ihn dort anzubinden. Frau M. zeigte ich eine Kiste mit verschiedenem Putzzeug, aus der sie sich geeignete Utensilien aussuchen konnte. Sie wählte eine weiche Bürste, mit der sie einen gewissen Abstand zum Pferdekörper einhalten könne, wie sie sagte. Zunächst mit der Frage beschäftigt, an welchen Körperstellen und wie sie Draupnir berühren könnte und wie er sein Wohlgefallen ausdrücken würde, begann sie über ihren Vater und das Erlebnis auf dem Rummelplatz zu sprechen. Sie schilderte ihn als tatkräftigen Mann, der schon früh den eigenen Vater verloren hatte, Verantwortung auf dem landwirtschaftlichen Hof seiner Mutter übernehmen musste und deshalb nicht seinen musischen Neigungen nachgehen konnte. Da er mit Tieren aufgewachsen und sehr naturverbunden war, zog Frau M. zum ersten Mal in Erwägung, dass er mit dem von ihr so traumatisch erlebten Ritt im Hippodrom vielleicht seiner kleinen Tochter, die ihre Kindheit in einer Kleinstadt erlebte und nur wenig Kontakt zum Landleben und zu Tieren hatte, »etwas Gutes« tun wollte.

Während dieses Gesprächs bemerkte ich, dass Draupnir sich mit der Hinterhand auf Frau M. zubewegte und sie dadurch möglicherweise bedrängt und mit dem Rücken an die Wand gedrückt hatte. Ich stellte mich neben Draupnir, verhinderte seine Bewegung in Richtung Frau M. und wunderte mich, wie deutlich ich mit der Hand und meinem Körpergewicht bei dem sonst sehr reagiblen Pferd gegenhalten musste. Dabei dachte ich an die Mutter der Patientin, die nicht in der Lage war, ihre kleine Tochter vor den Forderungen, Tätlichkeiten und vielleicht auch vor den unreflektiert auf die kleine Tochter projizierten persönlichen Wünschen des Vaters zu schützen.

Da Frau M. gerade begann, sich mit den positiven und bedürftigen Seiten ihres Vaters auseinanderzusetzen, sprach ich meine (und Draupnirs) Gegenübertragungsreaktion erst zu einem späteren Zeitpunkt an. Frau M. beendete die Stunde mit dem positiven Gefühl, dass zwar der Versuch, ihr auf dem Rummelplatz einen lustvollen Umgang mit Pferden zu ermöglichen, misslungen war, dass sie aber die grundsätzliche Liebe zur Natur und den Tieren wohl auch ihrem Vater zu verdanken hat.

In der späteren Aufarbeitung dieser Szene begann Frau M. die Rollen im familiären System besser zu verstehen. Sie konnte ihre Position als Tochter zwischen einer liebevollen, aber wenig durchsetzungsfähigen Mutter und einem wenig empathischen, aber im Grunde gutwilligen Vater sehen. Und sie erkannte ihre dabei eingenommene parentifizierte Vermittlerrolle, die sie als Kind völlig überforderte.

Das Leben des Vaters war geprägt von Entbehrung, Durchhaltewillen und eiserner Disziplin, die er auch allen Familienmitgliedern abverlangte. Bis ins hohe Lebensalter verlangte er wörtlich, dass sich alle »zusammenreißen« sollten. In einer Therapiestunde beschrieb Frau M. launig und etwas überspitzt die

Familienatmosphäre mit den Worten, *»dass nicht einmal der Christbaum seine Äste hängen lassen durfte«*. Tatsächlich hatte der Vater erschlaffende Äste des Weihnachtsbaumes mit Draht verstärkt und nach oben gebunden. Die Mutter hatte zwar ebenfalls eine entbehrungsreiche Kindheit, schien sie jedoch anders verarbeitet zu haben. Zwischen Frau M., Draupnir und mir hatte sich in der zuvor geschilderten Begegnung eine mit der Familiensituation vergleichbare Szene entwickelt: Frau M. sprach über ihre emotionale Verfasstheit und Draupnir begann, sie körperlich unter Druck zu setzen. Ich war in der Rolle der Mutter, ließ aber diesmal den imaginären Vater (Draupnir) – anders als die tatsächliche Mutter – nicht gewähren, sondern schützte das Kind.

Als wir diese Szene in der tiefenhermeneutischen Interpretationsgruppe betrachteten, waren es interessanterweise vor allem die Frauen, die die Wichtigkeit des Schutzes hervorhoben, auch um eine mögliche Retraumatisierung durch eine Reinszenierung der Ursprungsszene zu verhindern. Unter den teilnehmenden Männern wurde eher der Aspekt diskutiert, ob es nicht gut gewesen wäre, das Pferd gewähren zu lassen und zu beobachten, ob sich die Patientin wehren bzw. selbst schützen könne. Als die behandelnde Therapeutin konnte ich zwar beiden Argumentationen folgen, hatte in der konkreten Situation allerdings keinen Zweifel daran, dass ich mich schützend zwischen Frau M. und das Pferd stellen muss. Diese Szene regte in der Interpretationsgruppe auch ein weiteres Mal eine ausführliche Diskussion über die Frage der Intentionalität aufseiten der Pferde in der therapeutischen Situation an. Die Positionen wechselten zwischen der Möglichkeit einer Handlung des Pferdes in therapeutischer Absicht bzw. in Kooperation mit der Therapeutin und der Vermutung, dass ein nur zufälliges, aber günstiges Verhalten des Pferdes vorgelegen habe, das von Therapeutin und Patientin in einen förderlichen Sinnzusammenhang gebracht wurde. Für die Patientin war es in diesem Moment unerheblich, ob die Bewegung Draupnirs aus Unachtsamkeit oder einer möglichen Absicht des Pferdes erfolgte, bei der es bemerkt hätte, dass es in der therapeutischen Situation hilfreich wäre, Frau M. die entstehende Enge fühlen zu lassen.

Beziehungsgestaltung

An einem Regentag standen wir nach der Eingangsbesprechung im Stall vor den Pferden und ich fragte Frau M., wen sie heute gerne mit in die Reithalle nehmen wolle. Sie beobachtete die Pferde und entschied sich für Frysa, die gerade einige letzte Heuhalme zusammensuchte. Über meine Bemerkung, dass es angesichts des ohnehin schon dicken Heubauchs der Stute sicher gut für sie wäre sich zu bewegen, kamen wir auf den Wunsch von Frau M. zu sprechen, selbst Gewicht verlieren zu wollen. Dabei wurde deutlich, dass es ihr nicht an ernährungsbezogenem Wissen mangelte, aber trotzdem alle Versuche zur Gewichtsreduktion bisher gescheitert waren. Wir konnten herausarbeiten, dass Essen auch als eine Form von Selbstfürsorge zu betrachten ist und dass es momentan vielleicht nicht der richtige Zeitpunkt für Frau M. wäre, sich auf Diät im Sinne einer Entbehrung zu setzen. Genussvolles Essen, vor allem von dem Körper förderlichen Lebensmitteln schien das Gebot der Stunde. Ebenso schien Bewegung in der Reithalle für Frau M. und Frysa der heutige Auftrag zu sein. Wir gingen also gemeinsam aus dem Stall in die Halle, wo ich dem Pferd das Halfter abnahm. Frysa ergriff die Gelegenheit und wälzte sich ausgiebig, bevor sie sich von uns entfernte und die Halle inspizierte. Das genüssliche Wälzen von Frysa gab wieder Anlass, über die Genussfähigkeit von Frau M. zu sprechen, und an welchen Stellen in der Tagesroutine Freiräume dafür bestehen bzw. geschaffen werden könnten. Dann ging Frysa an mir vorbei direkt auf Frau M. zu, was diese sehr überraschte. Es begann ein sehr, sehr feiner Kontakt zwischen den beiden, fast wie ein körperliches Zwiegespräch, in dem beide besonders auf die Bedürfnisse der jeweils anderen achteten, ohne sich zu berühren. Frysas Nüstern und Frau M.s ruhige Hand schienen zunächst nur durch Frysas Atem verbunden. Beide bemerkten offensichtlich in gemeinsamen Suchbewegungen, wann bei der anderen Berührung erwünscht war. Frau M. war von der Zartheit des Kontakts sehr beeindruckt und begann, über ihre eigene Vorsicht und Bedürftigkeit im Kontakt zu anderen Menschen zu sprechen. Das Gespräch führte sie dann zu einer Episode mit einer Nachbarin, woraufhin Frysa sich abwandte und in Richtung Tür ging. Ich nutzte die Gelegenheit, um zu verdeutlichen, dass Frysa sich erst abgewandt hatte, nachdem sie nicht mehr gemeint und der unmittelbare Kontakt zwischen Frau M. und Frysa durch die Erzählung unterbrochen worden war. Als Frau M. in der Sorge, Frysa nicht gerecht geworden zu sein, sich ihr zuwandte, kam Frysa wieder zu Frau M. zurück und die vorsichtige, feine Kontaktaufnahme – jetzt auch mit echter Berührung – begann erneut. Frau M. hatte ausführlich Gelegenheit, sowohl in sich als auch in die Qualität des Kontakts hineinzuspüren, dabei projizierte sie ihre eigene Vorsicht und ihre nach wie vor noch etwas ängstliche Haltung auf das Pferd. Nachdem dieses Beziehungsspiel beendet war, gingen wir gemeinsam wieder in den Stall.

Dort angekommen, entließ ich Frysa zu den beiden anderen Pferden, wo sie – für mich nicht nachvollziehbar – mit geöffnetem Maul auf Kimni losging und das flüchtende Pferd durch den Stall verfolgte. Fast unmerklich stellte sich Draupnir zwischen die beiden Kontrahentinnen und wies Frysa in ihre Schranken, indem er den Kopf in ihre Richtung wandte und kurz die Ohren anlegte. Für die Schlichtung eines zweiten Versuchs der Unruhestiftung durch

Frysa brauchte es nur noch ein angelegtes Ohr. Es schien, als hätte Frysa die äußerlich ruhige und feine Arbeit mit Frau M. mehr angestrengt und unter Anspannung gesetzt als erwartet. Möglicherweise hatte die Stute auch die Anspannung und die verdrängte Aggression von Frau M. übernommen und diese dann an Kimni ausagiert.

Frau M. war sowohl von der aggressiven Wucht der als so zart und ängstlich erlebten Frysa beeindruckt als auch von der ruhigen und souveränen Art Draupnirs, für Ruhe zu sorgen. Für Frau M. war Draupnirs Verhalten wieder ein Modell für einen erfolgreichen Umgang mit Konflikten – nämlich sich zunächst nicht einzumischen und sich erst bei tatsächlichem Bedarf in aller Ruhe Respekt zu verschaffen.

Innen und außen

Frau M. war so fasziniert von der letzten Begegnung mit Frysa, dass ich beschloss, in der nächsten Stunde einige Videosequenzen der vergangenen Stunde mit ihr zusammen anzusehen. Sowohl der eigene feine Kontakt zum Pferd begeisterten Frau M. als auch die Tatsache, dass sich die Stute abwandte und *»ihr Ding machte«*, wie sie sagte, wenn es sie nicht betraf, das heißt, wenn Frau M. aus dem Kontakt ging. Durch das gemeinsame Betrachten der Videosequenz konnte ein unmittelbarer Abgleich von Innen- und Außenwahrnehmung stattfinden. Die Art der Beziehungsgestaltung wurde Frau M. selbst deutlich und konnte reflektiert werden, ohne dass ich sie deuten musste. Daneben gaben die Pferde ein Beispiel für Spannungsabfuhr, Umgang mit ungerechtfertigter Aggression und Konfliktmanagement. Eine Kopie der gefilmten kleinen Gruppendynamikszene wollte Frau M. sehr gern mitnehmen und zusammen mit ihren Enkeln und deren Freundesgruppe anschauen, um ihnen dieses Modell für einen guten Umgang mit Aggression zu zeigen.

Die zwischen Angst und Nähewünschen pendelnden immer wieder ambivalenten Gefühle von Frau M. den Pferden gegenüber schienen sich oft auf diese zu übertragen. So gähnten die Pferde wiederholt und ausgiebig, wenn sie mit Frau M. arbeiteten oder von ihr geputzt wurden, obwohl sie nicht müde waren, was am ehesten im Sinne einer Übersprungshandlung zu verstehen war und auf eine konflikthafte emotionale Gestimmtheit der Patientin hindeutete.

In vielen Begegnungen waren auch andere Facetten der inneren Verfasstheit von Frau M. an den Pferden deutlich abzulesen. Als Frau M.s Mutter wegen einer schwerwiegenden Erkrankung im Krankenhaus lag, ihr Überleben nicht sicher war und zeitgleich der geliebte Hund ebenfalls sehr krank wurde, war die Therapiestunde durch eine gedrückte Stimmung und große Verletzlichkeit der Patientin geprägt. Die Situation hatte die Verlustangst und Traurigkeit über bereits verlorene Familienmitglieder und Bezugspersonen wieder aktualisiert. Gerade die sonst so burschikose und vorwitzige Kimni war an diesem Tag sehr zärtlich und sanft, als ob sie Frau M. trösten wollte.

Auf dem Berg – über den Berg

Zu Beginn einer der letzten Stunden hatte Frau M. kein aktuelles Thema mitgebracht, sie fühlte sich weiterhin stabil und ausgeglichen. Ich lud sie zu einer Imagination zu einem Pferd ein. Nach einer kurzen Entspannung entstand ein inneres Bild, und ich ermutigte sie, dieses in allen Sinnesqualitäten wahrzunehmen und es danach in einer Zeichnung wiederzugeben. Es entstand ein Bild mit einem braunen Pferd am Meeresstrand und einem Berg, auf dessen Spitze ein X eingezeichnet war, das Frau M. symbolisieren sollte. Frau M. sagte dazu:

»Ich hab' für das Pferd wieder Braun genommen, es hätte ja auch Weiß sein können.« »Wie das allererste Pferd, dem sie als Kind begegnet sind«, sagte ich. Frau M. antwortete: »Oh, ja, für mich sind Pferde immer noch überwiegend braun. Dieses läuft jetzt völlig frei, ohne einen Menschen, im Wind am Meer, die würde richtig Freude haben am Herumtraben.« Ich fragte nach: »Also das Pferd hat Freude, ist frei und bewegt sich. Und Sie?« Lachend erwiderte Frau M: »Ich bewege mich nicht. Ich würde von da oben zuschauen und hin und her schweifen zwischen der Ruhe und dem Blick aufs Meer, der Weite.«

Dieses Bild und der nachfolgende Dialog gaben mir Hinweise auf die anstehenden Themen von Nähe und Distanz, einerseits dem Wunsch nach Ruhe und Verharren im Bestehenden und andererseits dem Wunsch nach Lebendigkeit und aktiver Veränderung. Wir gingen zu den Pferden und ich lud Frau M. ein, auf dem Paddock inmitten der Pferde auf ein Podest zu steigen, von dem aus sie einerseits den Überblick über die Pferde hatte, aber bezüglich einer Kontaktaufnahme vom Impuls bzw. der eigenständigen Annäherung der Pferde abhängig war. Frau M. konnte so ihren Wunsch nach Nähe spüren, bei deutlichem Pferdekontakt aber auch die Überforderung durch zu viel Nähe. Sie konnte mit ihren Bedürfnissen zwischen Nähe und Distanz experimentieren, indem sie auf den Sockel stieg oder von ihm herunter und zu den Pferden ging. Die Schimmelstute Frysa war an dieser Kontaktaufnahme besonders interessiert, was Frau M. zu folgender Bemerkung veranlasste: *»Jetzt habe ich das braune Pferd gemalt und das weiße kommt zu mir.«* Als Frau M. sich im Erspüren des für sie richtigen Abstands zufällig dem Ausgang zur Koppel näherte, kamen alle Pferde zu ihr. Dies wurde ihr deutlich zu eng und sie entwarf sehr schnell eine Analogie zu der ihr bekannten eigenen Rolle in der Familie und am Arbeitsplatz: *»Es ist wie zu Hause, wenn ich mich mal ein wenig wegbewege, kommen alle hinter mir her, irgendjemand braucht oder will immer was von mir.* In einer späteren Sequenz in dieser Stunde nahm Frysa zunächst sehr vorsichtig und zart Kontakt zu Frau M. auf, die ihre flache Hand unter das Pferdemaul hielt. Frysa leckte zunächst an der Hand, dann begann sie – schon etwas weniger vorsichtig – zu knabbern. Auch meine Aufforderung, Frau M. solle überprüfen, wie weit sie dieses Verhalten von Frysa erlauben wolle, führte nicht dazu, dass die Patientin ihre Hand wegzog. Als Frau M. die Hand immer weiter hinhielt, zwickte Frysa sie leicht schmerzhaft in den Handballen. Dieses Erlebnis war für Frau M. und ihre Therapie sehr wertvoll. Ein weiteres Mal konnte sie erkennen, dass sie selbst ihre Grenzen nicht wahrt und ihr Gegenüber unter Umständen sogar einlädt, ihre Grenzen zu überschreiten. Dass dieses Verhalten mit Schmerzen verbunden sein kann, warf erneut ein Licht auf die Dynamik ihrer Schmerzsymptomatik. Die Erkenntnis über diesen Zusammenhang kommentierte Frau M. mit den Worten: *»Jetzt ist der Groschen aber wirklich gefallen!«*, nachdem ich sie etwas provokant gefragt hatte, wie oft sie sich noch gefallen lassen wolle, dass ihre ganze Hand genommen würde, wenn sie nur den kleinen Finger gegeben habe.

Mich regte dieses Ereignis dazu an, darüber nachzudenken, ob die Therapie zu diesem Zeitpunkt genug an Erkenntnissen über die zugrunde liegende Psychodynamik erbracht hatte, und es an der Zeit wäre, diesen Abschnitt der Therapie zu beenden. Es war klar, dass sich Frau M. bei allem Wissen nun im Alltag bewegen und bewähren müsste und dass sie dazu genügend Erkenntnisse gesammelt und praktische Lösungsansätze zur Verfügung hatte. Schon oft hatte ich erlebt, dass die Pferde vor mir erkannten, wann Patient*innen stabil und belastbar genug waren, um ihre im geschützten therapeutischen Raum durchlebten Erfahrungen in ihrer Welt umzusetzen. Im konkreten Fall traute ich Frau M. jetzt zu, sich in ihrem Alltag mit dessen Herausforderungen anders, vor allem selbstfürsorglicher bewegen (!) zu können, wenn sie die gewonnen Einsichten ernst zu nehmen bereit wäre.

In der nächsten Stunde rundete sich der therapeutische Verlauf tatsächlich, als Frau M. zum wiederholten Mal betonte, wie stabil sie sich fühle und wie viel besser die Schmerzsymptomatik geworden sei. Von den Familienmitgliedern und am Arbeitsplatz kamen ihr viel Verständnis für ihr neues – für ihre Umgebung jetzt manchmal etwas unbequemeres – Verhalten und das Ruhebedürfnis entgegen.

Die Erinnerung an den Ritt im Hippodrom hatte ihren Schrecken verloren, aber es war eine Schlüsselszene, in der sich die Lebenseinstellung des Vaters und die Familiendynamik verdichtete. Frau M. konnte ihre viele Jahre währende Anpassung an die väterlichen Erwartungen erkennen und ihre unbewusste Identifikation mit dessen Haltung weitgehend auflösen.

Wir beendeten die regelmäßige Therapie nach 25 Sitzungen mit dem Angebot, einzelne Stunden nach Bedarf, im Sinne einer Rezidivprophylaxe zu vereinbaren.

Durch Frau M.s Studienteilnahme lagen entsprechende Zusatzinformationen vor, die ebenfalls auf eine deutliche Verbesserung der Symptomatik hinwiesen.

Im Befindlichkeitsfragebogen nach von Zerssen erreichte Frau M. zu Beginn der Therapie einen Stanine-Wert von acht, was einem deutlich erhöhten Level, das heißt, einer deutlich beeinträchtigten Befindlichkeit entspricht. Nach circa einem Jahr Therapie mit zwei Sitzungen pro Monat verbesserte sich der Wert auf fünf und lag damit im mittleren Bereich der gesunden Normalbevölkerung.

Im pferdespezifischen Fragebogen fiel auf, dass es am Ende der Therapie volle Zustimmung in fast allen von uns abgefragten Bereichen gab und damit gezeigt werden konnte, wie wertvoll der Einsatz der Pferde für die Bereiche der emotionalen Öffnung, der nonverbalen Kommunikation, der Aktivierung von Ressourcen und der positiven Veränderung der Symptomatik sowie der Verbesserung der therapeutischen Beziehung waren. In ihrer Imagination im Rahmen des Abschlussinterviews begegnete Frau M. Kimni mit einem anhaltend wohligen Gefühl:

»Kimni hat ruhig geatmet, es war ein warmer, sonniger Tag, richtig schön. Ich war mit Kimni auf der Wiese, habe die Vögel gehört. Kimni hat gegrast. Ich hab' an das Meer gedacht, dann bin ich lieber auf der Wiese von Kimni geblieben. Ich bin ruhiger geworden, konnte Gewicht abgeben.«

Den Schlusspunkt setzte eine ganz besondere Erfahrung, als Frau M. im Herbst an den Mohnpflanzen mit ihren Samenkapseln in meinem Garten vorbeiging. Diese Blumen erinnerten sie an ihre Kindheit und daran, wie sie gemeinsam mit ihrer Mutter den Mohn aus den Kapseln auf die Handfläche geschüttelt und aufgeleckt hatte. Der Geschmack des Mohns auf der Zunge schien sie nun auch ein wenig mit ihrer Mutter zu versöhnen, diese schöne Erinnerung war ein sinnlicher Abschluss der Therapie. Frau M. hatte nicht nur über Mohnsamen wieder Geschmack am guten Leben gefunden.

11 »Es hat sich gleich so richtig angefühlt, als ich die Koppeln, den Hof und den ordentlichen Misthaufen gesehen habe …«

Vignetten einer Krisenintervention und analytisch fortgesetzten Psychotherapie

Birgit Heintz

Die Therapie mit Frau G., einer jungen, fast noch ein wenig mädchenhaft wirkenden Patientin Mitte dreißig, begann zunächst als Krisenintervention[9] und wurde dann als analytische Psychotherapie fortgesetzt. Im Erstgespräch erschien Frau G. freundlich zugewandt, offen, motiviert und zunächst auch sehr ruhig und unaufgeregt. Sie studierte zum Zeitpunkt der Krisenintervention das Fach »Jüdische Kulturgeschichte« und beschäftigte sich im Zuge ihrer Masterarbeit mit dem Leben und Werk eines jiddischen Dichters. Sie berichtete, dass sie eine Schreibblockade habe und sich ihrem Thema nicht mehr nähern könne. Eine große Belastung spüre sie durch die Sorge, zahlreiche Menschen, vor allem den von ihr sehr geschätzten Professor zu enttäuschen.

Sie erzählte, dass sie sich seit Wochen auch körperlich krank fühle, aus dem Weinen nicht mehr herauskäme und soziale Ängste habe. Ein mitunter schmerzhaftes »Rauschen in den Ohren« und ein »Gefühl von Elektrizität im Kopf« stelle sich ein, sobald sie sich – und sei es auch nur in Gedanken – mit ihrer Arbeit befasse. Ihre Erzählung brach jetzt immer wieder ab und mündete in tief verzweifeltes Schluchzen. Sie wirkte fassungslos und kaum in der Lage, ihre Emotionen zu regulieren. Zugleich machte sie den Eindruck, als befände sie sich in einem Circulus vitiosus nahezu manischer Selbstüberforderung durch zahlreiche, eher nebenbei erwähnte Jobs und Verpflichtungen, die – wie sie es formulierte – *»über ihr zusammenschlagen«* würden und zusätzliche Versagens-

9 Erstveröffentlichung in Heintz (2023). Pferdegestützte Psychotherapie – zwischen Mythologie, Praxis und Forschung. Spiritual Care 2023,12 (1), 17–26.

ängste schürten. Unerträgliche Daueranspannung und Schlaflosigkeit sorgten dafür, dass sie *»nur noch erschöpft«* sei.

Ihr Studium hätte sie eigentlich längst abschließen können, erklärte sie, aber sie habe innerlich *»keine Berechtigung«* dazu empfunden. Offenbar habe sie diese Studienjahre gebraucht, um sich zusätzliches Wissen, Kompetenz und auch so etwas wie fachliche Sicherheit zu erarbeiten. Immer wieder könne sie aber all das, was sie sich erarbeitet und teilweise auch publiziert habe, nicht als *»gut genug«* annehmen – und so habe sich dieses Nicht-fertig-werden-Können ständig fortgesetzt. Ihre Scham, folgerte sie schließlich, habe auch damit zu tun, dass sie zu emotional und damit – so ihre Befürchtung – nicht *»wissenschaftlich genug«* und zu persönlich sei. Sie berichtete von Sommerakademien in Wilna, die sie besucht habe, und den damit verbundenen, für sie sehr bedeutsamen Begegnungen mit den letzten dort noch lebenden jiddischen Muttersprachler*innen. Sie sei auch in Czernowitz (heute wieder ukrainisch) gewesen, der Wirkungsstätte des Dichters, den sie zum Thema ihrer Masterarbeit gemacht habe. Sie habe zudem Ukrainisch gelernt und sei ein halbes Jahr in Polen gewesen. Erneut unter Tränen sagte sie: *»Ich hab' ja wie fanatisch versucht, mir diese Welt anzueignen, aber ich hab' mich einfach noch nicht in der Lage gefühlt, dies zu verschriftlichen.«*

Frau G. wohnte seit Abschluss ihres Erststudiums wieder in einer eigenen kleinen Wohnung auf dem mütterlichen Hofanwesen. Ihre Eltern hatten sich getrennt, als die Patientin sechs Jahre alt war. Sie berichtete, dass ihr Vater Alkoholprobleme gehabt habe. Ihr Großvater väterlicherseits habe sich bereits vor ihrer Geburt erhängt. Die Selbsttötung des Großvaters sei ein lange gehütetes Familiengeheimnis gewesen, von dem sie erst als Jugendliche erfahren habe. Er sei ein Schneider gewesen, genauso wie der Vater des Dichters, um dessen Leben und Werk sich ihre Masterarbeit drehe – da gebe es Parallelen. Zudem seien ihre beiden Großväter als Mitläufer und Soldaten in das nationalsozialistische Unrechtsregime und seine Verbrechen verstrickt gewesen.

Die weiteren ersten (familien-)biografischen Schilderungen der Patientin ließen eine noch relativ unabgelöste Mutter-Tochter-Beziehung vermuten. Frau G. sagte, sie sei bereits als Kind mit einer ständigen »Stressatmosphäre« konfrontiert gewesen. Es sei kaum einmal ein Moment der Ruhe entstanden, die Mutter sei rund um die Uhr für andere verfügbar gewesen. Das kindliche Bedürfnis ihrer Tochter nach Sicherheit und Geborgenheit habe die Mutter nur selten erfüllen können. Wie sehr sich diese Situation gerade in ihrem eigenen Leben wiederholte, war zu diesem Zeitpunkt noch ziemlich bewusstseinsfern.

Im Verlauf der ersten, vor allem anamnestischen Gespräche wurde deutlich, wie sehr Frau G. auch in Identifikationen mit den Opfern des Holocausts geriet bzw. in eine Identifikation mit der Schuld der Täter, vermutlich vor allem der eigenen Großväter. Als es ihr erstmalig möglich wurde, von ihrer Masterarbeit zu sprechen, sagte sie, es sei schon sehr viel da, es seien an die hundert Seiten geschrieben und nahezu das ganze Material sei schon ausformuliert. Aber, so sprach sie weiter: *»Ich kann da nicht mehr hingehen!«* Es gebe Abschnitte in ihrer Arbeit, bei denen sie abbrechen müsse – insbesondere Kapitel, in denen es um sehr traumatische – nach dem zweiten Weltkrieg entstandene – Gedichte des jüdischen Dichters gehe, in denen dieser auch Kinderreime verarbeitet habe. Sie habe diese Gedichte zwar schon übersetzt, aber es sei so schwer für sie, sich damit zu befassen, es sei wie ein Tabubruch.

Wir sprachen darüber, dass es immer wieder notwendig ist, sich bei aller Einfühlung und Anteilnahme auch wieder in sich selbst einzufinden und sich bewusst zu machen, dass sie hier und heute lebt. Dass es darum geht, sich auch wieder zu distanzieren und zu schützen vor einer Überflutung durch die Gefühle, die mit dem sprachlos machenden, kaum in Worte zu fassenden Holocaust verbunden sind. Bei Frau G. schien es jedoch, als zöge es sie wie in einem Sog zu den Ereignissen, die sich in den 1940er-Jahren in der Stadt Czernowitz ereigneten, die als geistiges Zentrum zeitgenössischer Künstler und Literaten in der Bukowina galt. Czernowitz gehörte von 1941 bis 1944 zu Rumänien, das mit dem Deutschen Reich verbündet war. In dieser Zeit kam es zur Ermordung und Deportation eines großen Teils der jüdischen Gemeinde. In ihren Gedanken war Frau G. tagtäglich bei diesen Menschen, war mehr in deren Leben als in ihrem eigenen, mitunter derart, als würde sie vergessen, dass die Geschehnisse der Vergangenheit angehören. Darauf angesprochen, sagte sie: *»Die Orte sind aber doch alle noch da, sie existieren!«*

Auf den expliziten Wunsch von Frau G. hin bezogen wir bereits in die ersten Stunden der Therapie meine Pferde mit ein. In der Nachbesprechung, die der ersten Kontaktaufnahme mit den Pferden folgte, sprach Frau G. nahezu andächtig von der Stille, die den Raum um die großrahmige bayerische Warmblutstute Pikobella, der sie als Erstes begegnet war, erfüllt habe. Sie sprach von der Ruhe, die die Stute ausstrahle, und dem Gefühl des »Geerdetwerdens« in ihrer Nähe, das sie auch in diesem Moment der Rückschau noch spüre. Zögernd begann sie daraufhin, mehr über das literarische Werk des verstorbenen Dichters zu erzählen. Immer wieder unterbrochen von Schweigen und Schluchzen versuchte sie, meine Frage danach zu beantworten, was sie gerade an diesem Dichter so berührt habe. *»Ich fühl's, aber ich kann es nicht ausdrücken«*, sagte sie, und erwähnte einen Moment mit meiner Stute, wo sie diese Trauer auch gespürt habe. Dann staunte sie erleichtert darüber, dass es ihr offenbar doch möglich war, mit mir über diese Empfindungen zu sprechen.

In der folgenden Therapiestunde erschien sie beschämt und ratlos angesichts ihrer inneren Verfassung. Sie sagte, dass sie sich so verloren fühle, als sei sie gerade sechs Jahre alt. Schließlich sprach sie über einen autobiografischen Text des Dichters. Dessen Großvater, bei dem er als Kind viele Sommer verbrachte, sei Kutscher gewesen und habe zusammen mit ihm die kleinen, kulturell bedeutenden Städtchen in der Region angefahren. Als er sechs Jahre alt gewesen sei, habe er in einem dieser Städtchen auf dem Marktplatz, auf dem viele Kutschen abgestellt gewesen seien, den Großvater verloren und ihn zwischen den vielen Pferden nicht mehr gefunden. Dieses Verschwinden, sagte Frau G., sei ein Motiv, das in seiner Dichtung immer wieder auftauche. Es stehe mitunter für eine Art ahnungsvoller Vorwegnahme zukünftiger Geschehnisse in einer Zeit, in der in der Bukowina Antisemitismus und rassistische Tendenzen bereits sehr stark zugenommen hatten.

In der nächsten Stunde wollte Frau G. versuchen, Pikobella zu führen, nachdem sie diese auf dem Paddock in der Sonne gründlich geputzt hatte. Sie ließ die Stute neben sich anhalten und wieder antreten, lobte und streichelte sie, und es gelang ihr zunehmend, sich und das Pferd auf diese kleine Aufgabe zu konzentrieren. Es war schön zu sehen, wie fein und sensibel sie mit der Stute umging, die ihrerseits auch sehr sensitiv jede Nuance von Kontakt und Berührung aufnahm und beantwortete. Ich teilte der Patientin meine Beobachtung mit, dass es ihr beim Führen des Pferdes zunehmend besser gelang sich zu fokussieren, ihren Weg zu gehen und das Ziel im Auge zu behalten, statt fragend zum Pferd zu schauen. Genau dies war ihr zu Beginn sehr schwergefallen. Meine Bemerkung ließ Frau G. ein wenig lächeln. Sie sagte, ihr sei das Anhalten allerdings leichter gefallen als das Losgehen. Ich erklärte ihr, dass es in einer solchen Arbeit mit dem Pferd zu körperlich erfahrbaren Mikrosituationen kommen kann, in denen sich aktuelle innere Themen und Befindlichkeiten oft sehr eindrücklich abbilden. Ich deutete an, dass ihr Empfinden beim Führen (also das notwendige Innehalten und das eher schwierige Losgehen) vielleicht ja mit ihrer Schwierigkeit, ihr Schreiben fortzusetzen, korrespondieren könnte.

In der folgenden Stunde mit den Pferden wünschte Frau G. sich, Pikobella in Bewegung zu erleben. Wir beobachteten die Stute freilaufend in der Reithalle, und diese trabte, galoppierte und buckelte recht temperamentvoll. Dann führte Frau G. sie auf verschiedenen Linien und Wegen, jetzt ohne Führstrick (!) allein mit einem unsichtbaren mentalen Band. Während ich in der Nachbesprechung meinem beeindruckten Staunen Ausdruck gab, denn die Stute ist keineswegs darauf trainiert, Menschen ohne Führstrick zu folgen, schien Frau G. ihre Fähigkeit, eine so starke innere Verbindung mit dem Pferd herzustellen, kaum als *besonders* wahrzunehmen, geschweige denn wertzuschätzen. Sie fühlte sich eher

»angespannt«. Die Angst, etwas falsch zu machen und meine vermeintlichen Erwartungen nicht zu erfüllen, korrespondierte mit ihrer sich bereits somatisch niederschlagenden Daueranspannung und einem Lebensgefühl voller Selbstzweifel. Die vorausgegangene Situation bot eine gute Gelegenheit, diesen sich nun zwischen uns konstellierenden inneren Konflikt und die damit verbundenen Projektionen und Übertragungen weiter zu bearbeiten. Frau G. betonte, wie gut ihr die Arbeit mit den Pferden tue und sagte, etwas in ihr verändere sich, aber es verändere sich langsam. Es sei gut, dass sie wieder ein wenig mehr Boden unter den Füßen spüre – ähnlich wie in den *»total schönen und glücklichen Momenten«,* in denen ihr die Abstimmung mit Pikobella gut und in großer Ruhe gelungen war.

Mit der Idee, sie in ihrem Bemühen um einen guten Kontakt mit sich selbst, mit ihrem Körper, ihrem Hier-und-jetzt-im-Leben-Stehen zu unterstützten, lud ich Frau G. zu einer ersten Imagination ein. Sie befand sich dabei seitwärts hinter der Schulter der Stute und legte eine Hand auf deren Rücken. Ich bat sie, die Augen zu schließen und leitete sie in die Vorstellung eines Baumes mit seinen sich in der Erde verzweigenden Wurzeln und seinen von der Luft bewegten Blättern. Während der Einleitung der Imagination senkte Pikobella den Kopf, atmete einige Male tief ein und aus und schloss die Augen. Sofort, so sagt Frau G. in der Nachbesprechung, sei eine Trauerweide aufgetaucht (vgl. Abbildung 26). Oftmals hätten die Trauerweiden solch eine Wunde in der Rinde. Die Wurzeln seien tief in die Erde gegangen, *»da waren auch die Toten, aber das war so in Ordnung.«.* Sie habe die Trauer gespürt, aber auch die Stärke von diesem Baum und die Ruhe der Stute – und auch ihre Lebendigkeit.

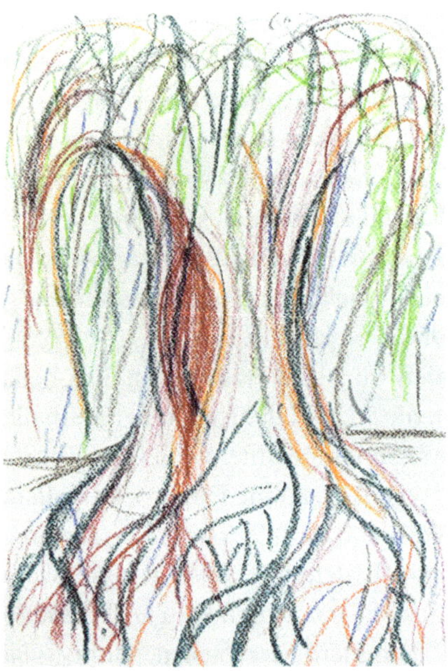

Abbildung 26: Imagination I – Trauerweide

Zu unserem nächsten Termin erschien Frau G. mit einer, wie sie sagte, *»Mischung aus Wut und Traurigkeit«* wegen eines fortgesetzten Streits mit der Mutter, über den sie jedoch nicht sprechen mochte. Draußen herrschte schwüle Gewitterstimmung, die Pferde standen im Inneren ihrer Weidehütte und die ersten, lästigen Fliegen umschwirrten ihre Köpfe, sobald sie einen Schritt hinauswagten. Frau G.

wünschte sich dennoch, wieder mit Pikobella *»zu gehen«* und sie zu führen. Ich erklärte mich einverstanden. Bald mussten wir den Versuch jedoch abbrechen. Die Stute hatte sich absolut kooperativ verhalten, aber Frau G. schien von Zweifeln hin- und hergerissen, ob es für das Pferd zumutbar sei, trotz der Belästigung durch die Fliegen von ihr geführt zu werden. Sie war kaum in der Lage, sich selbst genügend Raum zu nehmen, den Abstand zu regulieren und den Weg zu bestimmen. Zusehends verlor sie Ziel und Richtung, zuletzt sich selbst.

Wir begaben uns in den Schatten unter dem Dach der Heuraufe und ich versuchte mit Frau G., die sehr aufgelöst war, zu sprechen. Die Stute blieb bei uns, obwohl sie zurück in die Weidehütte und zu den anderen Pferden hätte gehen können. Sie schien unser kaum zustande kommendes Gespräch zu verfolgen. Schließlich ging sie auf die Patientin zu und schob sie dabei mit ihren Nüstern sehr sanft, aber bestimmt immer einen Schritt weiter um die Heuraufe herum – geradezu so, als wolle sie die Patientin mit dieser fast aufdringlichen Berührung aus fortschreitender Dissoziation in die körperliche Präsenz, ins Gegenwärtigsein holen. Frau G. weinte sehr, wurde dann aber ruhiger. Sie konnte mir nicht mitteilen, wo sie mit ihrer Aufmerksamkeit gerade war. Schließlich äußerte sie, dass sich ihre Wahrnehmung nun verändere und dass sie *»wieder da«* sei. Ich fragte, ob sie sagen könne, wo sie denn zuvor gewesen war, als sie noch nicht wieder da war. *»Im Kopf«*, antwortete sie spontan, *»in meinen Gedanken, wo alles falsch erscheint.«* Dort sei die Umgebung wie in einem Nebel und sie verliere das Gefühl für den Raum und auch für ihren Körper. Auslösend war ihre Sorge, das Pferd mit dem Wunsch, es trotz der Fliegen führen zu wollen, zu quälen. *»Hätte ich eine klare Entscheidung getroffen, hätte ich einen besseren Stand gehabt«*, resümierte sie – zunächst bezogen auf die Situation mit der Stute. Wir erlebten eine Schlüsselszene, die einen Umschlagpunkt in der Therapie darstellte und die gut übertragbar war auf den morgendlichen Streit, den Frau G. mit ihrer Mutter gehabt hatte. Ganz ähnlich wie in der Interaktion mit der Stute wagte die Patientin kaum, ihre Mutter mit ihrem eigenen Standpunkt und mit ihren eigenen Bedürfnissen zu konfrontieren. Eine weitere, äußerst wichtige Entsprechung konnte Frau G. in der ambivalent-zaghaften inneren Haltung erkennen, die sie voller Selbstzweifel dissoziieren ließ, wenn sie – nahezu bewegungsunfähig – mehrere Stunden vor dem Computer und ihrer Masterarbeit gesessen hatte, ohne ein Wort schreiben zu können.

In einer der nächsten Stunden bei den Pferden schlug ich – das Motiv des In-Bewegung-Kommens aufgreifend – Frau G. eine Imagination in der physischen Bewegung zusammen mit der Stute Pikobella vor. Hierbei lief die Patientin an der linken Seite des Pferdes – eine Hand an dessen Hals und Schulter gelegt –, währenddessen ich Pikobella von der rechten Seite aus führte. Frau G. ließ sich nun von meiner Stute führen, nach einer Weile auch mit geschlossenen Augen. Ich bat sie sich vorzustellen, dass sie mit Pikobella auf einem Weg neben einem Fluss gehen würde, und lud sie ein, den Fluss und die Umgebung mit allen Sinnen wahrzunehmen und in ihren Körper hineinzuspüren. Sie befand sich, wie sie erzählte, an einem *»kleinen, rauschenden Fluss«* in den Bergen. Zunächst habe sie gedacht, sie solle sich vorstellen, sie selbst sei das Pferd – ein bemerkenswertes Missverständnis. Da sei so ein frischer Gebirgsbach gewesen, dem sie gefolgt sei. Dann, als sie realisiert habe, dass sie neben dem Pferd gehen sollte, habe sich die Landschaft verändert, und es sei eine Wüstenlandschaft daraus geworden. Die Landschaft sei so gewesen wie in Mexiko – sehr trocken, einige Kakteen, Wüstenpflanzen und karge Felsen prägten die Umgebung und ein Adler kreiste über ihr und dem Pferd. Die Luft und der Fluss seien sehr klar gewesen und der Raum über ihr und um sie herum weit und frei.

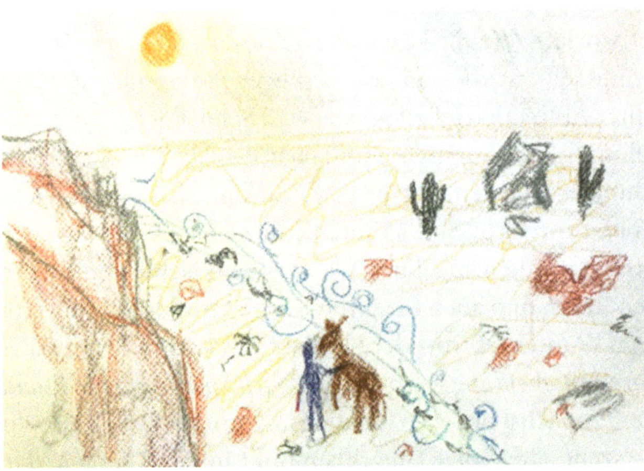

Abbildung 27: Imagination II – Fluss in der Wüste

Ihre Zeichnung (Abbildung 27) überraschte mich: Ein bewegt fließender, nicht zu großer Fluss, der aus den Bergen in der linken Bildhälfte zu kommen scheint und sich doch inmitten einer Wüstenlandschaft befindet. Frau G. wandert, so sagte sie dann mit Blick auf ihr Bild, flussaufwärts, mit der Hand an der Schulter der Stute. Orientiert man sich an der Raumsymbolik der Zeichnung, so bewegt sie sich aus dem Quadranten rechts unten nach links oben, aus der Tiefe der Erde – des Unbewussten – in die Sphäre des Transzendenten, des Geistigen, der Luft und des Himmels (Riedel, 1988). Es folgten zwei weitere Stunden mit Pikobella. Frau G. kam fröhlich und strahlend in den Stall. Es ginge ihr deutlich besser und mit dem Schreiben käme sie nun langsam voran. Zum ersten Mal wollte sie sich auf das Pferd setzen und *»die Zügel in die Hand nehmen.«*

In der folgenden Woche hatten Hagelstürme und Unwetter die Luft deutlich abkühlen lassen und es war ein kühler und windiger Tag. Ich schlug eine weitere Imagination vor und bat Frau G., die ihre Hände wieder auf den Rücken der Stute legte, sich einen Ort vorzustellen, an dem sie sich ganz und gar sicher, wohl und gut fühlen würde und an dem sie gern mit Pikobella wäre. Eine irische Küste erschien Frau G. als inneres Bild – weite, grüne Graslandschaften, eine felsige Steilküste und das tiefblaue, recht bewegte Meer. Seevögel kreisten über ihr und der Stute im Wind und mit ihnen vermittelten sich Gefühle endloser Weite und großer Leichtigkeit (vgl. Abbildung 28). Die Patientin betonte nun, vor allem den sicheren, guten eigenen Stand neben dem Pferd inmitten dieser weiten Natur und dieses gewaltigen Windes zu spüren.

Diese Vision brauchte Wasserfarben – und anders als der Weg durch die Wüste schien hier die Bewegung der Vögel sowie die Blickrichtung des Pferdes nach rechts oben zu weisen, also in die Richtung, die der Progression, der bewussten Entwicklung und auch der Zuwendung zur Außenwirklichkeit zuzuordnen wäre (Riedel, 1988, S. 39).

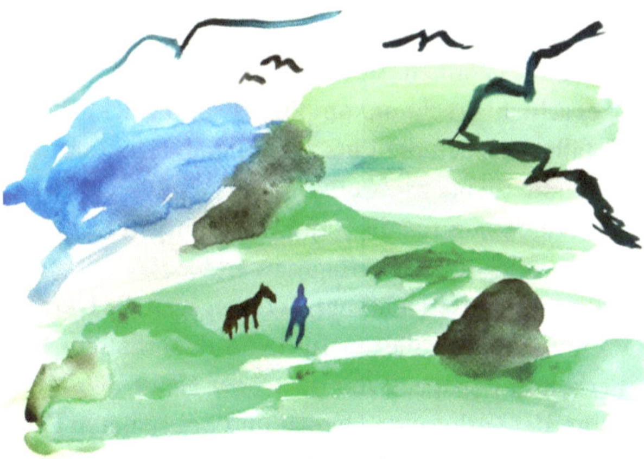

Abbildung 28: Imagination III – Irische Küstenlandschaft

Nach diesem ersten halben Jahr unserer gemeinsamen Arbeit hatte ich den Eindruck, dass Frau G. einerseits sehr deutlich in Bewegung als auch wieder ein wenig in sich angekommen war. So hatten wir damit begonnen, Rückblick zu halten und Zusammenschnitte von Videoaufnahmen der Stunden mit Pikobella etappenweise gemeinsam zu betrachten. Hierbei tauchten erneut noch unausgesprochene Assoziationen, Gedanken und sehr bewegende Bezüge auf. Nun sah Frau G. sich von außen, etwa während ihrer ersten Imagination in der Sonne neben dem Pferd stehend, während der Wind ihre Haare leicht bewegte.

Sie fühlte sich an den Moment erinnert, in dem sie, nach einem Besuch der Gedenkstätte in Auschwitz, wieder draußen, im Wind und in der Sonne gestanden und auch dort ihr Lebendigsein im Hier und Jetzt so deutlich gespürt habe. Der Baum, die Trauerweide, sei ja ein wenig wie ihre Arbeit. So viele Verzweigungen und teilweise noch unverbundene Verästelungen seien da, Verästelungen, die sie noch verbinden müsse. Die vielen bunten Linien seien wie die Vielsprachigkeit in der Bukowina, wie die Migrationslinien. In der Mitte sei das Herz – und auch diese Wunde im Stamm, erwiderte ich. Ja, aber diese Wunde sei auch wie ein Muttermund, sagte sie und assoziert die Sprache – das Jiddische als ihre *»zweite Muttersprache«* – mit einer anderen, inneren Mütterlichkeit. Sie habe sehr das Gefühl, dass etwas in ihr immer mehr *»ganz werde«*.

Im Winter reichte Frau G. ihre Masterarbeit ein und bestand einige Wochen später ihre Prüfung mit einem Sehr-Gut. Dennoch wünschte sie sich nach dem Ende der erfolgreichen Krisenintervention, ihre Therapie im Rahmen einer Psychoanalyse fortzusetzen, und wir erhielten eine positive gutachterliche Stellungnahme – auch für das weitere zeitweise Einbeziehen der Pferde.

In der ersten Zeit nach ihrem Studienabschluss freute sich Frau G. über die Möglichkeit, mit Übersetzungsarbeiten für verschiedene Museen und Institute ihr finanzielles Überleben sichern zu können. Sie lernte einen jungen Mann kennen, mit dem sie eine – wie es schien – recht unkomplizierte und glückliche Beziehung führte. Schließlich fällte sie auch die Entscheidung, ihr Doktorat vorzubereiten. Immer wieder musste sie allerdings mit Enttäuschung realisieren, wie wenig Fördermittel und Stipendien für die jüdische Kulturgeschichte im Vergleich zu anderen Themenbereichen zur Verfügung standen.

Im Februar 2022 erschütterte der russische Angriffskrieg gegen die Ukraine die westlichen Demokratien und unser aller Gefühl von dauerhaftem Frieden und verlässlicher Sicherheit in Europa. Czernowitz, der Name dieses ehemaligen kulturellen Zentrums, der verlorenen Heimat und des späteren Sehnsuchtsortes jener Dichterinnen und Dichter der Bukowina, mit denen Frau G. sich im Rahmen ihrer Masterarbeit so intensiv befasst hatte, begegnete ihr und mir nun ganz aktuell in den Abendnachrichten. Die erneute Bedrohung war furchtbar, Flucht und Vertreibung so vieler Menschen in der Ukraine unfassbar.

Frau G. wünschte sich, wieder bei den Pferden sein zu können. In der ersten Begegnung nach der längeren Winterpause saßen wir zunächst jenseits des Paddockzauns im Garten. Während unseres Vorgesprächs erwähnte sie auf die Frage, was sie denn heute mitbringe, ein »Zittern im ganzen Körper«. Als wir den Paddock betraten, kam Pikobella sogleich auf Frau G. zu und begrüßte sie, wendete sich dann aber von ihr ab und ging hinaus auf die Koppel. Wir schauten ihr hinterher und ich sagte, eher im Spaß: *»Pikobella, wir brauchen dich* *aber jetzt hier!*« Daraufhin kam die Stute mit einer Kehrtwendung zurück und ging mit Frau G. zusammen zur Heuraufe. Während sie beide Pferde – Pikobella und Faraona, eine deutlich kleinere, erst seit Kurzem bei uns eingezogene Araberstute –, putzte, wurden ihre Bewegungen kräftiger, sie schien wieder mehr in ihrem Körper anzukommen. Das Zittern ließ nach und sie sagte, dass sie wieder Boden unter ihren Füßen spüre. Die Pferde und dieser heile, friedliche und Geborgenheit vermittelnde Ort würden ihr helfen, die Geschehnisse in der Welt und ihre Trauer zu ertragen. Zugleich wurde in diesen Momenten für sie und für uns miteinander die ganze Brüchigkeit dieses Vertrauens und dieses Lebensgefühls angesichts des erneuten Verlusts von Heimat und Sicherheit für so viele Menschen in den Kriegsgebieten deutlich.

Im späteren Frühjahr wurde Frau G. von einer Coronainfektion ergriffen, von der sie sich kaum erholte. Zu diesem Zeitpunkt war die Diagnose »Long Covid« noch wenig spezifiziert und typische Symptome, wie sie sich bei Frau G. nach Abklingen der Akutphase zeigten, blieben oft lange unerkannt. Sie litt unter extremer Erschöpfung, Kurzatmigkeit, Nervenschmerzen und Brainfog. Schon kurze Spaziergänge ermüdeten sie, und die Ungewissheit hinsichtlich ihrer körperlichen Symptome und deren so geringe Beeinflussbarkeit machten ihr Angst. Oft war sie gezwungen, eingegangene Vortragsverpflichtungen kurzfristig abzusagen. Es fiel ihr schwer, die eigenen Belastbarkeitsgrenzen rechtzeitig zu erkennen und die Situation anzunehmen. Kaum stellte sich ein wenig Erholung ein, überforderte sie sich erneut und fiel wieder weit zurück. Das Gefühl, etwas Wesentliches geschafft zu haben und auch die berufliche Zukunft planen zu können, wurde durch diese massiven körperlichen Einschränkungen überlagert. Immer wieder erlebte Frau G. Phasen depressiver Ratlosigkeit und Entmutigung, jedes Mal fand sie aber auch wieder einen Weg heraus. »Diese Krankheit lehrt und zwingt mich, wirklich bei mir zu bleiben, meine körperliche und psychische Verfassung sehr genau und bewusst wahrzunehmen«, sagte sie eines Tages und wenigstens dies könne sie ihrer Krankheit als positive Herausforderung abgewinnen.

In einer weiteren Stunde bei den Pferden geschah erneut etwas Besonderes. Es war ein recht warmer Tag, lange und schweigsam putzte Frau G. Pikobella, die unangebunden, ohne Strick und Halfter, zusammen mit Faraona in der Weidehütte stand. Auf meine Frage an Frau G., wie sie sich fühle, sagte sie, immer und nur bei Pikobella spüre sie diese tiefe Trauer. Es sei diese Stille, die von der Stute ausginge, so ein Gefühl von Ewigkeit, sie habe keine Worte dafür, es sei vielleicht auch wie Musik. Etwas später stand Frau G. lächelnd und ganz dicht zwischen den beiden Stuten, eingerahmt und geborgen von zwei runden, warmen Pferdebäuchen und aus ihrem Lächeln wurde ein strahlendes, fröhliches Lachen. Beim gemeinsamen Betrachten der Videoaufnahmen dieser letzten Pferdebegegnungen staunte sie darüber, »dass sich aus so einfachen, profanen Dingen, die wir da machen – ich putze ja nur die Pferde – so tiefe innere Erfahrungen ergeben!«.

Fast schien dies eine mystische Einheitserfahrung zu sein, in der sich Zeit und Raum für Momente aufgelöst hatten, ein Empfinden von tiefer, umfassender Verbundenheit, eine – immer auch existente – spirituelle Dimension in solch besonders zugewandten, schweigsamen Begegnungsmomenten mit den Pferden.

Wieder etwas zu Kräften gekommen, engagierte sich Frau G. an ihrer Universität, bemühte sich mit ihrem Professor und anderen Doktorandinnen um den Aufbau eines eigenen Instituts, der schließlich an der Verfügbarkeit der angedachten Räume und der Finanzierung scheiterte. Sie führte Verhandlungen, wurde initiativ und bezog Position. In einer der nächsten Stunden bei den Pferden erzählte sie, dass sie Pikobella in schwierige Situationen innerlich mitnehme – ihre Ruhe, ihre Stärke, aber auch das Gefühl, sich mit ihr zusammen klar fokussieren zu können, Weg und Ziel im Blick zu behalten und präsent zu sein – also all das, was das Führen eines Pferdes eben jeweils erfordere. Wir gingen neue Wege, verließen den Reitplatz und umrundeten die Koppel. Frau G. ging mit Pikobella vorweg und übernahm die Führung. Kleine Störungen – auch an diesem Tag waren viele Insekten in der Luft – irritierten sie nicht mehr.

Parallel veränderten sich die Beziehungen zu beiden Eltern, es gelang ihr, sich deutlicher zu distanzieren und abzulösen. Hilfreich für die weitere Bearbeitung der Familiengeschichte war eine von einer jüdischen Psychotherapeutin geleitete Gesprächsgruppe, die sie regelmäßig besuchte. Frau G. war nun weit mehr verankert im Hier und Jetzt, unsere Gespräche bezogen sich häufiger auf aktuelle Ereignisse und kleine Alltagssituationen. Sie begann wieder zu musizieren, und in einem Traum ermahnte ein Lehrer sie, ihre eigene Stimme, ihren eigenen Klang zu finden. Heimlich publizierte sie ihre in den letzten Jahren entstandenen jiddischen Gedichte in einer israelischen Zeitschrift.

Eine Serie von Wellenträumen begleitete diese letzten beiden Jahre. In diesen Träumen taucht sie ein in eine riesige Welle und fühlt sich wie in einer anderen Welt – die aber auch von einem neben ihr auftauchenden Hai bedroht ist. In einem zweiten Traum weiß sie um die nahende Welle, die lebensbedrohlich für sie selbst und andere Menschen in der Nähe ist, aber sie sammelt schöne Muscheln und kleine Steine. Sie und auch die anderen Menschen ignorieren die heranrollende Gefahr.

Im dritten Traum befindet sie sich in einer an einem Hang gebauten Stadt. Die Welle naht und sie läuft den Berg hinauf. Oben angekommen, erklärt ihr eine fremde Frau, dass sie sich an den Zweigen der Trauerweide, die dort oben auf dem Berg steht, festhalten, von der Welle in die Höhe heben lassen und dann von den Zweigen wieder absetzen lassen könne. Der Baum wäre ausgemessen und wie dafür gemacht.

Was immer wir mit diesen gewaltigen Meereswellen verbinden – die faszinierende Tiefe, vielleicht auch den Sog des Unbewussten sowie die Gefahr, überflutet zu werden und darin zu ertrinken – es ist letztlich der Baum, ihr Baum, die Trauerweide aus ihrer ersten Imagination, die rettend ist. Im Bild dieses Baumes kamen ihre akademische Arbeit in allen Verzweigungen, die Migrationslinien und Vielsprachigkeit der Bukowina, aber auch die Wunde der kulturellen Vernichtung der jüdischen Bevölkerung ebenso wie ihre eigenen persönlichen, familiären und historischen Wurzeln zusammen. Der Baum stand für all das, was sie in ihrer persönlichen und beruflichen Identität zutiefst ausmacht, was ihr Halt gibt und trägt.

Frau G. erkrankte ein zweites Mal an Corona und erlebte einen herben Rückschlag in der Bewältigung ihrer Long-Covid-Symptomatik. Klinikaufenthalte wurden notwendig, alle beruflichen Vorhaben mussten zurückgestellt werden. Sie erlebte ihre Wohnung und die Unterstützung, auf die sie auf dem Hof der Mutter nun wieder angewiesen war, als beengend. In dieser Zeit hatte sie einen Traum, in dem sie mit Pikobella auf einer Wanderung ist, unterwegs ist in einer hügeligen, weiten Landschaft. Die beiden kommen an einem Ort vorbei, an dem ein großes Konzert stattfindet. Dort kann sie in einer kleinen Hütte übernachten und Pikobella auf einer eingezäunten Wiese auf dem Festivalgelände unterbringen. Als sie am nächsten Morgen weiterzieht, merkt sie lange nicht, dass sie die Stute vergessen hat. Arg erschrocken und besorgt läuft sie den ganzen Weg zurück, findet das Pferd aber wohlbehalten vor, und Pikobella springt ihr so freudig entgegen, wie Frau G. es sonst nur von ihrem Hund kennt. Der Traum hinterließ ein leises Gefühl wieder aufkeimender Freude in ihr, und wir beide mussten sehr lachen über die sonst so ernste und ruhige Pikobella im Traum, die sich benahm wie ihr junger Hund.

»Du musst da raus«, um wieder zu Kräften zu kommen, die eigene Fröhlichkeit zurückzugewinnen, die eigene Vitalität wieder zu spüren – das sagte ihr nicht nur der Traum, sondern sagten auch ihr nahestehende, befreundete Menschen. Eine kurzfristig organisierte zweimonatige Reise in den warmen Süden löste all das ein.

Unsere Therapie näherte sich nach gut drei Jahren einem Ende, wir sahen uns in größeren Abständen, denn Frau G. hatte nach ihrer Rückkehr von der Reise eine Wohnung am Ort ihrer Universität gefunden, wo sie inzwischen auch einen Lehrauftrag innehatte.

In einem letzten Wellentraum steht sie hoch oben auf einer Anhöhe, und unter ihr tobt das Meer. Die höchsten Wellen reichen hinauf bis zu ihrem Standort und sie sieht, wie auf einer dieser wiederum riesigen Wellen zwei Surferinnen herannahen und sehr gekonnt auf diesem Hochplateau abspringen, das Surfbrett mit den Händen auffangen und auslaufen. Auf die Frage umstehender Menschen, ob dies nicht sehr gefährlich sei, antwortet Frau G. im Traum gleich selbst: *»Nein, nein, die sind so fokussiert und sicher im Gleichgewicht wie ein Seiltänzer, der sich mit dem Blick an den Horizont heftet und ganze Häuserschluchten überqueren kann.«* Die Surferinnen selbst lachen und erzählen, dass sie viel Geld dafür bezahlen, sich mit einem Boot weit hinausfahren zu lassen, um diese hohe Welle zu erwischen; dass sie aber noch mehr Geld gewinnen könnten, wenn sie dann in diesem Wettbewerb erfolgreich wären.

Frau G. hatte auch in ihrem realen Leben wieder festen Boden unter den Füßen. Sie war den Wellen nicht mehr ausgeliefert, konnte sie aus gebotener Distanz beobachten und – im Traum repräsentiert durch die beiden Surferinnen – mit ihnen und ihrer gewaltigen Energie umgehen, auf ihnen tanzen und jeweils den Absprung schaffen, wenn sie sich nach vorne ausrichtet. In ihrem Leben ging es nun auch darum, Geld zu verdienen, sich gegebenenfalls dem universitären Wettbewerb um Wissenschaftsförderungen zu stellen und die finanzielle Existenz zu sichern.

»Das Gelingen einer Therapie kann daran ermessen werden, wie sehr sie auch die Therapeutin verändert hat.« Dieser Satz wurde meiner Lehranalytikerin Verena Kast einst von Kolleg*innen nachgesagt. Die therapeutische Reise mit Frau G. hat in diesem Sinne deutliche Spuren in mir hinterlassen. Sie hat mich angeregt, auch noch einmal anders auf meine eigenen familiären Wurzeln und meine eigene Betroffenheit von unserer gemeinsamen, mit diesem Land untrennbar verbundenen Geschichte zu blicken. Sie hat in mir Fragen nach historischer Schuld, politischer Verantwortung und notwendiger Zivilcourage erneut aufgeworfen. Und die im Rahmen unserer Studie so intensiv begleitete und wahrgenommene Mitarbeit der Pferde hat in mir eine noch tiefere Achtung vor der kaum fassbar großen Seele meiner Stute Pikobella, die beim Erscheinen dieses Buches zwanzig Jahre alt sein wird, entstehen lassen. Wann immer ich in ihre sanften, dunklen Augen schaue, frage ich mich, was sie wohl weiß oder ahnt von unseren kleinen Menschenseelen, die oft so wenig *wirklich wissen …*

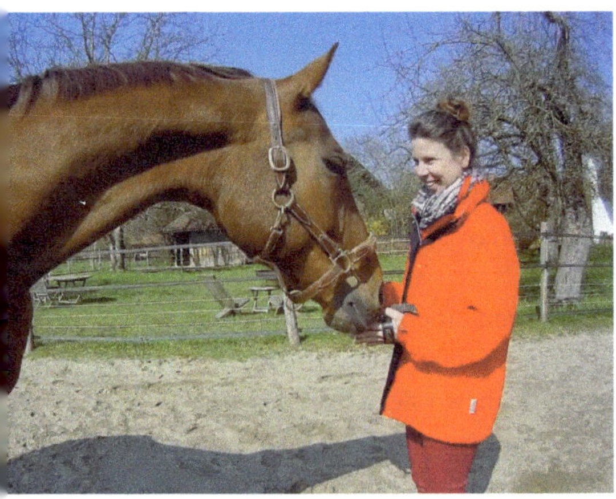

Abbildung 29: Frau G. und Pikobella

12 »Das Laufen mit Pikobella hat mein Selbstbewusstsein geboostert« – Sequenzen einer analytischen Psychotherapie

Ein gemeinsamer Therapiebericht

Birgit Heintz und Amelie D.

Im gesamten Kontext unserer Studie war uns Transparenz und Teilhabe wichtig; es war uns wichtig, die Patientinnen in die Beurteilung ihrer Therapieverläufe mit den entsprechenden Erhebungsinstrumenten einzubeziehen und es war uns wichtig, sie – sofern gewünscht – auch von den Videoaufnahmen profitieren zu lassen, das heißt, den Therapieprozess wirklich als gemeinsames Projekt aufzufassen. Das ist er aber doch immer, könnte man einwenden; die Asymmetrie zwischen Analytiker*in und Analysand*in oder Therapeut*in und Klient*in ist jedoch häufig ein mehr oder weniger unausgesprochenes, oft tabuisiertes Thema. Auch in den Therapien unserer Studienteilnehmerinnen ist diese Asymmetrie natürlich nicht aufgelöst. Aber in dem Bemühen um eine partizipative Forschungs- und therapeutische Haltung, in der wir gerade auch in der Interaktion mit den Pferden persönlich wesentlich sichtbarer sind und uns nicht hinter klugen verbalen Interventionen verstecken können, können wir das potenzielle Machtgefälle zwischen einer »gesunden« und einer »kranken«, einer »wissenden« und einer »lernenden«, einer »bezahlten« und einer »zahlenden« Teilnehmerin an dieser letztlich immer gemeinsamen Reise zumindest durch Ermächtigung ausgleichen, wo immer es möglich ist.

Schreiben ist meist ein Prozess des Ordnens, des (Nach)Denkens, eines reflektierenden, nochmaligen Sich-Einlassens und auch einer auf diese Weise möglichen Distanzierung. Als Frau D. vor einigen Monaten nahezu euphorisch von einem Schreib-Workshop berichtete, an dem sie teilgenommen habe, wagte ich sie zu fragen, ob sie nicht an diesem Therapiebericht für unsere Buchpublikation mitschreiben möge – und sie willigte sofort ein. Heute weiß ich, dass ihr das Schreiben nicht immer leichtfiel, teilweise sehr belastend, aber letztlich ein wichtiger Teil eigener innerer Arbeit war. In der nachfolgenden Darstellung habe ich meine eigenen Gedanken vor oder hinter ihre Passagen gewoben. Das so entstandene Muster lässt vielleicht ein wenig das Feld erkennen, in dem wir uns miteinander bewegten. Hierbei haben wir vor allem die Ausschnitte des Therapieverlaufs um die pferdebegleiteten Stunden herum beschrieben.

Frau D. ist eine 32-jährige, etwas jünger wirkende Patientin. In den ersten Gesprächen schien sie angestrengt, ein wenig misstrauisch, dabei reflektiert und mit ihren hellblonden Locken bei aller merklichen Scheu mit einem immer wieder gewinnenden Lächeln sehr sympathisch. Sie litt unter sozialen Ängsten, Albträumen und mittelgradigen depressiven Episoden. Sie berichtete von Vortherapien wegen einer rezidivierenden depressiven Symptomatik. Vor dem Hintergrund schwerwiegender emotionaler und körperlicher Vernachlässigung durch die alleinerziehende, psychisch kranke Mutter war von beginnender Verwahrlosung während der ersten Lebensjahre auszugehen. Der Vater der Patientin starb an einer Krebserkrankung, als sie fünf Jahre alt war. Ihre episodisch depressive, streckenweise suizidale Mutter erwartete seither Hilfe und Unterstützung von ihrer Tochter, sowohl auf emotionaler Ebene als auch in der – oft nicht mehr von ihr bewältigbaren – Haushaltsführung. Auch die Verantwortung für den kleinen Bruder wurde ihr häufig übertragen – zumindest empfand Frau D. es so. Die auf diese Weise so früh und in hohem Masse parentifizierte und überforderte Patientin empfand sich als »schlecht«, unzulänglich und wertlos. Die Zugehörigkeit der gesamten Familie zu einer religiösen Gemeinschaft mit sehr rigiden Moralvorstellungen sorgte für eine weitgehende soziale Isolation der Patientin als Kind und Jugendliche. Dass sie darüber hinaus sexuellen Übergriffen durch einen Verwandten schutzlos ausgeliefert war, stellte sich erst zu einem späteren Zeitpunkt der Therapie heraus. Die Patientin erlebte eine Kindheit, die von Einsamkeit, Verwirrung, Gefühlen des Scheiterns und schuldhaft erlebter Verstrickung in einem in sich geschlossenen System geprägt war.

Es erscheint wie ein Wunder, dass Frau D. trotz dieser kumulativen Traumatisierungen ihre Schul- und Studienabschlüsse bewältigen konnte. Erst nach dem studienbedingten Auszug von zu Hause, etwa zwanzigjährig, wagte sie eine Therapie aufzusuchen, die in erster Linie ihrer Stabilisierung diente. Sie konnte beruflich Fuß fassen und begann eine Partnerschaft mit einem etwas älteren Freund, den sie während eines psychosomatischen Klinikaufenthalts kennengelernt hatte.

Aufgrund der recht schwerwiegenden strukturellen Defizite und frühen Mangelerfahrungen beantragten wir eine analytische Langzeittherapie. Wir sahen uns zu wöchentlichen doppelstündigen Therapieeinheiten, da Frau D. eine fast zweistündige Anfahrt auf sich nehmen musste. Einige Monate nach Beginn unserer zunächst ausschließlich in der Praxis stattfindenden Therapie brachen alle bisher erfolgreichen Kompensationsstrategien der Patientin zusammen. Ein Missbrauchsverdacht, der ein kleines Mädchen aus dem weiteren Freundeskreis von Frau D. betraf, hatte ganz plötzlich eigene Erinnerungsfragmente bei ihr ausgelöst. Angesichts der jetzt gravierenden Symptomatik – Dissoziation, Derealisation, Depersonalisation, weitgehender Verlust der Wahrnehmung des eigenen Körpers und vermehrt Flashbacks mit Szenen sexueller Gewalt – wurde ein Klinikaufenthalt unumgänglich. Frau D. wurde für mehrere Wochen stationär aufgenommen und schließlich mit der Diagnose einer komplexen Posttraumatischen Belastungsstörung vorläufig arbeitsunfähig entlassen.

Anschließend setzten wir die ambulante Therapie fort und Frau D. erklärte sich bereit, an unserer Studie teilzunehmen. Viele verwirrende und ängstigende innere Befindlichkeiten konnten nun als Traumafolgestörungen eingeordnet werden, wobei jetzt zusätzlich nächtliche Traumszenen als wiederkehrende Intrusionen ihre Alltagsbewältigung erschwerten. Unter anderem waren dies Bilder des Kinderzimmers, dessen Wände zur Außenwelt aufgebrochen waren. Eiseskälte, Sturm und Unwetter konnten eindringen, während die Patientin mit schierer Angst in ihrem Kinderbett lag.

Eindeutige, klare Erinnerungen waren für Frau D. zunächst kaum zugänglich. So waren es eher vage Szenen und Erinnerungsfragmente, die wir mit imaginativen Verfahren, vor allem mit Hilfe der »Imagery Rescripting & Reprocessing Therapy« (IRRT) traumatherapeutisch zu bearbeiten begannen. Dennoch schwankte Frau D. über eine lange Zeit zwischen völliger Verleugnung all dessen, was ihr passiert war, und Gefühlen absoluter Wertlosigkeit, *weil* es passiert war. In einer durch stark belastende innere Bilder dissoziierten Situation in meiner Praxis ging ich das erste Mal mit ihr spontan hinaus zu den Pferden. Konventionelle Strategien wie Körperwahrnehmungs- und Atemübungen, visuelle Fokussierung auf Dinge im Praxiszimmer oder Bäume und Sträucher im Garten sowie deren verbale Benennung hatten sie nicht aus ihren starken Derealisations- und Depersonalisationsempfindungen herausholen können. Ich war angesichts ihres weit entfernten Wohnsitzes in Sorge, ob ich sie am Ende der Therapiesitzung überhaupt mit dem Auto nach Hause fahren lassen konnte. Es war ein Spätsommertag, beide Pferde waren noch auf der Wiese und wir gingen zunächst durch den Garten bis vor den Koppelzaun, anschließend folgten wir ihnen zur Heuraufe auf dem Paddock.

Erste Pferdebegegnung

»Ich darf pferdegestützte Therapie machen. Ich bin total aufgeregt. Frau Heintz sagt, das könnte mir helfen, nicht mehr so viel zu dissoziieren, und dass die Pferde wie ein »Antidissoziativum« wirken und mir helfen könnten, in schwierigen Gesprächsphasen anwesend zu bleiben. Ich kann es kaum erwarten, bis wir endlich loslegen. Aber ich habe auch Angst – werden die Pferde mich mögen, kann ich da was falsch machen? Wie verhalte ich mich richtig? Eine neue, unbekannte Situation.

Als ich mich das erste Mal den Pferden nähere, kommt Faraona gleich auf mich zu. Von Weitem kommt sie bis zur Einzäunung auf mich zugelaufen. Ich bin beruhigt, sie scheint mich zu mögen. Bei der Heuraufe beschnuppern wir uns. Frau Heintz sagt, es ist was Besonderes, normalerweise kommt Faraona nicht einfach so auf jemanden zu. Das gibt mir ein tolles Gefühl, ich habe den Eindruck, etwas Besonderes zu sein, vielleicht ist da ja schon eine Verbindung zwischen uns. Pikobella ist groß und stark, ich bin beeindruckt von ihr, sie wirkt distanzierter, ich weiß nicht, ob ich gut genug für sie bin, sie ist ein erfahrenes Therapiepferd … Faraona ist ungestüm und direkt, zwei Gegenpole.

Ich gehe mit einem guten Gefühl nach Hause, ich glaube, das könnte gut werden mit den Pferden. Ich scheine auch erst mal nichts falsch gemacht zu haben. Frau Heintz schickt mir ein Foto von Faraona und mir. Ich sehe so ganz anders aus, als ich mich selbst wahrnehme, irgendwie viel feiner und zerbrechlicher als ich mich fühle. Ich fühle mich eher wie ein trampeliger Koloss.«

Frau D. fürchtete, *»nicht gut genug auf sich aufpassen zu können«*, da sie *»noch nicht wieder in der Spur«* sei. Während meine beiden Stuten an der Heuraufe standen, lud ich sie ein, beide Hände auf den Rücken der größeren, gewöhnlich sehr ruhigen und sanften Stute Pikobella zu legen. So könne sie, erklärte ich ihr, das Pferd spüren, aber gegebenenfalls auch ein wenig von sich weghalten, falls es ihr zu nahekäme. Etwas unerwartet hielt Frau D. plötzlich lange und intensiv riechend ihre Nase in das Fell des Pferdes. Nachdem sie wieder auftauchte, fragte ich sie, wie es da rieche. Sie antwortete mit einem breiten Lächeln: *»Super!«* Dann näherte sich die kleinere Stute Faraona der Patientin, und Mensch und Pferd atmeten – Nase an Nüstern – gegenseitig ihre Gerüche ein. Der Geruch der Pferde löste sogleich positive mit Pferden verbundene Kindheitserinnerungen aus, über die Frau D. nun sprechen konnte. Sie schien deutlich präsenter und auch emotional wieder anwesend zu sein. Im Nachgespräch äußerte sie die Sorge, von den Pferden abgelehnt zu werden: *»Die kennen mich ja noch nicht, wissen nicht, wie ich bin.«*

Der Geruch als direkter Kanal zu Relikten früher Erfahrungen wurde hier von der Patientin positiv konnotiert, obwohl sie, wie sie erzählte, als Kind »nicht gut gerochen« habe und auch dadurch massive Ablehnung durch ihre Mitschülerinnen sowie Mitschüler und andere Kinder erfahren habe. Erstaunlich war, wie die so schwerwiegenden frühen Kränkungen und schlimmen Erinnerungen vom aktuellen Erleben mit beiden Pferden über die Geruchssensationen positiv überschrieben wurden. Der Geruch der Pferde blieb wichtig, das Riechen wurde eine Art Übergangsritual hin zu einem positiv besetzten inneren Ort.

Erste Therapieeinheit bei den Pferden

»An den Beginn der Stunde erinnere ich mich nicht mehr genau. Ich weiß nur, dass ich im Stall zwischen den beiden Pferden stehe und beide mich begrüßen, Faraona sehr stürmisch, ich habe das Gefühl, sie würde mich am liebsten aufessen oder zumindest mal anknabbern, Pikobella eher zurückhaltend. Aber beide Pferdeköpfe sind da und ich stehe in der Mitte. Ich muss lachen, es ist irgendwie komisch, so beschnuppert zu werden, so unbefangen, ohne Vorbehalte, direkt. Ich vergesse Frau Heintz und die Kamera, es tut einfach gut. Dann dreht Pikobella sich in ihrer Box um, dreht mir den Hintern zu, ich bin enttäuscht. Offensichtlich kann sie mich doch nicht leiden?!

Frau Heintz fragt mich, mit wem ich heute arbeiten möchte, ich bin unschlüssig. Eigentlich mit Pikobella, aber die scheint sich ja nicht für mich zu interessieren. Ich traue mich, meine Gedanken laut auszusprechen. Frau Heintz schmunzelt und fragt, woran ich denn festmachen würde, dass sie mich nicht mag. Es stellt sich heraus, dass Pikobella einfach nur gerne ihren Hintern an einem Pfosten in der Box reibt und vielleicht gerne an dieser Stelle gekrault werden würde; ich muss lachen, was für ein Missverständnis. Nachdem das geklärt ist, steht meine Entscheidung fest, ich möchte mit Pikobella arbeiten. Ich darf sie putzen und streicheln.

Ich versuche über meine Hände Kontakt zu ihr aufzunehmen, ich streiche immer wieder über ihre Wirbelsäule, taste mich am Rücken entlang, die Tränen laufen mir über das Gesicht. Frau Heintz fragt, was ich fühle, was ich wahrnehmen kann. Ja, ich spüre, wo es weicher ist, und wo knochig, spüre die Unterschiede unter meinen Fingern, aber das Gefühl kommt einfach nicht an, es bleibt in meinen Händen stecken. Ich muss immer mehr weinen, ich würde Pikobella so gerne spüren, ›begreifen‹ wer sie ist. Aber in mir ist alles leer, traurig und taub. Es macht mir Angst, nicht in den Kontakt gehen zu können, und es tut weh, diese Unfähigkeit zu spüren. Ich fühle, aber ich fühle doch nicht.

Frau Heintz schlägt vor, in die Halle zu gehen. Ich weiß nicht genau, was ich will, aber ich stimme zu. Wir beobachten die Pferde, wie sie sich in der Halle frei bewegen. Mir ist übel, ich fühle mich klein, unbedeutend und furchtbar einsam. Ich muss mich hinsetzen. Ich fühle mich so isoliert, die gewohnten Gedanken kommen wieder in mein Bewusstsein … niemand sieht, wie es mir geht, keinen interessiert es, keiner mag mich, ich bin wertlos. Ich wünschte, Pikobella würde es merken, ich schaffe es doch nicht mich mittzuteilen, die Scham ist zu groß. Und dann passiert es einfach. Pikobella hebt den Kopf, sieht mich an und kommt schnurstracks auf mich zugelaufen. Sofort kehrt die Energie in meinen Körper zurück, ich stehe auf, begrüße sie, atme tief den Geruch ihres Fells ein. In mir jubelt es. Es scheint mich doch jemand zu sehen hinter meiner Maske. Frau Heintz fragt, was ich spüre, ich spüre Geborgenheit und diesmal geht das Gefühl bis zum Herzen.«

Frau D. erscheint zu einer nächsten Begegnung mit den Pferden hoch dissoziiert. *»Ich hatte die ganze Zeit diese Vergewaltigungsszene im Kopf«*, sagte sie, *»und es ist, als wäre ich mittendrin.«* Beide Pferde waren in ihren großen Boxen im Stall, und es schien mir die vorläufig sicherste Option, Frau D. einzuladen, aus einer für sie passenden Nähe oder Distanz von außen hinzuspüren, mit welchem der Pferde sie Kontakt aufnehmen mag. Sogleich ging sie an eine Ecke, wo sie über die nicht vergitterten Boxenwände mit beiden Pferdeköpfen in unmittelbaren, äußerst nahen Berührungskontakt gelangte. Zu nah, dachte ich, zu ungeschützt. Ihr Lachen in dieser Situation klang wie das eines noch sehr jungen Kindes, vermutlich wie das des Inneren Kindes, als das sie den Intrusionen und Flashbacks noch bis unmittelbar vor der Therapiesitzung ausgeliefert gewesen war. Die Erwachsene schien noch nicht da, nicht anwesend. Nachdem sie bzw. das Kind entschieden hatte, Pikobella näher kennenlernen zu wollen, führte ich die Stute auf den Putzplatz, wo sie – für die Patientin sicher – rechts und links locker angebunden stehen konnte. Frau D. bewegte ihre Hände über das Pferd und weinte, nicht in der Lage zu spüren, was sie fühlt. Langsam konnte die Patientin Rücken und Wirbelsäule der Stute ertasten, ihre Wärme spüren und ein wenig mehr sich selbst. Währenddessen versuchte ich, mit ihr gemeinsam die konkreten anatomischen Bezeichnungen der von ihr berührten Stellen zu benennen: »Das ist die Schulter, das der Widerrist« oder »da ist der Ellenbogen« und Ähnliches. Pikobella stand ruhig, ohne sich zu bewegen, aufmerksam beide Ohren in Richtung der Patientin gewendet. In der anschließend in der Praxis angefertigten Zeichnung bildet sich ihre dissoziierte innere Situation eindrücklich ab (Abbildung 30).

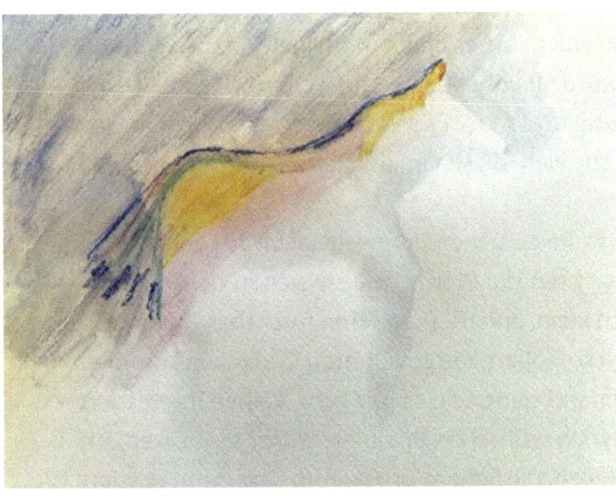

Abbildung 30: Das Gefühl kommt nicht an

Während der Fortsetzung der Stunde in der Reithalle bat Frau D. mich, das große Tor nicht zu schließen – sonst fühle sie sich beengt. Sie musste sich setzen, während wir die beiden Pferde beobachten, die sich in einiger Entfernung im Sand wälzten. Als Faraona das Wälzen im angenehm kühlen Sand mehrfach wiederholte, ging Pikobella vom anderen Ende der Halle aus an mir vorbei und sehr zielgerichtet auf die Patientin zu. Die Stute verweilte bei ihr und schien sich teils in einem Zustand gleichschwebender Aufmerksamkeit zwischen der Patientin, Faraona und mir zu befinden, teils war sie hoch konzentriert einzig auf die Patientin bezogen. Sie schien diese lesen, spüren und verstehen zu wollen.

Die Art und Weise, wie Pikobella in Resonanz ging, ließ vermuten, dass sie Frau D. aus ihrem dissoziativen Zustand regelrecht abholen wollte. Vielleicht spürte sie etwas von deren innerer Not, ihren Sehnsüchten und ihrer emotionalen Verfasstheit und ließ sich darauf ein. Wieder roch Frau D. lange und intensiv an Hals und Schulter des Pferdes, legte ihre Arme um Pikobella und lächelte plötzlich. Nachdem sie das Pferd und seine Zuwendung, wie sie es sagte, *»bis ins Herz«* spüren konnte, schien sie wieder da, ganz anwesend und auch wieder gut in ihrem Körper zu sein. Auf die spätere Frage, was sie mitnehmen könne aus dieser Stunde, antwortete sie nach längerem Schweigen, dass sie erfahren habe, freundlich wahrgenommen und gesehen zu werden: *»Dass ich eine so starke Verbindung mit einem Lebewesen spüren kann, tut so sehr gut – und gleichzeitig so weh.«*

Zweite Therapieeinheit bei den Pferden

»Ich habe ein schlechtes Gewissen, dass Faraona mir böse sein könnte, weil ich in der letzten Stunde nur Zeit mit Pikobella verbracht habe ... Frau Heintz meint, ich solle doch mal rausfinden, ob dieses Gefühl der Realität entspricht. Also gehe ich zu Faraona in den Stall, begrüße sie, nehme Kontakt auf. Ich merke keine Veränderung in ihrem Verhalten mir gegenüber, sie begegnet mir genauso wie sonst auch; gut, ich bin beruhigt.

Heute machen wir eine Imagination bei Pikobella im Stall. Ich soll mich in ihre Nähe stellen und meine Hände auf ihren Rücken legen. Dann soll ich die Augen schließen und mir einen schönen Ort vorstellen, an dem ich mit Pikobella gemeinsam bin. Oha, mit ihr gemeinsam, aber ohne Frau Heintz? Aber wer soll denn dann auf Pikobella aufpassen? Es fällt mir schwer, einen Platz in meiner Fantasie zu finden. Eine Waldlichtung taucht auf, aber eigentlich ist es mir da zu dunkel und bedrohlich, aber wenn der Wald ein bisschen offen ist, dann könnte Pikobella weglaufen, dann ist der Platz ja nicht eingegrenzt. Ich fühle mich unwohl, unruhig, alles fühlt sich bedrohlich und unkontrollierbar an. Pikobella ist unkontrollierbar, ich habe Angst,

Angst, dass ihr was passiert, ich schaffe das nicht, ich kann nicht die Verantwortung für sie übernehmen. Wenn ihr was passiert, was wird Frau Heintz sagen? Pikobella könnte sich verletzten oder sogar sterben … und ich bin dann schuld. Nein, es fühlt sich nicht gut an mit Pikobella auf dieser Waldlichtung zu sein. Alle diese Gedanken gehen mir durch den Kopf.

Nachdem wir die Imagination beendet haben und wieder im Behandlungszimmer sitzen, sprechen wir darüber. Gedanken an meinen kleinen Bruder kommen in meinen Kopf … ich habe mich schon mit fünf Jahren für ihn verantwortlich gefühlt, für sein Leben, sein Wohlergehen. Aber diese Aufgabe war mir viel zu groß, beängstigend, erdrückend. Ich habe mich alleingelassen gefühlt, schuldig und überfordert. Interessant dieser Zusammenhang … das Thema Verantwortung scheint wohl gerade dran zu sein. Ich male noch ein Bild zur Imagination, dann verabschieden wir uns.«

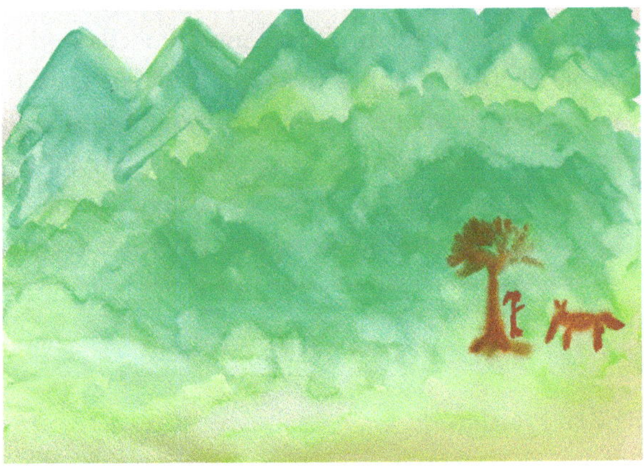

Abbildung 31: Mit Pikobella auf der Waldlichtung

Während Frau D. in der Box von Pikobella eingeladen war, einen sicheren Ort zu imaginieren, ist die Stute ungewohnt unruhig. Die Patientin berichtete von einem Gefühl der Bedrohung, während sie sich mit dem Pferd auf einer Waldlichtung sah (vgl. Abbildung 31), dies jedoch gar nicht genießen konnte, da sie große Angst hatte, ihrer Verantwortung für die Stute nicht gerecht werden zu können. Sie fürchtete, dass sie Pikobella verlieren könne oder dass sie ihr wegliefe.

In die nächste Stunde brachte sie einen Traum mit, in dem es um ihre Verantwortung für ihre immer wieder suizidale Mutter ging, ihre Überforderung als schon so früh parentifiziertes Kind – ein Thema, das wir in den anschließenden sechs Wochen in der Praxis ausführlich anhand zahlreicher stark belastender Erinnerungen bearbeiteten. Dass Frau D. fähig war zu verbalisieren, was ihr mit Pikobella passierte und dies mit den Botschaften des Unbewussten in ihrem Traum in Verbindung zu bringen, bewegte uns in der tiefenhermeneutischen Interpretationsgruppe sehr (siehe Kapitel 6.5).

Zwei Träume

»Nach dieser Stunde habe ich zwei Träume, leider kann ich mich an den ersten kaum noch erinnern. Es ist eine Begegnung mit meiner Mutter, die mir vorwirft, ich sei schuld daran, wenn sie sich umbringe, weil ich mich ja nicht um sie kümmern würde, weil es mir egal sei, wie es ihr gehe. Also könne sie sich auch gleich umbringen. Dieser Traum löst viel in mir aus und beschäftigt mich noch wochenlang. Vor allem dieses Gefühl, dann offenbar schuldig und verantwortlich für den Tod meiner Mutter zu sein.

Im zweiten Traum geht es um meinen Bruder und meinen Freund. Ich sehe von ferne jemanden auf einem kleinen Bagger sitzen. Es sieht aus wie so ein kleiner Bagger für Kinder, den es manchmal auf Spielplätzen gibt. Ich bin mir nicht sicher, wer es ist, mal ist es mein Bruder, mal mein Freund. Diese Person baggert und baggert in der Erde herum, im Hintergrund sehe ich zwei Häuser. Die Person scheint aber völlig außer Kontrolle zu geraten, ich versuche zu ihr zu gelangen. Es ist mein Freund, es sieht aus, als sei er nicht mehr ansprechbar, ich will, dass er damit aufhört, ich schreie, er soll aufhören, frage, was los ist, aber sein Blick ist starr und leer nach vorne gerichtet. Ich kann ihn einfach nicht erreichen, die Person hat sich zu einem unberechenbaren Baggermonster entwickelt. Ich fühle mich so hilflos und schuldig. Ich bin schuld, dass das gerade passiert, ich kann ihn nicht aufhalten. Und es fühlt sich an, als wäre die Person auf dem Bagger schon tot oder gerade dabei zu sterben. Und dann sehe ich, wie durch das ganze Baggern das eine Haus ins Rutschen gerät, gleich wird es in den Abgrund stürzen, ich sehe schon einen Riss in der Mauer. Alles gerät außer Kontrolle. Ich kann nichts tun, ich bin schuld und wir alle sind in Gefahr. Es ist ein schrecklicher Albtraum.«

Frau D. brachte diesen Traum mit einer Szene in Verbindung, in der sie Todesängste erlitten hatte. Als sie neun oder zehn Jahre alt war, fuhr die Mutter am frühen Abend mit beiden Kindern in ihrem Auto auf einer stark befahrenen Landstraße. Die Kinder hatten sich etwas verspätet, die Mutter war voller Vorwürfe, ein paar Widerworte ließen die hoch angespannte Stimmung eskalieren. Plötzlich beschleunigte die Mutter das Tempo und drohte damit, das Auto auf die Gegenfahrbahn zu lenken und sich und die Kinder in den Tod zu fahren. Frau D. schilderte, wie sie zunächst völlig erstarrt auf dem Beifahrersitz saß und dann die Mutter an Schulter und Arm umfasste, um sie von diesem Vorhaben abzubringen. Zu Hause angekommen, seien sich alle schweigend aus dem Weg gegangen. Am nächsten Morgen habe die Mutter sich mit Tränen in den Augen entschuldigen wollen. Frau D. habe sie dann – wie so oft – ganz selbstverständlich getröstet.

Die Frage, was (und wer) ihr Haus, ihr Leben untergräbt, was von außen und was von innen, sollte uns weiter beschäftigen. Wie sehr kann ihr eigenes mitunter fast blindwütiges Ringen um und Graben nach »beweisfähigen« Erinnerungen an konkrete traumatische Ereignisse dieses Lebenshaus, ihr gutes Leben im Hier und Jetzt gefährden und sie in innere Abgründe stürzen? Wie kann sie selbstwirksam mehr Sicherheit in dieser sie so bedrängenden Frage nach der Wahrheit ihrer inneren Bilder und Empfindungen gewinnen? Wie kann sie selbstbestimmter mit der Übernahme von Verantwortung für andere umgehen und wo darf und muss sie sie ablehnen?

Begegnung in der Weidehütte

»Heute sagen wir den Pferden nur kurz Hallo, draußen in der Weidehütte. Ich streichle Pikobella am Hals und von hinten stupst mich jemand am Rücken an. Ich sage: Wer ist das denn, obwohl ich natürlich weiß, dass es Faraona ist, die mir da Hallo sagen möchte. Es tut gut, so wahrgenommen und beachtet zu werden. Bei den Pferden ist das so unkompliziert, ein Aufeinander-Zugehen ist viel leichter als bei Menschen, unverhüllter, ohne Maske, ohne große Worte, einfach und direkt und zum (Be)Greifen.«

Die nächste kurze Pferdebegegnung erlebte Frau D. sehr innig und gelöst. Gedacht war sie als kleine, entspannende Belohnung nach mehreren Wochen der sehr anstrengenden Arbeit an der Mutter- und Verantwortungsthematik ausschließlich im Praxisraum, die sich an diesem Tag vorläufig gut abgerundet anfühlte. Mit geschlossenen Augen lange und still an Pikobella angelehnt, wurde sie plötzlich im Rücken von Faraona mit den Nüstern berührt und fragte mit einem Lachen: *»Wer ist das da hinten?«* Zutiefst berührt von so viel unbeschwertem Vertrauen in diesem Moment schlug ich vor, die nächste Therapieeinheit wieder ganz mit den Pferden zu verbringen.

In Bewegung kommen

»Ich gehe mit Pikobella am Führstrick durch die Halle. Ich soll bestimmen, wo es langgeht, und ich soll das Ziel in den Blick nehmen. Das ist gar nicht so einfach. Vor allem ist Pikobella doch viel größer und stärker, sie könnte mir ohne Probleme davonlaufen. Warum sollte sie tun, was ich von ihr möchte? Frau Heintz meint, dass ich Pikobella Sicherheit geben solle, damit sie sich mir anschließen könne … aber wo soll ich die hernehmen? Ich kann doch oft genug nicht mal für mich selbst die Verantwortung tragen. Ich bin unsicher, die Selbstzweifel sind wieder da. ›Bestimmt findet Pikobella mich doof.‹ – ›Jemand anderes könnte das viel besser.‹ – ›Wie peinlich, nicht mal das bekommst du hin.‹ – ›Jeder kann sehen, wie unsicher du bist.‹ Das Gedankenkarussell ist in vollem Gange. Ich habe Angst, Angst mich zu blamieren, Angst in meiner Unsicherheit gesehen zu werden, Angst mich zu zeigen und gesehen zu werden.

Das alles spielt sich in meinem Kopf ab, während ich weiter mit Pikobella durch die Halle gehe. Ich versuche, mich zu fokussieren, ich treffe eine Entscheidung, ich möchte zu Punkt F, ich schaue das Ziel an, richte mich mit meinem Körper darauf aus, steuere mit aller Kraft, die ich innen und außen habe, darauf zu. Und es funktioniert tatsächlich. Pikobella macht alles brav mit, ich spreche leise mit ihr, lobe sie, ermuntere sie mitzukommen. Ich werde mutiger, ich probiere verschiedene Dinge aus, wir gehen kreuz und quer durch die Halle. Ich weiß nicht genau, woher das kommt, aber ich fühle Energie in meinem Körper, ich bin aufgeregt. Diese große Halle reizt mich irgendwie. Ich möchte den Platz ausnutzen, mich noch mehr bewegen, rennen, so lange ich kann, etwas Neues ausprobieren. Ich finde es faszinierend, wenn Pferde traben, so anmutig, mit so großer Leichtigkeit, fast ein bisschen wie schweben. Ja, ich will das ausprobieren. Frau Heintz gibt ihr Okay und feuert Pikobella mit mir gemeinsam an. Und dann laufen wir. Es fühlt sich wunderbar an, wir sind richtig in Fahrt, immer noch eine Runde im Trab. Ich spüre meinen Körper, höre Pikobellas Atem, das gleichmäßige Aufsetzen der Hufe. Es fühlt sich genauso leicht an, wie ich es mir vorgestellt habe. Wir laufen so lange, bis ich nicht mehr kann. Ich strahle bis über beide Ohren. Das war toll!

Zur Belohnung ziehen wir Pikobella das Halfter aus, damit sie sich im weichen Sand wälzen kann. Verwirrt sieht sie mich an, bleibt auf der Stelle stehen ... offensichtlich ist ihr nicht danach zumute, schon Feierabend zu machen. Frau Heintz ermutigt mich, ohne Strick mit ihr weiterzugehen. Und tatsächlich, sie kommt mit. Wir gehen Seite an Seite durch den weichen Sand, ich rede mit ihr, lobe sie. Ich spüre unsere Verbindung, das gegenseitige Vertrauen. Ein unbeschreibliches Gefühl. Gibt es einen größeren Vertrauensbeweis? Einen größeren Beweis dafür, dass Pikobella gerne mit mir Zeit verbringt und mich respektiert? Ich platze fast vor Stolz und Glück. Das hat mein Selbstbewusstsein geboostert. Ich steige nach dieser Stunde glücklich ins Auto. ›Ich kann etwas.‹ – ›Pikobella ist mit mir mitgekommen.‹ – ›Sie vertraut mir.‹ – ›Sie ist gerne mit mir zusammen.‹ Mein ganzer Körper ist erfüllt von Glück, ich fühle mich lebendig und hoffnungsvoll. Was für eine Therapiestunde!«

In der vierten Stunde mit den Pferden schien es mir wichtig, nicht mehr den regressiven Bedürfnissen so großen Raum zu geben, sondern Frau D. in ihren konstruktiv-aggressiven Möglichkeiten (im Sinne von lat. »aggredere«, herangehen) zu stärken. Ich hoffte, sie modellhaft erleben und erfahren lassen zu können, wie es ist ein Ziel ins Auge zu fassen, sich zu fokussieren, mit der Stute abzustimmen und Führung zu übernehmen. Der Augenblick schien stimmig zu sein.

Die von ihr geschilderte Unsicherheit blieb mir verborgen – ich sah sie gut synchronisiert mit Pikobella im Schritt durch die Reithalle gehen, sah, dass Pikobella ganz achtsam mit ihr im Kontakt war. Dann begann Frau D. mit der Stute zu traben – Runde um Runde, ausdauernd, in flottem Tempo und mit erstaunlicher Leichtigkeit! Auch die Stute hatte offensichtlich Freude daran, immer kraftvoller federnd abzufußen. Beide schienen gegenseitig diese positive Energie zu spüren und voneinander aufzunehmen. Selbst in einem Moment, wo die Stute kurz und etwas angespannt nach außen orientiert war, da sie ein anderes Pferd auf der Straße neben der Reithalle hörte, hatte Frau D. ihre Aufmerksamkeit sofort und völlig unbeirrt wieder bei sich.

Ich war sehr davon beeindruckt, wie sich die Patientin in dieser Stunde innerlich und äußerlich aufrichtete, wie groß sie zum Schluss mit absoluter Präsenz vor und neben dem Pferd stand, strahlend! Ihre Worte, die ganze Art, wie sie sprach, wurden offener, sicherer, energetisch und lebendig und ich konnte ein wenig ahnen, wie viel Vitalität und innere Kraft ihr im Kern zur Verfügung standen und ihr geholfen hatten, ihr Schicksal mit allen Höhen und Tiefen irgendwie zu meistern.

Dieses Laufen mit dem Pferd, die Erfahrung von eigener Kraft und Verbindung mit Pikobella hätten ihr Selbstbewusstsein nachhaltig *»geboostert«*, berichtete sie in der darauffolgenden Sitzung. Mit dem deutlichen Gefühl einer anhaltenden Stabilisierung brachte sie erneut einen beunruhigenden Traum in diese Stunde, den sie aber sehr gefasst zu erzählen vermochte:

Der Traum von den zwei kleinen Mädchen

»Ich sehe von oben ein großes Areal, rechts sind ein Wohnhaus und ein Schuppen und links ist auch noch ein Haus. Mal wirkt das alles klein wie eine Streichholzschachtel und dann wieder riesig. Mein Freund und ich wollen uns das Haus und das Gelände ansehen und eventuell kaufen. Mein Freund ist begeistert … auf mich wirkt das alles gruselig, das Haus strahlt etwas aus, was mir nicht gefällt, die Atmosphäre ist gespenstisch, bedrohlich. Alles ist menschenleer, als wäre ewig keiner mehr da gewesen, man hört keinen einzigen Ton, alles ist still und verlassen, wie aus einer anderen Zeit. Wir stehen am Dachboden, ich spüre die Spannung, der Raum ist hell, eine kleine Dachluke ist zwischen den Brettern sichtbar. Komisch, sie lässt sich nur nach innen öffnen, nicht nach außen. Ich mache sie auf, ohne nachzudenken. Was ich sehe, lässt mich erschaudern. Ich sehe den Kopf eines kleinen Mädchens mit blonden Haaren. Es ist tot. Es liegt auf dem Dach des Hauses, begraben unter einer Schneedecke. Seltsam konserviert. Sie hat ein Sommerkleid an. Wie lange sie wohl schon dort liegt? Und wer hat sie da hingelegt? Einfach abgelegt, den Naturgewalten ausgesetzt. Und trotzdem geschützt und versteckt unter dem Schnee. Ich bin fassungslos, entsetzt über dieses Verbrechen. Vor allem darüber, dass es dem Täter nicht einmal die Mühe wert war, sie zu beerdigen.

Wir gehen in den Keller. Dort kommt uns auch ein kleines blondes Mädchen entgegen, es muss im selben Alter sein. Sie ist verdreckt und vollkommen verwahrlost. Sie läuft völlig unbefangen und fröhlich auf uns zu. Warum hat sie keine Angst? Warum versteckt sie sich nicht? Irgendwo muss noch ein Säugling sein, ob er noch lebt, weiß ich nicht. Das kleine Mädchen musste sich um ihn kümmern. Ich weiß nicht, wie lange hier unten kein Mensch mehr war. Alles ist verdreckt und durcheinander. Dieses Kind stößt mich ab, ich möchte es nicht sehen, ich verstehe es nicht. Ich möchte nichts mit ihm zu tun haben.«

Den Traum zu Ende bringen

»Der Traum beschäftigt mich noch tagelang. Das Bild von dem toten Mädchen hat sich in mein Gedächtnis eingegraben. Frau Heintz fragt mich, was denn nötig wäre in diesem Traum, was es braucht. Ich sage: ›Das Kind muss beerdigt werden.‹ Aber ich schaffe das nicht alleine. Auf das Dach zu kommen, ist nicht das Problem, aber ich kann doch nicht mit bloßen Händen im gefrorenen Schnee diese Leiche ausgraben, das schaffe ich nicht.

Ich schließe meine Augen, begebe mich innerlich wieder zu dem Haus, wo das tote Mädchen liegt. Was brauche ich … am besten die Feuerwehr. Es sind zwei Feuerwehrmänner. Sie kommen mit einer Drehleiter. Ich möchte unten auf der Erde warten, gemeinsam mit Frau Heintz und einer nahen Freundin. Vorsichtig bringen die zwei Männer das kleine Mädchen vom Dach herunter und legen es behutsam auf den Boden. Mir laufen pausenlos die Tränen über das Gesicht. Ich möchte mir die Tote noch einmal ansehen. Sie ist noch genauso wie an dem Tag, als sie abgelegt wurde. Sie sieht klein und zerbrechlich aus. Ihre Haut ist fast weiß. Das Kleidchen hat fröhliche Farben, Gelb, Grün und Blau. Es muss ein Sommertag gewesen sein, als sie gestorben ist. Mein Herz schmerzt. Es tut so weh, aber gleichzeitig fühle ich Frieden. Jetzt ist sie in Sicherheit, geborgen. Meine Freundin fährt gemeinsam mit den Feuerwehrmännern zum Bestatter, um für das kleine tote Mädchen einen Sarg auszusuchen. Sie muss aufpassen, dass dem Mädchen keiner mehr etwas tut.

In der Zwischenzeit wollen wir zu dem Ort laufen, an dem die Beerdigung stattfindet. Aber ich habe keine Kraft zum Laufen. Ich darf auf Pikobella reiten, Frau Heintz führt uns. Wir kommen auf dem Hügel an. Eine mächtige Eiche steht auf dem Hügel und beschirmt das Grab. Das kleine Mädchen liegt schon in der Erde und meine Freundin ist auch schon da. Über dem Grab ist ein kleiner Erdhügel und am Kopfende ein Kreuz. Es ist still. Nur der Wind rauscht in den Blättern der Eiche. Ich fühle Frieden und Ruhe. Wir haben das kleine Mädchen geborgen. Wir haben ihr einen würdevollen Abschied gewährt. Keiner kann ihr hier mehr etwas tun. Es ist eine eigene kleine Welt, nur für dieses Grab, für diesen Ort. Meine kleine Welt« (vgl. Abbildung 32).

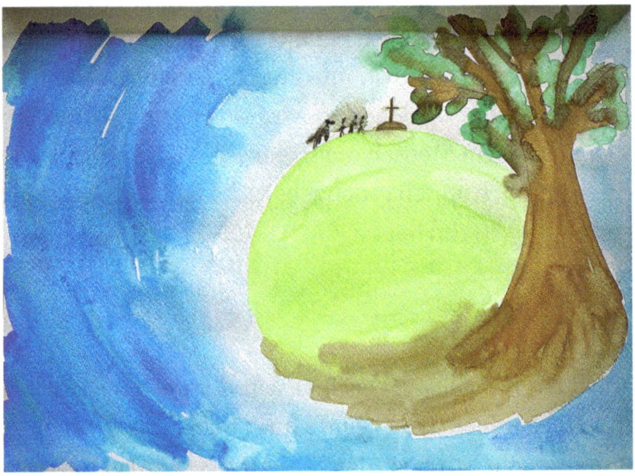

Abbildung 32:
Meine kleine Welt

In diesem sehr wesentlichen und zentralen Traum geht es um ein totes Kind, das unter Eis und Schnee über dem Dachfenster eines Hauses liegt, in das Frau D. einziehen soll. Ganz so, wie traumaassoziierte Ereignisse oft »frozen«, also eingefroren sind und meist nur in Form von Flashbacks und Intrusionen auftauchen, liegt dieses Kind hinter diesem Fenster – einem Fenster, das im weiteren Therapieverlauf reale Erinnerungen freigab. Die ausführliche imaginative Bearbeitung des Traums mündete zunächst in den Wunsch, dieses Kind zu bergen und anschließend in Begleitung einer Freundin, der Therapeutin und von Pikobella (!) zu begraben. Noch in der gleichen Stunde malte Frau D. diese Szene, die als ihre *»kleine innere Welt«* von den kräftigen Wurzeln des grün blühenden Baumes so sicher umfasst und eingerahmt – wie von einer großen, starken Hand gehalten – ist. Noch scheint dieser Baum im ihn umgebenden Blau zu schweben – aber es gibt ihn, er existiert.

Besonders eindrücklich an diesem Therapieabschnitt war, wie sehr sich die auftauchenden Themen in der Arbeit mit den Pferden und jene in der Praxis gegenseitig bedingten, verstärkten und – den inneren Prozess katalytisch vorantreibend – ineinander verwebten. Frau D. hatte schon in früheren Therapiephasen begonnen, sich diesen inneren Kindanteilen zuzuwenden, die sich jetzt noch einmal differenzierten; das verwahrloste, schmutzige und sehr lebendige zweite kleine Mädchen, das aus dem Keller des Hauses auftauchte, würde noch geraume Zeit brauchen, um zugewandt angeschaut werden zu können.

In diesen wenigen Stunden mit den Pferden schien mehr heilsame Entwicklung möglich gewesen zu sein als in dem halben Jahr zuvor seit bzw. nach dem letzten Klinikaufenthalt. Mit den Sommerferien ergab sich eine längere Therapiepause. Frau D. fühlte sich deutlich und anhaltend stabilisiert. Wir arbeiteten nun seit etwa zwei Jahren miteinander, in denen auch der Umzug in eine gemeinsame Wohnung mit ihrem Freund stattgefunden hatte und manche Beziehungskrise überwunden worden war. Die Frage des beruflichen Wiedereinstiegs stellte sich, aber im Herbst erhielt Frau D. überraschend einen stationären Therapieplatz auf der Traumastation einer psychosomatischen Klinik, um den sie sich mehr als ein Jahr zuvor beworben hatte. Sie wollte diese Chance nutzen – ich hatte eher ambivalente Gefühle dieser Entscheidung gegenüber.

Frau D. wünschte sich, ein Büschel Haare aus Pikobellas Mähne oder Schweif – und auf diese Weise den ihr so wichtigen Pferdegeruch – mitnehmen zu dürfen. Sie blieb den ganzen Winter über, fast vier Monate lang, in der Klinik. Zu Beginn schickte sie Fotos von Collagen, die sie in der Kunsttherapie angefertigt hatte, dann wurde es stiller. Neue, weitere Erinnerungen waren während des Klinikaufenthaltes aufgedeckt worden, wodurch sich die dissoziative Symptomatik erneut verschärfte. Manche Sitzungen im darauffolgenden Frühjahr konnten wir nur telefonisch absolvieren, weil Frau D. vor oder während der schon begonnenen Autofahrt zu meiner Praxis realisieren musste, dass sie nicht fahren konnte. Ein für sie sehr befreiender Schritt war der aktive und deklarierte Kontaktabbruch zur Familie des inzwischen sehr betagten Täters. Zu oft hatte sie sich früher von dessen Frau zu Besuchen und ungewollter Nähe gedrängt und genötigt gefühlt.

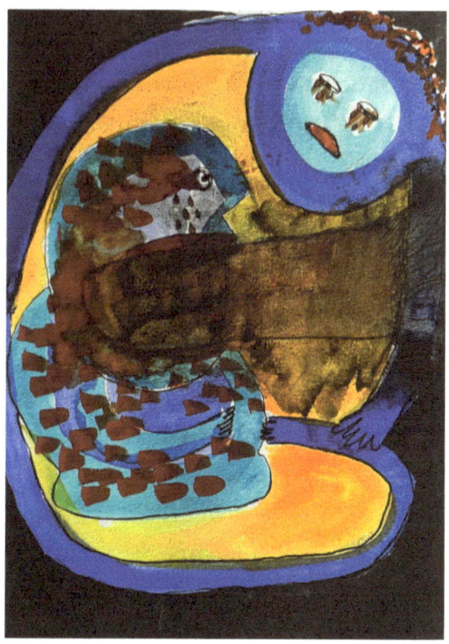

Abbildung 33: Ich sehe sein zweites Gesicht

Traum

»Worte, wie soll man Worte finden, wenn die Erinnerung so verschwommen ist und alles in einem dichten Nebel zu versinken scheint. Er sitzt da auf der Couch. Ich sehe sein zweites Gesicht, es ist anders als das, das er sonst zeigt (vgl. Abbildung 33). Er will etwas von mir, ich weiß es, fühle es. Er will mir weismachen, dass das gar nicht schlimm ist, dass das was Schönes ist, dass es mir auch Spaß macht. Bin ich erwachsen oder ein Kind? Ich möchte das nicht. Und ich will ihm auch klarmachen, dass es nicht schön ist. Und ich verstehe ihn nicht. Wer ist er? Er ist eklig, ich will das nicht. Ich hasse dieses Gefühl.«

Ich hoffte, dass es Frau D. gut tun würde, Auszüge der Videoaufnahmen der so positiv und stärkend erlebten letzten Pferdebegegnungen gemeinsam zu betrachten und vielleicht dort wieder anschließen zu können. Hierzu mussten wir das Praxiszimmer verlassen und begaben uns vor einen großen Bildschirm in meiner Wohnküche, die auch als Seminar- und Gruppenraum dient. Nach wenigen Minuten saß Frau D. plötzlich zitternd, zusammengekauert und mit tränenüberströmtem Gesicht auf ihrem Platz – unfähig zu sprechen, kaum in der Lage sich zu bewegen. Sofort stoppte ich den Film und irgendwie schafften wir es, durch das angrenzende Stallgebäude zum Paddock und den Pferden zu gehen, die sich sogleich näherten. Pikobella schubste sie sanft über das Zauntor hinweg an und lehnte ihren Kopf an die sie streichelnden Hände. Jetzt zitterte Frau D. wegen der Kälte – aber sie war wieder anwesend und konnte sagen, dass es *»zu viel, zu schön, viel zu nah«* war, dass sie sich plötzlich in der Küche ihrer Mutter befand, und diese viel zu große Nähe drohte, täuschend, schmerzlich, verletzend und *»nur furchtbar«* zu sein.

Ich musste lernen, wie zerbrechlich die scheinbar wiedergewonnene Stabilität, wie leicht das wiedergewonnene Vertrauen zu erschüttern waren, wie dünn der Boden, den wir gemeinsam betreten konnten. Aber Frau D. war auch mutig, sie kämpfte – und nach einigen Minuten etwas erholt und wieder aufgewärmt, wollte sie den fehlenden Teil der Videoaufnahmen gern noch sehen.

Frau D. träumte von Mutter und Großmutter. Die Großmutter erklärt ihr, dass sie selbst und auch ihre Mutter von verschiedenen Verwandten missbraucht worden seien. Das müsse man doch hinter sich lassen können, sie beide hätten schon früh auf dem Schoß all dieser Herren in Anzügen sitzen müssen, das sei schon lange so in ihrer Familie. Im Traum ist die Patientin empört und widerspricht ihrer Großmutter ganz vehement. Der Traum mobilisierte Widerstand und neue Kraft – zum ersten Mal habe sie danach wirklich in der Tiefe fühlen können, dass nur, weil man sie *»wie Dreck behandelt«* habe, sie nicht Dreck sei, dass sie sich nicht mit diesem Schmutz identifizieren müsse, sondern wertvoll sei, in sich Wert besitze. Momente mit einem solchen Lebensgefühl sind kostbar, aber auch flüchtig. Doch auch andere Traumsequenzen setzten den sich immer wieder einstellenden Gefühlen ohnmächtiger Hilflosigkeit Szenen entgegen, in denen sie jetzt wehrhaft sein konnte oder Hilfe holte, mutig handelte und den Forderungen ihres Gegenübers klare Grenzen setzte. Manchmal weiß das Unbewusste schon mehr als das Bewusstsein, und neue Perspektiven im Traum bahnen möglichen Veränderungen und Entwicklungen im realen Leben einen Weg.

Das Pferd von oben

»Es sind ein paar Monate vergangen und es ist viel passiert. Vier Monate war ich in der Klinik und seit Jahresbeginn bin ich wieder in Kroed bei Frau Heintz im Behandlungszimmer. Etwas spukt mir im Kopf herum, schon lange: Ich möchte einmal auf Pikobella sitzen, meinen Kopf auf ihren Hals legen und alles loslassen. Das wünsche ich mir und heute traue ich mich zu fragen. Entgegen meinen Befürchtungen ist Frau Heintz einverstanden. Es müssen einige Vorbereitungen getroffen werden, denn Pikobella wird schon seit zwei Jahren nicht mehr geritten. Frau Heintz macht mit einer Kollegin einen Probelauf, alles ist vorbereitet.

Ich bin aufgeregt und voller Vorfreude. Es ist ein heißer Tag und wir sind mit den Pferden draußen. Erst laufe ich ein paar Runden, um wieder warm zu werden und mit Pikobella in Kontakt zu kommen. Wir sind heute beide etwas gemütlicher unterwegs, wahrscheinlich macht uns die Hitze träge. Ich bringe Pikobella vor der kleinen Aufstiegshilfe zum Stehen und übergebe Frau Heintz den Führstrick. Der Moment ist gekommen, ich klettere nach oben und schwinge mich auf Pikobellas Rücken, geschafft. Puh, das ist ja doch ganz schön hoch und wackelig, irgendwie habe ich mir das anders vorgestellt. Ich bin ja früher schon oft auf Pferden gesessen und geritten, aber heute ist es anders. Das gewohnte Gefühl der Freude stellt sich nicht ein, mir ist mulmig zumute. Wir laufen los bzw. ich ja nicht, sondern Frau Heintz und Pikobella, ich sitze hier oben und kann eigentlich gar nichts machen, außer mich festzuhalten. Ich schaue auf Pikobellas Hals und ihre Mähne, etwas stört mich. Ich kann ihr nicht in die Augen sehen. Ich verliere den Kontakt, ich verliere das Vertrauen. Was, wenn sie plötzlich ganz anders wird, was wenn sie plötzlich zu rennen anfängt oder böse und wütend wird. Ich kann ihre Reaktionen nicht vorhersehen, hier oben kann ich eigentlich gar nicht sehen, was in ihr vorgeht. Ein altbekanntes Gefühl stellt sich ein, ich habe Angst und ich verliere den Kontakt zur Außenwelt, meine innere Verbindung zu Pikobella und Frau Heintz bricht ab. Niemand scheint etwas davon zu merken, und ich kann es irgendwie nicht äußern oder ich komme nicht auf die Idee es zu tun. Wir halten an und ich versuche meine Idee umzusetzen und mich auf Pikobellas Hals zu legen, aber die Fliegen nerven und die Ruhe fehlt. Wir beenden den ersten Reitversuch.

Wieder auf dem Boden angekommen, fragt mich Frau Heintz, wie es war. Ich kann irgendwie nicht viel sagen, warum merkt denn keiner, was in mir drin grade los ist? Mir ist so schwindelig, ich muss jetzt was tun, sonst kippe ich um. Ich frage Frau Heintz, ob ich mich hinsetzen kann, und dann versteht sie, was los ist. Mir laufen die Tränen übers Gesicht, ich bin vollkommen aufgelöst. Woher kommt das denn jetzt plötzlich? Ich versuche, mich zu regulieren, während Frau Heintz mir Taschentücher und ein Glas Wasser holt. Wir sitzen im Schatten vor dem Haus mit Blick auf die Pferde. Frau Heintz fragt, was gerade passiert ist. Ja, was ist passiert ... wie ist aus der Vorfreude und dem geplanten schönen Erlebnis so ein Desaster geworden? Ich betrachte Pikobella aus sicherer Entfernung und erzähle Frau Heintz was während des kurzen Ritts in mir vorging. Es ist dasselbe passiert, was mir so oft passiert in meinem Alltag und mit meinen Bezugspersonen. Der Mensch oder in diesem Fall das Tier, dem ich vertraut habe, wird für mich plötzlich fremd und unberechenbar. Ich verliere jegliche Verbindung, ich weiß nicht mehr, wer der andere ist. Mein Gegenüber wird zu jemandem, bei dem ich mit allem rechnen muss, auch mit dem Schlimmsten. Sämtliche Sicherheit geht verloren, nichts von dem, was ich vorher wusste und fühlen konnte, ist mehr da, völliger Kontrollverlust. Frau Heintz fragt, ob ich mir jetzt, wo ich ja in Sicherheit bin, gedanklich vorstellen könnte, mich noch mal auf Pikobella zu setzen. Mein Verstand sagt ja, mein Verstand weiß, dass sie nicht bedrohlich ist, dass sie immer noch dieselbe ist, die ich kennengelernt habe, aber das Misstrauen ist immer noch da.«

Wieder hatte ich unterschätzt, was es für Frau D. bedeuten würde, Kontrolle abzugeben, sich führen zu lassen, getragen zu werden – auch wenn es nur wenige Schritte waren. In wenigen Sekunden kippte eine mit so viel Freude erwartete Situation und triggerte völlig autonome, traumaassoziierte Emotionen und Angst auslösende Körperempfindungen. Erneut erlebte ich das Ausmaß ihrer Not, wenn diese Erinnerungsspuren die Wahrnehmung der gegenwärtigen Situation nicht nur verzerren, sondern absolut überlagern, mit panischer Übererregung einhergehen und alte Gefühle von völliger Ohnmacht und Hilflosigkeit hervorrufen.

»Wer mich kennt, der weiß, dass ich mich nicht so schnell geschlagen gebe. Ich bin fest entschlossen, es noch mal zu versuchen. Ich möchte lernen zu vertrauen und meine Ängste zu überwinden und vielleicht ist das das perfekte Übungsfeld. Diesmal wird alles noch genauer vorbesprochen und geplant. Sobald sich ein komisches Gefühl einstellt, werde ich Bescheid geben. Ich gebe vor, wann wir stehen bleiben und wann wir loslaufen. Ich kann jederzeit absteigen und mich vergewissern, dass noch alles in Ordnung ist und Pikobella sich nicht verändert hat. Ich bin bereit.

Als ich zum zweiten Mal auf Pikobellas Rücken sitze, dreht sie ihren Kopf nach hinten und sieht mich an, als würde sie sich vergewissern wollen, dass alles in Ordnung ist. Das gibt mir Sicherheit. Ich bitte Frau Heintz darum loszugehen und wir setzen uns in Bewegung. Ich versuche, mich auf meinen Atem zu konzentrieren, diesmal fühlt es sich definitiv besser an. Ganz kurz kann ich Glück empfinden. Dann werde ich wieder traurig, aber diesmal, weil es so ein schönes Gefühl ist. Tief atme ich aus und genieße das Gefühl, mich tragen lassen zu dürfen und endlich mal die Kontrolle abzugeben. Und dann kommt die Übelkeit zurück, aber diesmal gebe ich Bescheid und bitte darum anzuhalten. Frau Heintz bittet mich, vor dem Absteigen noch mal kurz hinzuspüren, wo sich die Übelkeit im Körper befindet und was ich genau fühle. Ich fühle Schmerz in meiner Brust, mein Mund zittert, der alte Schrecken ist wieder da, und ich befinde mich ganz nah an der unsichtbaren Grenze, die ich nicht überschreiten sollte. Während ich all das wahrnehme und ausspreche, lässt die Übelkeit nach, etwas beruhigt sich in mir. Als ich mich nach vorne beuge, um abzusteigen, lege ich wie von selbst meine Arme um Pikobellas Hals und meinen Kopf auf ihre Mähne. Pikobella ist ganz ruhig, ich schließe die Augen und genieße es, einfach nur da zu sein und ihr Fell unter meinen Händen zu spüren; jetzt fühlt es sich richtig an und trotz meines Schmerzes fühle ich mich mit Pikobella verbunden. Ich steige ab und weiß, dass ich einen großen Fortschritt gemacht habe. Ja, das ist wirklich gut mit den Pferden, denke ich, als wir mit ihnen in den Stall zurückgehen.«

Ich war froh, dass Frau D. in diesem behutsamen Prozess das Getragenwerden zulassen und sehr achtsam zwischen Abgeben und Wiederaufnehmen der Kontrolle auf dem Rücken des Pferdes wechseln konnte. Ebenso wichtig war es, dass sie über die Fokussierung auf ihre Körperempfindungen und Emotionen als Erinnerungsspuren zu Ereignissen der Vergangenheit – und nicht als Hinweise auf gegenwärtige Bedrohung – einen Weg fand, beides zu regulieren und damit auf eine gute Weise selbstwirksam handlungsfähig und anwesend bleiben konnte.

Es ist der Sommer 2024, in dem unser Schreibdialog stattfindet und an dieser Stelle zu einem Ende kommt, während wir die Therapie mit einem voraussichtlich hinreichenden Stundenkontingent fortsetzen werden. Ich empfinde Hochachtung und Dankbarkeit für die Bereitschaft und den Mut, mit dem Frau D. diesen reflektierenden Einblick in ihre Erfahrung ermöglicht hat – noch mitten in einem laufenden Prozess.

Resümee

»Mir ist klar, dass ich noch einen weiten Weg vor mir habe. Eine komplexe PTBS geht durch ein paar Pferdestunden nicht einfach weg. Jeden Tag kämpfe ich mit meiner Vergangenheit und versuche mich teilweise im Viertelstundentakt, wieder zurück ins Hier und Jetzt zu holen. Aber das, was ich mit Pikobella erlebt habe, ist etwas ganz Besonderes. Ich hätte nie gedacht, dass mir in der Beziehung zu ihr dasselbe passiert wie mit einem Menschen. Wenn ich zurückschaue, habe ich Stück für Stück gelernt, mir ein bisschen Gefühl zurückzuerobern. Manchmal haben mich die Gefühle überwältigt, aber alles ist besser als in dem dumpfen Nebel der Gefühlslosigkeit zu verharren. Ich darf behutsam lernen, an der Grenze entlangzugehen, wie Frau Heintz es so schön gesagt hat. Ich darf lernen, auf mich zu achten und Stopp zu sagen. Ich darf mich mitteilen und Hilfe annehmen. Ich darf lernen zu vertrauen, was wohl die Königsdisziplin darstellt für einen Menschen wie mich, der von klein auf gelernt hat, niemandem als nur sich selbst zu trauen. Und ich darf letztendlich lernen, wieder schöne Gefühle zuzulassen, auch wenn sie erst mal genauso bedrohlich erscheinen wie alles andere auch.«

13 Die Arbeit mit dem Pferd in der Therapie komplex traumatisierter Patientinnen

Birgit Heintz

Es wäre vermessen, im Rahmen dieses Kapitels ein traumatherapeutisches Konzept für die pferdegestützte Psychotherapie vorlegen zu wollen. Dennoch scheint es angesichts der hohen Anzahl – sechs von dreizehn – der Patientinnen in unserer Studie, die unter einer komplexen posttraumatischen Belastungsstörung litten, angebracht, den besonderen therapeutischen Möglichkeiten, welche die Pferde hier bieten, besonderen Raum zu geben.

Patient*innen mit gravierenden Traumafolgestörungen gelten in Fachkreisen als *hard to reach*. Ihre Therapien im *treatment as usual* weisen in einer Studie von Schulte und Eifert (2002, zitiert nach Egger, 2021, S. 22) eine Misserfolgsrate von 30,7 Prozent auf. Wenn ein Kind durch Eltern oder nahe Bezugspersonen vernachlässigt, sexuell oder durch andere Formen körperlicher Gewalt misshandelt wurde, werden menschliche Beziehungen eine nicht zu unterschätzende Quelle von Angst und Stress. Häufige Bewältigungsstrategien sind dann das Vermeiden von Nähe, Berührung und Vertrauen, um wiederholter Enttäuschung zu entgehen. Bis hin zur Dissoziation werden diese Vermeidungsmuster in die Interaktion mit späteren Bezugspersonen, das heißt, auch auf Psychotherapeutinnen bewusst und unbewusst übertragen.

Ein weiteres Dilemma beschreiben Clauer und Heinrich (1999) bereits vor über fünfundzwanzig Jahren in ihrem Beitrag zu körperpsychotherapeutischen Ansätzen in der Behandlung traumatisierter Patient*innen. Die Abspaltung des Körperempfindens, das heißt das Aus-dem-Körper-Gehen, stelle in unseren vorwiegend sprachbasierten (Richtlinien-)Verfahren ein Phänomen dar, unter dem beide Therapiepartner leiden und das häufig in der Therapie fortgeschrieben werde. Sie fragen: »Wie können Worte, Bilder und Körperselbst zusammenwachsen? Wie können wir als Therapeuten die verbale und die non-verbale Arbeit integrieren?« (Clauer u. Heinrich, 1999, S. 78). Noch deutlicher wird Tilmann Moser (2012, S. 116) wenn er schreibt: »Die engherzige, ängstliche, jeden

Körperkontakt vermeidende Abstinenz kann retraumatisierend wirken: Es gibt eine verzweifelte, ja kosmische Einsamkeit bei manchen Störungen, die nicht durch die warmherzigste, wohlwollendste Empathie in der Stimme gemildert oder gar geheilt werden kann. Sie kann die unbewusste oder bewusstseinsnahe Überzeugung verstärken, der eigene Körper sei abstoßend, räudig oder sonstwie ekelhaft, und der Analytiker hüte sich aus diesem Grund vor jeder Berührung.«

Durch die emotionale wie physische Berührbarkeit und die oft sehr sanften Berührungen der Pferde entgehen wir diesem Dilemma, ohne die Patientinnen durch menschliche Berührung in ein hohes Stresslevel zu bringen. Die körperliche Erfahrung von Nähe und zwischenleiblicher Resonanz mit den Pferden beeinflusst physiologische Parameter wie Atmung und Herzfrequenz (siehe Kapitel 7.4) sowie Cortisol- und Oxytocinspiegel (vgl. Julius et al., 2017) in einer Weise, die die Emotionsregulierung leichter oder überhaupt erst möglich macht und damit die dissoziative Bewältigung verhindert.

Wenn sexuelle Misshandlung nur durch Dissoziation psychisch zu überleben war und zudem die Misshandlung durch nahe Bezugspersonen geschah, deren Liebe und Zuwendung seitens des Kindes ersehnt waren, entsteht eine tiefgehende Verwirrung hinsichtlich der Interpretation körperlicher Impulse, Signale und Berührungen. Oft wird die sexuelle Grenzverletzung durch den Erwachsenen gar nicht oder anders benannt, quasi verbal überschrieben, umbenannt und verschleiert, etwa durch Formulierungen wie »Das hat dir doch sicher Spaß gemacht, bald spielen wir weiter.« So, wie Kinder die Deutung der Wirklichkeit von ihren Eltern übernehmen, so identifizieren sich erwachsene Opfer aufgrund der Ohnmacht und des Ausgeliefertseins sehr häufig mit den Deutungen und Umdeutungen der Täter.

Opfer sexueller Gewalt und komplexer Traumatisierung übernehmen in ihrer unbewussten Identifikation mit den Tätern vor allem deren Schuld. Schmerzhafte negative Überzeugungen über das Selbst verstärken oft noch die belastenden Emotionen und körperlichen Reaktionen (vgl. van der Kolk, 2015) und beeinträchtigen Körperhaltung, Atmung, Bewegungsfreiheit und sogar die Herzfrequenz. Die Patientinnen empfinden ihren Körper häufig als beschmutzt, eklig, hässlich, verabscheuungswürdig oder als nicht zugehörig zu sich selbst. Körperliche Nähe ist mit Angst vor Sexualisierung kontaminiert. Intrusionen – sich im Schlaf oder im Wachzustand aufdrängende Erinnerungsfragmente des traumatischen Geschehens – sind von den Emotionen begleitet, die mit diesen Ereignissen assoziiert sind und mit einer Fixierung an das Erlebte einhergehen. Ein ständiges Auf-der-Flucht-Sein, ein Lebensgefühl allgegenwärtiger Bedrohung kulminieren oft in dauerhafter Übererregung und sogenanntem *Hyperarousal,* verbunden mit Schlafstörungen und Albträumen.

»All diese Symptome führen dazu, dass eine betroffene Person nicht mehr in sich zu Hause sein kann und auch sonst an keinem äußeren Ort auf dieser Welt und in keiner Beziehung zu einem anderen Menschen. Traumatisierte Menschen haben ihren Körper verlassen und es geht in der Therapie darum, in den eigenen Körper zurückzukehren, in ihm wieder zu Hause zu sein« (Clauer u. Heinrich, 1999, S. 78).

Wie unmöglich erscheint die Vorstellung, dieses unbedingt zu bejahende Therapieziel ohne die aktive und bewusste, unmittelbare Einbeziehung des Körpers und des Leibes – als des verkörpert Psychischen – erreichen zu können? So retraumatisierend eine jeden Körperkontakt vermeidende Abstinenz sein kann – eine wohlwollende Berührung eines Menschen im falschen Moment kann sich nicht minder verheerend auswirken und es muss uns bewusst sein, wie hoch sensibel und heikel das Thema ist.

In der pferdegestützten Psychotherapie kann Berührung durch ein lebendiges Gegenüber für die Patientin kontrollierbar nacherlebt werden. Oft liegen während solcher Berührungserfahrungen Trauer, Schmerz, Wut, Hass und zutiefst empfundene Sehnsucht nach respekt- und liebevollem Berührtwerden ganz dicht, nahezu untrennbar und somit oft nur schwer aushaltbar nebeneinander.

Beobachten können wir während solcher Berührungen des Pferdes mitunter ein Oszillieren der Aufmerksamkeit zwischen dem Schmerz, der Angst, und dem als heilsam empfundenen körperlichen Kontakt mit dem Pferd. Das Pferd hält verbunden, verankert im Hier und Jetzt und vermittelt Sicherheit und Vertrauen – und all das in der aufmerksam begleitenden Gegenwart der Therapeutin. So wird es möglich, das Geschehen in Sprache zu halten, Worte zu finden, die vielleicht zunächst das aussagen, was Frau D. formuliert hat: *»Ich kann nicht fühlen, was ich spüre – das Gefühl bricht hinter den Handgelenken ab«* (vgl. Kapitel 12). Es wird möglich, dieses Erleben mit der Therapeutin zu teilen und diese furchtbare Verletzung auszuhalten. Manchmal ist es erforderlich, das Berühren des Pferdes zu unterbrechen, um etwas später neu ansetzen zu können. Dann ist diese zunächst dissoziierte Patientin vielleicht bereit und in der Lage, durch das weiche Fell die Wärme zu fühlen und schließlich in dem sanften, dunklen und ruhigen Auge des Pferdes zu spüren, dass sie mitten im Herzen berührt ist.

Das nämlich ist das Angebot des Pferdes – und etwas, das vielleicht nur in dieser Konstellation zu erreichen ist. Mit ihrer unbelasteten körperlichen Berührbarkeit, ihrem Halt gebenden Gegenwärtigsein ermöglichen Pferde immer wieder auch komplex traumatisierten Patientinnen, sich mit ihren tiefsten, emotional sonst kaum regulierbaren oder nur dissoziativ zu bewältigenden inneren

Themen auseinanderzusetzen. Im Berührungskontakt mit dem Pferd als verlässlichem Gegenüber scheint es, als könnten sich die Patientinnen mit ihren Händen dem Trauma nähern und ihrem Bedürfnis entsprechend durch Rückzug wieder entfernen, die traumatische Erfahrung mit allen inneren und äußeren Implikationen berühren und wieder loslassen.

»Also einmal waren wir in der Halle, und ich war dissoziiert, und ich hab's aber nicht geschafft, das zu sagen. Und ich brauchte eigentlich Hilfe, aber ich habe es nicht geschafft, das zu äußern, weil ich mich irgendwie geschämt hab' dafür. Naja, die Pikobella hat das irgendwie gemerkt. Ja, das war irgendwie krass, dass sie das gemerkt hat. Also ich weiß nicht, ob meine Therapeutin es gemerkt hat in dem Moment, das kann ich nicht beurteilen, aber sie hat reagiert und hat sich mir zugewandt, und dann war auch die Dissoziation wieder vorbei.« (Frau D.)

Dissoziation wurde lange als Hauptsymptom von Patientinnen mit Traumafolgestörungen betrachtet, dient jedoch ursprünglich dem emotionalen Überleben, das heißt der momentanen Bewältigung einer unerträglichen, quälenden, das Ich überfordernden Situation. Mit dem lateinischen Wortstamm »socius« (der Verbündete), bedeutet Dissoziation sinngemäß *Aufhebung von Verbundenem* und in der psychologischen Bedeutung *Abspaltung* zum Beispiel von Körperempfinden, Gefühl oder Bewusstsein. Es tritt eine distanzierte Ruhe ein, mit der Angst und Panik verschwinden und schmerzhafte, verwirrende Emotionen vorübergehend ausgeblendet werden. Mit der Dissoziation verschwindet auch das für die meisten Patientinnen unerträgliche Hyperarousal, das oft ihr Erleben dominiert, wenn etwas Gegenwärtiges – oft ohne erkennbaren Zusammenhang – den Körper an die traumatisch verarbeitete Situation erinnert. Häufig versuchen Betroffene, sich und ihren Körper durch Selbstverletzung wieder zu spüren, den seelischen Schmerz wie durch ein Ventil abzuführen und sich so zu entlasten. Meist werden in stationären Behandlungen Stabilisierungstechniken und Skills psychoedukativ eingesetzt, um solche Dynamiken zu unterbrechen. Bessel van der Kolk, ein Pionier der Traumatherapie, beschreibt einen Circulus vitiosus, in dem sich viele Menschen mit Traumafolgestörungen befinden:

»Wenn sich Elemente eines erlebten Traumas immer wieder bemerkbar machen, prägen die bei diesen Anlässen ausgeschütteten Stresshormone die Erinnerungen immer tiefer in den Geist ein. Ereignisse des normalen Alltagslebens treten dann zunehmend in den Hintergrund. Weil unter einer posttraumatischen Belastungsstörung leidende Menschen sich auf das Geschehen in ihrer Umgebung nicht einlassen können, fühlen sie sich nie völlig lebendig. Es fällt ihnen auch schwerer als anderen Menschen, die Freuden und Mühen des Alltagslebens zu spüren oder sich auf eine aktuelle Aufgabe zu konzentrieren. Weil solche Menschen nicht völlig in der Gegenwart präsent sind, bleiben sie umso stärker der Vergangenheit verhaftet« (van der Kolk, 2015, S. 83).

Eye Movement Desensitization and Reprocessing (EMDR) wurde in den 1990er Jahren von Francine Shapiro (1998) entwickelt und ist heute eine bestens erforschte Methode der Traumabehandlung. Kernstück ist ein Assoziationsprozess ausgehend von einer konkreten Belastungssituation, in der die Patient*innen den horizontalen Fingerbewegungen der gegenübersitzenden Therapeutin mit den Augen folgen. Auf diese Weise können die Patient*innen – zusammen mit wiederholter Verbalisierung ihres Erlebens – zwischen Innen und Außen, Vergangenem und Gegenwärtigem oszillieren und der Transfer der Informationsverarbeitung zwischen rechter und linker Gehirnhälfte wird angeregt. Die bilaterale Hirnstimulation ist ebenfalls mit taktilen oder auditiven Stimuli möglich. Der Schwerpunkt bei EMDR liegt nicht auf der narrativen Erinnerung, sondern auf der Bearbeitung und Veränderung von Schlüsselelementen des traumatischen Ereignisses mittels einer sowohl auf die inneren Bilder als auch auf die sich einstellenden Körperempfindungen gerichteten Aufmerksamkeit. Auf diese Weise hofft man, den Belastungsgrad in der Auseinandersetzung mit stark belastenden Szenen zu verringern und so das neurophysiologische Reaktionssystem zu desensibilisieren.

Einige Kolleginnen, zum Beispiel Ilka Parent (2016), entwickelten eine eigene Form der Arbeit mit EMDR auf dem Pferd, wobei sie Hufschlag und Schrittbewegung des geführten Pferdes als taktil-auditive Stimulation und zur Orientierung im Hier und Jetzt nutzen. Dem Pferd wird zur Entlastung gegebenenfalls mit einem/einer Assistent*in ein psychisch gesunder Mensch an die Seite gestellt. Es ist erstaunlich, wie sehr die Pferde die inneren Bilder und damit verbundene Emotionen der auf ihrem Rücken sitzenden oder liegenden Patient*innen aufzunehmen scheinen und wie sie mit Atmung, Herzfrequenz, dem eigenen Muskeltonus, dem Bewegungsablauf (Rhythmus, Tempo) und dem gesamten Körperausdruck darauf reagieren. »Bei EMDR gehe ich auf jede Reaktion der Pferde ein und sie geben mir mehr Informationen als die Klienten selbst. Das ist immer wieder sehr beeindruckend« (Ilka Parent im Interview).

Bei komplex traumatisierten Patientinnen setzt Ilka Parent im Sinne einer zusätzlichen Distanzierungsmöglichkeit die *Vier-Felder-Technik* ein: Dabei zeichnen die Patient*innen – auf dem Pferd sitzend – ihre inneren Bilder auf ein in vier oder acht bzw. zwölf Felder gefaltetes Blatt Papier. Das Pferd wird hierfür zum Stehen gebracht. Der Prozess beginnt mit einer Zeichnung der belastenden Situation auf dem ersten Feld; auf dem Blatt befindet sich im letzten der Felder ein bereits zuvor von dem/der Patient*in gemaltes sogenanntes

Ressourcenbild. Der/die Patientin zeichnet nun erneut die mit der belastenden Situation assoziierten inneren Bilder in das jeweils nächste freie Zeichenfeld. Der durch die bilaterale Stimulation herbeigeführte Verarbeitungsprozess führt dazu, dass die Patient*innen im Vergleich zum ersten Bild mehr oder weniger stark *veränderte* Bilder gestalten. Die Verarbeitung und das Zeichnen neuer Bilder werden so lange fortgeführt, bis daraus ein für den/die Patient*in befriedigendes Bild resultiert. Die vier Zeichenfelder werden bei Bedarf auf bis zu zwölf Felder ausgedehnt.

Aktuelle traumatherapeutische Methoden und Studien befassen sich mit den neurobiologischen Nachwirkungen von Traumata und stellen die *Affektdysregulation* als Folge frühkindlicher Vernachlässigungs-, Trauma- und Bindungserfahrungen in den Vordergrund. In der Forschung ist dieser Zusammenhang empirisch nachgewiesen (van der Kolk, 2015). Äußerst selten – insbesondere bei sehr frühen Traumatisierungen – verfügen die betroffenen Menschen über konkrete, bildhaft abgespeicherte und verbal kommunizierbare Erinnerungen. Dann ist es, auch im Sinne der Psychoedukation hilfreich, die weitgehend autonomen emotionalen, physischen und neurobiologischen Reaktionen als *Erinnerungsspuren* zu begreifen und zu verstehen. Im Team der »Trauma Research Foundation« um van der Kolk wurden somatische Ansätze entwickelt, die sich mit den Auswirkungen solcher Erinnerungsfragmente befassen und in traditionelle Traumabehandlungsmethoden integriert werden können (vgl. Fisher, 2021). Dabei sensibilisieren die Therapeut*innen ihre Patient*innen nicht nur für ihre – oft nur marginal existierenden – Narrative zu den traumatisch erlebten Situationen, sondern fokussieren die Betroffen auch auf ihre somatischen Phänomene. Durch diese *duale Aufmerksamkeit* soll eine bessere Affektregulierung angeregt und quasi erlernbar gemacht werden. Erst wenn diese Voraussetzung erfüllt ist, so die Hypothese, können sich Erinnerungen vervollständigen und die Patient*innen können der Vergangenheit angehörende Gefahren und ihre Reaktionen darauf von einer nicht gefährlichen Gegenwart unterscheiden. Die therapeutische Bearbeitung traumaassoziierter Ereignisse wird dabei in erster Linie dazu genutzt, Zugang zu den autonomen somatischen und affektiven Komponenten der Erinnerung zu erhalten. Wenn also eine Patientin von einer traumatischen Erfahrung erzählt, achtet die Therapeutin gleichermaßen auf die Erzählung *und* die Körperreaktionen, bis Anzeichen für emotionale, muskuläre oder andere autonome Aktivitäten beobachtet werden können. Die darauffolgende therapeutische Unterbrechung der traumabezogenen Reaktionen und die Neuausrichtung der Aufmerksamkeit der Patientin auf ihre somatischen Reaktionen erleichtern es, diese als auf *zurückliegende* Ereignisse bezogene Empfindungen und Emotionen zu erkennen, anstatt sie als Signale aktueller Gefahr zu erleben. Mit der zunehmenden Fähigkeit der Patientinnen, ein solches *duales Bewusstsein* aufrechtzuerhalten, nimmt ihre Reaktivität ab, und ihre Erregung wird für sie allmählich besser kontrollierbar.

Im Rahmen pferdegestützter Trauma-Therapie sind die Pferde selbst ein entscheidender Faktor auf somatischer Ebene, denn es kommt durch Synchronisation der Herzfrequenzen von Patient*innen und Pferden zum nachweislichen Absinken des menschlichen Erregungsniveaus und Stresslevels. Diese Synchronisierung wird durch die physiologisch großen Herzen der Pferde befördert, und die Pferdeherzen haben im Normalzustand eine wesentlich ruhigere Schlagfrequenz als Menschenherzen. Dadurch unterstützen die Pferde den Prozess der *Beruhigung des Hyperarousals* allein schon auf der physiologischen Ebene. Entsprechende Erfahrungen zu dieser erdenden Wirkung und einer mit der inneren Beruhigung einhergehenden psycho-physischen Konsistenz in der Verbindung mit den Pferden teilen und beschreiben zahlreiche Kolleginnen (Egger, 2021; Parent, 2016). Ein aktueller, zurzeit in den USA entstehender Dokumentarfilm mit dem Titel »Rescued hearts« (https://www.rescuedheartsfilm.com) widmet sich sowohl in eindrücklichen Bildern als auch in Interviews mit Patient*innen, Therapeut*innen und wissenschaftlich arbeitenden Kolleg*innen diesem Phänomen.

Neben den Sequenzen aktiver Traumabearbeitung im Berührungskontakt mit dem Pferd oder dem Getragenwerden sahen wir zudem, dass auch die gemeinsame, sich synchronisierende Bewegung von Pferd und Patientin im Gehen oder Laufen ein intensiv erlebtes Wieder-Ankommen im eigenen Körper, vor allem in der eigenen Kraft und Vitalität, beförderte. Wenn sich Patientin und Pferd beim Traben auf einem Waldweg oder auch in der Reithalle gegenseitig in einem gemeinsamen Bewegungsrhythmus beflügelten (siehe Abbildung 23, Frau B. ▶ S. 157) und in immer feiner werdender Abstimmung miteinander in einen Flow von unangestrengter Leichtigkeit – bei zugleich kräftigem, kadenziertem Abfußen von Pferdehufen und Menschenfüßen – gerieten, konnten wir anschließend meist in strahlende Gesichter blicken. Sehr häufig erlebten wir unmittelbar nach solchen Sequenzen Umschlagpunkte in den Therapien. Wir sahen Phasen deutlicher und anhaltender Stabilisierung und – vor dem Hintergrund dieser Ich-Stärkung – eine neue Grundlage für die weitere Traumabearbeitung sowie damit einhergehend nicht selten auch entsprechende Veränderungen in den Träumen.

14 Imaginationen, Träume, Bilder

Birgit Heintz und Marika Weiger

»Der Raum der Imagination ist der Raum der Freiheit – ein Raum, in dem auf ganz natürliche Weise Grenzen überschritten, Raum und Zeit relativiert, Möglichkeiten, die wir nicht mehr oder noch nicht haben, erlebbar werden. Der Raum der Imagination ist der Raum der Erinnerung, er ist aber auch – und das in erster Linie – der Raum der aktuell in die Gegenwart hereingeholten Zukunft« (Kast, 1989, S. 13).

Imaginieren, von lateinisch *imago* (Bild) abgeleitet, meint ein Entstehen- und Fließenlassen innerer Bilder sowie ein bewusstes Wahrnehmen der damit verbundenen Emotionen. Dies ist etwas, was wir tagtäglich tun. Weniger willkürlich und absichtsvoll finden wir uns mitunter auch inmitten von Tagträumen wieder, während wir gerade etwas tun, was nicht unsere gesamte Konzentration beansprucht. Kast (2019, S. 12 ff.) geht der auch neurobiologisch belegten Erkenntnis nach, dass wir von einem Kontinuum, einem fließenden Übergang zwischen Tag- und Nachtträumen ausgehen können. Im Unterschied zu den Tagträumen handelt es sich bei den Imaginationen um mehr oder weniger bewusst kontrollierbare bildhafte Vorstellungen, wobei alle Sinne – Sehen, Hören, Schmecken, Riechen, Fühlen – beteiligt sein können. In der Imagination kann Vergangenes nacherlebt werden, aber auch Zukünftiges als Möglichkeit aufscheinen und anvisiert werden. Unmöglich Erscheinendes kann in inneren Bildern ermöglicht und erlebt werden.

Bereits in unserer ersten Studie luden wir die Patientinnen nach den mit ihnen geführten Interviews zu Imaginationen ein. Nach einer kurzen Entspannung wurde ein guter, sicherer Ort imaginiert, an dem sich auch ein Pferd – vielleicht das Therapiepferd – befindet. Die Interviewerin leitete die Gesprächspartnerinnen in achtsamer Wahrnehmung durch alle Sinnesmodalitäten. Wir hofften, mit den spontan entstehenden inneren Bildern einen Zugang zu unbewussten Anteilen zu bekommen und waren beeindruckt, wie sehr sich in ihnen die Tiefendimension der persönlichen Erfahrung mit den Pferden zeigte. Dies war unter anderem Grund dafür, dass wir in der aktuellen Studie neben dem gesprochenen Wort den Bildern deutlich mehr Raum geben wollten (siehe Kapitel 5.5). So entschieden wir uns einerseits für die Videoaufnahmen aller Therapieeinheiten bei den Pferden, also für die Dokumentation der konkreten äußeren Situation im Bild, andererseits gaben wir den an der Studie teilnehmenden Therapeutinnen drei durch Imaginationen einzuleitende Maleinladungen an die Hand, mit deren Hilfe sie ihre Patientinnen im Laufe der Therapie zum Gestalten ihrer inneren Bilder anregen konnten. Zusätzlich waren, wie in der Pilotstudie, auch in der aktuellen Studie alle Patientinnen nach den Abschlussinterviews gern bereit, sich auf eine Imagination einzulassen – teilweise waren sie ja bereits durch ihre Therapeutinnen mit dem Imaginieren vertraut.

Im Folgenden sollen einige der so entstandenen Imaginationen vorgestellt werden, dabei wird insbesondere die auf die Pferde bezogene Spezifik herausgearbeitet. In vielen dieser Imaginationen befanden sich die Patientinnen mit ihrem Pferd in grünen, blühenden Landschaften und auffallend oft am Meer, an einem See oder an einem Fluss. So schienen die Imaginierenden mit ihren Pferden sowohl mit dem mütterlich tragenden Element der Erde als auch mit der dem Unbewussten zuzuordnenden Qualität des Wassers in Verbindung zu stehen. Im ebenfalls häufig erwähnten Wind deutete sich darüber hinaus das Element der Luft und eine geistig transzendente seelische Ebene an.

In einer Imagination von Frau G. erschien zum Beispiel als inneres Bild eine weite grüne Graslandschaft am Rande einer felsigen Steilküste. Ihr imponierte vor allem ihr sicherer, guter Stand neben dem Pferd inmitten dieser weiten Natur und dem gewaltigen Wind über einem recht bewegten Meer (siehe Abbildung 28 ▶ S. 203). Oft waren die Protagonistinnen mit den sie begleitenden Pferden allein, die Pferde freilaufend in ihrer Nähe. Häufig betonten sie die Weite, die sich ihrem Blick öffnete und die innere Ruhe und Geborgenheit, die sie in der Nähe des Pferdes erlebten.

»Ich war wieder auf meiner Blumenwiese; da blühen verschiedene bunte Blumen, da fliegen Bienen und Schmetterlinge, es duftet nach Blumen und Gras. Daneben ist ein kleiner Bach und ringsum sind Berge. Die Wiese ist sehr weit. Mein Pferd und ich sind drübergegangen; zum Schluss hat das Pferd gegrast und ich habe mich hingelegt. Das Pferd hat schön gefressen und ich habe die Sonne genossen. Ich höre das Geräusch vom Pferd, wenn es das Gras abreißt, und den Schweif, wenn er sich bewegt, um die Fliegen zu verscheuchen. Mein Therapiepferd ist mir gefolgt, wir sind nebeneinander gegangen. Das war schön, ich fühlte mich geborgen, ich war ja nicht alleine, es war dabei und es war alles gut, so wie es war. Da fehlte nix und es war nix zu viel. Danach bin ich an den Bach gegangen und habe mir die Hände gewaschen. Das Wasser war eiskalt und das Pferd hat getrunken.«

»Ich bin an einem Wasserfall mit einem kleinen See, außen herum ist es grün, Dschungel. Mein Therapiepferd und ich sind am Ufer; ich sitze auf einem Stein, er steht neben mir. Ich habe Vögel gehört, den Wasserfall, den Duft von Blumen gerochen. Das Wasser war angenehm, der Wind wehte, die Sonne war wärmend.«

Nicht immer sind die Patientinnen allerdings allein unterwegs:

»Ich bin mit meiner Therapeutin und meinem Therapiepferd unterwegs an einem Fluss. Ich höre den Fluss rauschen, N. (Therapiepferd) ist dabei. Es geht mir gut, ich fühle mich wohl.«

Mit dem Pferd und der Therapeutin gemeinsam auf einer Wanderung an einem Fluss zu sein, zeugt davon, dass wohl etwas in Bewegung gekommen ist, dass die gemeinsame Reise vielleicht aber noch nicht beendet und die weitere Begleitung noch wichtig ist.

»Ich war am Meer, am Strand, es war niemand da, nur ein ganz weißer Schimmel. Ich war auf dem Pferd, bin allein geritten auf dem Sand, das Wasser war nicht weit weg. Es war entspannt und frei.«

Die Fähigkeit, das (Therapie-)Pferd selbstständig zu reiten, lässt annehmen, dass die Imaginierende an innerer Sicherheit, vielleicht an Autonomie und der Gewissheit, die Zügel auch im eigenen Leben wieder in die Hand nehmen zu können, gewonnen hat.

»Wir waren an einer Küste, standen in ganz grünem Gras; es hat sehr stark geregnet. Ich wollte zu der Hütte in der Nähe, da war frisches Heu, ich war warm angezogen, alles war da, was wir brauchen. Es hat gut gerochen, nach frischem Heu und Gras und nach Natur, wenn's regnet. Dann kam die Sonne raus, hat überall reflektiert, in den Pfützen. Wir können hingehen, wohin wir wollen, oder weiter reiten. … Ich fühle mich wohl, ruhig, entspannt, in freudiger Erwartung, Freiheit. Hab alles, was ich brauche, bin entspannt, ein bisschen Trauer, es hat eine kleine Ernsthaftigkeit, ein starkes Gefühl, konstruktiv zu sein. Ich kann mir alles wünschen, kann dableiben, wo ich bin, kann auch losmarschieren.«

Orte, die Empfindungen von Weite und zugleich sicherer Geborgenheit in der Natur entstehen lassen, kennzeichneten diese inneren Bilder. Häufig evozierten sie ein Lebensgefühl von Aufbruch und neuen Möglichkeiten. Verbindungslinien zu einigen der in den Falldarstellungen erwähnten Träumen (z. B. Frau G. ▶ S. 207), aber auch zu den Märchen zeigten sich dort, wo die Pferde die Protagonistinnen schützend begleiteten. In der Nähe zu bewegtem Wasser – dem Meer, einem Fluss, einem Wasserfall – stehen die Pferde ganz besonders in Verbindung mit der Vitalität oder der potenziellen Lebendigkeit der Träumenden und Imaginierenden. Im Sich-wieder-Anschließen an diese lebendigen Kräfte vollzieht sich ein Heilungsprozess, der häufig explizit auch so benannt wird:

»Mir kamen viele Pferde in den Sinn, auch eins mit Flügeln, aber letztlich bin ich dann wohl wieder bei Debby gelandet ... Ja, da war auch so ein großes Pferd mit schwarzer Mähne, auch so einer Blesse und weißen, also ein bisschen weißen Fesseln und wir waren am Meer. Ganz weiter Strand und kein Mensch da – nur das Wasser und der Himmel, das Pferd und ich. Und es war windig. Und es war die Nordsee. Man roch das auch, dieser Tanggeruch und das Salz und man konnte es auch schmecken. Ja, und wir standen dann am Wasser, wir stehen nebeneinander und schauen beide aufs Wasser raus. Und der Wind fährt uns so in die Haare und durch die Mähne und einmal habe ich kurz die Hand auf dem Pferd, hinten auf der Kruppe, vielleicht um mich zu vergewissern, dass es wirklich da ist. Und es ist auch wirklich da. Ja, und ich hatte ein gutes Gefühl. Ich fühlte mich fest, stark, stabil. Trotzdem jetzt nicht irgendwie hart oder so, gar nicht, sondern präsent, sehr präsent und offen und frei, richtig frei. Heil eigentlich, soweit es möglich ist.«

Im bewussten malerisch-zeichnenden Gestalten dieser starken inneren aus dem Unbewussten aufsteigenden Bilder kann deren Wirkung zusätzlich verankert werden. Oft ergeben sich während solcher Malprozesse noch einmal neue Facetten der mit der Imagination verbundenen Emotionen, Erinnerungen und Assoziationen. Imaginieren und Gestalten sind kreative, schöpferische Prozesse, in denen sich Veränderung abbildet, etwas Neues entsteht. »Der betreffende Mensch erlebt sich wieder als Gestaltender, als Handelnder, nicht mehr bloß als passiv Erleidender. [...] Das Produkt des Malens kann konstituierend für sein Selbst werden. Er hat etwas produziert, was er zeigen, worüber er auch mit anderen sprechen und kommunizieren kann. Das schöpferische Kind in ihm hat sich wieder gerührt« (Riedel, 1992, S. 26 u. 27).

Im Bild von Frau B. zu ihrer Imagination sind Himmel und Meer in warmen, hochintensiven Rot-orange-Tönen dargestellt, die in den ockerfarbenen Sand-

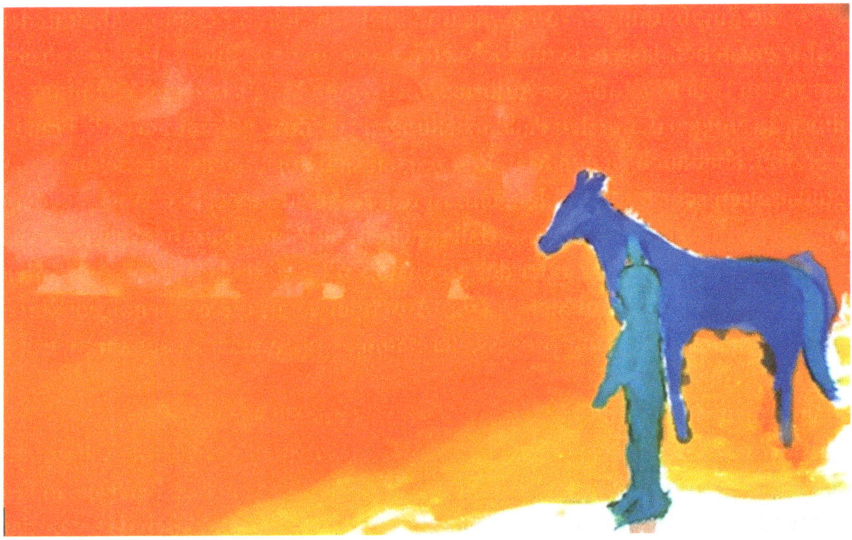

Abbildung 34: Mit Debby am Meer (G. Bekker)

strand übergehen (vgl. Abbildung 34). Das leidenschaftliche Rot, die Farbe des Feuers, der Liebe, aber auch des Blutes wird kontrastiert durch das blaue Pferd, dessen türkisfarbener Schweif sich im Türkisblau des Kleides oder Mantels der Frau neben ihm fortsetzt. Im Blau – der Farbe der Tiefe, der Sehnsucht, auch der Transzendenz – bilden die beiden eine Einheit im rechten Vordergrund des Bildes, dessen lichtdurchfluteter Horizont in der Ferne, wo sich Meer und Himmel begegnen, nur ahnbar ist. Möglicherweise deutet sich in diesem Bild, das Frau B. immer wieder begann, lange aber nicht fertigstellen konnte, bereits das Geschehen an, das sie im Kontext einer Krebsdiagnose existenziell herausfordern sollte.

Ein ähnliches Licht erleuchtet die Wolke und – von hinten – zugleich die menschliche Figur mit Flügeln im zweiten Bild von Frau B. (vgl. Abbildung 35), in dem Träume vom Fliegen – auf fliegenden Teppichen – und das Laufen mit Harkon, der sich von seinem Halfter befreit hatte und mit ihr zusammen im Galopp über die Wiesen geflogen war, zusammenfließen. Auf dem Pferd und mit Flügeln dem Himmel näher – so scheint sich hier das schwerelose, aber sicher getragene Schweben aus dem Traum und das Beflügeltsein in der Leichtigkeit der einige Wochen zuvor so berührenden gemeinsamen Bewegung mit dem Pferd abzubilden. Die Erde, eine Wiese in kräftigen dunklen Grüntönen gestaltet, gleicht unverkennbar den realen in einem weiten geschlossenen Rund von hohen Bäumen eingefriedeten Koppeln der Therapiepferde.

Zu den Imaginationen und Maleinladungen, die wir den an der Studie teilnehmenden Therapeutinnen vorschlugen, gehörte auch das Motiv des Baumes,

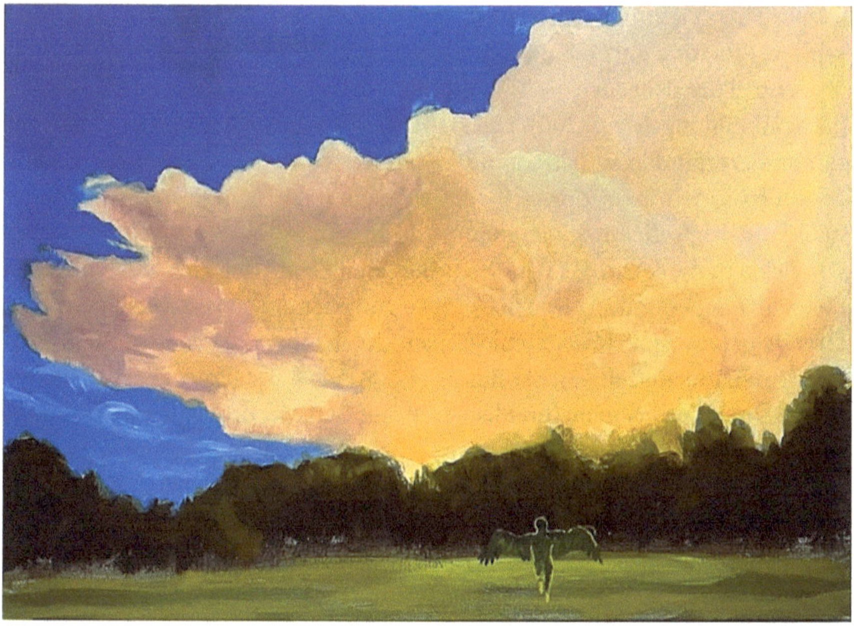

Abbildung 35: Die Fliegerin (G. Bekker)

in dem sich Aspekte unseres Wesens und unseres Gewordenseins ausdrücken (siehe Kapitel 8.2). »Das Werden eines Menschen wird oft mit dem Motiv des Baumes verglichen. Wir stehen dann in der Welt in unserem Gewachsensein wie ein Baum: mehr oder weniger gut verwurzelt, stämmig und daher vielleicht auch unbeugsam oder flexibel und daher vielleicht zu leicht zu biegen, umzubiegen im Sturm. Wir können uns entfalten wie der Baum seine Krone entfaltet, fruchtbar werden und uns dann zurückziehen und uns regenerieren; auch stehen wir im Wandel der Jahreszeiten wie im zyklischen Wandel des Lebens« (Kast, 1987, S. 41).

Standort, Landschaft und Jahreszeit der imaginären Bäume sagen meist etwas darüber aus, wie wir momentan in der Welt stehen; vereinzelt, versteckt oder gut sichtbar, vielleicht in der Nähe anderer Bäume. Oft drücken sich hierin Eigenarten, aber auch momentane Befindlichkeiten des imaginierenden Menschen aus.

Frau B. imaginierte ihren Baum im Winter, an einem kalten, regnerischen Tag, nah an das Pferd geschmiegt – kurz vor ihrer Krebsoperation (siehe Abbildung 24 ▸ S. 161). Im Malen, in der Wertschätzung der inneren Bilder konstituiert sich unser Selbst, wie Ingrid Riedel (1992, S. 26) so zutreffend feststellt. Ein Baum, der dem Sturm standhält, sich nicht umwerfen lässt, entsteht in der letzten Therapiestunde von Frau B. vor jenem Eingriff – und er hilft ihr, diese schwere Situation gut zu bewältigen.

Beispielhaft steht auch die Trauerweide in der ersten Imagination von Frau G. (siehe Abbildung 26 ▶ S. 200). Die klaffende Wunde im Stamm der Weide korrespondiert mit den zu betrauernden Toten, die in der die Baumwurzeln umgebenden Erde ruhen. Zugleich aber erinnere diese Wunde an einen Muttermund – so sagte die Imaginierende – und an ihre *»zweite Mutter, die Sprache«*. Die vielen bunten Äste des Baumes bringt Frau G. mit der Vielsprachigkeit der Bukowina in Verbindung und die Verzweigungen mit den verschiedenen Ästen ihrer damals noch nicht abgeschlossenen Arbeit. Sie spricht von *»Lebenslinien«* in ihrem Baum, und eben jener Baum, eine Weide mit starken, aber elastischen Zweigen rettet sie in einem ihrer letzten Träume vor der drohenden Überflutung durch eine herannahende monströse Meereswelle.

Ein Baum tauchte bei Frau D. dagegen erst in der Gestaltung der Imagination zu einem Albtraum (siehe Abbildung 32 ▶ S. 222) sehr überraschend in Form einer Eiche auf. Die mächtigen Wurzeln dieses Baumes umfassen schützend wie eine riesige, starke Hand *»meine kleine Welt«*, wie die Patientin es ausdrückte. Das Bild, auf dem in dieser von einer starken Eiche geschützten kleinen Welt gerade ein totes Kind geborgen und beerdigt wird, gab mir an dieser Stelle der Therapie viel hoffnungsvolle Zuversicht hinsichtlich der tragenden vitalen Kräfte, die der Träumerin zur Verfügung stehen mussten.

Ein besonderes therapeutisches Konzept, das explizit die Begegnungen mit den Pferden und den Ausdruck über malendes Gestalten verbindet und – institutionell verankert – in die Therapie einbindet, begegnete uns in der Arbeit von Christina Freytag. Sie leitet eine psychosomatische Tagesklinik in Heide in Schleswig-Holstein und beschreibt das von ihr entwickelte und umgesetzte Konzept in einer persönlichen Mitteilung wie folgt:

»Die PaP, d. h. Psychotherapie am Pferd, basiert auf der Grundannahme, dass in Gegenwart der Pferde vergrabene Emotionen zutage treten und spürbar werden. Die Gefühle dürfen im Kontakt mit dem Medium Pferd unbewertet entstehen und werden im therapeutischen Kontext (Gruppe oder Einzelkontakt) willkommen geheißen. Die Fortsetzung und Vertiefung dieses Prozesses der tiefgreifenden Erfahrung von evtl. bisher unbekannten oder befürchteten Emotionen findet im Ausdrucksmalen seinen Niederschlag. Das Ausdrucksmalen findet zeitlich als nächstes Angebot des Therapiewochenplans statt. Hier wird, in Anlehnung an Stern, im geschützten Raum mit Fingerfarben zeitlich limitiert gearbeitet und dem Gefühl erneut Raum gegeben. Der/die Malende darf sich völlig frei der Erinnerung an den Kontakt mit dem Therapiepferd hingeben und dieses malerisch ohne Vorgaben zu

Papier bringen. Wie auch der Kontakt zum Pferd, wird das fertige Bild im Anschluss gemeinsam in der Gruppe reflektiert. So entsteht in der Mitte der Woche durch zwei ineinandergreifende Therapieformen die Möglichkeit, eine tiefe emotionale Erfahrung zu erleben.«

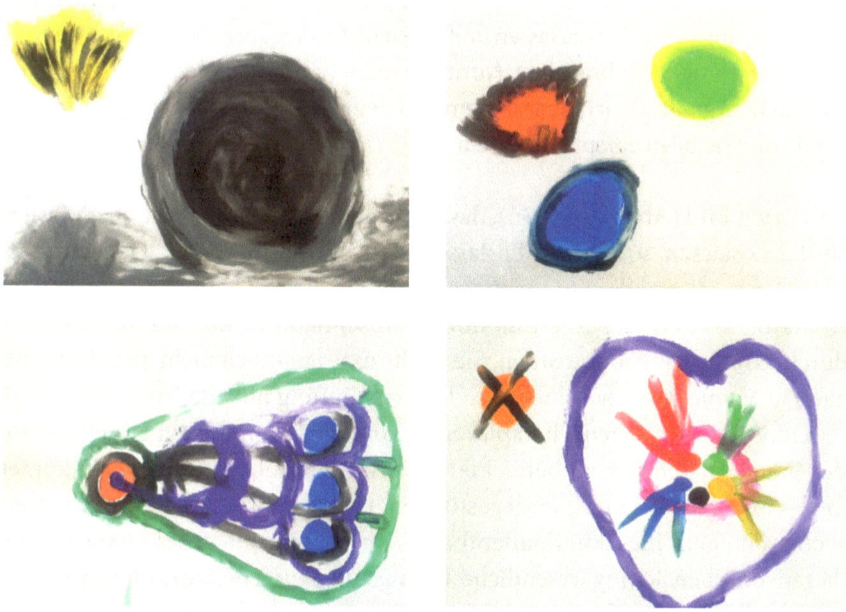

Abbildung 36a–d: Bilder von Frau L. nach ihren Therapieeinheiten am Pferd (zeilenweise von links nach rechts der alphabetischen Aufzählung zugeordnet)

Im Rahmen des Abschlussinterviews ergab sich die Gelegenheit, mit der Patientin von Christina Freytag auch über ihre Bilder zu sprechen. Zu ihrem ersten Bild (Abbildung 36a) sagte sie: *»Mein ganzes Leben war nur dunkel.«* Auch der lichte, helle, gelb angedeutete Bereich ist verschattet und vom Schwarz dieser Dunkelheit überlagert. In ihrem zweiten Bild scheint sie sehr unter dem Eindruck ihres Erlebens der Islandpferde zu stehen, die sie als so *»echt«* und offen im Ausdruck all dessen, was sie fühlen, brauchen und wollen, wahrnimmt. Für sie selbst sei es so schwierig, ihre Gefühle zu zeigen; sie halte sie verschlossen und versteckt (Abbildung 33b), da sie immer für andere stark sein und Schutz bieten müsse. Um dies zu bewerkstelligen, müsse sie auch ihre Kinder und die ganze Familie sehr stark kontrollieren (Abbildung 33c). In der Pferdegruppe konstellierte sich in ihrer vierten Stunde eine Situation, die sie unmittelbar für ihre veränderungsbedürftigen Beziehungs- und Interaktionsmuster in ihrer Familie übersetzen konnte:

»Frieda, die jüngste Stute – ich vergleiche sie mit meiner Tochter – graste, als in etwas größerer Entfernung eine Schafherde zu sehen war. Ich ging gleich zu ihr, um ihr Sicherheit zu geben, das tue ich bei meinen Töchtern auch immer, aber sie entfernte sich. Als sie meine Nähe und Zuwendung brauchte, kam sie von ganz alleine zu mir. Das ist etwas, was ich lernen muss. Zu meinen Kindern Abstand halten, sie ihre Erfahrungen machen zu lassen und ihnen nicht alles abzunehmen. Sie kommen schon, wenn sie mich brauchen. Normalerweise hätte man erwartet, dass Frieda die Flucht ergreift. Da ich aber in dem Moment ruhig blieb, übertrug es sich auf Frieda und sie blieb entspannt stehen.«

Im vierten Bild (Abbildung 33d), das von einem Herz gerahmt ist, thematisiert sie das Loslassen, sowohl das Loslassen der Kontrolle über ihre Umgebung als auch das Loslassen der übermäßigen Kontrolle ihrer eigenen Emotionen. Der rosafarbene Kreis, der ihre Emotionen umschließt, ist im Bild nun zu einer durchlässigen Grenze geworden. Sie wollte es wagen, sich mehr zu zeigen und auch in Momenten der Schwäche oder Erschöpfung mitzuteilen.

Ohne den konkreten Therapieverlauf und die biografischen Hintergründe der Patientin genauer zu betrachten, scheint offensichtlich, in welch kurzer Zeit – im Lauf von vier pferdegestützten Therapieeinheiten während eines sechswöchigen Tagesklinikaufenthalts – in diesem integrierten verhaltenstherapeutischen Setting wesentliche Themen und ansatzweise Lösungsmöglichkeiten erfahrbar wurden, die eine gute Basis für die Motivation zu einer langfristigen ambulanten Therapie darstellen. Bestandteil dieses Settings war neben dem Ausdrucksmalen im Übrigen auch die schriftliche Protokollierung der Begegnungen mit den Pferden. Auf diese Weise waren neben den physischen auch die emotionalen und kreativen sowie die kognitiven Ressourcen der Patientin angesprochen und lösten einen, vielleicht noch vorläufigen, aber sehr intensiv erlebten Veränderungsprozess aus.

Oft kann in Bildern von Patient*innen etwas Ausdruck finden, bevor es überhaupt auf irgendeiner anderen Ebene greifbar wird. Dies konnte Susan Bach, jüdische Psychotherapeutin und Wissenschaftlerin, zeigen. Nach dem Zweiten Weltkrieg nahm sie Kontakt zu C. G. Jung auf und lehrte schließlich auch am Züricher Ausbildungsinstitut. Sie beforschte im Zeitraum von 1950 bis 1982, etwa dreißig Jahre lang, das Bildmaterial (unter anderem auch spontane Zeichnungen) schwerkranker Kinder, die in der Klinik für Neurochirurgie Zürich sowie im Kinderspital der Universität Zürich behandelt wurden. Sie entdeckte in diesen Zeichnungen das Phänomen der – wie sie es nannte – »vorausweisenden Zeichen« (Bach, 1995, S. 14) Diese Zeichen gaben ihr und ihren ärztlichen Kolleg*innen wesentliche diagnostische und prognostische Aufschlüsse – sogar bis hin zur Lokalisierung neuer Metastasen bei Krebserkrankungen. Anhand der Krankenakten konnte Bach diese Zusammenhänge auch im Nachhinein belegen und dokumentieren. Ihr Lebenswerk galt dem Zusammenwirken von Psyche und Soma – der Psychosomatik – und dem tiefen inneren Wissen der Seele, einer Bewusstseinsschicht, die zuweilen im Bild einen Ausdruck findet, *bevor* sie für das gedachte, gesprochene oder geschriebene Wort zugänglich wird.

15 Die therapeutische Haltung – zwischen Interventionstechnik und reflektiertem Entstehen-Lassen

Birgit Heintz und Marika Weiger

Im konventionellen Setting des Praxiszimmers sitzt der/die Therapeut*in den Patient*innen in der Regel gegenüber oder für diese unsichtbar am Kopfende der »berühmten« Couch. So wird für die Patient*innen die empathisch-introspektive Haltung ihrer Therapeut*innen überwiegend durch deren sprachliche Responsivität und gegebenenfalls über deren Mimik, Körperhaltung und Stimmlage erfahrbar. Im Unterschied dazu zeigen sich in der pferdegestützten Psychotherapie die Therapeutinnen im aktiv handelnden Umgang mit ihren Pferden wesentlich deutlicher. Viel mehr als in den weitgehend verbal basierten Begegnungssituationen in der Praxis wird die Therapeutin nun als handelndes, interagierendes Subjekt – auch in ihrer Beziehungsgestaltung mit einem Dritten, dem Pferd – persönlich sichtbar.

Die therapeutische Haltung ist eine maßgebliche Einflussgröße für jede Psychotherapie und wird von verschiedenen Faktoren determiniert. In der pferdegestützten Psychotherapie wirkt sie sich nicht mehr nur auf die Beziehung zu den Patientinnen, sondern auch zum Pferd aus. Die persönliche Biografie, die Lebenssituation der Therapeutin und ihre Motivation, diesen Beruf zu ergreifen, werden im Selbsterfahrungsteil der Psychotherapieausbildung und in der pferdefachlichen Zusatzqualifikation hinterfragt und reflektiert. Meist führen ein spezifisches Menschenbild und die generelle Einstellung zum Leben zur Wahl des jeweiligen Haupttherapieverfahrens mit seinem Verständnis von Gesundheit und Krankheit. Und oftmals spielt der Umgang mit Pferden im Leben von pferdegestützt arbeitenden Kolleginnen schon lange vor ihrer Entscheidung für eine psychotherapeutische Ausbildung eine Rolle.

Ein ganzheitliches Menschenbild, das auf die Entwicklungspotenziale in jedem Menschen vertraut und neben der Erhaltung oder Erlangung von

Gesundheit auf die Entfaltung der Persönlichkeit ausgerichtet ist – also ein salutogenetischer Grundgedanke – steht einer pathologisierenden, auf Defizite konzentrierten Krankheitstheorie entgegen. Nach unserer Erfahrung und anhand der Ergebnisse unserer Studie gehen die meisten Therapeutinnen, die Pferde miteinbeziehen, nicht von einem störungsspezifischen Modell aus, sondern sind in einem Bündnis mit dem/der Patient*in optimistisch auf Heilung ausgerichtet.

Wir waren in unserer Studie auf die besonders bedeutsamen Resonanz- und Begegnungsmomente in den Mensch-Pferd-Mensch-Interaktionen fokussiert; aus diesen können Gegenwartsmomente im Sinne Sterns entstehen. Mit Blick auf die jeweilige therapeutische Haltung fanden wir in den Interviews und in der Diskussion unserer tiefenhermeneutischen Interpretationsgruppe eine weitgehende Übereinstimmung hinsichtlich begünstigender Wirkfaktoren für das Zustandekommen solcher Gegenwartsmomente (siehe Kap. 8.2). Diese lassen sich etwa in folgender Weise beschreiben:

- Es fiel auf, dass die Therapeutinnen ihre Patientinnen mit einer handlungsbereit abwartenden Haltung begleiteten und sehr sparsam intervenierten, um einen produktiven Prozess möglichst wenig zu stören. Die Aufmerksamkeit der Therapeutin gilt dabei der affektiven, motorischen und physiologischen Abstimmung zwischen Pferd und Patientin sowie der eigenen inneren Resonanz und Gegenübertragung. Diese Haltung wäre auch als »reflektiertes Entstehen-Lassen« zu umschreiben, wobei die Therapeutinnen einen geeigneten und sicheren äußeren Rahmen zur Verfügung stellten, sich ein entsprechendes Setting überlegten und sich dann jeweils sehr individuell abgestimmt in den Prozess einbrachten. Dabei verfügten sie über ein umfangreiches methodisches Interventionsarsenal, das im Hintergrund zur Verfügung stand und nur bei Bedarf eingesetzt wurde.
- Förderlich war vor allem ein Setting, in dem sich die Pferde frei, das heißt, ohne Halfter oder Strick bewegen konnten und ihrerseits einen großen Handlungsspielraum hatten. Bestenfalls konnte sich die Therapeutin weitgehend aus dem Geschehen herausbewegen und den Raum für die Begegnung zwischen Pferden und Patientinnen freigeben.
- Die gegenseitige Abstimmung zwischen Therapeutin, Pferd und Patientin findet fortlaufend und auf der Basis eines sich ständig weiter entwickelnden impliziten Beziehungswissens statt. Angelika Papke formulierte es in einer unserer IPG-Sitzungen so: »Die Therapeutin vergewissert sich bei ihrem Pferd rück und fragt nach: Geht das? Geht das nicht? Und auch dieser wortlose Dialog wird durch die Patientin wahrgenommen und beobachtet: Seid ihr euch einig? Bin ich zumutbar? Geht das hier? Diese Abstimmungsprozesse ereignen sich in Sekundenbruchteilen; das Pferd bietet ständig neue

> Impulse und oft scheinen die Pferde von sich aus etwas stellvertretend zu übernehmen, was sich positiv auf den therapeutischen Prozess auswirkt.«

Wenn wir als Therapeutinnen auf die therapeutische Kompetenz der Pferde vertrauen und sie weder unqualifiziert idealisieren noch in ihren jeweiligen Möglichkeiten einschränken, erweisen sie sich mit ihrem sehr weiten Spektrum potenziell heilsamer Beziehungsangebote als wertvolle Co-Therapeuten. Pferde können einerseits regressive leib-seelische Bedürfnisse der Patientinnen nach Nähe, Geborgenheit und Sicherheit befriedigen, andererseits manchmal auf überraschende Weise aktiv werden und mit ihrem Verhalten den Patientinnen gegenüber Frustrationen und Konfrontationen erzeugen, die von den Therapeutinnen niemals auf so sinnfällige und wenig kränkende Weise in die therapeutische Beziehung hätten eingebracht werden können (siehe Kapitel 7.7). Den Patientinnen wiederum fällt so eine gemeinsame reflektierende Bearbeitung sehr viel leichter, als wenn sie durch die Therapeutin konfrontiert worden wären.

Es ist ebenfalls eine Frage der therapeutischen Haltung, ob die Therapeutin bereit ist, die Hinweise der Pferde, ihre unvoreingenommene Expertise als solche wahrzunehmen und gemeinsam mit der Patientin zu verstehen. Sogar ein erwarteter oder auch unerwarteter Widerstand der Pferde bietet die Chance zur Reflexion und einer Suche nach Lösungen. Wenn ein grundsätzlich motiviertes Pferd aktuell nicht bereit sein sollte mitzuarbeiten, hat es viele Möglichkeiten, sich zu entziehen. (beispielsweise Stehenbleiben, Weggehen, Desinteresse). Es ist dann nach der Ursache zu fragen, die natürlich auch mit dem Pferd selbst, aber meist mit der Thematik der Patient*in zusammenhängt. Oft erschließen sich psychodynamische Zusammenhänge erst zu einem späteren Zeitpunkt.

Mehrfach konnten wir beobachten, dass sich die Patientinnen zur Bearbeitung ihres Themas das für sie gerade »richtige« Pferd aussuchen, sofern die Therapeutin eine Wahl ermöglichen konnte. Die Entscheidung kann dabei abhängen von Äußerlichkeiten wie Farbe oder Größe, schien aber auch andere, weniger offensichtliche Zusammenhänge zu haben. Die Wahl des Pferdes durch die Patientinnen folgte trotz aller Erfahrung nicht immer den Vorstellungen der Therapeutin und barg damit auch diagnostisch wertvolle Erkenntnisse.

Für das Pferd bedeutet die Therapiesituation eine deutlich veränderte, besondere Situation. Anders als in der privaten Beziehung der Therapeutin zu ihrem Pferd – wenn sie es reitet, füttert, pflegt und ausschließlich auf das Pferd selbst bezogen ist – öffnet sie nun den Raum für die therapeutische Begegnung mit einer dritten Person. Ihre Aufmerksamkeit ist nun bei ihrem Pferd *und* der Patientin gleichermaßen. Im Sinne eines unvoreingenommenen beobachtenden

Interesses kann sie dies mit der Frage verbinden: Merkt das Pferd vielleicht etwas, was ich (noch) nicht merke?

Auch das Pferd wird diese veränderte Situation in der Konstellation des therapeutischen Mensch-Pferd-Mensch-Dreiecks mit erhöhter Konzentration und Achtsamkeit vermutlich als bedeutsam realisieren, sich entsprechend ausrichten und sich ebenfalls für die Patientin interessieren.

Zur bestmöglichen Entwicklung und Entfaltung einer Szene zwischen Patientin und Pferd trägt also eine therapeutische Haltung bei, in der keine Erwartungen gehegt werden und in der die Therapeutin bereit ist sich mitnehmen und überraschen zu lassen – sowohl vom Pferd als auch von der Patientin, und zwar unabhängig von einer möglicherweise bereits vorhandenen Hypothese der Therapeutin zur grundlegenden Thematik der Patientin. Diese Freiheit im Prozess ist nicht zu verwechseln mit Beliebigkeit, sondern achtet das Pferd als eigenständiges Subjekt und wichtigen Therapiepartner. Es scheint, dass sich genau in diesem, nach außen sicheren und nach innen freiheitlichen Raum die relevantesten, für die Patientinnen wesentlichen Begegnungen besonders häufig ereignen. Dies gelingt umso besser, wenn Pferd und Therapeutin eine vertrauensvolle Beziehung zueinander haben. Das subjektive Erleben der Anwesenheit und des Einbeziehens der Pferde ist für die Patientinnen untrennbar verbunden mit dem Erleben der Mitanwesenheit der Therapeutin.

Aber selbst, wenn alle günstigen Voraussetzungen für diese besonders wirksamen Momente und Begegnungen erfüllt sind, bleiben sie unverfügbar: Wir können sie nicht herstellen, sondern nur gute Bedingungen für ihr Zustandekommen schaffen. Wenn dies gelingt, kann das Zusammenspiel zwischen den drei Akteuren die Leichtigkeit eines Tanzes haben. In der Begegnung mit den Pferden sind immer alle Beteiligten in innerer oder äußerer Bewegung, es gibt keinen Stillstand, manchmal vielleicht ein Innehalten vor dem nächsten Schritt oder der nächsten – oft überraschenden – Wendung.

Auch in der Interpretationsgruppe befassten wir uns immer wieder mit diesem ganz besonderen therapeutischen Raum und dem sehr komplexen triangulierten Geschehen, in das die Pferde eingebunden waren. Die Überzeugung der Therapeutin vom therapeutischen Potenzial ihrer Pferde scheint eine nicht unerhebliche Rolle zu spielen. Die Sicherheit, mit der die Therapeutin darauf vertraut, dass sich etwas Relevantes ereignen wird, öffnet den Raum dafür, dass Sinn und Bedeutungen entstehen und gemeinsam gefunden werden können. Freiheit in sicherer Geborgenheit, Geborgenheit in der Freiheit – Respekt, Vertrauen, Wertschätzung, Liebe und Dankbarkeit – all diese Qualitäten können als tragfähige Grundpfeiler für die therapeutische Beziehung mit und ohne Pferd gelten.

Die pferdegestützte Psychotherapie hat viele unterschiedliche Facetten und Ausprägungsformen, sie existiert nicht als einheitliche Methode. Die jeweilige Art der Integration der Arbeit mit den Pferden wird von den verschiedenen Psychotherapeutinnen – wie oben erwähnt – jeweils individuell gestaltet. Diese meist integrative Gestaltung geschieht zum einen auf der Basis der Verfahren und Zusatzverfahren, in denen die Therapeutinnen ausgebildet sind und wird zum anderen geprägt durch die jeweiligen hippologischen (Vor-)Erfahrungen, den beteiligten Pferden selbst sowie den konkreten örtlichen Gegebenheiten. Entsprechend können verfahrensspezifische Interventionstechniken und methodische Optionen für das Setting mit den Pferden adaptiert, kombiniert und in die praktische Arbeit mit den Pferden integriert werden. Eine Therapeutin berichtete in ihrem Verlaufsinterview: *»Es war fast wie bei einer Familienaufstellung. Die Charaktere der Pferde haben wir genutzt. Loki stand für Geborgenheit und Sicherheit. Die traumatisierte Stute war mit ihrer Geschichte wichtig. Frieda stand für Wut und Lebenslust.«*

Wir sehen jedoch auch im konventionellen Setting im Praxisraum zunehmend größere Schnittmengen zwischen den einzelnen Psychotherapieverfahren oder – anders formuliert – seltener durchgängig ausschließlich verfahrensspezifische Interventionen. Ursprünglich bestimmten Therapieverfahren zugeordnete Methoden oder Interventionstechniken – zum Beispiel imaginative Methoden und die Arbeit mit Träumen – werden inzwischen in allen sogenannten Richtlinienverfahren eingesetzt und können ebenso wie das malende oder modellierende Gestalten der inneren Bilder auch im Kontext der pferdegestützten Therapie sinnvoll angewendet werden. (Familien-)Aufstellungen mit menschlichen Stellvertreter*innen kommen – unter Umständen in abgewandelter Form (Familienbrett, kleine Figuren) – längst nicht mehr ausschließlich in der systemischen Familientherapie zur Anwendung, sondern häufig auch in psychodynamischen oder verhaltenstherapeutischen (Kinder-)Therapien bzw. der therapeutischen Begleitung von Bezugspersonen. Aufstellungen können, wie im Beispiel oben, für die Arbeit in und mit der Pferdegruppe, in der sich die Pferde als einzelne Individuen zum Beispiel hinsichtlich ihres Charakters, ihrer Fellfarbe oder ihrer Position in der Herdenhierarchie unterscheiden, adaptiert werden. Ähnliches gilt für die Arbeit mit Symbolisierungen und konkreten Metaphern: *»Das Paket, das sie immer mit sich trug … sie hat die Trauer und den Ballast auf das Pferd geladen und symbolisch an diesen Ort abgelegt. Der Ort ist immer noch wichtig, sie geht da immer noch hin. Er ist wie ein Grab, wo sie hingeht und sagt: Okay, das ist gut so. Dort sind die Altlasten begraben.«* (S. Heering)

Körperpsychotherapeutisches Hintergrundwissen und eine hohe Sensitivität der Therapeutinnen für leibliche und zwischenleibliche Resonanzphänomene und Affektivität (unter anderem Atmung, Spannungs- und Erregungszustände, gestische und motorische Reaktionen, Blick) sind generell in der pferdegestützten Psychotherapie unabdingbar. Einige der Studienteilnehmerinnen setzen zudem die in Kapitel 13 bereits thematisierten, spezifischen Traumatherapietechniken wie EMDR (Eye Movement Desensitization and Reprocessing), oder IRRT (*Imagery Rescripting* & Reprocessing Therapy) auf dem Pferd oder im Berührungskontakt mit dem Pferd ein.

16 Annäherungen an den »Beitrag der Pferde« aus linguistischer Perspektive

Heike Rettig

16.1 Eine persönliche Bemerkung vorab

Für mich als Linguistin war die Mitarbeit in der tiefenhermeneutischen Interpretationsgruppe ein Abenteuer und ein Eintauchen in eine ganz andere wissenschaftliche Welt. Denn hier, in den (in den Videoaufnahmen) gesehenen, erzählten, kommentierten und analysierten Geschichten der Patientinnen, Therapeutinnen und Pferde, ging es um viel mehr als um wissenschaftliche Erkenntnis oder eine neue Methode. Es ging um Menschen, die sich in tiefster Not befanden und sich mit großem Mut einen neuen Weg für ihr Leben bahnten, und darum, wie ihnen Pferde und Therapeutinnen mit beeindruckender Sensibilität dabei halfen. Die große Ernsthaftigkeit und Leidenschaft sowohl in der therapeutischen als auch in der wissenschaftlichen Arbeit aller menschlichen Beteiligten und die unglaubliche Einfühlsamkeit der Therapiepferde haben mich sehr berührt. Ich war und bin sehr beeindruckt von dem, was sich hinter der Bezeichnung *»Pferdegestützte Psychotherapie«* verbirgt, und ich bin überzeugt davon, dass dieses Buch ein wichtiger Beitrag ist, der sehr lebendig, detail- und kenntnisreich zeigt, was pferdegestützte Psychotherapie zu leisten vermag und wie einzigartig und unverzichtbar der »Beitrag der Pferde« ist, den wir hier auf verschiedensten Ebenen beschreibbar machen wollen. Ich will versuchen, aus meiner linguistischen Perspektive hierzu einen Beitrag zu leisten, der möglicherweise quer zu den Prämissen und Überzeugungen des psychotherapeutischen und psychotherapieforscherischen Blickwinkels liegt, aber hoffentlich trotzdem anregende Impulse geben kann. Ich fühle mich persönlich sehr bereichert und bin dankbar für all das, was ich im Projekt und in den Begegnungen mit den beteiligten Pferden und Menschen erfahren und lernen durfte.

16.2 Vorgehen

Im Wesentlichen werde ich mich mit ausgewählten *»Gegenwartsmomenten«* in den pferdegestützten Therapien beschäftigen. Gegenwartsmomente sind ein zentrales Konzept, das im vorliegenden Buch von Heintz und Weiger im Anschluss an Stern (2007) herausgearbeitet wird. Es handelt sich dabei um Phasen im therapeutischen Prozess von sehr kurzer Zeitdauer, in denen etwas Entscheidendes von den Interaktionsbeteiligten erlebt wird (siehe dazu ausführlich Heintz in diesem Band, Kapitel 8.3). Stern beschreibt dies so: »In diesen Momenten taucht eine wirkliche Erfahrung auf, es geschieht etwas Unerwartetes, und zwar zwischen mindestens zwei Personen. [...] Dieses *Jetzt* ist ein Gegenwartsmoment mit einer Dauer von Sekunden, in der sich ein Mikrodrama, eine emotionale Geschichte über die gemeinsame Beziehung entfaltet. Diese gemeinsam erlebte Erfahrung wird insofern mental geteilt, als beide Beteiligte intuitiv am Erleben des jeweils anderen teilnehmen. Das intersubjektive Teilen der gemeinsamen Erfahrung wird verstanden, ohne dass sie verbalisiert werden muss« (Stern, 2007, S. 41).

Von Patientinnen und Therapeutinnen als Gegenwartsmomente empfundene Sequenzen werden in diesem Buch aus verschiedenen Perspektiven beleuchtet und waren auch in der tiefenhermeneutischen Interpretationsgruppe Kristallisationspunkte. Im Folgenden will ich versuchen zu zeigen, inwiefern sich auch aus (tier-)linguistischer Perspektive plausibilisieren lässt, warum solche Gegenwartsmomente für die Beteiligten so besonders sind. Zugleich werde ich erklärende Konzepte, die mir – quer über einzelne Momente hinweg – als erhellend erschienen, herausarbeiten und in ihrer Bedeutung in Bezug auf die triadischen Mensch-Pferd-Mensch-Interaktionen erläutern. Wie ein solches Vorgehen im aktuellen geistes- und kulturwissenschaftlichen Diskurs um Mensch-Tier-Beziehungen und -begegnungen verortet ist, wird in Kapitel 16.3 kurz umrissen. In der Analyse stütze mich dabei auf exemplarische (nach linguistischen Standards transkribierte) Ausschnitte aus den gefilmten Therapieverläufen sowie (ebenfalls ausschnittsweise) auf die Darstellungen der Patientinnen und Therapeutinnen im Rahmen der verschiedenen Interviews sowie der selbst verfassten Darstellungen der Patientinnen.

16.3 Neue Konzepte für die Betrachtung interspezifischer Begegnungen – Animal Turn, Posthumanismus und humanimale Praktiken

Mit dem »Animal Turn« (Ritvo, 2007) und der darauffolgenden Etablierung der *Human-Animal Studies* und der *Cultural Animal Studies* wurden in den letzten Jahren neue geistes-, kultur- und sozialwissenschaftliche Perspektiven auf das Mensch-Tier-Verhältnis eröffnet. Die Beschäftigung mit interspezifischen Beziehungen und Begegnungen basiert dabei überwiegend auf einem neuen, vor allem philosophisch begründeten *posthumanistischen* Paradigma (z. B. Latour, 2015; Haraway, 2016), innerhalb dessen es keine vorgängige hierarchische, asymmetrische Positionierung von Menschen und Tieren gibt und in der *Mensch* und *Tier* nicht länger sich ausschließende Kategorien darstellen, sondern häufig nur noch von *menschlichen* und *nicht-menschlichen Tieren* gesprochen wird.

Tierliche Lebewesen wurden auch in der Linguistik lange Zeit als nicht forschungsrelevant angesehen und das, was sie in Mensch-Tier-Interaktionsprozessen tun, war kein Gegenstand der Betrachtung. In einer tierlinguistischen Sichtweise werden die tierlichen Lebewesen als Interaktionsbeteiligte, als Akteure und Subjekte behandelt. Es wird nicht nur betrachtet, wie Menschen *mit* Tieren, *zu* Tieren, *durch* Tiere oder *für* Tiere sprechen (ausführlich vgl. dazu Steen, 2020), sondern Interspezies-Kommunikation wird als ein wechselseitiger Austausch, basierend auf den jeweiligen arteigenen Ausdruckressourcen und -möglichkeiten, zwischen menschlichen und tierlichen Lebewesen verstanden.

Verbunden mit einer posthumanistischen Perspektive stellen sich grundlegende Fragen zum sozialen Status und dem Subjektstatus von Tieren, der sogenannten »companion animals« (im Sinne Haraways, 2016) wie Pferden bereits unzweifelhaft zugeschrieben wird. Damit wird auch relevant, inwiefern Tieren in einem weiteren Sinn Intentionalität und/oder Agency (Wirkungsmacht) zugeschrieben werden kann. Die Fähigkeit zur Selbstreflexivität des eigenen kommunikativen Tuns – in linguistischer Perspektive zumeist die Voraussetzung für Intentionalität – kann für tierliche Lebewesen nicht in gleicher Weise angenommen werden. Dennoch lässt sich die kommunikative Gerichtetheit von tierlichem Tun in Interaktionen mit Menschen nicht bestreiten. Es werden im posthumanistischen Paradigma deshalb (zum Teil speziesbezogen) verschiedene Formen und Grade der intentionsbasierten tierlichen Handlungsfähigkeit angenommen (vgl. etwa Wiedenmann, 2024; Keil, 2021; Steen, 2022).

Geeignet für die Untersuchung von Mensch-Tier-Interaktionen und -begegnungen erweist sich auch eine von Steen (2022) ausgeführte tierlinguistisch-praxeologische Perspektive, bei der Überlegungen, inwiefern Menschen intentional handeln und Tiere sich rein instinkthaft verhalten, gar nicht erst notwendig werden. Zentrale Faktoren der praxeologischen, das heißt auf das körperlich-materiell Hervorgebrachte fokussierte Betrachtung interspezifischen Tuns (vgl. Steen, 2022, S. 193), sind dagegen die Adressabilität von Tieren, die Betrachtung der wechselseitigen Anschlussmöglichkeiten menschlichen und tierlichen Tuns sowie die (wechselseitige) erkennbare Funktionalität des Tuns in der Interaktion.

Was in der Interspezies-Kommunikation wechselseitig von Mensch und Tier verstanden wird, ist in dieser Perspektive entsprechend vor allem durch die Anschlussaktivitäten deutbar: »Ob die Mitteilung des (tierlichen oder menschlichen) anderen immer *richtig* verstanden wird, ist im Sinne der Tierlinguistik nicht von Bedeutung, sondern nur, wie sich die jeweiligen Bedeutungszuschreibungen auf weitere Koaktivitäten auswirken« (Steen, 2022, S. 215, Hervorh. H. R.). Auch bei Wiedenmann (2024) ist ein strikt »richtiges« Verstehen tierlicher Intentionen gar nicht notwendig für eine geglückte Mensch-Tier-Kommunikation. Es reicht, davon *auszugehen,* dass Verstehen möglich ist: »In der Folge muss sich diese Unterstellung allerdings über die fortlaufende Anschlussfähigkeit der Verstehensakte hinreichend erneuern« (Wiedenmann, 2024, S. 46) und er betont die für menschliche wie tierlich-menschliche Kommunikation geltende »letztlich unhintergehbare Intransparenz« (Wiedenmann, 2024, S. 45) des/der Anderen.

Bei der Analyse von Mensch-Tier-Begegnungen werden in diesem Sinne alle Arten von Anschlussmöglichkeiten auf verschiedensten Ausdrucksebenen und -modalitäten mithilfe verschiedenster artspezifischer Ausdrucksressourcen (menschliche wie tierliche) relevant. Dies ermöglicht die Analyse unterschiedlichster Tier-Mensch-Interaktionen.

Solche auf multimodale Ausdrucksressourcen basierenden Interaktionen fanden und finden sich zahllos in Mensch-Tier-Beziehungen. Insbesondere Menschen und Pferde interagieren seit Jahrtausenden miteinander und kooperieren häufig erfolgreich bei komplexesten Aufgaben in verschiedensten Bereichen. Dies reicht zum Beispiel vom Reiten in den verschiedenen Disziplinen und Schulen oder die Arbeit in der Landwirtschaft bis hin zum gemeinsamen Spazierengehen im Wald oder einer Behandlung durch eine/einen Tierärztin*in oder Pferdephysiotherapeut*in, und natürlich könnte man dazu auch die pferdegestützte Psychotherapie zählen. Viele solcher interspezifischen Umgangsweisen lassen sich, auf oberer oder spezifischer Ebene, mit dem Begriff der *humanimalischen Praktik* konzeptuell beschreiben und fassbar machen, der betont, dass menschliche *und* tierliche Lebewesen – wenn auch je nach Praktik und Spezies jeweils sehr unterschiedlich – beteiligt sind. Der Begriff geht dabei von verschiedenen möglichen Graden und Formen tierlicher/menschlicher Beteiligung aus, in einem Kontinuum von Tätigkeitsmodi, »innerhalb dessen Tätigkeiten als mehr oder weniger reflexartig, beherrschbar, habituell, manipulierbar, beabsichtigt, kommunikativ, demonstrativ etc. zu konzipieren sind« (Schmidt, 2016, S. 221). Humanimale Praktiken vereinen Sprachliches und Nicht-Sprachliches und entstehen grundlegend erst durch die Assoziation menschlicher *und* tierlicher Körper. Es sind Verhaltenskomplexe, die aus der Praxis des gemeinsamen Tuns emergieren und sich verfestigen, weitergegeben werden und in diesem Sinne als kulturell, als Bestandteil von Kultur, verstanden werden.

Tierlinguistisch werden humanimale Praktiken sowohl in direkter Mensch-Tier-Interaktion betrachtet als auch als diskursive Praktiken in (sozialen) Medien, in literarischen und nicht-literarischen Texten, Filmen und Videos sowie als – der Praxis entstammende und für die Praxis bestimmte – Lehrpraktiken für die Gestaltung der konkreten Mensch-Tier-Interaktionen (vgl. dazu Rettig, 2020; 2024). Diskursive und interaktionale Praktiken sind grundlegend verschränkt: Was und wie wir über Mensch-Tier-Beziehungen schreiben und sprechen, wie diese bildlich, filmisch und künstlerisch dargestellt werden, konstituiert (zeit- und kulturspezifische) Mensch-Tier-Verhältnisse und prägt und prädisponiert entsprechend auch die Formen und Möglichkeiten der realen Mensch-Tier-Begegnungen.

16.4 Responsivität, Sehen-des-Gesehenwerdens und Ehrerbietung in der Mensch-Pferd-Begegnung

Im Folgenden geht es um eine Szene, die im Projekt als Gegenwartsmoment identifiziert wurde. In dieser Szene ergreift das Therapiepferd Pikobella die Initiative und bewegt sich aus großer Entfernung auf die Patientin Frau D. zu.

Transkriptausschnitt 1

Transkription nach GATII, den Darstellungsbedürfnissen angepasst.
Siglen:

D	=	Frau D.
TH	=	Therapeutin
Piko	=	Stute Pikobella
Fara	=	Stute Faraona
v	=	verbal
nv	=	nonverbal

Faraona befindet sich während des Ausschnitts im Hintergrund der Halle, dies wird nicht laufend mitbeschrieben.

F1 **3.24**	Dnv/ THnv	an der Türseite i. d. Halle D sitzt, Halfter bei sich ((nicht sichtbar in Video))
	Fara	wälzt sich im hinteren linken Hallenbereich
	Piko	in ruhigem Schritt nahe dem Hufschlag rechte Hand auf D/TH zu, kürzt Ecke ab, Ohren gespitzt Richtung D/TH, Kopf angehoben, Blick D/TH
F2 3.25	Dv	<<helle,sanfte Stimmlage> HALlo,>
	Piko	((schnaubt))
	Piko	bewegt sich in ruhigem Schritt weiter auf D/TH zu, Ohren gespitzt, Kopf angehoben, Blick zu D/TH
F3 **3.26-27**	Piko	läuft an TH vorbei in Richtung D
	THnv	streicht Piko mit der Hand in der Bewegung über die zugwandte linke Halsseite
F4 3.28	D	<<helle,sanfte Stimmlage> HALlo,>
	Dnv	steht auf, ist mit der Körpervorderseite Piko zugewandt, Blickkontakt zu Piko, gesenkter Kopf
	Piko	Piko steht frontal vor D, gesenkter Kopf, Blickkontakt mit D, fast gemeinsam auf Augenhöhe mit D, Ohren Richtung D
	THnv	Hand noch auf ausgleitend auf Hals von Piko
F5 3.29	Dnv	wie in F4, jetzt erkennbar lächelnd
	Piko	hebt Kopf an, wendet Kopf/Hals Richtung sich wälzender Fara, Ohren Richtung Fara, Abstand Köpfe D/Piko größer
F6 3.30-33	Dnv	blickt auf zu Piko, ihr weiterhin frontal zugewandt
	Piko	wie in F5, hebt Kopf höher, Abstand zu D wird größer
F7 **3.34**	Dnv	steht auf, wendet sich nach rechts, Halfter in beiden Händen
	Piko	wie in F6
F8 3.35	Dnv	wendet sich nach rechts ab, hält Halter in den Händen
	Piko	wendet sich D mit Blick zu, Hals-/Kopfhaltung und Ohren zunächst auf Faraona ausgerichtet, dann linkes Ohr zu TH

F9 3.36-37	Dnv	legt Halfter ab, wendet sich wieder zu Piko
	Piko	wendet sich wieder Fara zu wie in F6/7
F10 3.38	THv	ist zu IHnen gekommen-ne;
	Dv	he,
	Dnv	fängt an zu lächeln, wendet sich frontal Piko zu, steht näher als zuvor, Hände locker herabhänged
	Piko	Kopf leicht Richtung D gewendet li Auge: Blick Richtung D
F11 3.39	THv	nicht zu MIR;
	P	wie in F9, stärker lächelnd, Hände in Bewegung auf Piko zu, Blick zu Pikos Kopf
	Piko	Blick li Auge Richtung D Hals weiterhin Richtung Fara
F12 3.40	Dv	<<lächelnd, schnell gesprochen> ich habs geSEHN;>
	Dnv	tritt links neben das Pferd, hebt rechte Hand zum Hals, berührt Piko mit offener Hand/Lächeln verstärkt sich, nähert sich Pikos Kopf stark an
	Piko	wie in F10
F13 3.41-3.55	Dnv/ Piko	Frau D. tritt neben Pikobella und streichelt sie am Hals, Pikobella steht ganz ruhig und blickt gleichzeitig Richtung Faraona. Teilweise blickt auch Frau D. mit Pikobella zusammen in diese Richtung.
F14 3.65-4.10	Dnv	tritt seitlich nah an Piko heran, Oberkörper berührt den Pferdekörper, umarmt Piko seitlich, linke Hand um die Pferdebrust gelegt, rechte Hand am Widerrist, führt Nase zu Pikos Hals und riecht am Fell, linke Hand krault Pikos Brust
	Piko	wendet Kopf/Hals von Farona ab, steht weiter ruhig, Blick nach vorne, linkes Ohr nach hinten zu D, später Blick/Halsausrichtung kurz Richtung Tor
F15 4.11	Piko	senkt den Hals
	Dnv	hebt den Kopf an, dreht den Kopf Richtung Pikos Kopf hört auf zu riechen
F16 4.12-15	Dnv	nimmt Abstand, geht einen Schritt Richtung Hals, streichelt mit den Fingern der linken Hand den Hals, blickt Richtung Pferdekopf nach unten
	Piko	Hals gesenkt, Blick gerade, ein Ohr Richtung Faraona, ein Ohr Richtung D

F17 **4.16-45**		Während Frau D. Pikobella weiter am Hals streichelt, beginnt der bei Heintz (Kapitel 12) beschriebene Dialog über das Riechen. Frau D. riecht erneut lange und intensiv an Pikobellas Hals, diese steht ruhig, Hals, Kopf und Ohren Richtung Faraona ausgerichtet
F18 **4.46-49**	Piko	wendet den Kopf, führt ihre Nase hinab zum herabhängenden Unterarm von D, berührt sie mit weit aufgeblähten Nüstern, Ohren gespitzt
	Dnv	blickt auf Ds Kopf herab, rechte Hand noch an Ds Hals
F19 **4.50-51**	Dv	willste auch mal RIEchen?
	Dnv	wie in F17
	Piko	wie in F17, bewegt Nase leicht an Ds Arm entlang, berührt Ds Arm weiterhin
F20 **4.52-55**	Dnv	hebt Arm aktiv an, in Kontakt mit Pikos Nase, führt dadurch Pikos Kopf nach oben, blickt lächelnd nach unten
	Piko	folgt der Armbewegung nach oben, Kontakt zu Arm bleibt
F21 **4.56**	THv	SCHON, gell;
	Dnv	blickt nach unten, lächelt, Arm weiter an Pikos Nase
	Piko	berührt weiter den Arm, Blick und Ohren Richtung TH

Bei der oben transkribierten Szene handelt es sich um den Beginn einer teils verbalen, teils nonverbalen interspezifischen Interaktion. Der Gesprächsbeginn ist in der Gesprächslinguistik eine eigene, sehr relevante Phase, in der unter anderem Kontaktherstellung, Signalisierung von Gesprächsbereitschaft und die Aushandlung von Situation und Beziehung stattfinden. Auf der Beziehungsebene eines Gesprächs wird in der Phase der Eröffnung durch das Agieren der Beteiligten deutlich, ob das Gespräch zum Beispiel eher distanziert oder vertraut, formell oder informell, freundlich oder unfreundlich verlaufen wird. Dies zeigt sich (kulturell unterschiedlich) etwa in der Wahl der Grußformel und Anrede oder in der Art des körperlichen Berührens (oder des Unterlassens von Berührung).

Bereits die Herstellung eines Kontaktes wird *aktiv* von den Beteiligten betrieben und ist deshalb auch in der traditionellen Gesprächsanalyse der Beginn der Gesprächseröffnungsphase. Wir alle wissen, wie man durch Ins-Buch-Vertiefen, Zum-Fenster-Hinausschauen, Sich-körperlich-Abwenden, Nicht-Antworten und Ähnliches eine Aufnahme von Kontakt, zum Beispiel bei einem Aufenthalt in einem Zugabteil mit unbekannten Personen, mit Wahrscheinlichkeit verhindern kann. In der Interaktionslinguistik wird deshalb nicht Verbalität (also die Äußerung von Worten) oder die Lesbarkeit des Geschehens, sondern die *Anwesenheit* als das essenzielle Merkmal von Interaktion angesehen. Dabei wird die zentrale Bedeutung der Anwesenheit bei Hausendorf wie folgt beschrieben: »Anwesenheit wird in der Interaktion dadurch hergestellt, *dass die Beteiligten wahrnehmen können, dass sie wahrgenommen werden.* Dafür braucht es sinnlich wahrnehmbare Erscheinungsformen, die als solche ›Anwesenheit‹ demonstrieren. Nichts anderes geschieht beispielsweise im Fall eines Winkens mit der Hand oder einer sprachlichen Begrüßungsformel. Adam Kendon hat in vielen empirischen Studien gezeigt, wie solche Demonstrationen des ›*Sehen-des-Gesehenwerdens*‹ (Kendon, 1990) als Demonstration von *Wahrnehmungswahrnehmung* [...] funktioniert. [...] Schon mit der Herstellung von Anwesenheit emergiert ein soziales Geschehen, [...] ›Anwesenheit‹ [ist] tatsächlich keine äußerliche Bedingung, sondern bereits Teil der Interaktion« (Hausendorf, 2015, S. 46 f., Hervorh./Hinzufüg. H. R.).

Und noch eine dritte Grundstruktur von Gesprächen spielt generell und gerade auch in solchen Anfangsphasen eine Rolle, nämlich die Paarigkeit von Gesprächsbeiträgen und die damit verknüpfte *Responsivität.* Gespräche sind kein Text oder Monolog, sondern zwei oder mehr Beteiligte bringen *abwechselnd* ihre Beiträge ein. Wenn Gesprächsteilnehmer*innen sich dabei kooperativ verhalten, sind sie bemüht, bei eigenen Beiträgen das bereits Geäußerte zu berücksichtigen und einen Zusammenhang dazu herzustellen, sich auf die Beiträge der anderen Interaktionsteilnehmer*innen zu beziehen. Dies geschieht nicht nur auf grammatischer und inhaltlicher, sondern auch auf handlungsbezogener, interaktionaler Ebene sowie auf der Beziehungsebene. Es entstehen Gesprächssequenzen, in denen auf die – in wechselnden Rollen vollzogene – Initiative des einen eine Response des anderen erfolgt. Dabei kann man in unterschiedlichen Graden responsiv auf unterschiedlichen Ebenen wie der Handlung, des Themas, der Beziehung sein (vgl. hierzu Henne/Rehbock, 2001). So ist jemand zum Beispiel auf der Handlungsebene responsiv, aber auf Beziehungsebene non-responsiv, wenn er/sie auf eine freundlich gestellte, höflich formulierte Frage zwar inhaltlich vollständig, aber in unfreundlichem, kurz angebundenem Duktus antwortet.

Die oben skizzierten Begrifflichkeiten und Konzeptualisierungen der Gesprächsanalyse können, ohne die Bedingung der Selbstreflexionsfähigkeit der Interaktionsteilnehmer*innen zu übernehmen, unter praxeologischer Perspektive für die hier betrachteten Mensch-Pferd-Begegnungen fruchtbar gemacht werden, indem das multimodale, pferdliche und menschliche Tun in Bezug auf seine wechselseitige Anschlussfähigkeit – und das daraus erwachsende Verstehen – betrachtet wird (vgl. Kap. 16.2).

Der oben transkribierte Ausschnitt der Interaktion zwischen Pikobella und der Patientin Frau D. soll nun vor diesem Hintergrund genauer betrachtet werden. Die beiden Pferde Pikobella und Faraona befinden sich zunächst im hinteren Bereich der Halle, Frau D. sitzt auf einem Aufstiegsblock am anderen Ende. Trotz der Anwesenheit ihrer Gefährtin Faraona löst sich Pikobella von ihr und bewegt sich ganz vom anderen Ende der Halle auf Frau D. zu. Man kann deutlich erkennen, wie Pikobella *initiativ* eine Interaktion mit Frau D. eröffnet. Sie adressiert Frau D., indem sie zielgerichtet und ohne Zögern, aber im ruhigen Schritt und unaufgeregt auf diese zugeht, den Blick auf sie gerichtet und die Ohren in ihre Richtung gespitzt hat (F1 bis F3). Sie geht sogar so, dass sie den kürzesten Weg auf Frau D. nimmt, indem sie die Ecke der Halle abschneidet.

Hier gelingt der Beginn der interspezifischen Interaktion bereits ganz unproblematisch: Das Ausdrucksverhalten von Pikobella ist dem menschlichen Adressierungsverhalten so ähnlich, dass wir es unwillkürlich als »ich bin gemeint« deuten – eine Deutung, die durch die darauffolgenden Interaktionsschritte (als Anschlusshandlungen) von Pikobella bestätigt wird. Frau D. erfährt also, dass Pikobella eine soziale Interaktion mit ihr beginnen will: Die Stute macht sich *anwesend* für Frau D., was diese auch wahrnehmen kann. Es ist aus der Perspektive von Frau D. ein »Sehen-des-Gesehenwerdens« (vgl. Hausendorf, 2015, S. 46). Auch die Therapeutin antwortet auf das Sich-anwesend-Machen der Stute, indem sie ihr im Vorbeigehen über den Hals streicht (siehe F3). Doch darauf reagiert Pikobella nicht, denn die Therapeutin ist ganz offensichtlich nicht die adressierte Person bei der Kontaktherstellung.

Während Pikobella sich nähert, hält Frau D. Blickkontakt zu ihr (im Video nicht ersichtlich, aber aus der Darstellung im Nachinterview erschließbar) und beantwortet so die Kontaktherstellung der Stute. Anschließend, während die Stute sich weiter auf sie zubewegt und sich räumlich immer weiter annähert, wird Frau D. nun ihrerseits kommunikativ initiativ und begrüßt die Stute mit einem sehr sanft gesprochenen »HALlo« (F2), das die Stute im direkten Anschluss mit einem respondierend erscheinenden Schnauben – wie in einer menschlichen Paarsequenz Gruß/Gegengruß – beantwortet. Die prosodische Realisierung des Hallo-Grußes lässt sich als Ausdruck von Freude und liebevollen, freundlichen Gefühlen gegenüber Pikobella deuten, das Schnauben von Pikobella als entspannt und zufrieden – eine positive, freundliche Beziehungsgestaltung hat durch diese Art der »Gesprächseröffnung« stattgefunden und zeigt sich auch am aufkommenden Lächeln von Frau D. (siehe F5).

Als Pikobella den Platz von Frau D. erreicht hat, bleibt sie direkt stehen, Frau D. steht auf und begrüßt die Stute erneut mit einem sanften »HALlo« (siehe F4) und beantwortet so die Kontaktaufnahme-Initiative von Pikobella sowohl verbal als auch nonverbal. Beide stehen sich nun mit den Körpervorderseiten einander zugewandt gegenüber, Frau D. hat den Kopf gesenkt, Pikobella hat den Kopf gesenkt, sie sind fast auf Augenhöhe und haben Blickkontakt (siehe Abbildung 37). Eine solche Synchronisation der Körperhaltungen lässt eine wechselseitige, auch emphatische Zugänglichkeit annehmen. Pfänder, Herlinghaus und Scheidt gehen davon aus, »dass Momente der Synchronisierung sowohl zur Erfahrung von gegenseitigem Verstehen als auch in einem weiten Sinne zum Erleben von Gemeinsamkeit und Beziehung beitragen« (2017, S. 67).

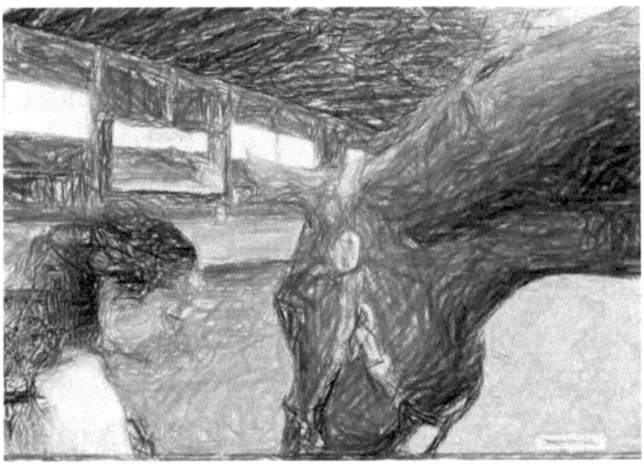

Abbildung 37: Synchronisation in der Interaktion

Im Rückblick beschreibt Frau D. ihr Erleben dieses Moments so:

»Wir beobachten die Pferde, wie sie sich in der Halle frei bewegen. Mir ist übel, ich fühle mich klein, unbedeutend und furchtbar einsam. Ich muss mich hinsetzen. Ich fühle mich so isoliert, die gewohnten Gedanken kommen wieder in mein Bewusstsein ... niemand sieht, wie es mir geht, keinen interessiert es, keiner mag mich, ich bin wertlos. Ich wünschte, Pikobella würde es merken, ich schaffe es doch nicht, mich mittzuteilen, die Scham ist zu groß. Und dann passiert es einfach. Pikobella hebt den Kopf, sieht mich an und kommt schnurstracks auf mich zugelaufen.«

Die Bedeutung dieser interspezifischen Begegnung für Frau D. ist meines Erachtens auch deshalb so eindrücklich, weil hier auf verschiedenen Ebenen Grundlegendes *gelingt.* Zum einen gelingt sozusagen ein *Gesprächsbeginn,* Frau D. erlebt ein explizites und sehr eindrückliches *Gesehen-des-Gesehenwerdens* und eine Interaktion, die sich ähnlich wie nach vertrauten menschlichen Regelhaftigkeiten abspielt und so für die Patientin direkt deutbar und lesbar wird, dem ein gemeinsamer kommunikativer Sinn intuitiv zugeschrieben werden kann. »Das intersubjektive Teilen der gemeinsamen Erfahrung wird verstanden, ohne dass sie verbalisiert werden muss« – so beschreibt, wie oben schon erwähnt, Stern (2007, S. 41) die Gegenwartsmomente und genau dies ist in diesem Gegenwartsmoment von Pferd zu Mensch möglich geworden, über die Speziesgrenze hinweg.

Die Interaktion verläuft symmetrisch und ausgeglichen. Beide, Pikobella und Frau D., erscheinen als wechselseitig responsiv in Bezug auf die Initiativen der jeweils anderen – auch und gerade auf der Beziehungsebene. Sie sind in einer gelingenden humanimalischen kommunikativen Interaktion. Dies kommt wiederum in der Nachbetrachtung von Frau D. sehr deutlich zum Ausdruck. Auf die abschließende Frage der Therapeutin, was sie aus dieser ersten Begegnung für sich mitnehme, antwortet die Patientin mit Tränen in den Augen: *»Dass ich freundlich wahrgenommen werde, dass mir etwas Freundliches entgegenkommt«* (Heintz in diesem Band ▸ S. 89, Hervorh. H. R.).

Pfab (2024) verbindet das Erleben von Kommunikation mit dem Begriff der *Unmittelbarkeit* des interaktiven Geschehens, das heißt des Entstehens einer (positiven oder negativen) Atmosphäre, des »Klimas« einer Situation, wie etwa Unbehagen, Verlegenheit, Spannung, Befremden, Erotik, Furcht, Gelöstheit oder Unbeschwertheit (vgl. Pfab, 2024, S. 1 f.). Es wird auf Nothdurft und Schwitalla verwiesen, die bereits in ihrer Arbeit von 1995 die Analogie des Miteinander-Redens zum gemeinsamen Musizieren herstellen und dabei den *Moment des Gelingens, das Aufeinander-bezogen-Sein,* insbesondere auch durch nonverbale Feinabstimmung, betonen (vgl. Pfab, 2024, S. 2; vgl. dazu auch den Begriff der »kommunikativen Musikalität« nach Trevarthen (2010), wie er bei Heintz und Weiger in Kapitel 8.3 dargestellt wird). Insgesamt geht aus Gesprächsuntersuchungen hervor, dass Menschen sich »aufgehoben fühlen, wenn die Redebeiträge aufeinander abgestimmt [...] erfolgen, wenn die Beteiligten beim Reden einen gemeinsamen Sprechrhythmus ausbilden, wenn der Blickkontakt stimmig ist, wenn die Weise, in der auf sie reagiert wurde, resonant ist« (Pfab, 2020, S. 34). Auch das nonverbale Tun, wie zum Beispiel einander zugewandte Körperhaltungen oder das Erleben, dass die Veränderung der eigenen Körperhaltung auch den anderen in Bewegung bringt, sind hierfür von großer Bedeutung.

Diese »kommunikative Erlebnisqualität«, wie Pfab es nennt, führt unter anderem »zu Nähe oder Distanz als Haltung dem Anderen gegenüber, zu Offenheit oder Verschlossenheit in der Bereitschaft, sich mitzuteilen, zu Akzeptanz oder Widerstand, Anregungen und Vorschläge aufzunehmen und aufzugreifen« (Pfab, 2020, S. 34). Der in jeder Kommunikationssituation individuelle, einmalige und unwiederholbare, konkret-materielle Interaktionsverlauf ist also, auch und gerade in Mensch-Pferd-Begegnungen, nicht nur etwas Äußerliches, sondern stellt selbst eine Form des emotionalen Erlebens und Aufeinander-Bezogenseins und Miteinanderseins dar. Pfab zitiert eine für in diesem Kontext erhellende Formulierung bei Waldenfels: »Die Freude ist nicht ein Zustand, in dem ich mich befinde oder den ich herbeiführe, sondern ein Sichbefinden mit dem Anderen in der Welt« (Waldenfels, 2000, S. 289, zitiert nach Pfab, 2024, S. 3).

Möglicherweise spielt jedoch beim kommunikativen Erleben einer so positiven Atmosphäre nicht nur der konkrete Verlauf der Interaktion mit Pikobella in seiner starken Aufeinander-Bezogenheit eine Rolle, sondern zudem auch eine Fähigkeit von Frau D., die Mangelsdorf (2014, S. 53) als »kinästhetische Empathie«, das heißt, das Einfühlungsvermögen in durch Bewegung ausgedrückte Gefühle des Gegenübers bezeichnet – eine Form des Empathisierens, die sich in der Formulierung von Frau D. *»dass mir etwas Freundliches entgegenkommt«* andeutet.

Durch ihre Kontaktaufnahme und die Initiierung der Interaktion bekundet Pikobella *von sich aus* Interesse an der Begegnung mit Frau D., es drückt – nach menschlichen Maßstäben – eine Anerkennung von Frau D. als sozialer Interaktionspartnerin aus. Die Bedeutung solcher sogenannter *Interaktionsrituale* wird bei Erving Goffman detailliert ausgearbeitet. Goffman beschäftigt sich ausführlich mit der von ihm so benannten *»Ehrerbietung«*. Dies sind Handlungsmuster, mit denen wir anderen Wertschätzung entgegenbringen. Zuvorkommende Ehrerbietung wird nach Goffman in vier gebräuchlichen Formen gezeigt: »Begrüßungen, Einladungen, Komplimente und kleinere Hilfsdienste. Durch all das wird dem Empfänger mitgeteilt, dass er nicht eine isolierte Insel ist, sondern daß es andere gibt, die sich mit ihm und seinen persönlichen, privaten Dingen verbunden fühlen« (Goffman, 1986, S. 81).

Betrachtet man die Schilderung von Frau D., wie sie die Begegnung mit Pikobella erlebt hat, kommt genau dies zum Ausdruck: Pikobella gibt ihr durch ihre Begrüßung das Gefühl, nicht länger, im Sinne von Goffman, eine »isolierte Insel« zu sein, sondern sich mit jemandem verbunden zu fühlen. Dies tut Pikobella, indem sie ihr gegenüber – aus menschlicher Sicht – Ehrerbietung ausdrückt, und zwar genau in dem Moment, in dem sie sich völlig unbedeutend fühlt *(»niemand sieht, wie es mir geht, keinen interessiert es, keiner mag mich, ich bin wertlos«).*

Auch die Therapeutin hebt, sich emphatisch einfühlend in die Patientin, diesen bedeutsamen Moment des Gesehenwerdens durch Verbalisierung hervor: »ist *zu IHnen gekommen; nicht zu MIR«* (siehe F10 und F11), sagt sie. Und Frau D. antwortet in schnellem Anschluss mit einem Lächeln: *»Ich habs geSEHN«* (siehe F12).

Auch im weiteren Verlauf der Interaktion kommuniziert Pikobella diese Verbundenheit mit Frau D. sehr deutlich, gerade auch in potenziell schwierigen Situationen: Als sich nämlich Faraona zu einem späteren Zeitpunkt nähert, begrüßen sich die beiden Stuten ausführlich, am Ende durch einen intensiven Kontakt Nase an Nase, einander gegenüberstehend. Frau D. streichelt zunächst noch Pikobellas Hals, stellt die Berührung jedoch ein, tritt einen Schritt zurück und steht mit hängenden Armen neben den Pferden (siehe Abbildung 38). Sie gerät – aus menschlicher Perspektive – in die potenziell problematische Position des *Bystanders* (vgl. genauer dazu Abschnitt 16.5). Nach der ausführlichen Begrüßung wendet sich Pikobella jedoch wiederum initiativ mit einer Hals- und Kopfdrehung zu Frau D., es findet Kontaktherstellung durch wechselseitige Berührung statt – Frau D. gehört mit zur sozialen humanimalen Gemeinschaft (siehe Abbildung 39).

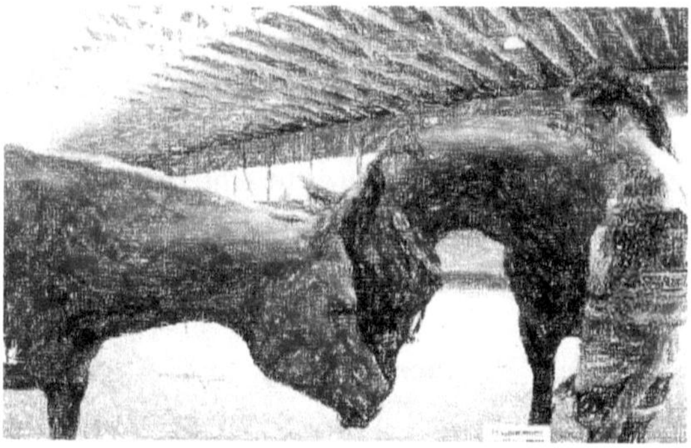

Abbildung 38:
Bystander

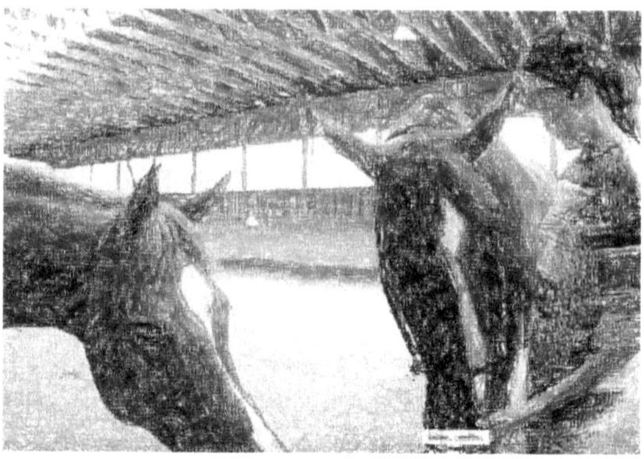

Abbildung 39:
Dazugehören

Die Tatsache, dass es sich bei Pikobella gerade *nicht* um einen Menschen handelt, ist dabei das Entscheidende: In der Mensch-Mensch-Interaktion ist das ehrerbietige, höfliche, das Image – als ein »in Termini sozial anerkannter Eigenschaften umschriebenes Selbstbild« (Goffman, 1986, S. 10) – schützende Handeln des/der Interaktionspartner*in nicht das, was unbedingt seinen/ihren Gefühlen entspricht. Goffman beschreibt dies so: »Es scheint, daß ehrerbietiges

Verhalten […] die Würdigung des Empfängers so ausdrückt, daß sie in vielen Beziehungen schmeichelhafter für den Empfänger ist, als es die wirklichen Gefühle des Handelnden sind« (Goffman, 1986, S. 67).

Wechselseitige Imageschonung und Imagearbeit ist für Menschen ein zentraler Grundbestandteil der sozialen, kooperativen Interaktion. Umso bedeutsamer ist die Imagelosigkeit der Pferde – dies wird im Lauf einer weiteren Pferd-Mensch-Interaktion sehr deutlich. Frau D. schildert im Nachgespräch eine Kontaktaufnahme-Initiative der Stute Faraona, die sie in den Rücken stupst mit den folgenden Worten:

»Ich streichle Pikobella am Hals, und von hinten stupst mich jemand am Rücken an. Ich sage: wer ist das denn, obwohl ich natürlich weiß, dass es Faraona ist, die mir da Hallo sagen möchte. Es tut gut, so wahrgenommen und beachtet zu werden. Bei den Pferden ist das so unkompliziert, ein Aufeinander-Zugehen ist viel leichter als bei Menschen, unverhüllter, ohne Maske, ohne große Worte, einfach und direkt und zum (Be-)Greifen« (vgl. Heintz, in diesem Band, Kapitel 12 ▶ S. 218).

»Unverhüllt« und »ohne Maske« – das ist das, was die hier betrachteten Initiativen der Pferde so besonders macht. Die Pferde interagieren jenseits von menschlichen Interaktionsritualen und ermöglichen so spontanes, tiefes Vertrauen zum anderen.

Der ersten Kontaktaufnahme und den Interaktionen zu Beginn folgt eine längere Zeitspanne, in der Frau D. ausführlich an Pikobellas Hals riecht. Diese Form und Modalität der nonverbalen Interaktion – Riechen-und-Berochenwerden – leitet Frau D. selbst ein: Sie tritt seitlich nah an Pikobella heran, sodass ihr Oberkörper den Pferdekörper berührt, umarmt Pikobella und führt die Nase zu ihrem Hals (siehe F14). In dem Augenblick, in dem sich ihre Nase dem Pferdehals annähert, wendet sich Pikobella, die bisher von Blickrichtung und Halsdrehung auf Faraona ausgerichtet war (siehe F13), von Faraona ab. Pikobella schaut nun geradeaus und wendet ein Ohr nach hinten zu Frau D.

Hier initiiert Frau D. in der Modalität des Berührens und des Riechens einen neuen Interaktionsabschnitt. Pikobella ist durch ihre körperlich-räumliche Zuwendung durch die Kopf-Halsdrehung und die Ohrausrichtung responsiv, sie erklärt sich, so könnte man es deuten, mit dem Berochenwerden einverstanden. Das Ende dieser ersten Phase des Riechens und Berochenwerdens wird aber dann von Pikobella initiiert: Sie senkt den Hals (siehe F15) und dies versteht Frau D. offensichtlich als eine Beendigungsinitiative: Sie hebt ihren Kopf an, beendet dadurch das Riechen und wendet ihren Blick zu Pikobellas Kopf. Sie tritt zurück, nimmt dadurch körperlich Abstand und geht einen Schritt nach vorn, in Richtung auf den Pferdkopf zu (siehe F16). Sehr feinschrittig werden hier menschliche und pferdliche Aktivitäten in verschiedenen Modalitäten realisiert, die jedoch offenbar als aufeinander bezogene Anschlussaktivtäten von Mensch und Pferd unmittelbar lesbar sind. Jenseits von Verbalität *gelingt* auch hier ein interspezifischer, verstehender Austausch.

Im weiteren Verlauf streichelt Frau D. weiter Pikobellas Hals, tritt dann erneut auf Pikobella zu und riecht noch einmal sehr lange an ihrem Hals. Währenddessen findet ein verbaler Dialog zwischen der Therapeutin über das Riechen von Frau D. statt (siehe Beschreibung in Kapitel 12 bei Heintz). Pikobella blickt in dieser Phase mit gespitzten Ohren in Richtung Faraona – es wirkt, als habe sie sich, während Frau D. und die Therapeutin verbal im Kontakt sind, ein Stück weit aus der Interaktion zurückgezogen. Sie steht jedoch weiterhin ruhig bei Frau D. und fühlt natürlich das Berührt- und Berochenwerden.

Als der verbale Austausch zwischen Therapeutin und Patientin beendet ist, wendet sich Pikobella initiativ durch Kopf-/Halsdrehung Frau D. zu und berührt mit weit aufgeblähten Nüstern deren Unterarm. Sie ist nun die Riechende, Frau D. die Berochene. Frau D. versteht dies als intentionale Handlung: *»Willst du auch mal RIEchen?«,* fragt sie und bewegt respondierend ihren Arm noch stärker, als würde sie ihn präsentieren, auf Pikobellas Nüstern zu. Sie zeigt sich dadurch mit ihrer Rolle als die »Berochene« einverstanden. Die Deutung, dass Pikobella an Frau D. riechen will, wird durch die Therapeutin bestätigt: *»SCHON, gell«,* sagt sie (siehe F21). Auch hier erlebt Frau D. erneut eine gelingende symmetrische, wechselseitig responsive Interaktion: Der von ihr zuvor verwendete Interaktionsmodus wird von Pikobella aufgenommen, sie beginnt selbst eine neue Riechen-und-berochen-werden-Sequenz und ist offenbar interessiert am Geruch ihrer menschlichen Interaktionspartnerin. Wie Frau D. für Pikobella riecht, ist natürlich nicht ergründbar, aber erkennbar ist, dass sie lange im Kontakt mit dem Arm von Frau D. bleibt und die Berührung nur langsam auflöst – es scheint kein unangenehmes Geruchserlebnis zu sein. Dies ist für Frau D. umso bedeutsamer, als dass sie in der Kindheit wegen ihres Körpergeruchs in der Schule gehänselt wurde (vgl. dazu den Fallbericht von Birgit Heintz in Kapitel 12). Diese Interaktion ist hier in der Mensch-Pferd-Begegnung ganz unproblematisch möglich. Pferde riechen sowieso häufig an Menschen. Riechen-und-Berochenwerden ist dagegen außerhalb enger menschlicher Beziehungen als Interaktionsmodus kaum denkbar. Das kommunikative Erleben von Gemeinsamkeit im Sinne Pfabs (2024) ist für Frau D. in dieser Form nur in der Begegnung mit Pikobella möglich.

16.5 Über das tröstende Kontaktherstellen

Im Folgenden soll ein weiterer Gegenwartsmoment genauer betrachtet werden, der von der Patientin, Frau B., als ein Getröstetwerden durch die Stute Debby erlebt wurde. Es wird herausgearbeitet werden, auf welchen Ebenen die drei Beteiligten in der Triade interagieren und wie diese Betrachtung dazu beitragen kann zu verstehen, warum Frau B. sich von Debby getröstet fühlt. Insbesondere geht es auch hier um die entscheidenden Initiativen von Debby, die den weiteren Verlauf entscheidend beeinflussen.

In dem nachfolgend transkribierten Ausschnitt ist das Thema der Tod des Vaters von Frau B. im Zusammenhang mit ihrer belastenden Lebenssituation durch die Betreuung ihrer kranken Mutter (zur genaueren Darstellung vgl. die Fallgeschichte von Heering in Kapitel 9). Frau B. ist aufgewühlt und traurig.

Transkriptauschnitt 2

Transkription nach GATII, den Darstellungsbedürfnissen angepasst.
Da die Therapeutin im Video nicht sichtbar ist, können nur ihre verbalen Äußerungen dargestellt werden.
Siglen:
FB = Frau B.
TH = Therapeutin
D = Stute Debby
v = verbal
nv = nonverbal
F = Interaktionsfläche zeitlich zusammengehörig stattfindender Aktivitäten

F1 **2.04-07**	Bnv:	steht seitlich vor der Therapeutin, Blick in die Ferne gerichtet, beide Hände in den Hosentaschen
	THv	<<mitfühlend> is einfach WEGgegangen) (.) ja,> ((SCHWEIGEN))
	D:	hat bisher vernehmlich rupfend gegrast, hört auf zu grasen, hebt Kopf, nähert sich von hinten dem Rücken von B
F2 **2.08-09**	Bv	konnt mich nich mal verABbschieden-
	Bnv	Blick Richtung TH
	D:	kommt von hinten weiter näher

F3 2.10-11	Bnv	wendet den Oberkörper und dreht sich zur sich annähernden D, senkt Blick Richtung Ds Kopf
	D	bewegt den Kopf in Richtung auf FBs rechte Hand zu
F4 2.12	Bv	<<mit bewegter Stimme, nah am Weinen> konnt NICH mal-=
	Bnv	nimmt rechte Hand aus der Hosentasche, greift mit der rechten Hand nach hinten, krault mit einer kurzen Fingerbewegung Ds Nase
	D	berührt Bs Arm leicht, lässt Kopf/Nase nah bei Frau Bs Hand
F5 2.13	Bv	=TSCHÜSS sagen>;
	Bnv	wendet sich mit Oberkörper und Gesicht wieder nach vorne, steckt rechte Hand wieder in die Hosentasche, Blick in die Ferne mit angehobenem Kopf
	D	wendet Kopf ab, weg von Frau B. - Richtung Therapeutin
F6 2.14-15	Bnv	wie F5
	THv	ja-
	D	wie in F5
F7 2.16-17	Bv	ging einfach WEG; ((SCHNIEFT))
	Bnv	wendet den Kopf leicht in Richtung Therapeutin
	D	nähert sich Bs rechter, in der Hosentasche befindlicher Hand, stupst sie sanft an
F8 2.18-19	Bnv	Blick wieder in die Ferne
	THv	hm-hm;
	D	berührt Arm von B sanft, reibt Kopf leicht am Arm von B bis zum Oberkörper entlang
F9 2.20-22	Bnv	dreht sich um zu Debby, blickt hinunter zu Debbys Kopf, nimmt Hand aus der Hosentasche, dreht sich zu Debby, krault Lippen und Nüstern mit kurzen, kleinen Bewegungen
	Bv	joa weg WAR er;
	D	bleibt in Kontakt mit Bs Hand, berührt Oberkörper und Oberarm von B sanft
F10 2.23-24	Bnv	wie in F9
	THv	weg WAR er; ne;
	D	wie in F9
F11 2.25-30	FBnv	wie in F9
	THv	<<mitfühlend> hm_hm->
	D	wie in F9

F12 2.31-32	FBv	joa einfach WEGgegangen;
	FBnv	Blick weg von D, nach vorne, dann zu TH, streichelt weiter Debby wie in F9
	D	wie in F9
F13 2.33-34	THv	is einfach WEGgegangen, ja;
	FBnv	nimmt Hand von Debby weg, lässt Arm fallen
	D	D hebt den Kopf an, berührt FB nicht mehr
F14 2.35	FBV	und hat mich zurÜCKgelassen;
	FBnv	steckt Hand in die Hosentasche, wendet Blick von D ab und schaut in die Ferne
	D	nimmt den Kopf hinter FBs Arm, Rücken, berührt FB leicht am Rücken
F15 2.36-39	THv	hm-hm; (0.3) ja;
	FBv	wie in F14, wendet am Ende den Kopf Richtung D
	D	senkt den Kopf, bewegt den Kopf übers Gras

Der Verlauf zeigt, dass auch die Stute Debby, wie zuvor Pikobella, die Kontaktherstellung initiiert und schrittweise sehr nachdrücklich dafür sorgt, dass Frau B. mit ihr interagiert. In einem Moment, in dem die Therapeutin die vorangegangene Äußerung ihrer Patientin mitfühlend wiederholt und Frau B. sehr in sich gekehrt ist, den Blick dabei in die Ferne richtet und beide Hände in die Hosentaschen gesteckt hat, hört die sich in der Nähe befindliche Debby auf zu grasen. Sie hebt den Kopf und nähert sich Frau B. von hinten (siehe F1). Ihr Kauen während des Gehens ist deutlich hörbar.

Als die Stute dem Rücken vom Frau B. sehr nah ist, ihn aber nicht berührt (siehe F3), dreht sich Frau B. zu Debby um und beantwortet die Initiative der Stute zur Kontaktherstellung mit einer kurzen körperlichen Zuwendung durch Drehen des Oberkörpers. Sie begrüßt Debby ihrerseits initiativ durch eine körperliche Berührung, indem sie ihr einmal sehr kurz, fast beiläufig wirkend die Nase mit einer Hand krault, was Debby ihrerseits zulässt, indem sie die Nase nah bei Frau B.s Hand lässt (F4). Danach wendet sich Frau B. dann sehr rasch durch deutliche Körperdrehung wieder ab und blickt wieder nach vorne in die Ferne (siehe F5). Ihre Hand wandert wieder in die Hosentasche. Dadurch bricht sie das nonverbale Gespräch mit der Stute sozusagen ab. Auch die Stute wendet den Kopf ab und bestätigt dadurch den Abbruch (siehe F5).

Frau B. spricht weiter zur Therapeutin, hält verbal Kontakt mit ihr. Debby wird durch dieses Agieren wieder zum »Bystander«, zur *Dabeistehenden* (vgl. die Differenzierung von Adressatenrollen bei Goffman, 1974) gemacht, also zu jemandem, der in der Rolle eines nicht adressierten, nicht einbezogenen Interaktionsteilnehmers ist. Die Hörer*innen-Rolle als Bystander oder der Wechsel in diese Rolle ist für Menschen in bestimmten Situationen imagebedrohlich und wird als wenig wertschätzend empfunden.

Für Debby als Pferd spielt es natürliche keine Rolle, von Frau B. so deutlich zum Bystander gemacht worden zu sein – sie kann frei von menschlichen Bedürfnissen nach wechselseitiger Imageschonung agieren. Als Frau B. sehr bewegt sagt *»war einfach weg«* (siehe F7) wird die Stute erneut initiativ und stellt wieder Kontakt durch körperliche Berührung her. Sie stupst Frau B.s Hand in der Hosentasche mit der Nase sanft mehrmals an. Frau B. reagiert nicht, sie hat den Blick wieder in die Ferne gerichtet und ist weder der Therapeutin noch dem Pferd zugewandt. Debby wiederholt ihre Initiative: Diesmal berührt sie Frau B. dynamischer, indem sie ihren Kopf leicht gegen Arm und Oberkörper der Patientin drückt. Nun hat sie Erfolg: Als Frau B. den zuvor schon ähnlich geäußerte Satz *»joa weg war er«* äußert, wendet sie sich Debby zu und ist responsiv in Bezug auf die Kontaktherstellung. Es kommt zu einem wechselseitigen Berühren, Frau B. krault Debby an Lippen und Nüstern, Debby sucht aktiv den Kontakt zu ihrer Hand und berührt Frau B.s Arm und Oberkörper mit ihrem weichen Maul. Dieser wechselseitige Austausch wird über längere Zeit aufrechterhalten (siehe F9 bis F12).

Die Interaktion zwischen allen drei Lebewesen ist vor allem gegen Ende der hier betrachteten Szene geprägt von einer sich aufeinander abstimmenden Interaktionschoreografie: Frau B. und die Therapeutin wiederholen und bestätigen eine für Frau B. zentrale Formulierung wie das Leitmotiv in einem Musikstück, während Frau B. sich dabei zu Debby gewendet hat und synchron dazu mit ihr im wechselseitigen Berührungsaustausch ist. Mehrmals wird verbal wiederholt und bestätigt, was für Frau B. emotional sehr berührend ist, nämlich das Gefühl, dass ihr Vater durch seinen Tod unvermittelt weggegangen sei. Schon das *»is einfach WEGgegangen«* der Therapeutin in F1 ist eine bestätigende Wiederaufnahme der vorangegangenen (nicht transkribierten) Äußerung von Frau B. Das Motiv des Weggehens wird dann in F7 bisF13 erneut intensiv aufgenommen:

F7: Frau B: *ging einfach WEG*
F8: Therap: *hm_hm*
F9: Frau B: *joa weg WAR er*
F10 Therap: *weg WAR er; ne*
F11 Therap: *(mitfühlend) hm hm*
F12 Frau B: *joa einfach WEGgegangen*
F13 Therap: *is einfach WEGgegangen, ja*

Die Formulierungen von Frau B. werden, wie ersichtlich, von der Therapeutin jeweils beantwortet mit empathisch-mitfühlenden Rückmeldungen in Form von Echoformulierungen oder Rückmeldepartikeln. Während der erneuten Wiederholung durch die Therapeutin in F13 initiiert Frau B. das Ende des *Gesprächs* mit Debby: Sie hört auf, Debby zu streicheln und lässt den Arm fallen, Debby unterbricht den Berührungskontakt respondierend durch Kopfanheben (siehe F13). *»Und hat mich zurückgelassen«,* sagt Frau B. wie abschließend. Sie steckt die Hand wieder in die Hosentasche, ihr Blick ist wieder in die Ferne gerichtet (siehe F14). Debby nimmt den Kopf hinter Frau B.s Rücken, berührt diese noch einmal leicht, senkt dann aber den Kopf Richtung Gras (F15), während die Therapeutin noch einmal eine bestätigende Rückmeldung in Form von *»hm hm«* und *»ja«* gibt. Die weitere Videoaufnahme zeigt, dass Frau B. nach dieser ersten von Debby so beharrlich herbeigeführten Kontaktaufnahme später immer länger und intensiver in Kontakt mit Debby bleibt. Sie steht schließlich, das Gesicht an Debbys Gesicht geschmiegt und mit der Hand deren Kopf umfassend, bei ihr.

Während Frau D. von Pikobellas Kontaktherstellung und Begrüßung freudig überrascht ist, muss sich Debby bei Frau B. ziemlich nachdrücklich in die Interaktion mit ihr hineinarbeiten, denn Frau B. unterbricht die wechselseitige, körperlich basierte Interaktion im Modus des Berührens und Fühlens und bleibt erst gegen Ende des Abschnitts länger in Interaktion mit Debby. Die Stute schafft es, dass Frau B. ihre sehr statische, geschlossene Haltung – mit den Händen tief in den Hosentaschen und dem Blick in die Ferne – aufbricht und sich ihr sowohl körperlich als auch mit ihrer Aufmerksamkeit zuwendet, dass sie die Hand kraulend bewegt und in dauerndem berührend-fühlendem Kontakt mit Debby bleibt. Ihr Blick richtet sich zum Teil auf Debby, zum Teil auf die Therapeutin.

Das Verstehen und Erleben der gesamten Interaktion als Trösten von Debby (siehe folgender Abschnitt) ist meines Erachtens zum einen durch das Tun von Debby, die nicht davon ablässt, auf eine körperlich sehr sanfte Art eine echte körperbasierte wechselseitige Interaktion mit Frau B. herzustellen, obwohl diese zunächst keine Gesprächsbereitschaft zeigt, geprägt. Zum anderen könnte die Kommunikation zwischen allen drei Beteiligten in ihrem konkreten Verlauf – auch im Zusammenspiel mit den so stark aufeinander bezogenen verbalen Anteilen – Erleben im Sinn von Unmittelbarkeit nach Pfab (2024) fördern, dass das Gefühl von starker Verbundenheit einschließt und dadurch auch ein Erleben des Handelns von Debby als ein *Trösten* möglich macht (siehe Abschnitt 16.7).

Wie in Beiträgen dieses Bandes bereits verschiedentlich hervorgehoben, ist die Frage, ob Debby wirklich eine Intention im engeren Sinn hatte, die mit dem Begriff des Tröstens beschreibbar wäre, nicht beantwortbar bzw. aus Sicht der klassischen Gesprächslinguistik sogar für jegliche nicht-menschlichen, nicht-selbstreflexiven Lebewesen kategorisch ausgeschlossen. Unter tierlinguistisch-praxeologischer Perspektive lässt sich allerdings klar zeigen, dass und wie das Tun von Mensch und Pferd aufeinander bezogen sind, dass wechselseitige, passende menschliche und tierliche *Anschlussaktivitäten* (siehe Kapitel 16.3) auf verbaler und nonverbaler Ebene stattfinden und dass dies somit begründet als für die Beteiligten sinnhafter kommunikativer Austausch verstanden werden kann. Auch in der menschlichen Interaktion kann man, genau wie bei Debby, beim Trösten eine Verringerung der körperlichen Distanz und die Berührung der zu Tröstenden beobachten – dies wird als Ausdruck emphatischer Einfühlung verstanden (vgl. Kupetz, 2020). Und so wird Debby von Frau B. als empathisches, eigenständig handelndes Subjekt erlebt – genau das individuelle, konkrete Tun von Debby ermöglicht Frau B. die tröstende Deutung. Daher ist das Tun von Debby – wie bei Pikobella und Frau D. – auch für Frau B. intuitiv verständlich.

16.6 Gemeinsames Deuten

In dem der nonverbalen Interaktion nachfolgenden Gesprächsteil wird die Interaktion von Frau B. und Debby von der Therapeutin zum Thema gemacht. Frau B. steht, die Hände wieder in den Hosentaschen, seitlich versetzt nah bei der grasenden Debby und blickt lächelnd auf sie hinunter. Debby bleibt die ganze Zeit dabei und wendet sich gegen Ende der Sequenz auch wieder aktiv zu Therapeutin und Patientin.

Transkriptausschnitt 3

Transkription nach GATII, den Darstellungsbedürfnissen angepasst.
Siglen:

FB	=	Frau B.
TH	=	Therapeutin
D	=	Stute Debby
v	=	verbal
nv	=	nonverbal
[ ]	=	gleichzeitig stattfindend

F1	01 THv:	wie IST das so- (.)
	02	sie sind TRAUrig-
	03	und sie KOMMT;
	04 FBnv:	Hände in den Hosentaschen, bleibt so bis Ende
	05	blickt lächelnd zu D hinunter
	06 D:	grast zwischen TH und FB
F2	07 FBv:	da war irgendwie/
	08 FBnv:	wendet Blick von D ab, blickt geradeaus in die Ferne
	09 D:	grast zwischen TH und FB
F3	10 FBv:	sie hat mich eign/
	11	ich sie hatte das GEfühl-=
	12	=sie hat mich richtig!AN!gekuckt so;
	13 FBnv:	wendet Blick zu TH
	14 D:	grast zwischen TH und FB
F4	15 THv:	JA.
	16 FBnv:	Blick zu TH
	17 D:	grast zwischen TH und FB
F5	18 FBv:	hat eh KONtakt (.) aufgenommen [zu] mir irgendwie so;
	19 FBnv:	Blick zu TH
	20 THv:	[ja]
	21 D:	grast zwischen TH und FB
F6	22 FB:	ich hatte FAST das gefühl so-
	23 FBnv:	blickt hinunter zur grasende Debby
	24 D:	grast zwischen TH und B
F7	25 FBv:	!NA! wollt se mich jetzt TRÖsten? oder;
	26 FBnv:	Blick zur TH
	27 D:	grast zwischen TH und FB
F8	28 THv:	ja so!FAST! so kam es an? ne; ja;
	29 FBnv:	Blick zu TH
	30 D:	grast zwischen TH und FB
F9	31 FBv:	jaja kam kam fast so RÜber.
	32 FBnv:	blickt zu Debby hinunter, blickt dann umher
	33 D:	grast zwischen TH und FB
F10	34 THv:	hat ich AUCH so das gefühl fast; hm_hm-
	35 FBnv:	blickt hinunter zur grasenden D
	36 D:	grast zwischen TH und FB

F11	37 FBv:	WIT!zig;
	38 FBnv:	blickt hinunter zur grasenden D
	39 D:	grast zwischen TH und FB
F12	40 FBv:	hat auch das GEfühl [unverst.] muss ich sagen;
	41 FBnv:	blickt hinunter zur grasenden D
	42 THv:	[hm hm].
F13	43 THv:	<<singender Tonfall> ja:,>
	44 FBnv:	blickt hinunter zur grasenden D
	45 D:	hört auf zu grasen, wendet Kopf zu TH, dann zu FB
F14	46 FBnv:	ne.
	47 FBv:	blickt zu Ds Kopf hinunter
	48 D:	dreht Hals weit zu FB, berührt mit der Nase FBs Hand

In diesem Gesprächsteil empathisiert die Therapeutin auf verbaler Ebenen zunächst mit Frau B.: Sie fühlt sich in diese ein und beschreibt das zuvor erfahrene Gefühl ihrer Patientin mit *»sie sind traurig«* (Zeile 2). Zugleich erfragt sie mit der Äußerung *»wie ist das so sie sind traurig und sie kommt«* (Zeile 1 bis 3) eine verbale Beschreibung der gerade erlebten Begegnung mit Debby. In ihrer Antwort nimmt Frau B. direkt Bezug auf die von ihr wahrgenommene körperliche Bewegung des Pferdes: *»sie hat mich richtig ANgeguckt«* (Zeile 12). Zugleich zeigt das verwendete Wort *»richtig«*, dass Frau B. nicht nur eine (gegebenenfalls zufällige) Blickausrichtung meint, sondern dass dieses Angucken ein gezieltes Tun war – das was Frau B. in der nächsten Äußerung explizit als *»hat KONtakt (.) aufgenommen zu mir irgendwie so«* (Zeile 18) deutet.

Betrachtet man den Interaktionsverlauf, so sind die Kontaktinitiativen von Debby gerade in der Anfangsphase allerdings nicht mit Blickausrichtung verknüpft, sondern mit räumlicher Annäherung im Rücken von Frau B. und Berührung. Wie Debby sie dazu veranlasst hat, sich ihr zuzuwenden, ist Frau B. offenbar aber gar nicht in Erinnerung oder ins Bewusstsein gerückt. Frau B. hat jedoch in jedem Fall eine gezielte Adressierung seitens Debby wahrgenommen und auch ihre Initiative der Kontaktherstellung bemerkt. In jedem Fall ist auch hier – zwischen Pferd und Mensch – die Grundbedingung echter Interaktion erfüllt. Auch Frau B. erfährt ein *Sehen-des-Gesehenwerdens* (vgl. Hausendorf, 2015). Die Initiativen von Debby, die Interaktion zu beginnen, und ihr eigenes Abbrechen sind Frau B. nicht bewusst.

Frau B. zeigt ihre Einfühlung in das Pferd, indem sie äußert: *»ich hatte fast das GEfühl so –!NA! wollte die mich TRÖsten?«* (Zeile 22, Zeile 25). Die Empathie bezieht sich einerseits auf die volitive Ebene: Dem Pferd wird ein bestimmter Wille, eine Intention zu trösten zugeschrieben. Zum anderen wird das Pferd als fähig zur emotionalen Einfühlung erlebt: Debby kann ihre Traurigkeit nachempfinden und darauf mitfühlend mit Trost antworten. Diese empathische Deutung wird von der Therapeutin bestätigt.

Beide, Therapeutin und Patientin, sind sich einerseits einig in ihrer Deutung, andererseits sind sie sich der prinzipiellen Unsicherheit des Deutungsprozesses bewusst und zeigen dies in ihrer verbalen Darstellung. Frau B. formuliert ihre Deutung in einem Fragesatz mit nachgeschaltetem Zustimmung heischenden Question Tag: *»oder«* (Zeile 25). Beide verwenden vielfach das Nicht-Gewissheit kennzeichnende *»fast«* in Verbindung mit Ausdrücken, mit denen sie sich selbst in die Position der Interpretierenden setzen: *»ich hatte FAST das Gefühl«* (Zeile 22, Frau B.), *»ja so!FAST! so kam es an«* (Therapeutin Zeile 28), *»kam fast so rüber«* (Frau B., Zeile 31), *»hatt ich AUCH so das Gefühl fast«* (Therapeutin Zeile 34). Auch hier zeigt sich eine Gemeinsamkeit anzeigende und erzeugende Gesprächsstruktur, die von echoartiger Wiederholung und wechselseitiger Bestätigung eines »Leitmotivs« geprägt ist. Zugleich zeigt die deutliche Positionierung als Deutende ein Bewusstsein beider für die gerade stattfindende Anthropomorphisierung an. Dies macht deutlich, dass die Stute Debby von Frau B. und der Therapeutin nicht vereinnahmt und der menschlichen Perspektive selbstverständlich untergeordnet wird, sondern als eigeständiges pferdliches Lebewesen in der Triade positioniert wird, das möglicherweise nicht adäquat verstanden wurde. Die Beziehung zu Debby wird hier zugleich als von Nähe und Empathie als auch von Distanz geprägt verbal konstituiert.

Debby ist aber nicht einfach Gegenstand des Deutungsprozesses, sondern in der Deutungssituation als *bystander* anwesend. Frau B. blickt während des Gesprächs häufig zur grasenden Debby hinunter, und als das *Deutungsduett* von Frau B. und der Therapeutin zu einem Ende kommt – eingeleitet durch ein bestätigendes, in singendem Tonfall gesprochenes *»ja«* der Therapeutin (Zeile 44) und abgeschlossen mit einem mit terminaler Prosodie gesprochenem *»ne«* von Frau B. (Zeile 46) – wendet sich Debby zunächst durch den Blick der Therapeutin und dann durch die Initiierung eines Kontaktes durch Berührung wieder Frau B. zu und wird wieder aktive Interaktionsteilnehmerin.

Durch die Einbeziehung der Pferde, so könnte man aus interaktionslinguistischer Sicht sagen, emergiert aus der Praxis des gemeinsamen Handelns auch eine besondere Praktik in der pferdegestützten Psychotherapie, nämlich die des *gemeinsamen Deutens des Pferdeverhaltens.* Dieses Deuten des Pferdverhaltens stellt eine kooperative, gemeinsame Handlung in einer symmetrischen Interaktionskonstellation dar. Therapeut*innen und Klient*innen erleben im

Hier und Jetzt dasselbe, haben eine gemeinsame Basis, beiden ist das, worauf sie sich beziehen – das was das Pferd tut –, gleichermaßen auf der Wahrnehmungsebene zugänglich. Im Deutungsprozess, der in den betrachteten Beispielen von den Patient*innen initiiert wird, bringen beide Interaktionspartner*innen unterschiedliche, aber unverzichtbare Anteile ein: Die Therapeutin verfügt über Fachkenntnis hinsichtlich pferdlicher Ausdrucksressourcen und Pferdeverhalten. Die Patientin verfügt – als vom Pferd adressierte Interaktionsbeteiligte – über eine spezifische Gefühlsrealität und ein spezifisches Erleben der Interaktion.

Das, was Debby getan hat, wird als etwa Bestimmtes, nämlich »Trösten«, durch die gemeinsame empathische Deutung konzeptualisiert, gerahmt und verankert und bleibt der Patientin auch im Gedächtnis. Die Wahrnehmung empathischer Prozesse zwischen sich selbst und Debby macht Frau D. auch im Nachinterview explizit deutlich (vgl. Kapitel 9.2): *»Da ging es mir schlecht. Das weiß ich noch. Ich war sehr traurig und da kam sie so, als wenn sie gespürt hätte, dass ich so traurig bin und wollte mich trösten. Ja, ich glaube, sie spürt auch, dass ich sie mag. Ich fühlte mich gleich zu ihr hingezogen.«* Debby wird erlebt als ein Lebewesen, dass sich emphatisch auf emotionaler Ebene einfühlt: *»als wenn sie gespürt hätte, dass ich so traurig bin«*, formuliert es Frau B. Die Stute nimmt im Empfinden der Patientin ihre emotionale Befindlichkeit wahr und auch die Gefühle, die Frau B. gegenüber Debby empfindet. Das, was Frau B. fühlt, nämlich dass sie Debby mag, kommt auch – da ist sie sicher – bei Debby an, es wird von einer *wechselseitigen* empathischen Einfühlung ausgegangen: *»Sie spürt, auch, dass ich sie mag.«*

Empathisieren mit den Pferden stellt eine Öffnung für das tierliche Gegenüber dar, ein Sich-Einlassen auf das andere Lebewesen, eine Form der *Erkundung* des anderen (vgl. Liebert, 2020). Insofern kann man Empathie mit Steen (2020) als »Brückenpraktik« in der Interaktion mit tierlichen Lebewesen verstehen, die Kontakt über die Artgrenzen hinweg ermöglicht und die ein beglückendes Erlebnis für den Menschen darstellen kann (vgl. dazu Kapitel 5.3 bei Heintz und Abschnitt 16.8 bei Rettig). Zugleich schafft das gemeinsame Deuten eine Gemeinschaft mit der Therapeutin, eine Symmetrie in der Therapiesituation, die durch das gemeinsame Empathisieren mit dem anwesenden Pferd entsteht und die an die triadische Mensch-Tier-Mensch-Grundkonstellation gebunden ist.

16.7 Metaphern in Interaktionen in Mensch-Pferd-Mensch-Triaden

Dem, was in der Triade Mensch-Pferd-Mensch geschieht, wird von Therapeut*innen und Patient*innen, über das direkt erfahrene körperlich und emotional Erlebte hinaus, durch die verbale Konzeptualisierung (ein bestimmter) Sinn und (eine bestimmte) Bedeutung zugeschrieben. Hierfür eignen sich insbesondere sprachlich-konzeptualisierende, projektive Verfahren, vor allem die Metapher. Metaphern sind in der Sprachwissenschaft seit Langem eingeführte Analysekategorien und werden dabei nicht nur auf der verbalen, sondern auch auf der konzeptuellen Ebene verstanden. Sie sind zudem *embodied,* das heißt, in der menschlichen Körpererfahrung verankert (vgl. Johnson, 1987; Lakoff, 1987; Lakoff und Johnson, 2011). Metaphern folgen einer *projektiven* Struktur: »Ich trage eine Last«, bedeutet im metaphorischen Sinn, dass etwas mich *psychisch* belastet. Das in der Körpererfahrung verankerte Konzept, eine *physische* Last zu tragen einschließlich der damit einhergehenden gebückten Körperhaltung und dem Gefühl der Mühe, wird auf den psychischen Bereich übertragen und ergibt dort einen Sinn, der nicht ohne Weiteres in eine wörtliche Bedeutung übersetzbare wäre. Vielmehr ranken sich verschiedene Weiterführungen dieser Metapher um das Thema der Last wie »eine Last abwerfen«, »Lastesel sein«, »Belastung«, »Entlastung«, »ein Päckchen zu tragen haben«. Metaphern haben unter anderem die Funktion, schwer Verständliches, Komplexes, kaum Greifbares zugänglich zu machen. Dabei werden durch die metaphorische Konzeptualisierung bestimmte Aspekte in den Vordergrund gestellt und andere den Hintergrund gerückt.

Metaphern wird auch in der Psychotherapie-Forschung schon lange große Bedeutsamkeit zuerkannt (vgl. z. B. Schmitt und Heidenreich, 2019). Eine Studie von Fournier, Letson, Berry und Pasiuk (2018) beschäftigt sich sogar explizit mit Metaphern in der *Equine assisted Psychotherapy (EAP)* und ordnet »metaphoric communication as integral to the EAP process« (Fournier, Letson, Berry und Pasiuk, 2018, S. 48) ein. Die Arbeit ist allerdings quantitativ orientiert und bezieht keine direkte Interaktionsbetrachtung ein, der empirische Zugriff erfolgt indirekt: »Metaphor was measured here via client ratings and reports on whether the horses in the session represented something in their life« (Fournier, Letson, Berry und Pasiuk, 2018, S. 59). Zumeist, so die Studie, repräsentierten dabei die Pferde Familie, Freunde oder Gefühle. Die Bedeutsamkeit solcher pferdebezogenen Metaphern für den Therapieerfolg wird durch die Studie gestützt: »Analyses suggest the relationship between human-animal interaction and psychosocial learning is mediated by the extent to which horses serve as metaphors« (Fournier, Letson, Berry und Pasiuk, 2018, S. 47). Die Studie kann zwar aufzeigen, dass die Pferde regelmäßig in Metaphorisierungsprozesse im Rahmen der Therapie einbezogen werden, kann aber keine Aussagen dazu treffen, *warum* es für die Patient*innen einen bedeutsamen Unterschied machen könnte, dass Pferde zum integralen Bestandteil der metaphorischen Projektion werden. Zudem werden Pferde nicht als eigenständige Interaktionspartner, sondern lediglich als »a vehicle for understanding and interacting« (Fournier, Letson, Berry und Pasiuk, 2018, S. 59) betrachtet.

Ich will versuchen, unter Bezugnahme auf linguistische Metapherntheorien nachzuvollziehen, wie ein komplexes metaphorisches Konzept im konkreten Verlauf der therapeutischen, triadischen Mensch-Pferd-Mensch-Interaktion durch die Einbeziehung des Pferdes eine besondere Wirkung entfalten und dazu beitragen kann, dass ein Gegenwartsmoment in der Therapie entsteht.

Ein eindrückliches Beispiel hierfür ist die Sequenz in der Therapie von Frau B., in der die Stute Debby die »Last« von Frau B. auf ihren Rücken aufgelegt bekommt und diese anschließend zusammen von beiden weggetragen wird (vgl. dazu den Fallbericht von Heering in Kapitel 9). In diesem Abschnitt der Therapiesitzung führt die Therapeutin eine Metapher ein. Frau B. streichelt die ruhig stehende Debby und erzählt dabei, wie sie sich in der aktuellen Situation mit ihrer Mutter fühlt. Sie wirkt sehr erschüttert. Die Therapeutin konzeptualisiert das, was Frau B. über ihre Gefühle zum Ausdruck bringt, metaphorisch als »Last«, diese dann auch spezifischer als »Paket« und regt dann an, dieses »Paket« an Debby abzugeben und es von ihr wegtragen zu lassen: *»Vielleicht können sie das Paket auf ihren Rücken tun und Sie bringen es zusammen irgendwohin, Sie beide«,* schlägt sie vor. Ein komplexes Konzept entsteht: Die Vorstellung des Tragens einer materiellen, stofflichen Last wird projiziert auf innere Empfindungen (vgl. oben). Die seelische Not wird hierdurch aber auch zu einer beweglichen Last, einem *Paket.* Debby, das Pferd, ist stark und kann dieses Paket tragen und fortbewegen.

Eine besondere Rückbindung an *körperliche* Erfahrung geschieht hier bei der Einbindung des Pferdes in den Metaphorisierungsprozess. Einerseits sind in dem metaphorischen Komplex des Lasttragens generell grundlegende körperbasierte Erfahrungen verwurzelt, wie vor allem des Bewegens und des Beschreitens eines Weges, verbunden mit einer gewissen Anstrengung. Zum anderen wird die Metapher performativ ausagiert und erhält dadurch körperliche, fühlbare Rückbindung. Das Paket wird von Frau B. nicht nur im übertragenen Sinn an Debby abgegeben, damit sie es für Frau B. tragen kann, sondern Frau B. hebt ihre Arme hoch und senkt sie über Debbys Rücken ab – die Bewegung des Aufladens und später des Abladens eines mit den Händen umfassten Luftobjekts wird wirklich körperlich ausgeführt. Und insbesondere ist Debby in dieser Konstellation eben *kein* imaginiertes Objekt wie das Paket aus Luft, sondern ein ganz reales atmendes, selbstständig handelndes Lebewesen, durch das bestimmt wird, wie hoch Frau B. die Hände beim Aufladen heben muss, das beim Aufladen berührt wird und fühl-, sicht- und riechbar ist. Und Debby reagiert auch auf diesen Vorgang des Aufladens, beispielsweise durch ihr Ohrenspiel. Schließlich wird sie unruhig und gibt den Impuls, das Fortbewegen des Paketes wirklich durchzuführen. Dieser Transport selbst ist nun kein reines So-tun-als-ob, sondern wird zum wirklichen, direkten körperbasierten Erleben: Der Weg durch die Weiden wird – mit allen Unebenheiten und zu durchschreitenden Toren – gemeinsam mit dem Pferd wirklich gegangen. Frau B. muss Debby wirklich am Strick über die Wiesen zu dem Ort führen, an den sie gehen will: Auch dies ist performatives, gemeinsames Tun von Mensch und Pferd. Und auch der Ort, an dem Frau B. das Paket ablädt und zurücklässt, ist ein reales, von ihr betretenes Stück Wiese.

Das komplexe metaphorische Konzept des Paket-Transportierens stellt sowohl die Möglichkeit der Entlastung durch die Übergabe an das Pferd als auch die Beweglichkeit der Last in den Vordergrund. Das Paket ist – wie nun die innere Last – etwas Veränderbares und ist nicht mit Frau B. untrennbar verknüpft. Die Idee, dieses Paket weit weg zu bringen und sich davon zu trennen, es am hintersten Ende der Koppel auf die Erde zu legen, wird nun als reale Möglichkeit *körperlich* erlebbar und durch die lebendige Debby zu einer gemeinsamen Interaktion im Hier und Jetzt. Debby wird zu einer lebendigen Verbündeten und Helferin, die sich äußerst kooperativ verhält, indem sie zum Beispiel beim Abladen und Ablegen des Paketes mit herabhängendem Führstrick geduldig wartend stehen bleibt.

Diese spezifische, an die Mitarbeit des Pferdes direkt gebundene Verlebendigung und Verkörperlichung der Metapher führt zu einer Erkenntnis: *»Ich wär bis jetzt eigentlich noch nie so richtig auf die Idee gekommen, es irgendwie liegen zu lassen«,* sagt Frau B. fast erstaunt, nachdem das Paket sicher in der Ecke der Weide verstaut ist. Und auf die Nachfrage der Therapeutin, wie sich das anfühle, sagt Frau B.: *»dann hab ich Luft und Raum«* – wiederum eine metaphorische Projektion, in der sie ihren inneren Zustand mit der physischer Weite und Unbegrenztheit (Raum) und Gewichtslosigkeit/Leichtigkeit (Luft) in Verbindung bringt.

Daran, dass diese Form des Ausagierens der Metapher möglich wird, hat aber nicht nur das Pferd, sondern auch die Therapeutin entscheidenden Anteil: Sie hat zu Beginn eine wesentliche *innovative Erweiterung* der Last-Metapher vorgenommen, denn sie bleibt nicht einfach bei dem in der Alltagssprache sehr üblichen Ausdruck »Last«, sondern führt das metaphorische *Paket* in die Interaktion ein. Die relativ unbestimmte *Last* wird damit konzeptuell zu einem sehr konkreten, alltäglich-vertrauten, bildlich vorstellbaren Objekt, mit dem dann paket-typisch umgegangen werden kann. Dadurch kann Debby auf die Weise, in der es geschehen ist, zum lebendigen, interagierenden Bestandteil innerhalb der metaphorischen Projektion werden. Erst durch das aufeinander bezogene, sprachliche und nicht-sprachliche Tun aller drei Beteiligten kommt dieser Prozess in seiner Spezifik zustande.

Das direkte, körperliche Interaktionserleben mit dem Pferd kann aber auch der metaphorischen Projektion *vorausgehen*. Wie Marika Weiger berichtet (vgl. Kapitel 10) und wie im Video festgehalten, macht die Patientin Frau M. eine nachdrückliche Erfahrung mit Frysa, der Island-Stute. Dies geschieht im Kontext einer Therapiesitzung, in der es explizit um die übergroße Bereitschaft der Patientin geht, sich auf die Bedürfnisse ihrer Familie und Umgebung einzulassen. Frau M. steht vor Frysa und streichelt mit der rechten Hand deren Kopf. Die Stute knabbert gleichzeitig zunächst sanft, dann immer nachdrücklicher an Frau M.s geöffneter, nach unten herabhängenden linken Hand. *»Da kommen die Zähne«*, warnt die Therapeutin, *»schauen Sie mal, wie viel Sie haben wollen davon.«* Fast gleichzeitig sagt Frau M. *»Au«* und *»Au-wau-wau«*. Wie auf dem Video erkennbar, hat Frysa tatsächlich leicht in ihre Hand gebissen. Relativ zögerlich zieht Frau M. die Hand weg und faltet die herabhängenden Hände vor dem Körper.

Die Therapeutin konzeptualisiert unmittelbar im Anschluss daran verbal das gerade Geschehene: *»Und das is ja vielleicht auch n Modell, ne. Halten Sie die Hand nicht so lang hin, bis sie aufgefressen ist«*, sagt sie. Im Kontext der Therapiesitzung ist eine Deutung unschwer möglich: Die »aufgefressene Hand« ist eine von der Therapeutin neu gebildete Metapher für das selbstschädigende Verhalten von Frau M. Die gerade real gemachte Erfahrung – das körperliche Verletztwerden, der Schmerz durch das Beißen – wird projiziert auf andere Formen der Schädigung, die Frau M. im menschlichen Umgang zugefügt werden könnten. Auch der gesamte Interaktionsablauf, nämlich dass Frau M. auf die immer stärker bedrängende Berührungsinitiative von Frysa (nonverbal) passiv bleibt (und diese damit erlaubt), wird von der Therapeutin als Metapher für ihr Verhalten den Menschen ihrer Umgebung gegenüber konzeptualisiert: Das duldende »Hand-Hinhalten«, auch dann noch, wenn es wehtut, entspricht dem widerspruchslosen Annehmen der Ansprüche, die Familie und Arbeit an sie stellen.

Und auch hier ist der entscheidende Punkt, dass es sich um kein »So-tun-als-Ob«, sondern um (hier sehr nachdrücklich spürbares) interaktionales Erleben handelt: Bei der sprachlich-metaphorischen Konzeptualisierung »Aufgefressenwerden« sind für Frau M. echte Pferdezähne als gerade eben gemachte Körpererfahrung im Spiel, ebenso wie Frysa als eine lebendige Interaktionspartnerin, die das Gewähren-Lassen von Frau M. im Berührungsdialog als Erlaubnis versteht weiterzumachen und körperlich sehr spürbar vom sanften Beknabbern zum Beißen übergeht.

Und auch hier ist der Beitrag der Therapeutin in der Triade – zusammen mit dem Pferd – entscheidend: Sie macht das Geschehen zu einem Bestandteil einer äußerst passenden, direkt mit dem körperlichen Erleben verbundenen metaphorischen Projektion. Durch die Verwobenheit der nachträglichen metaphorischen Konzeptualisierung mit dem unmittelbar zuvor erfolgten Interaktionserleben ist auch hier die Metapher auf ähnliche Weise durch die aktive, selbstgesteuerte Beteiligung des Pferdes »verlebendigt« und erhält, ähnlich wie im zuvor besprochenen Therapieausschnitt, den Charakter einer konzeptuell-leiblichen Chimäre. Auch hier wirken alle drei Beteiligten zusammen im Gegenwartsmoment.

16.8 Fazit und Ausblick

Der mikroanalytische Zugriff auf exemplarische Gegenwartsmomente zeigt empirisch gestützt, wie stark und in welcher Weise sich die Pferde als eigenständig agierende Subjekte in die therapeutische, humanimale Interaktion einbringen. Dabei kommt ein Gespräch im Sinne eines wechselseitigen nonverbalen Austauschs zwischen Patientinnen und Pferden zustande, bei dem durch aufeinander bezogene Anschlussaktiväten eine Form des interspezifischen Verstehens intuitiv (auch ohne Wissen um pferdespezifisches Ausdrucksverhalten seitens der Patientinnen) möglich wird. Diese Interaktionen sind bedeutsam für den therapeutischen Prozess: Pferde und Patient*innen kommen im Verlauf der Interaktion in Resonanz (vgl. Heintz u. Weiger in diesem Band, insbes. Kapitel 8.3), aus der heilende Gefühle der Verbundenheit und des Vertrauens entstehen können.

Aus linguistischer Sicht ist das Gefühl der Verbundenheit dabei im konkreten Verlauf der Pferd-Mensch-Begegnung verwurzelt. Jede dieser Begegnungen ist einmalig und ermöglicht durch ihr So-Sein ein spezifisches Erleben. Durch die konkrete (verbale und nonverbale) Ausgestaltung entsteht eine Unmittelbarkeit der Kommunikation, die zu einem Erleben von Gemeinsamkeit und Aufgehobensein führt, was wiederum die Offenheit und die Bereitschaft fördert, sich mitzuteilen (vgl. Pfab, 2024).

Zusammen mit den Pferden, so zeigen die Mikroanalysen, entstehen solche Situationen des kommunikativen Gelingens wie ganz »nebenbei« und unvorhersehbar als ein feinschrittiges, symmetrisches, wechselseitiges Respondieren in nonverbalen körperbasierten Interaktionsmodalitäten (wie Berühren-und-Fühlen, Riechen-und-Berochenwerden, Sich-nähern-und-Nahekommen). Dass Pferde als nicht-menschliche Lebewesen die Interaktionspartner*innen sind, ist von entscheidender Bedeutung: Unbelastet von menschlichen Einschränkungen – wie der Notwendigkeit der Imagewahrung und -schonung – stellen Pferde, wie beispielsweise beim Trösten, auch wiederholt Kontakt zu wenig gesprächsbereiten Patientinnen her. Sie können aber genauso leicht wieder die Rolle des Bystanders einnehmen und im Hintergrund der Interaktion bleiben. Im Bewusstsein der Imagelosigkeit der Pferde, die – wie Frau D. es ausdrückt – *»ohne Maske«* sind, wird das Interagieren der Pferde als kongruent mit deren Wünschen und Gefühlen erlebt; Zuwendung und Aufmerksamkeit der Pferde werden nicht als höfliche Geste, sondern als wahrhaftig erlebt.

Auch in Bezug auf die therapeutisch bedeutsame Einbeziehung von Metaphern zeigt sich die Besonderheit der pferdlichen Beteiligung. Durch die in den Metaphorisierungsprozess eingewobene reale Mensch-Pferd-Interaktion wird eine komplexe, von der Therapeutin eingeführte und ausgestaltete Metapher verlebendigt, sodass performativ eine direkt erlebbare Rückbindung an körperliches Erleben möglich wird. Ein solches performatives Ausarbeiten einer komplexen Metapher findet gleichermaßen unter Beteiligung von Therapeutin, Patientin und Pferd statt und könnte wichtig für das Entstehen von Gegenwartsmomenten sein.

In den Mikroanalysen ist darüber hinaus noch eine Kategorie von Aussagen aufgefallen, deren linguistische Untersuchung nur als Ausblick skizziert werden kann. Es handelt sich um Aussagen, in denen die Patientinnen an verschiedenen Stellen Hinweise auf ein Erleben von Transzendenz geben. So sagt eine der Patientinnen: *»Ich fühle mich mit den Pferden und der Natur irgendwie verbunden und eins«* und eine andere Patientin beschreibt ihr Erleben so: *»Wenn ich so ganz tief mit ihr (dem Pferd, H. R.) verbunden bin, dann ist da so eine Stille.«* Diese Verbundenheitserfahrungen kann man auch als eine Form von Absolutheitserfahrung im Sinne Plessners (1975) beschreiben – und damit auch die solchen Erfahrungen innewohnende Möglichkeit zur Transzendenz-Erfahrung. Menschen besitzen nach Plessner (1975) die Fähigkeit, sich selbst zu betrachten und konstitutiv durch eine Art innerer Doppelung auf sich und ihre Position in der Welt zu blicken (»exzentrische Positionalität«). Dadurch wird der Mensch zwangsläufig zwei grundlegenden möglichen Erfahrungen ausgesetzt: zum einen der Erfahrung seiner Nichtigkeit als unbedeutend und vergänglich im ihn umgebenden Weltganzen und der Absolutheitserfahrung als ein Verbundensein mit etwas über ihn Hinausreichendes, dem Gefühl, mit etwas Endgültigem und Unerschütterlichem verbunden und im Austausch zu sein (vgl. Liebert, 2024, S. 23 ff.). Absolutheitserfahrungen können sowohl in kleinerem Ausmaß gemacht werden (wenn zum Beispiel beim Spaziergang im Wald ein inniges Gefühl der Naturverbundenheit entsteht) als auch ein den Menschen erschütterndes Erlebnis sein. Solche Absolutheitserfahrungen werden oft als spirituelle Erfahrungen erlebt, als transzendent, das heißt das Menschliche überschreitend. Sie treffen Menschen, wie zahlreiche Erzählungen durch die Jahrtausende zeigen, oft unvorbereitet und auch ohne dass diese von vornherein religiös oder spirituell gewesen wären. Diese Dimension des Erlebens reflektieren auch die verbalen Beschreibungen von Patientinnen, die Worte wählen, die einem spirituellen oder religiösen Kontext entstammen, wie: *»Auf dem Pferd bin ich dem Himmel näher.«*

In der pferdegestützten Therapie werden Erfahrungen von Transzendenz in Bezug auf ihren Beitrag für den Heilungsprozess bereits diskutiert. Brockmann (2002, S. 95) geht von einer, auch genetisch angelegten Bezogenheit des Menschen auf das Tier aus. Ähnlich wie im posthumanistischen Paradigma, in dem nur graduelle und keine kategorialen Unterschiede zwischen menschlichen und tierlichen Lebewesen angenommen werden, bezeichnet Brockmann den Menschen »als Tier und Kulturwesen zugleich labil in seiner Abgrenzung zum Tier« (2002, S. 95). So kann es zu einer Erfahrung von unerwarteter Vertrautheit mit dem Pferd kommen: Das »von mir als Kulturwesen vermeintlich sicher weggesperrte grundsätzlich Andere springt mir als vertraut erkannt ins Gemüt« (S. 97). Diese überraschende »Verschmelzungserfahrung« ist, so Brockmann »besonders geeignet, den Menschen zu transzendieren, auf ein gemeinsames Drittes zu verweisen« (Brockmann, 2002, S. 98; vgl. ausführl. dazu Heintz, in diesem Band, Kapitel 8.3).

Die Möglichkeit des Erlebens von Transzendenz-Erfahrungen, wie sie Teil von Heilungsprozessen werden können und wie sie in der Interaktion zwischen Menschen und Pferden entstehen, ist daher ein spannendes Thema zukünftiger Forschung im Diskurs der pferdegestützen Psychotherapie und der Linguistik.

17 Relationale tiefenhermeneutische Interpretation pferdegestützter Psychotherapieprozesse im Zirkel von Forschen und Heilen

Agnes Stephenson

Im vorliegenden Text sollen einerseits die methodischen Grundgedanken und Erweiterungen der tiefenhermeneutischen Interpretation pferdegestützter Psychotherapieprozesse beleuchtet und andererseits eine Rückschau gehalten werden, die sich aus Interviews mit einigen Teilnehmer*innen der Interpretationsgruppe speist. Die Interviews wurden am Ende des Projekts mit besonderem Blick auf die Rückbindung der Erkenntnisse in den psychotherapeutischen Prozess durchgeführt. Dabei wird die Methode der tiefenhermeneutischen Interpretation im Allgemeinen und der tiefenhermeneutischen Interpretation pferdegestützter Psychotherapieprozesse im Besonderen auf ihr relationales Potenzial hin untersucht.

17.1 Ein Experiment beginnt

Im Januar 2023 fand das erste Treffen einer Gruppe von Psychotherapeut*innen und/oder (Psychotherapie-)Wissenschaftler*innen mit und ohne Reiterfahrung an der Sigmund Freud PrivatUniversität Linz statt. Nach den intensiven Vorarbeiten, die das methodologische Setting einer tiefenhermeneutischen Videointerpretation ausgewählter Szenen aus pferdegestützten Psychotherapieprozessen betraf, sollten an einem gemeinsamen Wochenende erste Schritte in Richtung der Umsetzung des Projekts gegangen werden. Vorab mussten allerdings Entscheidungen getroffen werden: Die unzähligen Stunden an Videomaterial mussten gesichtet, geschnitten, bearbeitet werden, um für eine tiefenhermeneutische Interpretation überhaupt nutzbar gemacht werden zu können.

Diesen aufwendigen Prozess übernahmen Birgit Heintz und Marika Weiger, die das Material nach aussagekräftigen exemplarischen Szenen durchforsteten. Die Auswahl erforderte die Berücksichtigung unterschiedlicher Kriterien – die Szenen sollten aussagekräftig sein, aber trotzdem den jeweiligen Kontext berücksichtigen, gleichzeitig durften sie jedoch nicht zu lang sein, damit sie tatsächlich auch in einer Sitzung bearbeitet werden konnten; es galt zu bedenken, dass die *Vorführung* therapeutischer Szenen die jeweilige Therapeutin in den Fokus rückte, die sich damit auch immer einer gefühlten Bewertung durch die Kolleg*innen und Interpret*innen ausgesetzt sah; die Auswahl orientierte sich außerdem an den Verlaufsinterviews, die regelmäßig mit den Therapeutinnen geführt wurden und in denen unter anderem über spezifische Momente der Verbindung gesprochen wurde; schließlich galt es nicht nur die Therapeutin, sondern immer auch die Klientin zu schützen. Obwohl alle mit der Aufnahme und Weiterbearbeitung des Materials einverstanden gewesen waren, sollte niemand in einer vielleicht besonders vulnerablen Situation und – auch im übertragenen Sinne aus dem Zusammenhang gerissen – vorgeführt werden. Letztlich handelte es sich bei der Auswahl der einzelnen Szenen um einen weithin intuitiven Prozess, der dazu führte, dass die Therapeutinnen nach Auswahl der Szenen häufig nur zustimmend bekräftigen konnten, dass auch für sie diese Szenen besonders bedeutsam waren.

Forschungsmethodologisch lassen sich bereits aus diesen Grundüberlegungen des Auswahlprozesses einige Rückschlüsse ableiten, die für zukünftige Forschungsprozesse, die sich ähnlichen Fragestellungen widmen, gelten. So ist zu berücksichtigen, dass die tiefenhermeneutische Interpretation eine sehr intensive Auswertungsmethode darstellt, die den Interpret*innen viel Kraft und Konzentration abverlangt. Interpretationsprozesse, die länger als zwei Stunden dauern, sind kaum zu bewerkstelligen. Deshalb ist es notwendig, das Material entsprechend aufzubereiten. Die tiefenhermeneutische Interpretation von Therapieprozessen, die in der Regel zumindest 45 Minuten lang dauern, verlangt daher eine geschulte Auswahl des zu bearbeitenden Materials. Die Ergebnisse unserer Interpretationen waren umso dichter und eindrücklicher, je kleiner der Ausschnitt, je konzentrierter die Zusammenstellung der einzelnen Szenen war. Dadurch wird die Möglichkeit geboten, sich gemeinsam zu Beginn der Interpretationssequenz auf das Material einzulassen, dieses immer wieder zu betrachten, die Interpretationen an das Material zurückzubinden und einzelne Szenen im Sinne des Szenischen Verstehens nach Lorenzer herauszuarbeiten (vgl. z.B. Wimmer, Stephenson & Brunner, 2023). Durch die Konzentration auf einzelne Ausschnitte lässt sich die gesamte Gruppe zum selben Zeitpunkt auf einen gemeinsamen Prozess des Erfahrens, Kennenlernens und Betrachtens des Materials ein.

17.2 Tiefenhermeneutische Interpretation als psychoanalytisch informierte, qualitative Forschungsmethode im Kontext relationaler Hermeneutik

Relationale Hermeneutik ist eine Art und Weise des Verstehens von Forschungsmaterial, die sich auf das Beziehungsgeschehen zwischen Forscher*innen und Beforschten richtet und damit die Unterscheidung zwischen Forschungsgegenstand und Erkenntnissubjekt unterläuft. Sie eröffnet eine spezifische Perspektive für die Interpretation qualitativer Daten. »Die relationale Hermeneutik [...] bietet einen theoretischen und methodologischen Rahmen für die interpretative Analyse von Texten, Bildern und beliebigen anderen Objektivationen menschlichen Handelns bzw. Protokollen soziokultureller Praktiken und individueller Erlebnisse« (Straub & Ruppel, 2022, S. 158). Es wird davon ausgegangen, dass es im zwischenmenschlichen Kontext keine objektivierbaren bzw. objektiv feststellbaren Fakten gibt, sondern ausschließlich Erfahrungen und Erkenntnisse, die in Interpretationszusammenhänge eingebettet sind, die hermeneutisch erfasst und denen Sinn und Bedeutung durch die Beobachter*innen zugeschrieben werden. Damit können die Beobachter*innen diese Erfahrungen und Erkenntnisse nicht im Sinne einer objektiven Deutungshoheit erfassen, sondern immer nur im Zusammenhang mit ihrer eigenen Situiertheit in soziokulturellen und lebenshistorischen Kontexten (vgl. S. 161). Die Interpretationen, die im wissenschaftlich-forschenden Zusammenhang geleistet werden, entstehen aus diesem soziokulturellen und lebenshistorischen Kontext der jeweils interpretierenden Person heraus und umfassen in einem ersten Schritt Alltagsinterpretationen, die sich noch nicht wissenschaftlicher Sprache bedienen. »Interpretationen sind komplexe, Sinn und Bedeutung erschließende, rekonstruierende, konstruierende und/oder dekonstruierende Handlungen« (S. 162).

In der relationalen Hermeneutik wird zwischen formulierender und vergleichender Interpretation unterschieden, wobei die formulierende Interpretation den Inhalt reproduziert bzw. reformuliert, die vergleichende Interpretation allerdings den jeweiligen Bezugsrahmen überschreitet und die Ergebnisse der Interpretation sowohl mit anderen empirischen Ergebnissen vergleicht als auch mit theoretischen Bezugnahmen. Reichen die bisherigen theoretischen Konzepte nicht aus, um das Phänomen zu erfassen, ringt die reflektierende, vergleichende Interpretation um »innovative Einsichten, um neue Erfahrungen und Erkenntnisse [...], die die eigene Selbst- und Weltbeziehung, das Verständnis von Anderem und Fremdem und damit auch des Eigenen sowie das verfügbare (theoretische) Vokabular ausdifferenzieren und erweitern« (S. 164).

Interpretationen im Rahmen qualitativer Forschungsprojekte werden von den Vergleichshorizonten der Interpretierenden bestimmt, die wiederum selbst in einzigartige geopolitische, historische, soziokulturelle und individuelle Kontexte eingebunden und von diesen bestimmt sind. Interpretatives Forschen, Denken und Handeln ist damit »unweigerlich standpunkt- und perspektiven- bzw. wissensabhängig« (S. 164). Die Forscher*innen treten in eine relationale Beziehung zwischen sich und den Gegenstand und interpretieren letztlich nicht den Gegenstand allein, sondern stets diesen intermediären Raum, der sich zwischen ihnen und dem Gegenstand aufspannt.

Die Vergleichshorizonte, die innerhalb der relationalen Hermeneutik gedacht werden, betreffen (vgl. S. 167–169)

- die eigenen empirischen Vergleichshorizonte mit empirischen Erhebungen innerhalb des Forschungsprojekts,
- weitere wissenschaftliche Vergleichshorizonte, sowohl mit ähnlichen empirischen Daten als auch mit theoretischen Konzepten und Begrifflichkeiten,
- Vergleichshorizonte, die sich aus dem (bewussten, vorbewussten und unbewussten) Alltagwissen ergeben und
- imaginative bzw. fiktionale Vergleichshorizonte. »Was ist, gewinnt seine konkrete Gestalt und Qualität im Vergleich mit etwas, das sein könnte oder sein sollte, ersehnt oder befürchtet werden mag« (S. 169).

Die relationale Hermeneutik erkennt alle Interpretationstätigkeiten als relational an, wodurch konkurrierende Interpretationen nicht mehr unter dem Fokus von *richtig oder falsch* betrachtet werden, sondern vielmehr unter der Berücksichtigung der Bedingtheit jeglicher Erkenntnis. Vergleichshorizonte von Forscher*innen müssen sich zwangsläufig voneinander unterscheiden, da sowohl die Alltagserfahrungen als auch die theoretischen Bezugnahmen der Forscher*innen aufgrund der individuellen Verwiesenheit auf den jeweiligen Kontext divergieren. Heterogene Interpretationen sind daher unvermeidlich und könnten zum Anlass für Diskurs genommen und/oder als gegenseitige Ergänzung im Sinne der Anreicherung von Erkenntnis betrachtet werden. »Vieles lässt sich im Rahmen eines pluralistischen Multiversums als komplementär, sich gegenseitig ergänzend und bereichernd auslegen und behandeln« (S. 170).

Aus der Perspektive der relationalen Hermeneutik existiert kein vorgängiges Forschungsobjekt, sondern dieses wird erst durch die Forschungstätigkeit als solches konstituiert. Die (objektive) Beforschung eines So-Seins kann also niemals stattfinden, sondern immer nur als (subjektive) Beforschung eines durch das Forschungsinteresse konstituierten Gewordenseins. Der so verstandene Forschungsgegenstand kann folglich nur in seiner relationalen Verbindung mit dem Forschungssubjekt betrachtet, analysiert und interpretiert werden. Dieses relationale Verhältnis zwischen Forschungsgegenstand und Forscher*in ist dabei kein einseitiges: Nicht nur die/der Forscher*in nimmt Einfluss auf den Forschungsgegenstand, sondern auch umgekehrt. Und diese gegenseitige Einflussnahme geschieht nicht abwechselnd, sondern in ständiger Verschränkung unablässig und weitgehend der bewussten Beobachtung bzw. Wahrnehmung entzogen.

17.3 Das Projekt als Musterbeispiel relational informierter tiefenhermeneutischer Interpretation

Das in diesem Band vorgestellte Projekt zur tiefenhermeneutischen Interpretation pferdegestützter Psychotherapieprozesse kann als ein Musterbeispiel für die Erweiterung tiefenhermeneutischer Interpretation um die Dimension relationaler Hermeneutik verstanden werden.

Neben der in Kapitel 6 bereits angesprochenen Erweiterung des Latenzbegriffs um die vermuteten Motivationen der Pferde zeigt sich in der tiefenhermeneutischen Interpretation von psychotherapeutischen Prozessen, an denen die am Prozess beteiligten Psychotherapeutinnen mitdiskutieren, auf eindrückliche Weise die relationale Verbindung zwischen Forschungsgegenstand und forschender Person, da die Forscherin ja selbst Teil des Forschungsgegenstandes ist. Das Beziehungsgeschehen zwischen Forscher*innen und beforschtem Gegenstand unterläuft damit die traditionelle Unterscheidung zwischen Erkenntnissubjekt und Forschungsgegenstand radikal. Der gemeinsame Austausch über die vermuteten Motivationen der Pferde untergräbt den Anspruch objektivierbarer Fakten und ermöglicht gleichzeitig tiefgehende Erkenntnisse, die sich aus dem beobachtbaren Material, dem Video, das immer wieder erneut betrachtet werden kann, und der Anwesenheit einer Teilnehmerin des Dreiecks Klientin-Pferd-Therapeutin im Interpretationsprozess ergeben. Die Erfahrungen sind somit nicht nur jene derer, die das Video gemeinsam betrachten, sondern werden erweitert durch die Person, die sowohl das Material betrachtet als auch selbst Teil des Prozesses war. Die Beobachter*innen des Materials können dieses nur ausgehend von ihrer individuellen Gewordenheit, von ihrer soziokulturellen, lebenshistorischen Positioniertheit erfassen, so wie die Therapeutin das Material nicht ohne ihre Erfahrung der dargestellten Situation erfassen kann. Und diese Verbindung ist keine Einschränkung der Gültigkeit der Ergebnisse, sondern eine außergewöhnliche Erweiterung wissenschaftlichen Erkenntnisgewinns.

Durch die Einbindung der einzelnen interpretierten Szenen in ein über einen längeren Zeitraum laufendes Forschungsprojekt, das mit unterschiedlichen Szenen pferdegestützter Psychotherapieprozesse arbeitet, zeigen sich zusätzlich vielfältige Möglichkeiten vergleichender Interpretationen. So wird, neben der (re)formulierenden Interpretation (Was habe ich gesehen? Was habe ich beim Betrachten dieser Szenen empfunden? Was haben die Szenen in mir ausgelöst?) immer auch eine vergleichende Interpretation ausgelöst, da sich die Vergleiche mit bereits zuvor betrachteten Therapiesequenzen oder auch mit (als Therapeutin dieser oder anderer Klientinnen bzw. als andere Therapeutin) selbst erlebten Momenten pferdegestützter Psychotherapie aufdrängen. So bietet die tiefenhermeneutische Interpretation ein miteinander relational verbundenes Geflecht unterschiedlichster Vergleichshorizonte:

- Vergleiche mit der Pilotstudie,
- Vergleiche mit der eigenen Tätigkeit als Therapeutin in der aktuell betrachteten Szene mit anderen Szenen desselben Therapieverlaufs,
- Vergleiche mit der eigenen Tätigkeit als Therapeutin in der aktuell betrachteten Szene mit anderen Szenen anderer Therapieverläufe,
- Vergleiche mit der eigenen Tätigkeit als Therapeutin mit zuvor betrachteten Szenen anderer Therapieverläufe,
- Vergleiche mit der eigenen Tätigkeit als Therapeutin in anderen Therapieverläufen,
- Vergleiche mit der eigenen Tätigkeit als Therapeut*in in nicht-pferdegestützen Psychotherapieverläufen,
- Vergleiche mit den eigenen Erfahrungen als Reiterinnen,
- Vergleiche mit dem Wissen über pferdegestützte Therapieverläufe,
- Vergleiche mit dem Wissen über andere psychotherapeutische Konzepte,
- Vergleiche mit dem Wissen aus anderen wissenschaftlichen Disziplinen,
- Vergleiche mit dem Alltagswissen über Pferde, Psychotherapie und psychische Krankheitsbilder,
- fiktionale Vergleiche mit Literatur, Filmen etc.,
- Vergleiche mit dem imaginierten zukünftigen Ich im Kontext pferdegestützter Psychotherapie.

Die aufgezählten unterschiedlichen Vergleichshorizonte, die sich sowohl auf mehrere Personen aufteilen als auch als unterschiedliche Vergleichshorizonte innerhalb ein- und derselben forschenden Person erschließen, deuten auf die spezifische Komplexität im Rahmen dieses Projekts hin. Die am Interpretationsprozess beteiligten Forscher*innen sind auf unterschiedliche, vielfältige Weise mit dem Forschungsgegenstand verbunden und bringen sich mit ihren individuellen Vorerfahrungen und Kenntnissen in den Interpretationsprozess ein. Aus dieser unterschiedlichen Verwobenheit mit dem Forschungsgegenstand – auch bestimmt von Nähe und Distanz zum dargestellten und zum zu interpretierenden Geschehen – lassen sich auch die unterschiedlichen Interpretationen erklären, die teilweise widersprüchlich einander gegenüberstanden. Es entstanden Irritationen, wenn die Praktikerinnen, die selbst im Feld tätig sind und teilweise in das zu interpretierende Geschehen involviert waren, mit Interpretationen konfrontiert wurden, die der eigenen Wahrnehmung der Situation überhaupt nicht entsprachen. Aber welche Interpretation war nun die richtige? Im Sinne der relationalen Hermeneutik stellt sich diese Frage nicht, und auch im Sinne der Tiefenhermeneutik weist diese Diskrepanz auf einen Konflikt im Forschungsgegenstand hin, weist darauf hin, dass beide Interpretationsweisen einen Anteil des Geschehens spiegeln. Gleichzeitig machten wir im Zuge des Projekts Erfahrungen, die mich an einem grundlegenden Diktum der Tiefenhermeneutik, dass alles, was in der Gruppe geschehe, mit dem Material zu tun habe, zweifeln ließ. Im Sinne einer relationalen Tiefenhermeneutik stehen wir als Forscher*innen nicht nur mit dem Forschungsgegenstand in unauflöslicher Verbindung, sondern auch mit den anderen Personen der Forschungsgruppe. Wie gestalten sich diese Beziehungsprozesse innerhalb einer Forschungsgruppe? Wie wirkt sich die Verbindung mit dem Forschungsgegenstand auf die Beziehungen innerhalb der Forschungsgruppe aus? Aber auch: Wie wirken sich die Beziehungen innerhalb der Forschungsgruppe auf den Forschungsgegenstand und auf den Interpretationsprozess aus? Aus einer radikal relationalen Betrachtung von Forschungsprozessen ergibt sich für mich die Forderung, tiefenhermeneutische Interpretationsprozesse nicht nur als eindimensional (Forschungsgegenstand wirkt sich auf den Interpretationsprozess und auf die Gruppendynamik innerhalb der Forscher*innengruppe aus) zu verstehen, sondern als reziprok relational: Sowohl der Forschungsgegenstand wirkt sich auf Interpretationsprozesse und Gruppendynamik aus als auch die Zusammensetzung der Gruppe auf den Interpretationsprozess. Erkenntnis im tiefenhermeneutischen Forschungsprozess ist damit abhängig von den Vergleichshorizonten der Forscher*innen, ihren Alltagserfahrungen, ihrer Positioniertheit und ihrem theoretischen Bezugsrahmen. Diese These soll nicht an den Grundfesten der Tiefenhermeneutik rütteln, dass sich zwischen Forschungsgegenstand und Forscher*innen ein Übertragungs-Gegenübertragungsgeschehen entwickelt, das sich auch in der Gruppendynamik manifestiert, sondern soll diese Grundannahme um die relationale Perspektive erweitern: Auch die Gruppendynamik selbst wirkt sich auf das Interpretationsgeschehen aus und hier wirken Übertragungs- und Gegenübertragungsphänomene. Aus einer subjekttheoretischen Perspektive könnte formuliert werden, dass nicht nur die Forscher*innen durch den Forschungsgegenstand subjektiviert werden, sondern auch der Forschungsgegenstand durch die spezifische Zusammensetzung der Forschungsgruppe und die Vorerfahrungen ihrer teilnehmenden Personen. Die Verschränkung dieser gegenseitigen Verwiesenheit und relationalen Einflussnahme, in der sowohl der Forschungsgegenstand als auch die Forscher*innen erst hervorgebracht werden, zeigt sich in diesem Projekt besonders deutlich in der Veränderung der psychotherapeutischen Situation durch die Forschungstätigkeit und den Einfluss, den zwischenzeitliche Interpretationstreffen auf den Therapieprozess nahmen.

17.4 Rückbindung an den psychotherapeutischen Prozess

Qualitative Forschungsprozesse wirken sich auf die beforschten Situationen aus – darüber sind sich Forscher*innen aus unterschiedlichen Disziplinen und Zugängen weitgehend einig. Aus relationaler Perspektive konstituiert der Forschungsprozess die Realität der beforschten Situation. Unter Bezugnahme auf das in diesem Band beschriebene Forschungsprojekt zu pferdegestützten Psychotherapieprozessen konstituiert sich die jeweilige psychotherapeutische Situation im Forschungskontext (neu). So verändern bereits die Videoaufnahmen die Situation dadurch, dass sich sowohl die Therapeut*innen als auch die Klient*innen darüber im Klaren sind, dass diese Videos nicht nur angefertigt, sondern auch angesehen werden. Wir wissen folglich nicht, wie sich Klient*innen und Therapeut*innen (anders) verhalten hätten, wenn die Kamera nicht gelaufen wäre.

Ein weiterer Aspekt, durch den der Therapieprozess im Rahmen der Forschungstätigkeit konstitutiv verändert wurde, ist die Entdeckung der Kameraaufzeichnungen als wertvolle Ergänzung zum therapeutischen Setting. Das gemeinsame Betrachten der Videos mit den Klient*innen wurde als bedeutsame Bereicherung erlebt. Die Klient*innen konnten sich selbst aus den Augen der Therapeut*innen betrachten, erlebten sich selbst in einer neuen Kompetenz, die durch die Außenperspektive besser wahrgenommen werden konnte. Die positiven Erfahrungen mit dieser Intervention führten dazu, dass auch therapeutische Prozesse mit Patient*innen, die nicht Teil der Studie waren, aufgezeichnet und anschließend gemeinsam betrachtet wurden. Die Betrachtung der Situation aus der Perspektive der Therapeutin ermöglichte den Klient*innen, Alltagstransferleistungen selbständig zu vollziehen, ohne dass diese potenziell paternalistisch von den Therapeut*innen angeleitet werden mussten. Die mit den Pferden erlebten Gegenwartsmomente konnten so noch einmal ins Bewusstsein geholt und in ihrer Bedeutsamkeit für die alltägliche Realität benannt und kontextualisiert werden.

Die Beforschung eigener Therapiesequenzen im Rahmen eines Forschungsprojekts führt unweigerlich zu einer Intensivierung des Therapieprozesses. Durch die Betrachtung der Videos in verschiedenen Kontexten – Therapeutin allein, mit den Klientinnen gemeinsam, zusammen mit einer der beiden Leiterinnen des Forschungsprojekts und schließlich im Rahmen der tiefenhermeneutischen Interpretationsgruppe – wurden die Prozesse viel ausführlicher reflektiert, als dies normalerweise der Fall ist. Zusätzlich fanden Verlaufsinterviews statt, in denen die Therapeutinnen das Geschehen im Zuge der therapeutischen Beziehung reflektierten. Und schließlich wurden einzelne Szenen im Rahmen der monatlich stattfindenden tiefenhermeneutischen Gruppe gemeinsam betrachtet und interpretiert. Dadurch erhielten die Therapeutinnen zahlreiche Inputs, Assoziationen und Interpretationen angeboten, die wiederum ihren eigenen Blick auf das Therapiegeschehen erweiterten. Die Prozesse, die dann in weiterer Folge im therapeutischen Setting beobachtbar waren, profitierten von dieser intensiven Auseinandersetzung und oft verhielten sich die Klientinnen so, »als hätten sie an der Tür gelauscht« (vgl. auch Kapitel 6 in diesem Band).

Ein weiterer Effekt, den das Projekt auf die beforschten therapeutischen Prozesse hatte, war, dass die Therapeutinnen sich in dem, was sie intuitiv als »richtig« für die jeweilige Situation erachtet hatten, bestätigt sahen. Durch die tiefenhermeneutischen Interpretationen wurde ihnen häufig erst bewusst, wie viel Potenzial in der pferdegestützten Psychotherapie steckt, welchen enormen positiven Einfluss das Pferd auf die therapeutische Beziehung und den therapeutischen Prozess hat. Gleichzeitig erhielten sie die Anerkennung, dass sie selbst kompetente Therapeutinnen sind, denen es gelungen ist, den Einsatz von Pferden in ihre therapeutische Arbeit gut zu integrieren. Sie sahen ihre Arbeit vor allem darin, einen Raum zu eröffnen, in dem etwas entstehen kann, die Pferde in ihrer Kompetenz anzuerkennen und sich einem intuitiv geleiteten Prozess hinzugeben, der die Kompetenz erfordert, sich auf Ungewissheit und Unplanbarkeit einzulassen und in die eigenen therapeutischen Fähigkeiten zu vertrauen.

Gleichzeitig beeinflussten die zunehmenden Erkenntnisse im Rahmen des Forschungsprojekts auch das Selbstverständnis der Therapeutinnen in ihrem Blick auf die eigene Tätigkeit. Die Betrachtung der Videosequenzen durch wenig bis gar nicht pferdeerfahrene Wissenschaftler*innen aus unterschiedlichen Disziplinen barg die Gefahr, dass jene heilsamen Aspekte, die die Therapeutinnen immer wieder beobachten konnten, für Außenstehende eventuell so gar nicht sichtbar wären. Doch von Beginn an teilten jene wissenschaftlich Tätigen, die selbst nicht über die Erfahrung mit pferdegestützter Psychotherapie verfügten, diese Eindrücke, benannten dieselben Szenen als bedeutsam und berührend, ließen sich durch die Videos emotional bewegen. Die Gegenwartsmomente wirkten – selbst wenn sie nur auf einem Video festgehalten worden waren und von Außenstehenden betrachtet wurden. Auch wenn die Assoziationen teilweise von den Pferden weggaloppierten, so konnten sie immer wieder eingefangen und auf das Material rückbezogen werden.

Der Forschungsprozess zeichnete sich durch Offenheit, Kreativität, das Aushalten unterschiedlichster Emotionen und die Bereitschaft, sich auf Neues einzulassen, aus. Die psychodynamisch informierte, qualitative Methode der Tiefenhermeneutik hat sich im Laufe des Forschungsprozesses verändert, denn auch sie ist relational in den Forschungsprozess eingewoben und muss beweglich bleiben, um in einem sich verändernden Setting tatsächlich Erkenntnis hervorbringen zu können. Ich verstehe den viel zitierten Ausspruch Freuds vom »Junktim zwischen Heilen und Forschen« im Kontext dieses Forschungsprojekts als *Zirkel* von Forschen und Heilen, als miteinander verwobene Tätigkeiten der Gestaltung des therapeutischen Settings und der wissenschaftlichen Forschung. Keiner der in diesem Band einbezogenen Therapieverläufe hätte auf diese Art und Weise stattgefunden, wenn er nicht in das Forschungsprojekt eingebunden gewesen wäre. Forschung und Therapie bereichern sich gegenseitig, ganz besonders, wenn es sich um qualitative Forschung handelt. Denn qualitative Forschung, in die die Therapeut*innen im Zuge ihrer therapeutischen Tätigkeit einbezogen sind, ermöglicht diesen, Forschungserkenntnisse direkt in den Therapieverlauf einzubauen und im Anschluss daran die Weiterentwicklungen innerhalb der Therapie wieder in die Forschungstätigkeit einzuspeisen. Die enge partizipative Verschränkung von Therapie und Forschung ermöglicht für beide Seiten Weiterentwicklungen.

17.5 Ausblick

»Die Frage, welche Daten tatsächlich generiert werden, ob und wie sehr sich Anteile der Protagonist*innen im ›Material‹ mit den Persönlichkeitsanteilen der Interpretierenden vermischen, scheint auch in anderen tiefenhermeneutisch arbeitenden Gruppen und Forschungswerkstätten nicht abschließend beantwortet und entzieht sich vermutlich einer Vereinheitlichung« (in diesem Band ▶ S. 97).

Ausgehend von dieser Betrachtung des tiefenhermeneutischen Prozesses war es ein Ziel dieses Beitrags, die Tiefenhermeneutik mit der relationalen Hermeneutik zu verbinden und sie als relationale tiefenhermeneutische Interpretation zu kontextualisieren. Ganz besonders an den tiefenhermeneutischen Forschungsprozessen im Zuge dieses Projekts lässt sich zeigen, wie sehr die unterschiedlichen Forschungsteilnehmer*innen in ganz individuellen Nähe- und Distanzverhältnissen mit dem Forschungsgegenstand verbunden sind, woraus sich die verschiedenen Vergleichshorizonte ableiten lassen.

Das Projekt war als partizipatives Forschungsprojekt angelegt und bemühte sich, die verschiedenen Perspektiven auf das Geschehen zwischen Klient*in, Pferd und Therapeut*in sichtbar zu machen. Partizipative Forschung zeichnet sich dadurch aus, dass nicht *über* jene, sondern *mit* jenen geforscht wird, deren Lebensrealität in und durch den Forschungsprozess sichtbar gemacht werden soll (vgl. z.B. Tanzer u. Fasching, 2022). In dem in diesem Band dargestellten Forschungsprojekt zur pferdegestützten Psychotherapie kommen folglich nicht nur Forscher*innen zu Wort, die von außen auf das Geschehen blicken, sondern auch Therapeutinnen und zwei Klientinnen. In der psychotherapiewissenschaftlichen Forschung ist partizipative Forschung aktuell noch die Ausnahme. Die Berücksichtigung der Perspektive der Patient*innen auf das Therapiegeschehen, die gemeinsame Entwicklung von Forschungskonzepten, die die Bedarfe der Klient*innen miteinbeziehen, und eine geteilte, gemeinsame Haltung des Nicht-Wissens von Forscher*innen, Therapeut*innen und Klient*innen eröffnet allerdings nicht nur spezifische epistemologische Möglichkeitsräume für die psychotherapiewissenschaftliche Forschung, sondern auch eine kritische Positionierung der Psychotherapiewissenschaft in Bezug auf forschungsethische Fragestellungen rund um Marginalisierung oder Viktimisierung von Klient*innen.

Die in diesem Beitrag vorgestellte relationale Tiefenhermeneutik zeigt sich als psychodynamisch informierte Methode qualitativer Sozialforschung, die das bereits von Freud postulierte Junktim zwischen Heilen und Forschen in einem sich gegenseitig befruchtenden, zirkulärem Prozess einlöst. Nicht nur die Erkenntnisse, die im Zuge der Interpretationssitzungen gewonnen wurden und den laufenden Therapieprozess beeinflussten, sondern auch die zusätzliche Auseinandersetzung mit der therapeutischen Beziehung und die Integration von Videografie in den Therapieprozess veränderten das Setting und gaben neue Impulse in der Ausgestaltung therapeutischer Praktiken.

Die an dem Projekt beteiligte Studierende gab an, dass die Betrachtung und tiefenhermeneutische Interpretation der Therapiesequenzen für sie auch einen großen Lernfortschritt in ihrer Ausbildung zur Psychotherapeutin brachten.

Aus einer seit mehreren Semestern im Linzer Department Psychotherapiewissenschaft an der Sigmund Freud PrivatUniversität regelmäßig stattfindenden Tiefenhermeneutikgruppe, an der sich Studierende, Lehrende und Forschende gleichermaßen beteiligen, werden Stimmen laut, die die Einbeziehung relationaler Tiefenhermeneutik nicht nur in die wissenschaftliche Ausbildung fordern, sondern auch in der Gruppen-Selbsterfahrung für angehende Psychotherapeut*innen. Die relational tiefenhermeneutische Interpretation von Psychotherapieprozessen ist somit nicht nur ein Instrument zur Auswertung qualitativ erhobener Daten, sondern auch für die Weiterentwicklung der Selbstreflexions- und Verstehenskompetenzen der Teilnehmer*innen und für die Erweiterung von Kompetenz, Selbstverständnis und Methodenvielfalt der Psychotherapeut*innen.

18 Kooperatives und partizipatives Heilen und Forschen mit Tier und Mensch: Möglichkeitsräume gemeinsamer Veränderungsprozesse

Thomas Stephenson

Dieser Beitrag ist der letzte in diesem an Beiträgen reichen Band. Die Leser*innen haben nun – wie in den Vorworten angekündigt – aus vielen verschiedenen Perspektiven auf das schauen können, was die hier vorgestellte, sehr spezielle Art der pferdegestützten Psychotherapie ausmacht. Sie haben ein vielfältiges Spektrum an Daten, Analysen und Berichten gesehen und nun, am Ende, wird die Frage gestellt, was alle diese Zugangsweisen verbindet und was diese Verbindung zu einer wissenschaftlichen macht – und noch spezifischer, was sie zu einer *psychotherapie*wissenschaftlichen macht. Diese Frage ist gerade für die pferdegestützte Psychotherapie eine existenzielle, kämpft sie doch seit ihren Anfängen um Anerkennung vonseiten der »Wissenschaft« und speziell im Rahmen von Psychotherapie gegen ihre Marginalisierung.

18.1 Grundsatzentscheidungen der Kritischen Psychotherapiewissenschaft[10]

Um solch eine Frage zu beantworten, gibt es viele verschiedene Ansätze und Wege. Ich wähle einen, der aus drei Schritten besteht. Im ersten deklariere ich das Wissenschaftsverständnis, dem ich in diesem Beitrag folge. Im zweiten Schritt setze ich zwei Grundsatzentscheidungen, die die Eigenart des Gegen-

---

10 Im Verein für Kritische Psychotherapiewissenschaft (https://vkp-online.at), dem ich als Gründungsmitglied angehöre und der auch teilweise die Buchproduktion dieses Bandes finanziell und ideell fördert, werden verschiedene Versionen einer Kritischen Psychotherapie-

standes und der Methode unserer Version von Psychotherapiewissenschaft betreffen und auf dem ersten Schritt aufbauen. Und im dritten und letzten Schritt werde ich versuchen, die vielen Perspektiven, die in diesem Band eingenommen wurden, auf der Basis dieser beiden Grundsatzentscheidungen zu verknüpfen. In jedem dieser Schritte werde ich mich immer wieder unmittelbar auf Textstellen beziehen, die die/der Leser*in durch die bisherige Lektüre dieses Bandes bereits kennt.

Wissenschaftsverständnis

Der wesentliche Grund für diese Zentrierung auf den Text des vorliegenden Bandes bei der Bestimmung von Gegenstand, Methode und Wissenschaftlichkeit liegt bereits in der oben genannten ersten Grundsatzentscheidung über das hier vertretene *Wissenschaftsverständnis.* Dieses besagt, dass es »die Wissenschaft an sich« nicht gibt. Die Wissenschaft als menschliches Ordnungssystem entsteht jedes Mal neu, wenn eine Person »wissenschaftlich schreibt« (oder spricht). Zugegebenermaßen eine gewagte bzw. irritierende These. Vielleicht schütteln jetzt einige der Leser*innen den Kopf und denken sich: »Was heißt, Wissenschaft *entsteht* immer, sie *besteht* doch auch. Es gibt doch einen Wissensbestand. Was ist mit den vielen wissenschaftlichen Büchern, da ist doch die Wissenschaft drin!«

Aus meiner Perspektive sprechen vor allem drei Gründe gegen die aus dem großen Bestand von wissenschaftlichen Werken abgeleitete Behauptung, es gäbe die Wissenschaft »an sich« und damit auch außerhalb der Wissenschaftspersonen:

Auch wenn unsere fiktive »wissenschaftlich schreibende« Person sich beim Verfassen ihres Textes auf bereits vorher geschriebene Texte bezieht (und damit auch gleich einer Regel des Ordnungssystems Wissenschaft folgt, bekannt unter dem Begriff »Zitation«), bezieht sie sich nicht auf »die Wissenschaft an sich«, sondern immer auf Texte konkreter anderer Personen. Sie nennt dann eben auch den Namen der Person, auf deren Text sie sich bezieht, und deklariert damit, dass den zitierten Text nicht »die Wissenschaft« geschrieben hat, sondern Autor*in X.

---

wissenschaft (KPTW) in den Diskurs um das Selbstverständnis der Psychotherapiewissenschaft als Wissenschaft eingebracht: die Herrschaftskritische KPTW als Verlernraum durch Agnes Stephenson (2025), die Alteritäts- und Queertheoretische KPTW durch Elisabeth Schäfer (2024), die KPTW im Kommen durch Esther Hutfless (2019), die Aporetische KPTW durch Ralf T. Vogel (2024), die Radikal Skeptizistische KPTW durch Gerhard Burda (2012) und die Psychotherapeutisch Subjekttheoretische KPTW durch mich (T. Stephenson, 2025).

Diese »anderen« Bezugstexte hat die schreibende (und zitierende) Person (hoffentlich) selbst gelesen. Das bedeutet aber auch, dass sie ihr eigenes bis dahin entstandenes inneres Ordnungssystem zu jenem anderen Ordnungssystem, das den Hintergrund für den Text der zitierten Person bildete, in Bezug gesetzt bzw. in Relation gebracht hat. Nicht mehr und nicht weniger. Diese Person hat also im Zuge ihres (hoffentlich) sinnerfassenden Lesens eine Version des gelesenen Textes in ihrem Inneren entstehen lassen, die bereits in ihr bisheriges Wissen integriert wurde (wenn sie beim Lesen nicht ihr bisheriges Wissen aktivieren würde, könnte sie kein einziges Wort verstehen, wenn sie das Gelesene verstanden hat, hat sie es mit den ihr bisher bekannten Begriffen und Aussagen in Relation gebracht – also mit diesen verbunden). Das innere Ordnungssystem unserer fiktiven lesenden Person hat sich daher im Zuge des Lesens und nach dem Lesen ein mehr oder minder großes Stück weiterentwickelt. Sieht man das Wissen einer einzelnen »wissenschaftlichen Person« auf diesem Planeten als ein jeweils konkretes Element der Wissenschaft an, so wäre damit auch die Wissenschaft selbst ein zwar winziges, aber konkretes und einzigartiges Stück gewachsen. Warum einzigartig? Wenn Sie als Leser*in dieses Buch gelesen haben, so haben Sie es mit einem Vorverständnis gelesen, das mit keinem der anderen Leser*innen vollständig identisch war. Dementsprechend ist auch das Buch, das Sie danach in sich tragen (also das Wissen, das Sie daraus für sich haben entstehen lassen), mit keinem anderen in einem anderen Mitglied der Scientific Community entstandenen vollständig identisch.

Eine weitere fiktive Person, die dann über den produzierten Text unserer ersten fiktiven Person spricht (oder schreibt), setzt wiederum sich (und ihr eigenes inneres Ordnungssystem) in Bezug zum ersten Text. Stellen Sie sich zum besseren Verständnis eines dieser Bücher konkret vor. Es liegt geschlossen auf einem Tisch. Die Leser*innen, die vorher den Kopf geschüttelt haben, werden sich vielleicht jetzt denken: »Na eben, da drin ist die Wissenschaft bzw. eben der Wissensbestand!« Wie sollte die Wahrheit diese Aussage aber überprüft werden können, wenn niemand jemals dieses Buch lesen wird? Wir müssen also annehmen, dass zum Beispiel eine*r der kopfschüttelnden Leser*innen, nennen wir die Person Albert E., dieses Buch aufschlägt und es liest. Wo ist jetzt der Wissensbestand? Im Buch oder im Kopf des Albert E.? Und wenn die Leser*innen sagen würden: »Im Buch und im Kopf des Albert E.«, wäre die nächste Frage: Sind dann die beiden Wissensbestände, jener im Buch und jener in Albert E., identisch? Ich meine wirklich identisch, also zu hundert Prozent die gleichen? Wenn es »die Wissenschaft an sich« gäbe, müsste sie sich ja in allen gleich abbilden lassen bzw. in allen gleich entstehen und bestehen. Wie sollen wir das wieder überprüfen? Doch nur, indem eine zweite Person, nennen wir sie Marie C., als Prüfende auf den Plan tritt, um diese Frage zu entscheiden. Doch kann Marie C. hier eine begründete Entscheidung treffen, wenn sie nicht sowohl selbst das Buch gelesen als auch Albert E. dazu gebracht hat, ihr den Wissensbestand in seinem Kopf mitzuteilen? Nehmen wir den einfachsten Fall: Marie C. liest das Buch, fragt daraufhin Albert E., der es auch gelesen hat, was darin steht, und hört und sieht, dass der Text, den der mit einem fotografischen Gedächtnis gesegnete Albert E. ihr mitteilt, in jedem Wort identisch ist mit dem Text, den sie zur gleichen Zeit aus dem Buch liest. Würde das wirklich unsere Frage beantworten? Würde das nicht vielmehr nur bedeuten, dass wir nun *zwei* »Bücher« haben, ein physisches und ein menschliches sprechendes? Kann Wissen nicht immer nur »verstandenes« Wissen sein, also Wissen, das sich ein Mensch erworben (daher in und für sich generiert) hat (gemäß dem weisen Spruch »Was du von deinen Vätern und Müttern ererbt hast, erwirb es, um es zu besitzen«)? Marie C. kann also ihre Prüfung nur sinnvoll durchführen, wenn Albert E. nicht den Text auswendig wiederholt, sondern ihr »erzählt«, was er verstanden hat, und zwar möglichst mit eigenen Worten. Und wenn Marie C. nach der Lektüre des Buches und nach einem Gespräch mit Albert E., in dem sie überprüft hat, ob Albert E. verstanden hat, was in dem Buch steht, zu dem Ergebnis kommt, dass der Wissensbestand im Buch und im Kopf des Albert E. äquivalent ist, wie kommt sie zu dieser Entscheidung, ohne selbst verstanden zu haben, was in dem Buch steht (und was dann Albert E. gesagt hat)? Und wenn sie zu dem Ergebnis kommt, dass die beiden Wissensbestände *nicht* äquivalent sind, Albert E. dies aber weiterhin behauptet, wie ist zu entscheiden, ob Albert E. oder Marie C. den Wissensbestand im Buch »richtig« verstanden haben? Doch wohl nur, indem wir eine *dritte* Person dazu ermächtigen, als »Superprüfer*in« zu fungieren. Wir können jedoch schnell erkennen, dass wir mit dieser Entscheidung das Problem nicht gelöst, sondern nur vergrößert, weil nur in die Unendlichkeit multipliziert haben (die nächste Person, die dann über die »Richtigkeit« des »Urteilsspruches« der »Superprüfer*in« zu befinden hat, wäre dann »Superprüfer*in zweiter Ordnung«, dann der dritten Ordnung etc.). Ein Abbruch zu irgendeinem Zeitpunkt dieses unendlichen Regresses wäre dann nur mehr über den Einsatz von Macht erreichbar (eine/einer der Superprüfer*innen erklärt sich zum Prüfer*innen-Gott, dem sich alle unterwerfen müssen) und damit ein Fall von epistemischer Gewalt, deren Ergebnisse bekanntlich keinen Wahrheitsanspruch begründen können.

In diesem Buch finden die Leser*innen sehr viel »Fallmaterial«. Allerdings ist dieses Fallmaterial in einer Weise »angereichert«, die sehr ungewöhnlich ist. In einem dieser Fallbeispiele geht es um eine Szene innerhalb einer pferdegestützten Psychotherapie mit Frau D., in der sie mit ihren Händen über den Rücken des Pferdes Pikobella streicht. Diese kleine Szene könnte als Fallvignette behandelt werden. Was aber wäre hier der Untersuchungsgegenstand, was die Methode? Welche Wissenschaft entfaltet sich in der Analyse dieser Szene? Und vor allem: Warum erwähne ich hier diese Szene, was ist die Parallele zu dem hier angezogenen Thema unseres Wissenschaftsverständnisses?

In der Systematik wissenschaftlichen Forschens gibt es einen »Baustein« jedes Textgebäudes, in dem der Untersuchungsgegenstand direkt benannt werden muss: die Forschungsfrage. Was hier begrifflich gefasst wird, ist für den Rest dieser Forschungsunternehmungen verbindlich und leitend. Also formuliere ich die einfachst mögliche Forschungsfrage, die wir uns für die Untersuchung dieser Szene gestellt haben: Was erlebt Frau D., während sie den Rücken des Pferdes Pikobella streichelt?

Was in unserem Fall die Methode ausmacht, mit der die Forschungsfrage beantwortbar werden sollte, könnte hier bezeichnet werden als »Verknüpfung von Texten, die aus vielen verschiedenen Perspektiven entstehen«. Die Szene, in der Frau D. Pikobella über den Rücken streicht, ist in mehreren Kapiteln dieses Bandes Gegenstand von schriftlichen Texten. Es sind Texte der Therapeutin Birgit Heintz, Texte der Frau D. selbst, mündliche Texte der Teilnehmer*innen der Forschungsgruppe (zu zwei verschiedenen Zeitpunkten, einerseits in jener tiefenhermeneutischen Sitzung, die sich mit diesem Videoausschnitt befasst hat, und anderseits in einer späteren Zusammenkunft, die wieder diese Szene zum Thema hat), Zeichnungen (im Sinne von »piktografischen Texten«) der Frau D., aber auch Interpretationen eines Gruppenmitglieds. In jedem dieser Texte (vollständig in diesem Band nachzulesen) ist das Erleben der Frau D. in dieser Szene Untersuchungsgegenstand. Jeder dieser Texte generiert aus seiner jeweiligen Perspektive und in seiner jeweiligen speziellen Textart (Schrift, Rede, Zeichnung) seine eigene Version des Untersuchungsgegenstands »Erleben der Frau D. in der Rücken-streich-Szene«. Einige dieser Texte entstanden sogar interaktiv, also als Teil eines Gruppengesprächs, in dessen Rahmen die Texte aufeinander Bezug nehmen. Wir können also die Frage stellen: Wo in dieser großen Menge von Texten finden wir unseren Untersuchungsgegenstand »Erleben der Frau D. in der Rücken-streich-Szene«?

Aus unserem Wissenschaftsverständnis entsteht hier folgerichtig auch ein analoges Gegenstands- und Methodenverständnis. So wie es für uns »die Wissenschaft an sich« nicht gibt, gibt es für uns auch nicht »den Gegenstand an sich«. Er ist nicht vorgängig vorhanden, also nicht, bevor wir die Untersuchungen beginnen. Vielmehr entsteht der Untersuchungsgegenstand ebenfalls im Zuge jedes Untersuchungsschrittes. Das heißt, er entsteht jedes Mal, wenn ein Text Bezug auf ihn nimmt. Die Beschreibungen der Therapeutin, jene der Klientin, die Zeichnungen der Klientin und des Gruppenmitglieds, sie alle waren auf »das Erleben der Frau D. in der Rücken-streich-Szene« ausgerichtet. Und mit jedem Text wurde dieser »Gegenstand« vielfältiger, vielschichtiger, bedeutungsreicher. Aber er war für uns nie direkt und unvermittelt zu sehen, sondern immer nur indirekt über die Texte, die den Gegenstand zu beschreiben versuchten. Diese Texte waren für uns sozusagen die Repräsentanten des gesuchten Gegenstandes. Da sie aber nur dies waren und nie der Untersuchungsgegenstand selbst, wählten wir die oben genannte Methode der »Verknüpfung von Texten, die aus vielen verschiedenen Perspektiven entstehen«.

Die zentrale Folgerung aus all diesen Überlegungen war für uns: Die »Wissensbestände« in Texten scheinen nur das »Material« zu sein, mit dem Personen arbeiten, wenn sie Wissenschaft *entstehen* lassen. Dieses »Material« ist also der Anlass, kann aber selbst nie anders erfasst werden als durch ein »Erarbeiten« der Bedeutung dieses Materials[11]. Dies erfolgt bei uns Menschen jedoch immer in vielfältigen Auseinandersetzungsprozessen, die Vernetzungen im Außen wie im Innen vorantreiben. Im Außen vernetzen wir unser Wissen mit den Ordnungssystemen, mit denen wir uns auseinandersetzen. Im Inneren fügen wir dabei immer wieder neue Elemente zu unseren wachsenden Ordnungssystemen und Wissensbeständen hinzu.

Im Fall dieses Buches, das Sie (bald zu Ende) gelesen haben (werden), entspricht das der letzten und abschließenden Phase unseres dreieinhalbjährigen Projekts: Jede/jeder der hier vertretenen Autor*innen war und ist ja auch gleichzeitig Autor*in und Leser*in des Buches. Das Wissen, mit dem wir jeweils unsere Beiträge geschrieben hatten, veränderte sich noch einmal, als wir die jeweiligen anderen Beiträge lasen. Wo also war unsere Wissenschaft? Die im Buch wurde ja jedes Mal zu etwas anderem, wenn wir die Seiten mit einem weiterentwickelten Vorwissen aufschlugen. Und die in und zwischen uns war und ist immer *im Entstehen.*

Richten wir noch einmal und noch genauer unseren Blick auf zwei Aspekte unseres Wissenschaftsverständnisses: Zum einen entsteht also Wissenschaft ständig, und sie entsteht bei den verschiedenen Konstellationen, die durch einen Text und mehrere Interpret*innen gegeben sind, nicht identisch, sondern jedes Mal mit verschiedenen Abänderungen, da eben das Hintergrundwissen der jeweiligen Person mit keinem anderer Personen vollkommen identisch sein kann.

Die Erarbeitung der Bedeutung ein und desselben Materials kann aber aus prinzipiellen Gründen auch bei einer einzigen Person über mehrere Zeitpunkte

---

11 Natürlich können wir uns »Deutungshilfen« holen, z. B. von anderen, die dieses Material bereits in seiner Bedeutung für sich erschlossen haben. Aber dann werden wir auch diese »Deutungshilfen« verstehen müssen, ergo sie als Material verwenden, um auch ihre Bedeutung zu erarbeiten.

hinweg keine identischen Ergebnisse erbringen. Einer dieser Gründe bezieht sich – wie im vorletzten Absatz angedeutet – auf die Vorläufigkeit jedes Wissens. Wie wichtig es ist, auf diese Vor-Läufigkeit jedes Wissens abzustellen, ist auch für unseren Fall leicht zu zeigen: Lesen Sie dieses Buch, legen Sie es dann weg und beschäftigen Sie sich ein Jahr mit möglichst viel anderer Literatur zu diesem Thema – und dann lesen Sie es noch einmal. Das Buch selbst wird vielleicht etwas vergilbter sein, die Buchstaben aber werden nach wie vor dieselben sein. Wir können uns aber alle vorstellen, dass die zweite Lektüre ein anderes Ergebnis in ihrem ein Jahr älter gewordenen Inneren erbringen wird als beim ersten Mal. Warum? Weil ihr Ordnungssystem, das Ihnen beim ersten Mal geholfen hat, sich dem im Buch »bestehenden« Material verstehend und lernend zu nähern, ein anderes geworden ist. Sie können jetzt vielleicht bestimmte Begriffe, die Ihnen beim ersten Mal vage vorgekommen sind, auf einmal viel präziser erfassen, andere erwecken plötzlich Erinnerungen an in diesem Jahr gelesene Fachliteratur, die vielleicht mit diesen Begriffen anders umgegangen ist oder sie mit neuen in Verbindung gebracht hat, wodurch die Bedeutung dieser Begriffe sich zu wandeln beginnt etc. Ihr Wissen ist also sowohl der nächsten Lektüre eines Textes vorgängig als auch der nächsten Anwendung Ihres »neuen« Wissens auf die nächste zu lösende Problemsituation.

Gegenstand und Methode: vielfältig verflochtenes Material und vielfältig verflochtene Interpretationen

Bei uns waren diese »nächsten zu lösenden Problemsituationen« speziell die Interpretation der nächsten Szene oder schon des nächsten Betrachtens derselben Szene. Mit jeder Diskussionsrunde entwickelte sich unser Verständnis für die zu interpretierende Szene weiter und damit auch der Untersuchungsgegenstand »Geschehen in Szene X«. Damit wird es aber auch widersinnig, bezüglich der vielen verschiedenen Interpretationen der anfangs erwähnten »Rücken-streich-Szene«, die Sie hier aus tiefenpsychologischer, sprachwissenschaftlicher, tiefenhermeneutischer, pferdetherapeutischer, textanalytischer Perspektive gelesen haben, entscheiden zu wollen, wer die »richtige« Perspektive eingenommen hat, wer »die Wahrheit« des Untersuchungsgegenstandes erkannt und benannt hat. Vielmehr wurde dieser unser Untersuchungsgegenstand mit jeder weiteren Perspektive komplexer, vielfältiger, vielschichtiger. Genau diese Erkenntnis entspricht aber dem, was wir unter »Psychotherapeutischer Psychotherapiewissenschaft« verstehen. Mit jeder nächsten Stunde unserer Therapien merken wir, dass unsere Klient*innen bzw. die Problemstellungen, mit denen sie zu uns kommen, komplexer, vielfältiger, vielschichtiger werden.

Eine »Psychotherapeutische Psychotherapiewissenschaft« verwirft daher bei der Gestaltung ihrer Wissenschaft nicht die Erkenntnisse aus der Praxis der Psychotherapie, vielmehr sieht sie diese als Basis für die Entwicklung einer erkenntnis- und wissenschaftstheoretischen Grundlegung der Psychotherapiewissenschaft an. Zudem verstehen wir unsere Untersuchungsgegenstände immer als »Gegenstände im Entstehen«. In dem zu einem bestimmten Zeitpunkt sich ereignenden Geschehen, innerhalb dessen Frau D. Pikobella über den Rücken strich, war das Erleben der Frau D. Gegenwart. Danach nur mehr Vergangenheit bzw. eine Erinnerung der Frau D. Wenn zu einem späteren Zeitpunkt die Therapeutin mit Frau D. über ihr damaliges Erleben spricht und damit »das Erleben der Frau D. in der Rücken-streich-Szene« zum gemeinsamen Untersuchungsgegenstand macht, oder wenn Frau D. selbst dieses ihr Erleben beschreibt (siehe Kapitel 6.5), auch wenn die Teilnehmer*innen der Forschungsgruppe sich dieses Geschehen in der Videodokumentation anschauen, ist der Untersuchungsgegenstand »das Erleben der Frau D. in Rücken-streich-Szene« nie der »damalige« sondern immer aufs Neue einer im Entstehen. Die Erzählungen, die dann generiert werden, haben zwar »das Erleben der Frau D. in Szene X« als Gegenstand, dieser zeigt sich aber immer »in neuem Gewand«. »Das Erleben selbst« hingegen ist und bleibt uneinholbar.

Was bedeuten die bisherigen Überlegungen nun für die Forschung unserer Gruppe und damit für das Entstehen des vorliegenden Bandes? Das vielköpfige Team von Therapeutinnen, Klientinnen, Forscher*innen und Pferden erarbeitete sich – wie auch die Autorin des vorigen 17. Kapitels hervorhob – an vielfältigen Materialien immer wieder neue Elemente der gemeinsam geteilten Ordnungssysteme, mit denen wir unser Wissen über jene pferdegestützte Psychotherapie generierten, die während des Projekts stattfand. Diese vielfältigen Materialien waren vor allem

- Videos von Therapiestunden,
- schriftliche und mündliche Falldarstellungen der Therapeutinnen,
- schriftliche und mündliche Falldarstellungen der Klientinnen,
- Interviewtranskripte von Interviews der Forscher*innen mit den Klientinnen,
- Interviewtranskripte von Interviews der Forscher*innen mit den Therapeutinnen,
- Zeichnungen der Klientinnen,
- Träume und Imaginationen der Klientinnen,
- Zeichnungen der Forscher*innen,
- Transkripte der gemeinsamen Projektsitzungen,
- Transkripte der Tiefenhermeneutischen Interpretationsgruppen,

- Interviews mit einigen Teilnehmer*innen der Tiefenhermeneutischen Interpretationsgruppe,
- Fachliteratur,
- der abschließende Projektband.

Unsere »Wissenschaft« entstand also in ständiger Vernetzung der im Projektverlauf entstehenden Materialien und ihrer Bearbeitung – und sie entstand in der *Auseinandersetzung mit Texten.* Oder noch genauer gesagt: Unser Wissen entstand im Zuge der sinngenerierenden – vor dem Hintergrund sich wandelnder äußerer und innerer Ordnungssysteme stattfindenden – Auseinandersetzung mit Texten, die vor dem Hintergrund anderer, sich wandelnder äußerer und innerer Ordnungssysteme entstanden sind.

Begriffsverständnis »TEXT«

Der Stellenwert des Wortes »Hintergrund« ist im letzten Satz sehr hoch anzusetzen. Und das hat mit dem Verständnis des Begriffs »Text« zu tun: Bis jetzt haben wir nur über jene Texte gesprochen, die als gedruckte Schrift vorliegen. Und wir haben festgestellt, dass der *Sinn* dieser Texte *erschlossen* werden muss, und zwar jedes Mal (neu), wenn eine (nächste) Person diesen (gedruckten) Text liest. In den 17 Kapiteln dieses Buches sind Sie als »Leser*in« aber auch mit einer Reihe ganz anderer, sehr unterschiedlicher Arten von »Text« konfrontiert worden. Sie haben nicht nur gedruckte Schrift betrachtet, sondern auch Bilder und Grafiken. Und Sie haben Kenntnis davon bekommen, dass die Therapeutinnen und die Forscher*innen Videosequenzen analysiert (also »gelesen«) haben. Welche Lesart von »Text« könnte uns berechtigen, die gemalten Bilder, die angefertigten Grafiken und die Handlungssequenzen in den Videos unabhängig von ihren so unterschiedlichen Eigenarten, Entstehungsgeschichten und »Materialitäten« jeweils immer als »TEXT« zu bezeichnen?

Ich lade Sie hier ein, eine etwas ungewöhnliche Sichtweise auf die verschiedenen »Gegenstandsarten« empirischer Forschung einzunehmen – und diese geht von den bereits mehrfach erwähnten Ordnungssystemen »im Hintergrund« aus.

Wie ich noch näher erläutern werde, können »Ordnungssysteme« *alles* sein, was unser Erleben, unsere Gedanken und Gefühle, unsere Wahrnehmungen und Handlungen strukturiert und sie daher nicht mehr zufällig, sondern geordnet erscheinen lässt. Der Begriff »Ordnungssysteme« (wie auch der Begriff der »Organisationsformen« im Abschnitt »Subjektorientierung als Prinzip unserer Forschung«, in deren Rahmen Ordnungssysteme zum Tragen kommen) ist also der »oberste Oberbegriff« über einer Unzahl von sehr heterogenen Systemen, die aber alle dieses Eine gemeinsam haben: Sie strukturieren uns – sowohl als Individuen als auch als Gemeinschaften. Was aber für »Wissenschaft« und für »Gegenstand« gegolten hat, muss hier auch gelten: So wie wir »Wissenschaft an sich« niemals unmittelbar wahrnehmen können, so können wir auch ihre Ordnungssysteme niemals unmittelbar sehen. Denn alle »sichtbaren« Aussagen sind lediglich »aus den jeweiligen Ordnungssystemen abgeleitet«, »nach Maßgabe der jeweiligen Ordnungssysteme gestaltet« und »korrespondieren mit den jeweiligen Ordnungssystemen«. Sie zeigen also diese Ordnungssysteme an – und verdecken sie zugleich. Denn sie erscheinen dabei immer wieder »in anderem Gewand«. Dies darf hier durchaus auch im nicht übertragenen Sinn verstanden werden: Unser Gewand zeigt ja auch die Formen unseres Körpers an – und verdeckt sie zugleich. Ein anderer Ausdruck für »Gewand« ist bekanntlich »Textilien«. Und da das »textum« als das »Gewobene« auch gleichzeitig das »Bedeckende« ist (die lateinischen Worte »tegere« (bedecken) und »textere« (weben) sind direkt miteinander verwandt), bedeutet einen Text zu verfassen, etwas zu weben, das etwas anzeigt und zugleich verdeckt. In diesem Zusammenhang heißt das also, dass jeder Text seinen Untersuchungsgegenstand anzeigt und zugleich verdeckt.

Das gilt sowohl für fremde Texte als auch für eigene. Nach Maßgabe welcher Ordnungssysteme ein Text generiert wurde, können wir immer nur rekonstruieren. Und damit können wir naturgemäß erst beginnen, wenn der Text selbst bereits vorliegt, also bereits generiert wurde. Da er aber »vor dem Hintergrund« der jeweiligen Ordnungssysteme generiert wurde, steht er nun, da er fertig ist, *zwischen* uns und den dahinterliegenden Ordnungssystemen. Genau diese Aussage lässt sich nun auch auf jede andere Art von »Text« anwenden, und zwar eben auch auf alle Arten von Text, die nicht als wissenschaftliche bezeichnet werden können. Die Klientinnen sagen etwas zu ihren Therapeutinnen – und wir nehmen an, dass sie das vor dem Hintergrund ihrer eigenen privaten Ordnungssysteme tun, jener Ordnungssysteme, die ihre Wahrnehmungen und Handlungen (und damit auch ihre »Symptome«) strukturieren. Sie zeigen den Therapeutinnen ein Bild, das sie in der Stunde oder zwischen den Stunden gemalt haben. Auch das taten sie vor dem Hintergrund ihrer eigenen privaten Ordnungssysteme. Zumindest müssen wir das annehmen, wenn wir Worte und Bilder nicht als reine Zufallsprodukte betrachten wollen. Und sie vollführen vor dem Hintergrund ihrer eigenen Ordnungssysteme Gesten, setzen vor diesem Hintergrund spezifische Handlungen. All diese Worte, Bilder, Gesten und Handlungen stehen also zwischen uns als Betrachter*innen und den Ordnungssystemen der Klientinnen. Genau das war aber der Definitionsansatz für »TEXT«: Dieser zeigt etwas an und verdeckt es zugleich. Das Vorhandensein von Text impliziert, dass dahinter ein Ordnungssystem steht, zugleich verhindert es aber, dass wir diesen Hintergrund unverstellt, direkt und unvermittelt »sehen« können. Wir nutzen dann die Elemente »im Vordergrund« (Worte, Bilder, Gesten, Handlungen), um die Elemente im Hintergrund (Glaubenssätze, Erklärungstheorien, »Erfahrungswerte«, handlungsleitende Prinzipien, Erinnerungen etc.) zu rekonstruieren.

Wenn wir so denken, ist es nur mehr ein kleiner Schritt zum »Text der Pferde«. Auch wenn das Repertoire der Pferde sich nicht auf Worte und Bilder erstreckt, enthält es Gesten und Handlungen, mit denen sie untereinander und mit uns Menschen kommunizieren.

Der unendliche Fluss der Diskurse

Der Diskurs, der bei unserem allerersten Zusammentreffen begonnen hatte, blieb ständig im Fluss. Jeder neue Projektabschnitt erweiterte unsere Möglichkeiten, Erkenntnisse zu erringen – und jede neue Erkenntnis veränderte uns. Das blieb ein Grundprinzip unseres Arbeitens. Daher war dann auch die Entstehung dieses Buches, das Sie in Händen halten, ein gemeinsamer Prozess, in dem wir uns ständig zueinander in Bezug setzten und jede neue Textproduktion eines Mitglieds Anlass für Weiterentwicklung des Textes der anderen war. Diese im Wissenschaftsbetrieb sehr seltene Vorgehensweise (üblicherweise entsteht ein Herausgeber*innenband dadurch, dass die Herausgeber*innen mehrere Autor*innen unabhängig voneinander zu einem Thema anschreiben und diese dann ebenfalls unabhängig voneinander irgendwann ihre Beiträge abliefern, die aneinandergereiht und dann publiziert werden) ist unter anderem deshalb ein so bemerkenswerter Vorgang, weil jene sieben Mitglieder aus dem (in verschiedenen Phasen bis zu 35-köpfigen!) partizipativen Projektteam, die hier auch Autor*innen dieses Buches sind, nicht nur wissenschaftlich in sehr verschiedenen Disziplinen einsozialisiert wurden (Psychotherapie, Medizin, Psychologie, Pädagogik, Linguistik), sondern auch in Bezug auf die psychotherapeutische Ausrichtung aus verschiedenen »Lagern« kommen (Analytische Psychologie, Individualpsychologische Psychoanalyse, Systemische Familientherapie, Verhaltenstherapie).

18.2 Prinzipien unserer Forschung

Partizipation als Prinzip unserer Forschung

Das Prinzip des »gemeinsam« therapeutisch und forscherisch Tätigseins bedingt, dass sowohl Therapeutinnen und Klientinnen als auch Forscher*innen sich an *gemeinsam erarbeiteten* Sichtweisen, Erklärungsmöglichkeiten, Zielen und Vorgangsweisen orientieren. Diesem Prinzip folgend ist psychotherapiewissenschaftlich orientierte Therapie und Forschung immer die Arbeit *aller* Beteiligten eines Teams.

Es gibt einen bestimmten Grund, warum ich im letzten Satz für den Bereich der Psychotherapie ohne Probleme »Psychotherapeutinnen« und »Klientinnen« begrifflich unterscheiden konnte, im Bereich der Forschung hingegen nur die undifferenzierte Bezeichnung »Forscher*innen« verwendet habe. Der Grund dafür liegt in dem Umstand, dass wir im 21. Jahrhundert bereits zumeist keine Probleme mehr haben, für den Bereich der Psychotherapie eine »Gleichberechtigung« der beiden beteiligten Seiten anzuerkennen. Ein »Chirurg*innenmodell« war letztlich von Anfang der Psychotherapie an als unpassend erkannt worden. Während im Fall einer Operation der/die operierte Patient*in nur vorher sein/ihr Einverständnis geben muss, ab dann aber rein passives Objekt der chirurgischen Handlungen ist, wurde die psychotherapeutische Situation von Freuds Anfängen an als eine wesentlich andere betrachtet. Es war hier also von Beginn an der Weg bereitet zu dem, was wir im Jahre 2025 als Standardprinzip psychotherapeutischer Arbeit betrachten: Es gibt zwar definierbare Unterschiede in den Positionen von Psychotherapeut*innen und psychotherapeutischen Klient*innen, aber es ist auch klar, dass dadurch nicht zwangsläufig auch schon Hierarchien begründet sind, wie sie in Machtverhältnissen und Herrschaftsstrukturen hergestellt werden. Aber genau auf diese Machtverhältnisse und Herrschaftsstrukturen nimmt die Kritische Psychotherapiewissenschaft immer wieder Bezug. Auf beiden Seiten stehen Menschen, Personen, Individuen, deren Ziele, Wünsche, Ängste, Hoffnungen und Erwartungen gleichermaßen Teil des psychotherapeutischen Prozesses sind und diesen in seinen Wechselwirkungen bestimmen und gestalten. Diese Wechselwirkungen sind dabei mehr oder weniger von Macht und Gewalt oder mehr oder weniger von »sozialer Gleichwertigkeit« bestimmt.

In der Entwicklung der Psychotherapie wie auch ihrer Wissenschaft war damit der Weg von einer Ein-Personen- über eine Zwei-Personen- in eine Drei-Personen-Psychologie von Anfang an vorgezeichnet. Ganz anders hingegen gestaltete sich der Weg in der Forschung. Hier war von Anfang an ein Paradigma wirkmächtig, das sich am deutlichsten in dem hier bereits öfter bemühten Begriff des »Forschungsgegenstands« zeigte. Denn in diesem Begriff liegt sowohl der Keim eines Missverständnisses, das bis heute die wissenschaftlichen Geister scheidet, als auch der Keim für das, was ich eine relational-partizipative, antihegemoniale Einstellung nennen möchte, also eine Einstellung, die auf der Erkenntnis aufbaut, dass wir nur mit rückhaltloser Hingabe, alle Beteiligten einbeziehender und auf Macht und Gewalt – soweit wie möglich – verzichtender Zusammenarbeit zum Erfolg kommen können. (Was ich hier mit Erfolg meine, zeichnet sich in den letzten Jahren des Weltgeschehens immer deutlicher ab und ist nichts weniger als die Lösung aller dieser katastrophalen Probleme, die die Menschheit in den letzten Jahrtausenden selbst verschuldet hat und die die Gefahr der Selbstvernichtung der Menschheit so groß werden lässt wie nie zuvor.)

Psychotherapie als Zusammenspiel aller Beteiligten zu sehen, den therapeutischen Prozess als einen zu verstehen, der unverwechselbar und unwiederholbar in jeder einzelnen Begegnung zwischen Therapeut*in und Klient*in immer wieder entsteht, eröffnet eine Perspektive, in der Therapeut*innen und Klient*innen nicht mehr nur als Individuen und nicht mehr nur als Personen sichtbar werden, sondern als Subjekte.

Subjektorientierung als Prinzip unserer Forschung

Begriffe wie »Subjektorientierung« hier einzuführen, setzt einiges voraus. Um diese Voraussetzungshaftigkeit soweit wie möglich zu minimieren, sei eine Klärung vorangestellt: Wann immer im Weiteren von »Subjekt« bzw. von »Subjektivierung« die Rede sein wird, sind diese Begriffe »im engeren Sinn« zu verstehen (siehe Färber, 2022, S. 29). »Subjekt im engeren Sinn« bedeutet dann also nicht »Individuum«, auch nicht »Person«, und »Subjektivierung« bedeutet nicht »Individualisierung« oder »Persönlichkeitsentfaltung«. Was ist damit gemeint?

Ein großer und langer Diskursstrang dreht sich in den Wissenschaften um das Begriffspaar »Objektiv(ität)-Subjektiv(ität)«. Im Wesentlichen geht es dabei darum, die Wissenschaft und ihre Erkenntnis abseits von persönlichen Interessen und individuellen Meinungen auf eine »objektive Basis« zu stellen und damit Erkenntnis, Wahrheit und Wirklichkeit unabhängig von den Wissenschaft betreibenden Personen machen zu wollen. Abgesehen davon, dass die Kritische Psychotherapiewissenschaft genau das als unmöglich und irreführend ansieht, geht es bei der hier zu besprechenden Subjektivität bzw. den Begriffen »Subjekt« und »Subjektivierung« gar nicht um diesen Aspekt. Es geht also nicht um die mehr oder minder triviale Feststellung, dass jeder Mensch einzigartig ist und dass die moderne Gesellschaft auf Individualisierung setzt oder dergleichen. Vielmehr sind »Subjekt« und »Subjektivierung« deswegen zentrale Begriffe der Kritischen Psychotherapie(wissenschaft), weil beide davon ausgehen, dass wir alle in Kontexten leben, die von Machtverhältnissen und Herrschaftsstrukturen geprägt sind und dass wir diesen bis zu einem gewissen Grad auch unterworfen sind. Das lateinische »sub-jectum« bedeutet wörtlich das Unter-Worfene. Ein mögliches Missverständnis liegt hier allerdings gleich in dieser wörtlichen Bedeutung. Sie suggeriert nämlich, dass jedes Machtverhältnis nur aus diesem einen Fall besteht: A unterwirft sich machtlos dem Gewalt ausübenden B im Sinne des Kniefalls, des sklavischen Abhängigkeitsverhältnisses. Es darauf zu reduzieren, wird allerdings dem Subjektivierungsbegriff in keiner Weise gerecht. Tatsächlich ist nämlich *ein* Fall nur einer unter unendlich vielen. Kritische Psychotherapiewissenschaft geht lediglich davon aus, dass wir alle gewissen *Bedingtheiten unterliegen,* auf diese aber nicht in jedem Fall automatisch auch schon mit *Unterwerfung* reagieren müssen. Gar nicht zu reagieren, ist aber auch nicht möglich, sogar nicht, wenn wir glauben, diese Bedingungen gar nicht wahrzunehmen. Denn so wie wir laut Watzlawick nicht *nicht* kommunizieren können, weil auch ein Verweigern der Kommunikation eine Kommunikation ist, können wir laut der Subjektivierungstheorie der Kritischen Psychotherapiewissenschaft zwar den Umständen, denen wir unterliegen, Widerstand entgegensetzen, aber wir können nicht zu Recht behaupten, dass die Umstände, denen wir unterliegen, mit uns nichts zu tun haben. Allerdings läuft der Großteil der Subjektivierungsprozesse ohne Zutun unseres Bewusstseins ab, was immer wieder fatale Folgen nach sich zieht. In solchen Fällen haben wir nämlich keine Möglichkeit, uns begründet zu *entscheiden,* ob wir diese Umstände annehmen, ihnen Widerstand entgegensetzen oder in Verhandlungen eintreten – und sind ihnen damit tatsächlich unterworfen. Daher setzt die Kritische Psychotherapie(wissenschaft) auf *Reflexion,* also auf den ständig in Gang zu setzenden Prozess der Bewusstwerdung bezüglich der Umstände, denen wir unterliegen.

Mit diesen Klärungen wenden wir uns der Subjektivierungstheorie zu, und zwar wie sie in der Kritischen Psychotherapie(-wissenschaft) Anwendung findet, und führen in ihre Grundlagen ein: Die zentrale Grundannahme der Subjektivierungstheorie besagt, dass es ein bestimmtes Muster in allen Entwicklungen gibt, die in und zwischen Menschen stattfinden. Dieses Muster wird im Wesentlichen durch das Zusammenspiel von fünf Elementen gebildet:

- Ordnungssysteme,
- Organisationsformen,
- Anrufungen,

- Umwendungen,
- Relationierungen.

Unter die hier bereits öfter genannten *Ordnungssysteme* fällt alles, was als Orientierung für Wahrnehmungen und Handlungen eingesetzt werden kann. Das können Paragrafen eines Gesetzestextes, Vorurteile, Klischees, Theorien, bewusste und unbewusste Glaubenssätze, Schwüre, Symbole und Ähnliches sein. Ihnen allen ist gemeinsam, dass sie Elemente von innerlichen und äußerlichen Systemen sind, die unsere Wahrnehmungen und Handlungen strukturieren.

Diese Ordnungssysteme kommen immer im Rahmen von *Organisationsformen* zum Tragen. Alle Formen privaten und öffentlichen Lebens und Zusammenlebens stellen solche Organisationsformen dar. Gesetzbücher, politische Veranstaltungen, Standesämter, Faschingsfeste, Promotionen, Prüfungen, ihnen allen ist gemeinsam, dass sie Orte oder Ereignisse sind, an denen Ordnungssysteme wirksam sind.

Mit *Anrufungen* sind alle Phänomene gemeint, durch die sich wahrnehmungsfähige Wesen angesprochen fühlen können. Hier führen wir also keine Beschränkung auf Menschen ein, weder in Bezug auf das, was eine solche Anrufung darstellen kann, noch in Bezug auf das, was angerufen wird. Denn auch Pferde können anrufen und angerufen werden. Das gleiche gilt auch für eine Künstliche Intelligenz (KI).

Umwendung und *Anrufung* verweisen aufeinander. Umwendung ist alles, was sich als Reaktion auf eine Anrufung ereignet. »Umwendung« ist noch nicht synonym zu setzen mit »Antwort«, denn bei der Umwendung geht es nur darum, dass das, was angerufen wird, diese Anrufung als etwas versteht, womit es selbst gemeint ist. In der Umwendung zeigt es, dass es sich persönlich angesprochen fühlt.

Wenn es dann eine »Antwort« gibt, befinden wir uns schon im Element *Relationierung*. In der Antwort bezieht sich nämlich der/die/das Angerufene inhaltlich auf das, was er/sie/es in der Anrufung wahrgenommen hat. Das heißt, er/sie/es setzt sich und seine Ordnungssysteme in Bezug zum Gegenüber und dessen Ordnungssystemen. Es bringt diese in Relation zueinander. Die Grundtypen von Relationierung sind »Annahme«, »Verwerfung« und »Verhandlung«.

In der *Annahme* entscheidet sich das, was sich persönlich angesprochen fühlte, bestimmte Elemente oder Ausschnitte der Ordnungssysteme des Gegenübers zu übernehmen bzw. in die eigenen Ordnungssysteme zu integrieren.

»Heute ist der Geburtstag von Frau B.s verstorbenem Stiefvater. Wir gehen über die Weiden. Sie spricht über ihre Einsamkeit und das Gefühl, verlassen worden zu sein.

Tränen laufen ihr über das Gesicht. Eine Stute löst sich aus der grasenden Herde in einiger Entfernung und kommt von hinten auf die Patientin zu. Ganz behutsam berührt Debby die Patientin am Rücken. Erstaunt und ein wenig erschrocken dreht die sich zu Debby. Die großen Pferde machen ihr immer noch Angst. Debby bleibt beharrlich in ihrem Kontaktangebot. Immer wieder stupst sie die Patientin an, sodass diese sie schließlich berührt und umfasst. Ich stehe sprachlos daneben. Ist sie doch mein Turnierpferd, das nie als Therapiepferd gedacht war oder eingesetzt worden ist. Debby trifft diese Entscheidung aus sich selbst heraus, bringt sich selbst in den Prozess ein.« (Kapitel 9.1, Bericht der Therapeutin)

Diese Szene ist ein Beispiel dafür, dass wir Anrufungen und Relationierungen auch bei den Pferden beobachten konnten. Debby, das Pferd, setzt hier von sich aus eine Handlung, die vor allem durch die Tatsache, dass nach diesem vom Pferd initiierten Erstkontakt über eine lange Zeit zwischen Debby und Frau B. eine lange Reihe von Interaktionen folgen, die immer wieder auch vom Pferd eingeleitet werden, als eine Anrufung im subjekttheoretischen Sinn verstanden werden kann. Dadurch, dass das Pferd – unter Umständen durch Mikrosignale bzw. durch das Lesen der Körpersprache der Frau B. – sich »persönlich angesprochen« fühlt und sich darauf nicht nur um- bzw. Frau B. zuwendet, sondern auch von sich aus Frau B *anruft* (»immer wieder stupst sie die Patientin an«), sehen wir hier eine deutliche reziproke Anrufung, also eine Anrufung »auf Gegenseitigkeit«. Die Hypothese, dass sich daraufhin nicht nur das innere Ordnungssystem der Frau B., sondern auch jenes der Stute Debby anzuverwandeln beginnt, wird bei Debby dadurch plausibel, dass ihre Besitzerin erstaunt feststellt: *»Ich stehe sprachlos daneben. Ist sie doch mein Turnierpferd, das nie als Therapiepferd gedacht war oder eingesetzt worden ist. Debby trifft diese Entscheidung aus sich selbst heraus, bringt sich selbst in den Prozess ein.«* Dadurch, dass sie sich vom »Psychotherapiesubjekt« Frau B. hat anrufen lassen und sich ihr zugewendet hat, wird Debby erstmals selbst zum Psychotherapiesubjekt. Subjektivierungstheoretisch bedeutet das, dass Debby im Rahmen der Organisationsform »pferdegestützte Psychotherapiestunde« bestimmte Teile des Ordnungssystems »Pferdegestützte Psychotherapie« annimmt und somit in sich ein damit korrespondierendes inneres Ordnungssystem aufzubauen beginnt. Was nun zwischen den beiden passiert, passiert im Rahmen (der Organisationsform) einer Psychotherapiestunde. Debby fügt sich also als Drittes in die Zweierkonstellation von Therapeutin und Klientin ein. Noch mehr als bei den geschulten Therapiepferden ist hier augenfällig, dass Debby in der Auseinandersetzung mit Frau B. ein »therapeutisches Ordnungssystem« aufzubauen beginnt, das im Kontakt mit Psychotherapeutin und Klientin in Debby entsteht (im Gegensatz dazu kommen die zu Psychotherapiepferden ausgebildeten Pferde bereits mit einem solchen inneren »Psychotherapie-Ordnungssystem« in den Kontakt mit den Klientinnen).

Dass nun auch Frau B. einen Anverwandlungsprozess entstehen lässt, wird dadurch plausibel, dass Frau B. sowohl berichtet, dass sie Debbys Handlung als Tröstungsversuch verstanden hat und als ungewohnt erlebt (»mich tröstet ja sonst keiner«), vor allem aber dadurch, dass sie diese Tröstungen auch zulässt. Der Teil ihres inneren Ordnungssystems, der für den Umgang mit Tröstung zuständig ist, macht hier also eine neue Lernerfahrung und entwickelt sich in diesem Sinn weiter.

In der *Verwerfung* weigert sich das Angesprochene, diese angleichende Transformation zuzulassen.

Beispiel: Im Kapitel 12 wird eine Situation aus Sicht der Therapeutin und aus der Perspektive der Klientin geschildert, sodass wir zwei parallele, einander aber widersprechende Relationierungen sehen: nach außen Annahme, nach innen Verwerfung. Wir sehen im Bericht der Klientin etwas, was die Therapeutin während des Geschehens nicht erkennen konnte, weil es sich nur im Inneren der Klientin abspielte, während diese nach außen eine Annahme signalisierte:

»Wir laufen los bzw. ich ja nicht, sondern Frau Heintz und Pikobella, ich sitze hier oben und kann eigentlich gar nichts machen, außer mich festzuhalten. Ich schaue auf Pikobellas Hals und ihre Mähne, etwas stört mich. Ich kann ihr nicht in die Augen sehen. Ich verliere den Kontakt, ich verliere das Vertrauen. Was, wenn sie plötzlich ganz anders wird, was wenn sie plötzlich zu rennen anfängt oder böse und wütend wird. Ich kann ihre Reaktionen nicht vorhersehen, hier oben kann ich eigentlich gar nicht sehen was in ihr vorgeht. Ein altbekanntes Gefühl stellt sich ein, ich habe Angst und ich verliere den Kontakt zur Außenwelt, meine innere Verbindung zu Pikobella und Frau Heintz bricht ab. Niemand scheint etwas davon zu merken und ich kann es irgendwie nicht äußern, oder ich komme nicht auf die Idee es zu tun.«

Wir werden uns diesem Beispiel im nächsten Kapitel 18.3 noch einmal ausführlicher widmen. An diesem Punkt ist nur der Aspekt der gegenläufigen Elemente von Annahme und Verwerfung angesprochen, also der Moment, in dem die Klientin – noch in Kooperation mit der Therapeutin – die Ressourcen der pferdegestützten Psychotherapie zu nutzen weiß, die sie beide in der Möglichkeit sehen, dass die Klientin sich von Pikobella tragen lässt. Annahme und Verwerfung kennzeichnen hier das Problem, das darin besteht, dass die Klientin diese Ressourcen auf einmal nicht mehr nutzen kann, weil sie diese nur scheinbar – nach außen – annimmt, sie aber gleichzeitig nach innen verwirft.

Erst in der *Verhandlung* leitet das Angesprochene eine reziproke Transformation ein.

Dazu ein Beispiel: Im Anschluss an die oben genannte »innere Verwerfung«, die durch den Traumaanteil bereits dissoziativen Charakter hatte, schafft das therapeutische Team Klientin-Therapeutin-Pferd ein Umschwenken in die Relationierungsart der Verhandlung. Die Klientin berichtet selbst:

»Ich bin fest entschlossen, es noch mal zu versuchen. Ich möchte lernen zu vertrauen und meine Ängste zu überwinden und vielleicht ist das das perfekte Übungsfeld. Diesmal wird alles noch genauer vorbesprochen und geplant. Sobald sich ein komisches Gefühl einstellt, werde ich Bescheid geben, ich gebe vor, wann wir stehen bleiben und wann wir loslaufen. Ich kann jederzeit absteigen und mich vergewissern, dass noch alles in Ordnung ist und Pikobella sich nicht verändert hat. Ich bin bereit. Als ich zum zweiten Mal auf Pikobellas Rücken sitze, dreht sie ihren Kopf nach hinten und sieht mich an, als würde sie sich vergewissern wollen, dass alles in Ordnung ist. Das gibt mir Sicherheit. Ich bitte Frau Heintz darum, loszugehen und wir setzten uns in Bewegung. Ich versuche mich auf meinen Atem zu konzentrieren, diesmal fühlt es sich definitiv besser an. Ganz kurz kann ich Glück empfinden. Dann werde ich wieder traurig, aber diesmal, weil es so ein schönes Gefühl ist. Tief atme ich aus und genieße das Gefühl, mich tragen lassen zu dürfen und endlich mal die Kontrolle abzugeben. Und dann kommt die Übelkeit zurück, aber diesmal gebe ich Bescheid und bitte darum anzuhalten. Frau Heintz bittet mich, vor dem Absteigen noch mal kurz hinzuspüren, wo sich die Übelkeit im Körper befindet und was ich genau fühle. Ich fühle Schmerz in meiner Brust, mein Mund zittert, der alte Schrecken ist wieder da und ich befinde mich ganz nah an der unsichtbaren Grenze, die ich nicht überschreiten sollte. Während ich all das wahrnehme und ausspreche, lässt die Übelkeit nach, etwas beruhigt sich in mir. Als ich mich nach vorne beuge, um abzusteigen, lege ich wie von selbst meine Arme um Pikobellas Hals und lege meinen Kopf auf ihre Mähne. Pikobella ist ganz ruhig, ich schließe die Augen und genieße es, einfach nur da zu sein und ihr Fell unter meinen Händen zu spüren; jetzt fühlt es sich richtig an und trotz meinem Schmerz fühle ich mich mit Pikobella verbunden. Ich steige ab und weiß, dass ich einen großen Fortschritt gemacht habe.«

Wir sehen hier ein sehr schönes Beispiel von Transformation des inneren Ordnungssystems der Klientin im Modus der subjektivierenden Verhandlung. Die Trennung zwischen innerer Wahrnehmung und äußerer Kommunikation wird überwunden, es kommt zu einem gegenseitigen Abstimmungsprozess, in dem in jedem Schritt die gegenseitige Subjektivierung im Verhandlungsmodus aufrechterhalten bleiben kann, und zwar hier im Sinne von: »Ich bin bereit, euer therapeutisches Ordnungssystem schrittweise anzunehmen, wenn ihr euch dafür an mein Tempo und mein Sicherheitsbedürfnis anpasst.« In diesem kooperativen und partizipativen therapeutischen Team hat die Klientin es geschafft, die spezifischen Möglichkeitsräume zu nutzen, die die pferdegestützte Psychotherapie für gemeinsame Veränderungsprozesse bereitstellt.

18.3 Pferdegestützte Traumatherapie als perspektiven-integrierende, szenisch subjektivierende Teilearbeit

Im Folgenden möchte ich versuchen, einen letzten Aspekt unseres Projekts anzusprechen und diesen Aspekt mit allen bisherigen anhand eines Beispiels zu verbinden. Es handelt sich dabei um einen Gesichtspunkt der für die Rolle der pferdegestützten Psychotherapie deswegen von prominenter Bedeutung ist, weil die Erfahrung gezeigt hat, dass diese Form der Psychotherapie therapeutische Möglichkeiten eröffnet, die in anderen Formen der Psychotherapie entweder gar nicht oder nur marginal zur Geltung gebracht werden können. Der Bereich, der hier angesprochen wird, ist bekannt unter dem Begriff »Trauma«. In Kapitel 13 wurde schon ausführlich auf diesen Aspekt eingegangen, vor allem in theoretischer Hinsicht. In vielen Kapiteln, in denen es um Fallbeschreibungen geht, wurde auch immer wieder auf Traumaaspekte Bezug genommen, insbesondere weil mehr als die Hälfte der in dem Projekt behandelten Klientinnen Traumapatientinnen waren. In meinen Ausführungen, in denen es um Grundsatzentscheidungen und Prinzipien unserer Forschung geht, möchte ich zum Schluss an dem gerade angesprochenen Beispiel zeigen, was passiert, wenn »das Geschehen im Rahmen pferdegestützter Psychotherapie« (also unserem zentralen Untersuchungsgegenstand) mit einem Ordnungssystem gelesen wird, das durch die Integration der drei Perspektiven von Subjektivierungs-Denken, Szene-Denken und Teile-Denken strukturiert wird[12].

Ihnen das Subjektivierungsdenken nahezubringen, habe ich im Abschnitt »Subjektorientierung als Prinzip unserer Forschung« versucht (in Kapitel 17 kam es bereits ins Spiel), Szene-Denken wurde bereits in Kapitel 6.2 und 17 angesprochen und Elemente des Teile-Denkens finden sich in diesem Buch an vielen Stellen. Hier sollen diese drei Ordnungssysteme in konzentrierter Form

12 Hinweis für die Leser*innen: Ich werde zur Illustration noch einmal das bereits im Abschnitt »Subjektorientierung als Prinzip unserer Forschung« behandelte Beispiel der Frau D. aufgreifen, diesmal aber ausführlicher. Es wäre daher günstig, wenn Sie sich noch einmal die ganze Beschreibung der Frau D. im Unterkapitel »Das Pferd von oben« durchlesen würden, weil ich im Kommenden immer wieder auf einzelne dort zu lesende Formulierungen eingehen werde.

vorgeführt, ihre Elemente präzisiert und illustriert werden. Dazu zunächst ein Überblick über die zentralen Elemente dieser drei Ordnungssysteme:

1. Subjektivierungs-Denken
   a) Ordnungssysteme
   b) Organisationsformen
   c) Anrufung
   d) Umwendung
   e) Relationierung

2. Szene-Denken
   a) Auslöser
   b) Themenaktivierung
   c) Rollenverteilung
   d) Spannungsaufbau
   e) Spannungsabbau

3. Teile-Denken
   a) Partifizierung
   b) Personifizierung
   c) Integration-Desintegration/Dissoziation

Da die Elemente des Subjektivierungs-Denkens bereits im Abschnitt »Subjektorientierung als Prinzip unserer Forschung« dargelegt wurden, können wir uns hier gleich den Elementen des Szene-Denkens zuwenden:

a) Auslöser
b) Themenaktivierung
c) Rollenverteilung
d) Spannungsaufbau
e) Spannungsabbau

Wenn wir eine beliebige Situation mit der Brille des Szene-Denkens lesen, entsteht ein Bild, in dem diese eine Situation als aus vielen verschiedenen Szenen bestehend erscheint. In der Beschreibung der Klientin einer Situation, die »Das Pferd von oben« übertitelt ist, lässt sich das gut zeigen.

Um die verschiedenen Szenen in einer Situation herauszuarbeiten, gehen wir von Hinweisen aus, die eine Erhöhung der Spannung signalisieren. Von diesem Punkt aus gehen wir zurück und suchen nach dem Auslöser dieser jeweiligen Spannung. Von dort aus versuchen wir zu rekonstruieren, welche Arten von Themen durch diesen Auslöser (und bestimmte andere Situationsaspekte) aktiviert wurden und wer welche Rollen bezüglich dieses aktivierten Themas einnimmt bzw. wem welche Rollen zugewiesen werden. Erstes Beispiel: *»Ich möchte einmal auf Pikobella sitzen, meinen Kopf auf ihren Hals legen und alles loslassen. Das wünsche ich mir und heute traue ich mich zu fragen. Entgegen meinen Befürchtungen ist Frau Heintz einverstanden.«* Zwischen *»wünsche ich mir«* und *»Frau Heintz ist einverstanden«* scheint sich eine Spannung aufzubauen, was uns das Beschreibungselement *»entgegen meinen Befürchtungen«* signalisiert. Offensichtlich war Frau D. gespannt (weil unsicher, ob ihr der Wunsch gewährt wird, und befürchtend, dass das nicht eintritt), wie diese Szene ausgehen wird. Das Thema »Wunscherfüllung« wiederum hat hier eine spezifische Rollenverteilung zur Folge, die als »Frau D. als Wünschende kann nicht viel erwarten« und »Birgit Heintz als Therapeutin ist diejenige, die Wünsche erfüllt und zurückweist« gesehen werden könnte. Für das Verständnis des Szenebegriffs bzw. des Begriffs der Spannungslösung ist hier entscheidend, dass beide Möglichkeiten – das Stattgeben des Wunsches ebenso wie das Verweigern – als Lösung der (Unsicherheits)Spannung wirken. Denn jede Spannungslösung als Ende der einen Szene leitet den Beginn einer nächsten Szene ein. Das erkennt man hier daran, dass nach dem Stattgeben des Wunsches ein neuer Spannungsbogen beginnt, wie der Satz von Frau D. deutlich macht: *»Ich bin aufgeregt und voller Vorfreude.«* An diesem Punkt wechseln wir zur Perspektive des Teiledenkens[13]:

a) Partifizierung,
b) Personifizierung,
c) Integration-Desintegration/Dissoziation.

Bereits in Kapitel 9 (▶ S. 138) lesen wir den Satz: »Sie begegnet ihrem Inneren Kind und hat den Wunsch, eine dauerhafte Beziehung zu beginnen. Die ›kleine Gabi‹ begegnet der erwachsenen Gabi mit Misstrauen, ist die Patientin doch über die Jahre der Selbstabwertung und des Alkoholmissbrauchs selbst zur Täterin sich selbst gegenüber geworden. Über die Reflexion dieser verinnerlichten Täteranteile wird Frau B. deutlich, dass es nun an ihr ist, *›etwas zu verändern‹*.« Was wir an dieser Stelle lesen, ist das Ergebnis dessen, was hier »Partifizierung« genannt wird: Das Individuum wird als ein Zusammenspiel verschiedener Anteile gedacht. In dem gerade zitierten Satz sind diese Teile allerdings auch gleich mit dem zweiten Prinzip des Teiledenkens, der *Personifizierung* versehen: Jeder Persönlichkeitsanteil besitzt alle Eigenschaften, die eine Person hat, und bekommt daher auch einen Namen (»die kleine Gabi«) oder eine Bezeichnung (»das Innere Kind«). Und

13 Einen Überblick über die verschiedenen Modelle der Teiletherapien gibt z. B. Jochen Peichl (2023), das theoretisch am fundiertesten ausgeführte Modell findet sich bei Nijenhuis (2016).

sie stehen in verschiedenen Beziehungen zueinander: Die »kleine Gabi« begegnet ihr mit Misstrauen. Im Beispiel des »Inneren Kindes« namens »kleine Gabi« ist Partifizierung und Personifizierung unmittelbar und deutlich zu erkennen.

In unserem gerade zu bearbeitenden Beispiel der Frau D. ist beides erst auf den zweiten Blick zu erkennen, vor allem, wenn wir unser gerade eingeführtes Szene-Denken behalten. Betrachten wir damit einen Satz von Frau D. genauer, mit dem sie eine bestimmte Szene der Situation »Pferd von oben« beschreibt:

»Es ist dasselbe passiert, was mir so oft passiert in meinem Alltag und mit meinen Bezugspersonen. Der Mensch, oder in diesem Fall das Tier, dem ich vertraut habe, wird für mich plötzlich fremd und unberechenbar. Ich verliere jegliche Verbindung, ich weiß nicht mehr wer der andere ist. Mein Gegenüber wird zu jemandem, bei dem ich mit allem rechnen muss, auch mit dem Schlimmsten. Sämtliche Sicherheit geht verloren, nichts von dem, was ich vorher wusste und fühlen konnte, ist mehr da, völliger Kontrollverlust.«

Frau D. findet sich in zwei sehr unterschiedlichen Zuständen wieder: zuerst im Zustand der Vorfreude, des Vertrauens, der Sicherheit, dann im Zustand der Angst, der Unsicherheit, in einem »altbekannten Gefühl«. Der zweite Zustand ist bezeichnenderweise auch dadurch gekennzeichnet, dass sich ihr Gegenüber in der Wahrnehmung der Frau D. verändert. Es wird auf einmal zu jemandem, bei dem sie *»mit dem Schlimmsten«* rechnen muss. Das wird vor allem deswegen so bedeutsam, weil wir wissen, dass vor dieser Szene viele Szenen mit denselben Protagonistinnen (Frau Heintz, Pikobella) von Frau D. in diesem ersten Zustand der Freude, des Vertrauens und der Sicherheit erlebt wurden und es keine Szene gab, in der eine Erfahrung gemacht wurde, die die Unsicherheit, die Angst und den Bruch des Vertrauens, wie Frau D. sie im zweiten Zustand erlebte, bewirkt hätte, im Gegenteil: In all den bisherigen Szenen, in denen sich Frau D. mit Frau Heintz und Pikobella erlebte, mündete jede Spannungslösung in ein Gefühl der Sicherheit und des Vertrauens. Oder, um es subjektivierungstheoretisch auszudrücken: Wann immer Frau D. sich auf die (therapeutische) Anrufung der Frau Heintz bzw. des Pferdes Pikobella umgewendet hatte und das ihr angebotene Ordnungssystem, das von Achtsamkeit, Rücksichtnahme, Respekt, Interesse und Unterstützung gekennzeichnet war, angenommen hatte, resultierte daraus dieser Zustand, in dem Frau D. Freude, Vertrauen und Sicherheit empfand.

Wenn wir die Szenen in dieser Weise nachvollziehen bzw. beschreiben, führen sie zu einer Schlussfolgerung, die das Zentrum eines subjektivierungstheoretischen Teiledenkens wird: Das wiederholte Erleben ähnlicher Szenen, die ähnliche Auslöser, ähnliche Themenaktivierung, ähnliche Rollenverteilungen, ähnlichen Spannungsaufbau und Spannungsabbau aufweisen, führt jeweils zu einer spezifischen Subjektivierung. Damit wären dann die Szenen die kleinsten »Bausteine« bzw. Elemente der Persönlichkeitsanteile. Wenn aber diese Persönlichkeitsanteile jedes Mal im Zuge von Subjektivierungsprozessen entstehen, dann macht es auch Sinn, von »(Subjekt)Teilsubjekten« zu sprechen. Und es würde sich daraus auch eine weitere Erklärungsmöglichkeit ergeben: Je öfter und je massiver sich eine einschlägige Szene wiederholt, umso größer und mächtiger wird der daraus entstehende Persönlichkeitsanteil bzw. das jeweilige Subjekt-Teilsubjekt. In unserem Fall kann das auch direkt plausibel gemacht werden: Wir erfahren durch die Therapeutin, dass Frau D. über viele Jahre eine große Anzahl von Szenen erleben musste, in denen ihr Gegenüber (die Mutter) ihr jeden Anlass gegeben hat, diesen zweiten Zustand zu erleben: »Vor dem Hintergrund schwerwiegender emotionaler und körperlicher Vernachlässigung durch die alleinerziehende, psychisch kranke Mutter war von beginnender Verwahrlosung während der ersten Lebensjahre auszugehen. Der Vater der Patientin starb an einer Krebserkrankung, als sie fünf Jahre alt war. Ihre episodisch depressive, streckenweise suizidale Mutter erwartete seither Hilfe und Unterstützung von ihrer Tochter, sowohl auf emotionaler Ebene als auch in der – oft nicht mehr von ihr zu bewältigenden – Haushaltsführung. Auch die Verantwortung für den kleinen Bruder wurde ihr häufig übertragen.«

Das Subjekt-Teilsubjekt »Tochter« ist also aus einer Unzahl von ähnlichen Szenen entstanden, in denen die Tochter immer wieder Unsicherheit und Angst erlebte, sich mit ihren unzureichenden kindlichen Ressourcen für ihr Gegenüber verantwortlich fühlte und nicht wusste, ob das Gegenüber für sie noch kontrollierbar ist. Im Gegensatz dazu ist das Subjekt-Teilsubjekt »Klientin der Frau Heintz« noch viel kleiner und weniger mächtig. Mit dieser Erkenntnis können wir auch den Auslöser der Szene, die sich zum »Desaster« entwickelte, genauer identifizieren:

AUSLÖSER: »Ich bringe Pikobella vor der kleinen Aufstiegshilfe zum Stehen und übergebe Frau Heintz den Führstrick. Der Moment ist gekommen, ich klettere nach oben und schwinge mich auf Pikobellas Rücken, geschafft.«

THEMENAKTIVIERUNG: »Puh, das ist ja doch ganz schön hoch und wackelig, irgendwie habe ich mir das anders vorgestellt. Ich bin ja früher schon oft auf Pferden gesessen und geritten, aber heute ist es anders. Das gewohnte Gefühl der Freude stellt sich nicht ein, mir ist mulmig zumute.«

ROLLENVERTEILUNG: »Wir laufen los bzw. ich ja nicht, sondern Frau Heintz und Pikobella, ich sitze hier oben und kann eigentlich gar nichts machen, außer mich festzuhalten.«

Spannungsaufbau: »Ich schaue auf Pikobellas Hals und ihre Mähne, etwas stört mich. … Was, wenn sie plötzlich ganz anders wird, was, wenn sie plötzlich zu rennen anfängt oder böse und wütend wird. Ich kann ihre Reaktionen nicht vorhersehen, hier oben kann ich eigentlich gar nicht sehen, was in ihr vorgeht.«

Spannungsabbau: »Ich verliere den Kontakt … ich verliere den Kontakt zur Außenwelt, meine innere Verbindung zu Pikobella und Frau Heintz bricht ab.«

Was wir hier erkennen können, betrifft den dritten Baustein des Teiledenkens Integration-Desintegration/Dissoziation und seine Bedeutung für das Szene-Element »Spannungsabbau«: In dem Moment, in dem das Subjekt-Teilsubjekt »(traumatisierte) Tochter« die Kontrolle über Wahrnehmungen und Handlungen der Frau D. übernimmt, findet *das* statt, was wir vertikale und horizontale Dissoziation nennen: In der vertikalen Dissoziation bewirkt der Affektsturm ein Auseinanderdriften von Affekten, Gefühlen und Gedanken in Wahrnehmung und Handlung und der Affektinhalt schaltet alle situationsadäquaten Gefühle und Gedanken aus *(»nichts von dem, was ich vorher wusste und fühlen konnte ist mehr da«).* In der horizontalen Dissoziation stehen das Subjekt-Teilsubjekt »Klientin D.« und »Tochter« nicht mehr in Kontakt, wodurch auch Pikobella nicht mehr als das vertraute Therapiepferd und Frau Heintz nicht mehr als die vertrauenswürdige Therapeutin (der man alles erzählen kann) erlebt wird (was beides beim Subjekt-Teilsubjekt »Klientin« der Fall wäre), sondern als »Mutter«, die das Gegenüber des Subjekt-Teilsubjekts »Tochter« ist und die in ihrem Verhalten als unvorhersehbar und nicht kontrollierbar erlebt wird.

Was wir dann lesen können, lässt den Prozess von der Dissoziation ausgehend in die andere Richtung umschwenken, geht zunächst von der Dissoziation in die Desintegration (wo die Zustände bzw. die Subjekt-Teilsubjekte wieder in Kontakt sind, aber noch nicht kooperieren) und schließlich in die Integration.

Zunächst entsteht eine weitere Szene: Eine nächste Spannung entsteht, nachdem die Therapeutin Frau D. fragt, was gerade passiert ist. Sie ruft damit wieder die »Klientin« an, auch wenn sie ahnt, dass das, was passiert ist, durch einen abgespaltenen, dissoziierten Anteil dominiert wurde. Das Thema ist nun die Dissoziation selbst. Dabei wird durch die Therapeutin eine Rollenverteilung nahegelegt, in der die Klientin selbst die Einzige ist, die hier »wissen« kann, indem sie versucht, Kontakt mit dem abgespaltenen Teil herzustellen. Die Spannung steigt in der Frage, die Frau D. sich nun selbst stellt und damit in ihrem Inneren eine Anrufung startet, indem sie ihre Anteile fragt: *»Ja, was ist passiert … wie ist aus der Vorfreude und dem geplanten, schönen Erlebnis so ein Desaster geworden?«* Der Spannungsabbau erfolgt nun in einer entwicklungsförderlichen Weise, im Gegensatz zur vorgängigen Spannungslösung, die durch die Dissoziation hergestellt wurde. Frau D. wählt die Alternative: *»Ich betrachte Pikobella aus sicherer Entfernung und erzähle Frau Heintz, was während dem Ritt in mir vorging.«* Indem sie als Klientin über das Erleben ihres Kontrollverlusts erzählen kann, während sie das Wirken des abgespaltenen Teils noch spürt, beginnt sie den Kontakt zwischen Klientin und Tochter entstehen zu lassen, auch wenn diese Subjekt-Teilsubjekte noch desintegriert sind, also noch nicht miteinander in Dialog treten und Wege der Kooperation finden können.

Aber sogar das passiert in den nächsten Szenen, in denen die gegenseitigen Subjektivierungsprozesse – und zwar sowohl die zwischen den Subjekten Klientin-Therapeutin und Klientin-Pferd als auch zwischen den Subjekt-Teilsubjekten Klientin und Tochter – im Verhandlungsmodus (und nicht einfach nur in der Annahme oder nur der Verweigerung) ablaufen:

»Diesmal wird alles noch genauer vorbesprochen und geplant. Sobald sich ein komisches Gefühl einstellt, werde ich Bescheid geben, ich gebe vor, wann wir stehen bleiben und wann wir loslaufen. Ich kann jederzeit absteigen und mich vergewissern, dass noch alles in Ordnung ist und Pikobella sich nicht verändert hat. Ich bin bereit. Als ich zum zweiten Mal auf Pikobellas Rücken sitze, dreht sie ihren Kopf nach hinten und sieht mich an, als würde sie sich vergewissern wollen, dass alles in Ordnung ist. Das gibt mir Sicherheit. Ich bitte Frau Heintz darum loszugehen und wir setzten uns in Bewegung. Ich versuche mich auf meinen Atem zu konzentrieren, diesmal fühlt es sich definitiv besser an. Ganz kurz kann ich Glück empfinden. Dann werde ich wieder traurig, aber diesmal, weil es so ein schönes Gefühl ist. Tief atme ich aus und genieße das Gefühl, mich tragen lassen zu dürfen und endlich mal die Kontrolle abzugeben. Und dann kommt die Übelkeit zurück, aber diesmal gebe ich Bescheid und bitte darum anzuhalten. Frau Heintz bittet mich, vor dem Absteigen noch mal kurz hinzuspüren, wo sich die Übelkeit im Körper befindet und was ich genau fühle. »Ich fühle Schmerz in meiner Brust, mein Mund zittert, der alte Schrecken ist wieder da und ich befinde mich ganz nah an der unsichtbaren Grenze, die ich nicht überschreiten sollte. Während ich all das wahrnehme und ausspreche, lässt die Übelkeit nach, etwas beruhigt sich in mir.«

Kontakt und Kooperation zwischen den äußeren Subjekten und den inneren Subjekt-Teilsubjekten entwickeln sich synchron. In den letzten beiden Sätzen dokumentiert die Klientin den Integrationsprozess: Die erwachsenen Anteile und die kindlichen traumatisierten Anteile teilen sich nun den ungespaltenen Bewusstseinsraum, sind gleichzeitig spürbar – und das Nachlassen der Übelkeit und die spürbare Beruhigung signalisieren den Beginn der Integration zwischen den Subjekt-Teilsubjekten.

18.4 Zusammenfassung und Ausblick

Das hier vorgestellte Projekt war eines, das aus unserer Sicht als Musterbeispiel für eine psychotherapeutische kritische Psychotherapiewissenschaft gelten kann. Psychotherapeutische Prozesse und Forschungsprozesse greifen ineinander, Therapie und Wissenschaft entstehen kooperativ und partizipativ – und beide folgen denselben Prinzipien. Beide, Therapie und Forschung, verzichten auf epistemische Gewalt. Keine eingenommene Perspektive und keine vertretene Position beansprucht hegemoniale Deutungsmacht und versucht auch nicht – auf welche subtile Art auch immer –, die anderen zu marginalisieren. Im Gegenteil treiben die Teams sowohl in der Therapie als auch in der Forschung die Perspektivenintegration beständig voran. Dies geschieht dadurch, dass alle am Prozess beteiligten Subjekte sprechen dürfen – in der jeweils zur Verfügung stehenden Sprache, mit der jeweils zur Verfügung stehenden Textart. In der Therapie schauen Therapeutin und Klientin gemeinsam auf die Aktionen und Reaktionen des Pferdes, das Pferd schaut auf die Aktionen und Reaktionen der Klientin und der Therapeutin. Die Klientin registriert die Interaktionen zwischen Therapeutin und Pferd und bekommt dadurch Anregungen und Vorbilder für ihren eigenen Umgang mit dem Pferd. Pferd und Klientin wechseln zwischen Synchronisieren und Entsynchronisieren ihrer Bewegungen, Therapeutin und Klientin lesen wechselseitig ihre Darstellungen bestimmter gemeinsam erlebter Situationen, Therapeutin und Klientin schauen sich Videosequenzen gemeinsam an und reflektieren sie; Szenen, die davor Therapeutin und Forscher*innengruppe aus verschiedenen Perspektiven tiefenhermeneutisch analysiert haben. In diesen Forschungssequenzen, in denen die Therapeutinnen anwesend sind, werden auch immer wieder Perspektivenübernahmen eingesetzt. Die Forschenden versuchen abwechselnd die Position der Therapeutin, der Klientin und des Pferdes einzunehmen und berichten über ihre jeweiligen Gegenübertragungen. Und der ganze dreieinhalbjährige Prozess findet seine Zusammenfassung und seinen Abschluss in der Verfassung eines Buches, in dem nicht nur sowohl Therapeutinnen als auch Klientinnen und Forscher*innen Autor*innen sind, sondern in dessen Produktionsprozess auch alle einander »über die Schulter schauen« und aufeinander Bezug nehmen. Und wenn auch manche der Leser*innen sich vielleicht denken mögen, so ein Aufwand sei ja im »Normalbetrieb« von Therapie und Forschung nicht zu leisten, so möchten wir zu bedenken geben, dass beide, Therapie und Forschung immer auch davon profitiert haben zu sehen, was möglich ist, und daraus zu lernen.

In diesem Sinne haben wir Ihnen hier etwas vorgelegt, von dem im Vorwort behauptet wurde, dass es »partizipativ, multiperspektivisch, methodenintegrativ und iterativ-rückbezüglich« genannt werden kann. Es folgte einem Wissenschaftsverständnis, das dadurch geprägt ist, dass Forschung immer als »Wissen im Entstehen« angesehen wurde, als etwas, das in einem ständig im Fluss befindlichen gegenseitigen Subjektivierungsprozess zwischen allen am Therapie- und Forschungsprozess Beteiligten immer wieder entsteht und vergeht, sich bildet und gleich wieder transformiert als etwas, das den Gegenstand von Therapie und Forschung nicht schon vorfindet, sondern in den Prozessen des Therapierens und Forschens erst entstehen lässt, und dessen Methode durch die letztliche Unverfügbarkeit des Gegenstandes von Therapie und Forschung nie auf ein endgültiges Ziel ausgerichtet sein kann, sondern immer nur auf das nächste Zwischenergebnis, das Ausgangspunkt für die nächsten Auseinandersetzungen mit dem Geheimnis ist, das sich uns in der Arbeit mit den Pferden entgegengestellt hat, dessen Unverfügbarkeit gleichberechtigte Dialoge und subjektivierende Perspektivenübernahmen ethisch verpflichtend macht und in dem unsere einzige erfüllbare Aufgabe das ist, was der Titel meint: Möglichkeitsräume gemeinsamer Veränderungsprozesse zur Verfügung zu stellen und gemeinsam zu gestalten.

Wenn wir diese drei Grundannahmen, die Grundannahme, dass Wissenschaft nicht an sich besteht, sondern immer durch Auseinandersetzung mit »Material« entsteht, die Grundannahme, dass jeder Text etwas zugleich anzeigt und bedeckt und damit auch der Gegenstand von Wissenschaft erst in und durch TEXT entsteht, und die Grundannahme, dass Subjekte immer erst in ihrer Umwendung auf Anrufungen hin entstehen, zur Grundlage unseres therapeutischen und forscherischen Handelns machen, wird der Blick frei auf ein neues Verständnis von Heilen und Forschen: Gerade weil wir den Gegenstand unseres Heilens und Forschens niemals direkt wahrnehmen können und gerade weil er erst im Zuge des Heilens und Forschens entsteht, entsteht auch eine neue Dimension unserer Verantwortlichkeit. Alles, was wir an TEXT produzieren, und zwar sowohl in der therapeutischen Praxis als auch in der Praxis der Forschung, hat Wirkung auf den Gegenstand von Heilung und Forschung. Das Ungreifbare, das Geheimnis ist nicht unbeeindruckt von dem, was wir tun. Es produziert Repräsentant*innen seiner selbst. Mit diesen können wir interagieren. Und zwar so, dass wir sie subjektivieren, also ihnen unsere Ordnungssysteme anbieten und versuchen, Räume für ihre Annahme zu schaffen. Wenn sich die Repräsentant*innen des Geheimnisses diesen heilenden und forschenden Ordnungssystemen anverwandeln, verwandelt sich auch der Gegenstand unseres Heilens und Forschens, ohne dadurch seine Unverfügbarkeit und sein Geheimnis zu verlieren.

Dank

Wir danken allen an dieser Studie beteiligten Patientinnen zutiefst – für den Mut, ihre Therapieeinheiten bei den Pferden videodokumentieren zu lassen und die Offenheit, mit der sie ihre Gedanken, ihr Erleben, ihre inneren Bilder und ihre Erfahrungen mit uns und der Leserschaft zu teilen bereit waren. Ihren Therapeutinnen gilt unser Dank für die Bereitschaft, sich in ihrer Arbeit über die Schulter schauen zu lassen und in einen intensiven Austausch mit uns und einer erweiterten Forschungsgruppe zu treten. Allen Kolleg*innen, die über anderthalb Jahre mit hohem fachlichen und großem persönlichen Engagement in allen Nuancen zwischen kritischem Hinterfragen und staunender Begeisterung an unserer tiefenhermeneutischen Interpretationsgruppe teilnahmen, danken wir sehr. Dass Frau Dr. Heike Rettig bereit war, neben ihrer Mitwirkung in der IPG und der Arbeit an ihrem eigenen Artikel das Lektorat für unsere Buchbeiträge zu übernehmen, war ein großes Glück – danke für viele wichtige Anregungen. Dem ganzen Team um Prof. Dr. Thomas Stephenson und der Sigmund Freud PrivatUniversität (SFU) Linz fühlen wir uns für die wertschätzende Unterstützung und die Anbindung im Rahmen eines »Research Lab« im Departement Psychotherapiewissenschaft zu großem Dank verpflichtet.

Wie können wir den an dieser Studie beteiligten und den vielen anderen Pferden, die Menschen heilsam begleiten, danken? Sie selbst werden diese Zeilen nicht lesen; umso mehr verdienen sie unsere Achtsamkeit und Fürsorge – und dass wir uns immer bewusst sind, wie wenig wir noch darüber wissen, was sie als beseelte und intelligente Wesen spüren, fühlen, empfinden und wissen.

Ohne die finanzielle Unterstützung der Heidehof Stiftung, der Susan Bach Foundation (CH), der Prof. Dr. Heicke Stiftung (Gestüt Fohlenhof) und des Vereins für kritische Psychotherapiewissenschaft (VKP) sowie die administrative Kooperation mit dem Deutschen Kuratorium für Therapeutisches Reiten (DKThR) wäre unser Forschungsprojekt nicht zustande gekommen – ganz großen Dank!

Deutsches Kuratorium für Therapeutisches Reiten e.V.

Heidehof Stiftung

susan bach Foundation

GESTÜT FOHLENHOF

SFU Sigmund Freud Privatuniversität Linz

KROED

Literatur

Abd-Al-Majeed, R., Berg, P., Brehm, A., Jentsch, S., Kaufhold, C, Monecke, M. Schwertel, T., Witzel, H. (2020). Szene und Affekt. Die Bedeutung der Gruppe in der Tiefenhermeneutik. Menschen. Zeitschrift für gemeinsames Leben, Lernen und Arbeiten, 4/5 (43), 25–29.

Arbeitsgruppe Pferdgestützte Psychotherapie (2022). Grundsatzpapier zur Pferdgestützten Psychotherapie im DKThR. https://dkthr.de/wp-content/uploads/2023/04/Grundsatzpapier_zur_pferdgestuetzten_Psychotherapie_unter_dem_Dach_des_DKThR.pdf (Zugriff am 23.08.2024).

Bach, S. (1995). Das Leben malt seine eigene Wahrheit. Über die Bedeutung spontaner Malereien schwerkranker Kinder. Einsiedeln: Daimon.

Baum, M. (1991). Das Pferd als Symbol. Zur kulturellen Bedeutung einer Symbiose. Frankfurt a. M.: Fischer-Taschenbuch-Verlag.

Brockmann, J., Kirsch, J., Hatcher, R., Andreas, S., Benz, S., Sammet, I. (2011). Dimensionen der therapeutischen Beziehung aus Patienten-Perspektive – Entwicklung der »Skala Therapeutische Allianz-Revised STA-R«. PPmP – Psychotherapie · Psychosomatik · Medizinische Psychologie, 61 (05), 208–215. https://doi.org/10.1055/s-0030-1263142 (Zugriff am 19.08.2024).

Brockmann, R. (2002a). Anthropomorphisierung und Du-Evidenz in der Mensch-Tier-Begegnung. In S. Hanneder (Hrsg.), Mensch und Pferd – Neue Aspekte einer alten Beziehung (S. 129–147). Berlin: Freie Universität.

Brockmann, R. (2002b). Können Tiere heilen? In S. Hanneder, R. Brockmann (Hrsg.), Mensch und Pferd – Neue Aspekte einer alten Beziehung (S. 75–105). Berlin: Freie Universität.

Brüder Grimm (1923). Märchen aus Turkestan und Tibet. In: Märchen der Brüder Grimm. Jena: Diederichs.

Burda, G. (2012). Formate der Seele. Erkenntnistheoretische Grundlagen und ethische Implikationen der Allgemeinen Psychotherapiewissenschaft. Münster: Waxmann.

Clauer, J., Heinrich, V. (1999). Körperpsychotherapeutische Ansätze in der Behandlung traumatisierter Patienten. Körper, Trauma und Seelenlandschaften. Zwischen Berührung und Abstinenz. Psychotherapie-Wissenschaft, 2.

Dalferth, I. (2018). Die Kunst des Verstehens. Grundzüge einer Hermeneutik der Kommunikation durch Texte. Tübingen: Mohr Siebeck.

Dorsch, F., Häcker, H. O., Stapf, K. H. (2009). Dorsch Psychologisches Wörterbuch (15., überarb. u. erw. Aufl.). Göttingen: Hogrefe.

Egger, I. (2021). Von der Dissonanz zur Resonanz – pferdegestützte Traumatherapie bei Bindungstraumata. Kontext, 52 (1), 21–39. doi: 10.13109/kont.2021.52.1.21 (Zugriff am 19.8.2024).

Fachgruppe Arbeit mit dem Pferd in der Psychotherapie (FAPP), Deutsches Kuratorium für Therapeutisches Reiten e. V. (DKThR) (Hrsg.) (2005). Psychotherapie mit dem Pferd – Beiträge aus der Praxis, Bd. 1. Warendorf: FN Verlag.

Fachgruppe Arbeit mit dem Pferd in der Psychotherapie (FAPP), Deutsches Kuratorium für Therapeutisches Reiten e. V. (DKThR) (Hrsg.) (2018). Psychotherapie mit dem Pferd – Beiträge aus der Praxis, Bd. 2, Warendorf: FN Verlag.

Färber, C. (2022). Subjektivierung und politische Handlungsfähigkeit. Bielefeld: transcript Verlag.

Fisher, J. (2021). Traumaspuren transformieren. Ein Arbeitsbuch für Therapeuten und Traumatisierte. Lichtenau: Probst.

Fournier, A. K., Letson, E. A., Berry, T. D., Pasiuk, E. L. (2018). Human-Animal Interaction and Metaphor. In Equine-Assisted Psychotherapy: Empirical Support for the EAGALA Model. Human-Animal Interaction Bulletin, 6 (1), 47–63.

Frick, E. (2021) Heilung, heilen. In: In E. Frick, K. Hilpert (Hrsg.), Spiritual Care von A bis Z (S. 141–144). Berlin: De Gruyter.

Fuchs, T. (2018). Zwischenleibliche Resonanz und Interaffektivität. PDP Psychodynamische Psychotherapie, 17 (4), 211–221.

Gelhardt, A. (2021). Integrating Enactive and Intercorporeal Approaches to Interaction and Interaction Analysis: D/Deaf Persons and Animals. In Search of the ›In-Between‹ and Adequate Methodologies. Studia Universitatis Babeş-Bolyai Philosophia, 66, 97–105. https://doi.org/10.24193/subbphil.2021.2s.06 (Zugriff am 19.08.2024).

Glaser, B. G.; Strauss, A. L. (1967). The Discovery of Grounded Theory – Strategies for Qualitative Research. New York: Aldine.

Glaser, B. G.; Strauss, A. L. (2005). Grounded Theory. Strategien qualitativer Forschung (2., korr. Aufl.). Göttingen: Hogrefe.

Goffman, E. (1981). Forms of Talk. Philadelphia: University of Pennsylvania.

Goffman, E. (1986). Interaktionsrituale. Über das Verhalten in direkter Kommunikation. Frankfurt a. M.: Suhrkamp.

Grawe, K. (2005). Wie kann Psychotherapie durch empirische Validierung wirksamer werden? Psychotherapeutenjournal, 4 (1), 4–11.

Grieser, J. (2015). Triangulierung. Gießen: Psychosozial-Verlag.

Hanneder, S. (1997). Die Gestaltung des Beziehungsgefüges mit dem Medium Pferd. Therapeutisches Reiten (3), 7–14.

Hanneder S., Papke, A. (2020). Das Pferdeprojekt der FU Berlin – Der Einsatz von Pferden als Medium in der Psychotherapie. In L. Hauten, T. Nölle, T. Fenster (Hrsg.), Siegfried Schubenz – Initiativen und Perspektiven (S. 163–192). Göttingen: V&R unipress.

Haraway, D. (2016). Das Manifest der Gefährten. Wenn Spezies sich begegnen – Hunde, Menschen und signifikante Andersartigkeit. Berlin: Merve.

Haraway, D. (2018). Unruhig bleiben. Die Verwandtschaft der Arten im Chthuluzän. Frankfurt a. M./New York: Campus.

Haubl, R., Lohl, J. (2020). Tiefenhermeneutik. In G. Mey, K. Mruck (Hrsg.), Handbuch Qualitative Forschung in der Psychologie: Bd. 2, Designs und Verfahren (S. 555–577). Springer Fachmedien. https://doi.org/10.1007/978-3-658-26887-9_57 (Zugriff am 20.08.2024).

Hausendorf, H. (2015). Interaktionslinguistik. In L. Eichinger (Hrsg.), Sprachwissenschaft im Fokus (S. 43–49). Berlin/Boston: De Gruyter.

Heintz, B. (1996). Das Pferd in der Kinderpsychotherapie – Eine tragende Beziehung im Spiegel von Kinderzeichnungen, Sandbildern und spieltherapeutischen Prozessen, unveröffentlichte Diplomthesis C. G. Jung – Institut Zürich.

Heintz, B. (2018). Das Pferd als Symbol in Mythen, Märchen, Träumen und psychotherapeutischen Prozessen. In FAPP Fachgruppe Arbeit mit dem Pferd in der Psychotherapie, DKThR (Hrsg.), Psychotherapie mit dem Pferd – Beiträge aus der Praxis (S. 169–189). Warendorf: FN.

Heintz, B. (2021). Empathie auf vier Hufen. Einblicke in Erleben und Wirkung pferdegestützter Psychotherapie. Göttingen: Vandenhoeck & Ruprecht.

Heintz, B. (2023). Pferdegestützte Psychotherapie – zwischen Mythologie, Praxis und Forschung. Spiritual Care, 12 (1), 17–26.

Heintz, B. (2024). In der Nähe der Pferde ist nichts zwischen mir und dem Sein. Das Pferd als lebendiges Medium in der Psychotherapie. In W. Milch, H.-P. Hartmann (Hrsg.), Tiergestützte

psychodynamische Psychotherapie. Mensch-Tier-Beziehungen: Freunde fürs Leben, Bd. 5 (S. 93–116). Frankfurt a. M.: Brandes & Apsel.
Heintz, B., Weiger, M. (2020). Pferdegestützte Psychotherapie. Heilsame Wirkung auf die Seele. Deutsches Ärzteblatt PP, Nr. 19 (6), 268.
Heintz, B., Weiger, M. (2023). Was bewegt ein Pferd, zu einer Lösung beizutragen? Fachbeitrag DKThR Magazin (1) 2023.
Heintz, B., Weiger, M. (2024). Prospektive Mixed Methods Studie zur ambulanten, pferdgestützten Psychotherapie. Fachbeitrag DKThR Magazin (2) 2024.
Forschungsberichte 1+2: Prospektive Mixed Methods Studie zur ambulanten, pferdgestützten Psychotherapie. In: Transformation Psychotherapie, Bd. 1 und 3, Linzer Forschungstage des LIGA-Instituts an der SFU PTW Linz. Münster: LIT-Verlag.
Henne, H., Rehbock, H. (2001). Einführung in die Gesprächsanalyse (4., durchges. u. bibliogr. erg. Aufl.). Berlin: De Gruyter.
Hofmann, L., Roesler, C. (2010). Der Archetyp des verwundeten Heilers. Transpersonal Psychology and Psychotherapy, 16 (1), 75–90.
HR – Hessischer Rundfunk (2012). Die heilende Sprache der Pferde. Regie: D. Kaden.
Hutfless, E. (2019). Psychoanalysis to come – A »Freuderridian« Approach to a Non-Normative Psychoanalysis. In The Undecidable Unconscious, 6/2019, University of Nebraska Press. pp. 1–27 (peer reviewed). Open Access: DOI: 10.1353/ujd.2019.0000.
Johnson, M. (1987). The Body in the Mind. Chicago/London: Chicago University Press.
Julius, H., Beetz, A., Ragnarsson, S. (2017). Bindung und pferdegestützte Interventionen. Mensch und Pferd international (4) 140–152.
Jung, C. G. (1987). GW 6: Psychologische Typen (6. Aufl.). Olten: Walter.
Jung, C. G. (1987). GW 8: Die Dynamik des Unbewussten (6. Aufl.). Olten: Walter.
Jung, C. G. (1987). GW 9.1: Die Archetypen und das kollektive Unbewusste (6. Aufl.). Olten: Walter.
Jung, C. G. (1987). GW 16: Praxis der Psychotherapie (6. Aufl.). Olten: Walter.
Kaschnitz, M. L. (1984). Griechische Mythen (6. Aufl.). München: dtv.
Kast, V. (1989). Imagination als Raum der Freiheit. Olten: Walter.
Kast, V. (2019). Träumend imaginieren: Einblicke in die Traumwerkstatt. Göttingen: Vandenhoeck & Ruprecht.
Keeling, L. J., Jonare, L., Lanneborn, L. (2009). Investigating horse-human interactions. The effect of a nervous human. Veterinary Journal (London, England: 1997), 181 (1), 70–71. https://doi.org/10.1016/j.tvjl.2009.03.013 (Zugriff am 20.08.2024).
Keil, G. (2021). Können nichtmenschliche Tiere handeln? In R. Kipke, N. Röttger, J. Wagner, J., A. K. von Wedelstaedt (Hrsg.), ZusammenDenken (S. 159–177). Wiesbaden: Springer VS.
Klüwer, C. (1989). Die spezifischen Wirkungen des Pferdes in den Bereichen des Therapeutischen Reitens. In Sonderheft Heilpädagogisches Voltigieren und Reiten, DKThR 1989, 5–12.
König, H.-D. (2019). Dichte Interpretation. Tiefenhermeneutik als Methode qualitativer Forschung. In J. König, N. Burgermeister, M. Brunner, P. Berg, H.-D. König (Hrsg.), Dichte Interpretation (S. 13–86). Springer Fachmedien. https://doi.org/10.1007/978-3-658-21406-7_1 (Zugriff am 20.08.2024).
Kupetz, M. (2020). Sprachliche, interaktionale und kulturelle Aspekte von Empathie in sozialer Interaktion. In K. Jacob, K.-P. Konerding, W.-A. Liebert (Hrsg.), Sprache und Empathie. Beiträge zur Grundlegung eines linguistischen Forschungsprogramms.
Lakoff, G., Johnson, M. (2011/1980). Metaphors we live by. Chicago u. a.: University of Chicago Press.
Latour, B. (2015). Das Parlament der Dinge. Für eine politische Ökologie. Frankfurt a. M.: Suhrkamp.
Leibig, B. (2024). Individuation braucht Resonanz. Bilder des Selbst und der Welt. Vortrag zum Symposium der Internationalen Gesellschaft für Tiefenpsychologie. Konstanz.

Liebert, W.-A. (2020). Hermeneutik und Empathie. In K. Jacob, K.-P. Konerding, W.-A. Liebert (Hrsg.), Sprache und Empathie. Beiträge zur Grundlegung eines linguistischen Forschungsprogramms (S. 107–137). Boston, New York: De Gruyter.
Liebert, W.-A. (2024). Graswurzelglaube. Über neue Formen des Religiösen und ihre Bedeutung für die Gesellschaft. München: Kösel.
Lorenzer, A. (1986). Tiefenhermeneutische Kulturanalyse. Kultur-Analysen. Psychoanalytische Studien zur Kultur (S. 11–98). Frankfurt a. M.: Fischer.
Malloch, S., Trevarthen, C. (2010). Communicative Musicality. Exploring the Basis of Human Companionship. Oxford: Oxford University Press.
Mangelsdorf, M. (2014). Interaktion zwischen Menschen und Pferden – im Vergleich zu Wölfen und Hunden. In M. Schetschke (Hrsg.), Interspezies-Kommunikation. Voraussetzungen und Grenzen (S. 42–63). Berlin: Logos.
Moser, T. (2012). Analytische Körperpsychotherapie: Von der Bedeutung der Hand. Deutsches Ärzteblatt PP, 11, März, 116.
Murugan, K., Govidarajan, B. (2023) Statistical package for the social science. International Journal of Business and Economics Research, 8 (4), 616–618.
Naber, A., Kreuzer, L., Zink, R., Millesi, E., Palme, R., Hediger, K., Glenk, L. M. (2019). Heart rate, heart rate variability and salivary cortisol as indicators of arousal and synchrony in clients with intellectual disability, horses and therapist during equine-assisted interventions. Pet Behaviour Science, 7, 17–23. https://doi.org/10.21071/pbs.v0i7.11801 (Zugriff am 21.08.2024).
Nakamura, K., Takimoto-Inose, A., Hasegawa, T. (2018). Cross-modal perception of human emotion in domestic horses (Equus caballus). Scientific Reports, 8(1), Article 1. https://doi.org/10.1038/s41598-018-26892-6 (Zugriff am 21.08.2024).
Nijenhuis, E. (2016). Die Trauma-Trinität. Ignoranz – Fragilität – Kontrolle. Göttingen: Vandenhoeck & Ruprecht.
Nothdurft, W., Schwitalla, J. (1995). Gemeinsam musizieren. Plädoyer für ein neues Leitbild für die Betrachtung mündlicher Kommunikation. Der Deutschunterricht, 1, 30–42.
Panksepp, J., Biven, L. (2012). The archaeology of mind. Neuroevolutionary origins of human emotions. New York: W. W. Norton.
Parent, I. (2016) Grundlagen der Pferdeunterstützten Traumatherapie. Selfpublishing.
Peichl, J. (2023). Ego-States, Seiten, Parts & Co. Modelle der Teiletherapien. Stuttgart: Klett-Cotta.
Pfab, W. (2020). Kompetent beraten in der sozialen Arbeit – Bausteine für eine gute Beratungsbeziehung. München: Reinhardt.
Pfab, W. (2024). Die Unmittelbarkeit sozialer Interaktion. Wiesbaden: Springer Nature.
Pfaffmatter, M., Tschacher, W. (2012). Wirkfaktoren der Psychotherapie – eine Übersicht und Standortbestimmung. Zeitschrift für Psychiatrie, Psychologie und Psychotherapie, 60, 67–76.
Pfänder, S., Herlinghaus, H., Scheidt, C. E. (in Zusammenarbeit mit C. Lahmann) (2017). Synchronisation in der Interaktion: Eine interdisziplinäre Annäherung an mulitmodale Resonanz. In T. Breyer, A. Hamburger, E. Schuhman, M. B. Buchholz, S. Pfänder (Hrsg.), Resonanz – Rhythmus – Synchronisierung: Interaktionen in Alltag, Therapie und Kunst (S. 65–83). Bielefeld: transcript.
Plessner, H. (1975). Die Stufen des Organischen und der Mensch. Einleitung in die philosophische Anthropologie (3., unv. Aufl.). Berlin/New York: De Gruyter.
Rachel, H. (2018). Chiron Teaching Medicine to Asklepios. The Shield of Achilles. https://theshieldofachilles.net/2018/05/16/guest-post-learning-ancient-greek-medicine-from-homer-by-rachel-hajar-md/italia_meridionale_miscellanea_medica_1250_ca-_pluteo_73-16_02_chirone_cropped-tight_white-balanced/#main (Zugriff am 21.08.2024).
Ramseyer, F. (2010a). Nonverbale Synchronisation in der Psychotherapie. Systeme, 24, 5–30.
Ramseyer, F. (2010b). Nonverbale Synchronisation in therapeutischer Interaktion. In S. Bender (Hrsg.), Bewegungsanalyse von Interaktionen (S. 11–32). Berlin: Logos.

Ramseyer, F., Tschacher, W. (2011). Nonverbal Synchrony in Psychotherapy. Coordinated Body Movement Reflects Relationship Quality and Outcome. Journal of Consulting and Clinical Psychology, 79, (3), 284–295. https://doi.org/10.1037/a0023419 (Zugriff am 21.08.2024).

Ranke-Graves, R. (1984). Griechische Mythologie. Quellen und Deutung. Reinbek: Rowohlt.

Rau-Luberichs, D. (2022). There is no such thing as a patient. Zur Psychodynamik des Körperselbst. In G. Gödde, E. Püschel, S. Schneider (Hrsg.), Psychodynamisch denken lernen. Gießen: Psychosozial-Verlag.

Rettig, H. (2020). Praktiken des Empathisierens in Reitunterricht und Pferdeausbildung. In K. Jacob, K.-P. Konerding, W.-A. Liebert (Hrsg.), Sprachliche, interaktionale und kulturelle Aspekte von Empathie in sozialer Interaktion. Beiträge zur Grundlegung eines linguistischen Forschungsprogramms (S. 107–137). Boston, New York: De Gruyter.

Rettig, H. (2024). »du hast sie geFRAGT – solln wir miteinander SPIElen«. Lehrpraktiken für die Interspezies-Interaktion als Meta-Praktiken. In H. Rettig, P. Steen (Hrsg.), Mensch-Tier-Praktiken aus interdisziplinärer Perspektive. Emotion, Empathie, Agency (S. 145–182). Berlin: J. B. Metzler.

Riedel, I. (1988) Bilder: In Psychotherapie, Kunst und Religion. Ein Schlüssel zur Interpretation. Stuttgart: Kreuz-Verlag.

Riedel, I., Henzler, C. (1992) Maltherapie: Eine Einführung auf der Basis der Analytischen Psychologie von C. G. Jung. Stuttgart: Kreuz-Verlag.

Ritvo, H. (2007). On the Animal Turn. Daedalus. Journal of the American Academy of Arts and Sciences, 136 (4), 118–122.

Rothacker, E. (1938). Die Schichten der Persönlichkeit. Bonn: Bouvier.

Schäfer, E. (2024). Spuren des Anderen. Annäherung an eine alteritäts- und queer-theoretische Psychotherapiewissenschaft. In A. Stephenson, E. Schäfer, M. Würzburger, T. Stephenson (Hrsg.), Psychotherapie im Wandel. 1. u. 2. Linzer Forschungstag des LIGA-Instituts an der SFU PTW LINZ. Münster: LIT Verlag.

Scheidhacker, M. (Hrsg.) (1998) Ich träumte von einem weisen Schimmel, der mir den Weg zeigte … – 10 Jahre therapeutisches Reiten im Bezirkskrankenhaus Haar. Erste Schritte zum Aufbau der Münchner Schule für Therapeutisches Reiten. Haar: Eigenverlag.

Scheidhacker, M., Bender, W., Vaitl, P. (1998). Die Wirksamkeit des Therapeutischen Reitens bei der Behandlung chronisch schizophrener Patienten. In M. Scheidhacker (Hrsg.), Ich träumte von einem weisen Schimmel, der mir den Weg zeigte … – 10 Jahre therapeutisches Reiten im Bezirkskrankenhaus Haar. Erste Schritte zum Aufbau der Münchner Schule für Therapeutisches Reiten (S. 32–39). Haar: Eigenverlag.

Schlegel, M. (2014). Die Evolution der Empathie. Psychotherapie-Wissenschaft, 3 (2), 90–102.

Schmidt, A. (2016). Am Rande der Praktik – Körperliche Eigendynamiken und ihre Funktionalisierung am Beispiel von Reality-TV. In A. Deppermann, H. Feilke, A. Linke (Hrsg.), Sprachliche und kommunikative Praktiken (S. 205–228). Berlin/Boston: De Gruyter.

Schmitt, R., Heidenreich T. (2019). Metaphern in Psychotherapie und Beratung. Eine metaphernreflexive Perspektive. Weinheim, Basel: Beltz.

Schrimpf, A., Single, M.-S., Nawroth, C. (2020). Social Referencing in the Domestic Horse. Animals, 10(1) https://doi.org/10.3390/ani10010164 (Zugriff am 22.08.2024).

Schulte, D., Eifert, G. H. (2002). What to do when manuals fail? The dual Model of Psychotherapy: Clinical Psychology, 9, 312–328.

Shapiro, F. (1998) EMDR – Grundlagen und Praxis Paderborn: Junfermann.

Steen, P. (2020). Selektive Empathie mit Tieren. In K. Jacob, K.-P. Konerding, W.-A. Liebert (Hrsg.), Sprachliche, interaktionale und kulturelle Aspekte von Empathie in sozialer Interaktion. Beiträge zur Grundlegung eines linguistischen Forschungsprogramms (S. 249–284). Boston, New York: De Gruyter.

Steen, P. (2022). Menschen – Tiere – Kommunikation. Praxeologische Studien zur Tierlinguistik. Berlin: J. B. Metzler.

Stephenson, A. (2025). Psychotherapie als Ver-Lern-Raum. Möglichkeiten einer herrschaftskritischen Psychotherapiewissenschaft am Beispiel von Sexualität und Gender. In A. Stephenson, E. Schäfer (Hrsg.), Feminismus für Psychotherapeut*innen. Perspektiven für Forschung, Lehre, Ausbildung und Studium. Bielefeld: transcript-Verlag (in Vorb.).

Stephenson, T. (2025). Psychotherapeutisch Subjektivierende Psychotherapiewissenschaft. inklusive*zukunft 1/2025 Wien: LIT-Verlag (in Vorb.).

Stern, D. (1992). Die Lebenserfahrung des Säuglings. Stuttgart: Klett-Cotta.

Stern, D. (2007). Der Gegenwartsmoment: Veränderungsprozesse in Psychoanalyse, Psychotherapie und Alltag (2. Aufl.). Frankfurt a. M.: Brandes & Apsel.

Stern, D., The Boston Change Process Group (2012). Veränderungsprozesse: Ein integratives Paradigma. Frankfurt a. M.: Brandes & Apsel.

Straub, J., Ruppel, P. (2022). Relationale Hermeneutik: Theoretisch-methodologische Systematisierungen interpretativer Forschung. In U. Wolfradt, L. Allolio-Näcke, P. Ruppel (Hrsg.), Kulturpsychologie. Eine Einführung (S. 157–172). Wiesbaden: Springer.

Streeck, U. (2013). Implizites Beziehungswissen. Der Psychotherapeut (2/2013 Vol. 58), 143–151.

Tanzer, L., Fasching, H., (2022). Einsätze feministischer Erkenntnistheorie für partizipative Forschung im Kontext sozialer Ungleichheit: Anerkennung aus forschungsethischer und epistemologischer Sicht. In: Forum: Qualitative Sozialforschung, Vol. 23, No. 1, Art. 24.

Tschacher, W., Meier, D. (2023). Embodiment in der therapeutischen Kommunikation. Die Psychotherapie, 68 (1), 5–12. https://doi.org/10.1007/s00278-022-00616-8 (Zugriff am 22.08.2024).

Van der Kolk, B. (2015). Verkörperter Schrecken. Traumaspuren in Gehirn, Geist und Körper und wie man sie heilen kann. Lichtenau: Probst.

Varela, F. (1991). Organism: A meshwork of selfless selves. In A. I. Tauber (Hrsg.), Organism and the Origins of Self (pp. 79–107). Dordrecht: Springer.

Vogel, R. T. (2024). Das Geheimnis der Seele: Grundlagen einer zeitgemäßen Psychotherapiewissenschaft. Stuttgart: Kohlhammer.

de Waal, F., (2020). Mamas letzte Umarmung: Die Emotionen der Tiere und was sie über uns aussagen (4. Aufl.). Stuttgart: Klett-Cotta.

de Waal, F., Kober, H., de Waal, F. B. M. (2011). Das Prinzip Empathie. Was wir von der Natur für eine bessere Gesellschaft lernen können. München: Hanser.

Weiger, M. (2018). Frau Hauser und das Kind im Keller. Stationen einer tiefenpsychologisch fundierten Psychotherapie mit Pferden bei einer Patientin mit Posttraumatischer Belastungsstörung. In FAPP Fachgruppe Arbeit mit dem Pferd in der Psychotherapie, DKThR (Hrsg.), Psychotherapie mit dem Pferd. Beiträge aus der Praxis, Bd. 2 (S. 35–51). Warendorf: FN Verlag.

Weiger, M. (2005). Pferde – Wegbegleiter aus der Depression. In FAPP, Fachgruppe Arbeit mit dem Pferd in der Psychotherapie, DKThR (Hrsg.), Psychotherapie mit dem Pferd Beiträge aus der Praxis. Bd 1. (2. Aufl.; S. 94–108). Warendorf: FN Verlag.

Wiedenmann, R. E. (2024). Von Pavianen, Meerkatzen und Stubentigern. Eine Gegenüberstellung von Niklas Luhmanns Attributionsansatz und praxeologischen Konzeptuierungen humanimalischer Sozialität. In H. Rettig, P. Steen (Hrsg.), Mensch-Tier-Praktiken aus interdisziplinärer Perspektive. Emotion, Empathie, Agency (S. 27–59). Berlin: J. B. Metzler.

Wimmer, E., Stephenson, A., Brunner, M. (2023). Die Tiefenhermeneutik und ihre Bedeutung für die Psychotherapieforschung. Interpretationsgruppen und Anwendungsgebiete an der Sigmund Freud PrivatUniversität. In SFU Forschungsbulletin 11/1, S. 44–57, DOI: 10.15135/2023.11.1.44–57.

Winnicott, D. W. (1974). Vom Spiel zur Kreativität (17. Aufl. 2022). Stuttgart: Klett-Cotta.

Wolfradt, U., Allolio-Näcke, L., Ruppel, P. (Hrsg.) (2022). Kulturpsychologie. Eine Einführung. Wiesbaden: Springer.

Zerssen von, D., Petermann, F. (2011). Bf-SR – Die Befindlichkeits-Skala. Testzentrale. https://www.testzentrale.de/shop/die-befindlichkeits-skala.html (Zugriff am 22.08.2024).

Anhang

Anhang 1: Patient*innenfragebogen – Studie zur Wirksamkeit pferdegestützter Psychotherapie

	1 trifft gar nicht zu	2 trifft eher nicht zu	3 trifft eher zu	4 trifft voll zu
Es fällt mir schwer, mit meiner Therapeutin im Praxisraum offen über meine Gedanken und Gefühle zu sprechen.				
Die Pferde helfen mir, auch mit schwierigen Gefühlen umgehen zu können.				
Ich hoffe, dass die Arbeit mit den Pferden mir helfen wird, Veränderungen zu erreichen, die ich mir wünsche.				
Die Nähe der Pferde hilft mir, über meine Gefühle sprechen zu können.				
Während der Sitzungen in der Praxis halte ich meine Gefühle zurück, weil ich Angst habe, die Kontrolle zu verlieren.				
Die Pferde helfen mir, anwesend, bei mir und konzentriert zu bleiben.				
In Anwesenheit der Pferde fällt es mir auch leichter, mit meiner Therapeutin zu sprechen.				
In der Nähe der Pferde fühle ich mich sicher und geborgen.				
In der Arbeit mit den Pferden kann ich im Beisein meiner Therapeutin neue Lösungen für meine Probleme ausprobieren.				
Es hilft mir, meiner Therapeutin zu vertrauen, wenn ich sie im Umgang mit ihren Pferden erleben kann.				
Wenn ich zur Therapie komme, habe ich nicht immer Lust, mich mit Worten erklären zu müssen.				
Die Pferde verstehen und erkennen auch meine verborgenen Gefühle.				
Die Pferde sind für mich eine »Brücke« in die Therapie – zu den Pferden habe ich eher Vertrauen, als zu einem Menschen.				
Im Umgang mit den Pferden kann ich eigene Stärken neu entdecken und Schwächen leichter annehmen.				

Anhang 2: Interviewleitfaden Abschlussinterviews PT mit dem Pferd

Patient*in

1) Interview

(DANK!!! …)

Wie lange ist es jetzt her, dass Sie bei Frau … eine Therapie begonnen haben? Mögen Sie kurz erzählen, was Sie damals in die Therapie geführt hat?

Wie kam es, dass in Ihre Therapie die Arbeit mit dem Pferd einbezogen wurde? War es Ihr Wunsch, schlug die Therapeutin dies vor, hatten Sie Vorerfahrungen?

Können Sie sagen, wie Sie sich gefühlt haben, wenn Sie bei den Pferden waren? (gegebenenfalls im Gegensatz zu den Terminen in der Praxis)

Was war es, was das Pferd bzw. die Arbeit mit dem Pferd Ihnen geben konnte in Ihrer Therapie – bzw. im Vergleich zu einer Therapie oder Therapiephasen ohne Pferd?

Wie würden Sie Ihre Beziehung zu dem Pferd/den Pferden beschreiben?

Hat die gemeinsame Arbeit mit dem Pferd die Beziehung zu Ihrer Therapeutin verändert? – Wenn ja, wie?

Was waren für Sie wichtigste, bedeutsamste Situationen oder Erlebnisse mit dem Pferd/den Pferden?

Hat sich etwas von dem auf die weitere Therapie ausgewirkt? Hat sich durch die Therapie für Sie etwas verändert?

Gab es während Ihrer Therapie einen Traum, an den Sie sich besonders gut erinnern?

2.) Imagination

Stellen Sie sich vor, dass Sie Ihrem Therapiepferd begegnen …
Wo sehen Sie sich …? (Ort, Szene, alle Sinne, Körperempfinden, Emotionen)

Therapeut*in

Wir sprechen über die Therapie mit ...
Wie lange haben Sie miteinander gearbeitet und bis wann?

Wie war die Arbeit mit den Pferden in das sonstige psychotherapeutische Setting integriert? (phasenweise, abwechselnd, ausschließlich pferdegestützt, ...)

Wie sind Ihre Pferde ausgebildet?

Werden sie regelmäßig gearbeitet/trainiert? Wenn ja, wie?

Wie werden sie eingesetzt (Ausrüstung)?

Welche Bedeutungen kann das Pferd für Sie in einer Therapiesituation haben?

Wie würden Sie Ihre Haltung/Ihre Beziehung zu den Pferden beschreiben?

Wenn Sie noch mal an die Therapie mit ... zurückdenken, was hat Sie bewogen, ein Pferd mit in diese Therapie einzubeziehen?

Was waren die für Sie wichtigste Szenen/Momente mit Ihrer Patientin/Ihrem Patienten in der Arbeit mit dem Pferd?

Was, glauben Sie, ist es, was die Pferde beitragen in der psychotherapeutischen Situation und wie erleben Sie ihre Präsenz und ihre »Resonanz«?

Welche Auswirkung hatte die Arbeit mit dem Pferd aus Ihrer Sicht auf den Therapieverlauf?

Die Autor*innen

Birgit Heintz

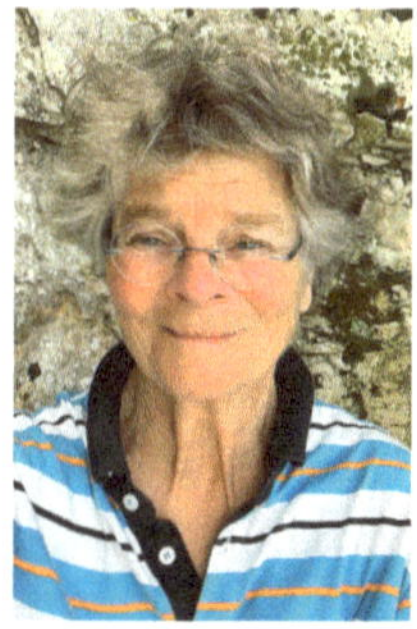

Psychologische Psychotherapeutin für Kinder, Jugendliche und Erwachsene in eigener Praxis, Lehranalytikerin und Dozentin C. G. Jung Institut Zürich, International Association for Analytical Psychology (IAAP) und Münchner Arbeitsgemeinschaft für Psychoanalyse und Psychotherapie (MAP).

Dr. Marika Weiger

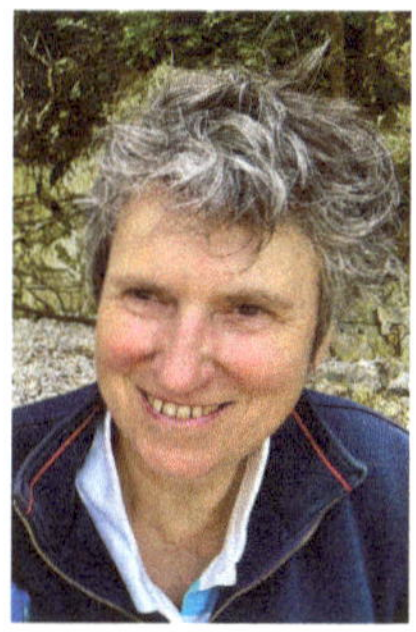

Ärztin für Psychosomatik und Psychotherapie, Balintgruppenleiterin, Weiterbildungsbeauftragte der Bayerischen Landesärztekammer (BLAEK).

Beide sind Lehrbeauftragte beim Deutschen Kuratorium für Therapeutisches Reiten (DKThR) und Gründungsmitglieder der Arbeitsgemeinschaft »Pferdgestützte Psychotherapie« in diesem Dachverband, Mitglieder der Fachgruppe Arbeit mit dem Pferd in der Psychotherapie (FAPP), Trainer B (Reiten). Seit 1995 Leitung von Fort- und Weiterbildungen zur pferdgestützten Psychotherapie, diverse Publikationen zu diesem Fachgebiet. Seit 2004 gemeinsamer Aufbau der Praxis-, Seminar- und Forschungsstätte für pferdgestützte Psychotherapie in Postmünster (LK Rottal-Inn, Ndb.). www.kroed.de

Agnes Stephenson

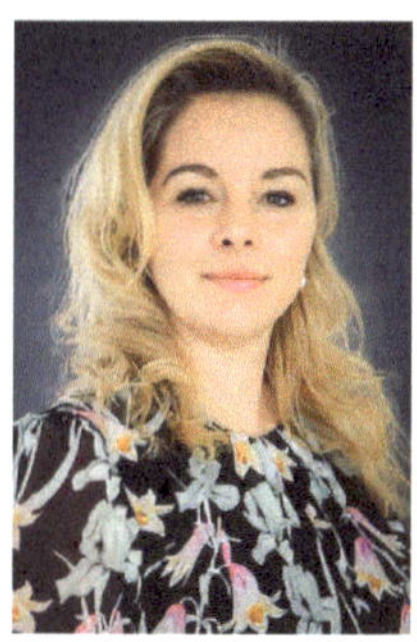

Psychoanalytische Pädagogin und Sonder- und Heilpädagogin, Master Global Citizenship Education, Dissertantin am Institut für Erziehungswissenschaft und Bildungsforschung an der AAU Klagenfurt, Univ.Ass.in am Department Psychotherapiewissenschaft der Sigmund Freud PrivatUniversität Linz. Forschungsschwerpunkte: Psychotherapie und Gesellschaft, Soziale Verantwortung und Nachhaltigkeit, Psychotherapie und Pädagogik, Global Citizenship, Gender Studies, Qualitative Forschung (Tiefenhermeneutik).

Prof. Dr. Thomas Stephenson

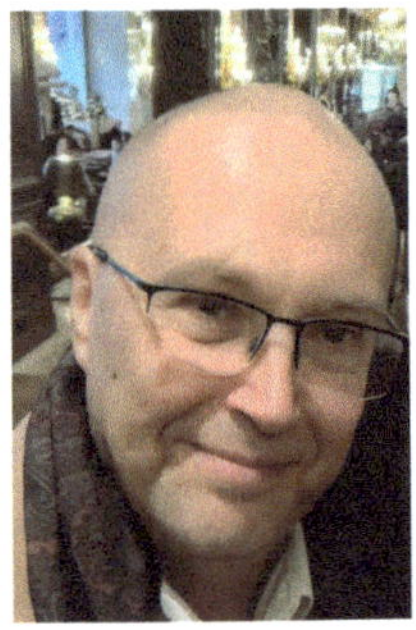

Psychotherapeut, Klinischer Psychologe, Bildungswissenschaftler. Habilitiert in Psychoanalytischer Pädagogik und Sonder- und Heilpädagogik an der Universität Wien. Universitätsprofessur für Psychotherapiewissenschaft an der Sigmund Freud PrivatUniversität Wien. Lehranalytiker (Individualpsychologie). Departmentleiter am Department Psychotherapiewissenschaft der Sigmund Freud Privat-Universität Linz. Forschungsschwerpunkte: Paradigmenforschung, Subjektivierungsforschung, Traumaforschung.

Susanne Heering

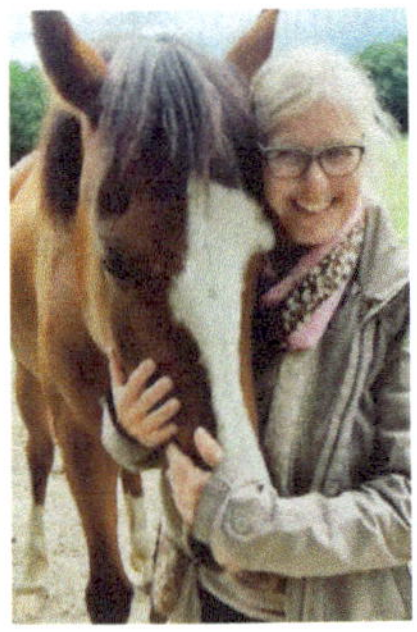

Psychologische Psychotherapeutin, Verhaltenstherapie für Kinder, Jugendliche und Erwachsene, Einzel- und Gruppentherapie, Selbsterfahrung mit Pferd. Fachkraft für Pferdgestützte Psychotherapie DKThR und IPTh, Supervisorin und Trainerin Imagery Rescripting & Reprocessing Therapy (IRRT), Trainer C Reiten (FN). Privatpraxis in Hamburg und Niedersachsen. Institut für pferdgestützte Psychotherapie. www.Pferd-und-Psyche.de

Dr. Heike Rettig

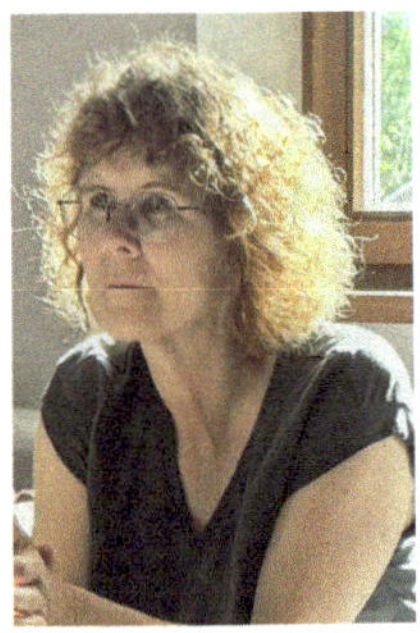

arbeitet als Linguistin in Lehre und Forschung am Institut für Germanistik an der Universität Koblenz. Ihre Forschungsschwerpunkte sind Diskurs- und Interaktionsanalyse, insbesondere in den Bereichen interspezifische Kommunikation (vor allem in Pferd-Mensch- und Pferd-Hund-Begegnungen), Cultural Animal Studies und Tierlinguistik.